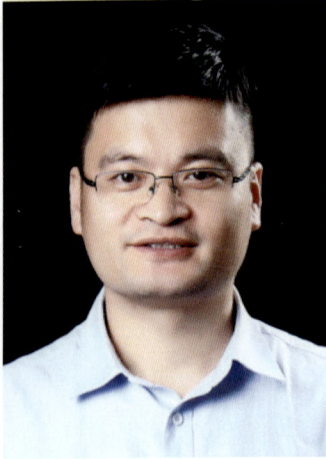

李　强

　　医学博士，博士研究生导师，教授，主任医师，浙江中[医药大学]附属第一医院医学影像科主任、宁波大学智能医学与生物[信息]研究院副院长。宁波市优秀留学人才、宁波市领军与拔尖人[才、宁]波市医学影像重点扶持学科带头人。

　　浙江省医师协会放射学分会委员、中国医师协会核医学[分]会智能影像动态定量组委员、浙江省数理医学学会分子影像[与]智能专业委员会副主任委员、浙江省医学会核医学分会委员、[浙江]省医学会放射学分会青年委员会副主任委员、宁波市医学会放[射学]分会副主任委员、宁波市中西医结合学会放射专业委员会副主[任委]员、政协第十七届宁波市鄞州区委员会委员。担任《中华放射医[学]与防护杂志》编委，以及 *Journal of Magnetic Resonance Imaging*、*European Radiology*、*European Journal of Radiology* 等杂志审稿专家。主要研究方向：心肺肾功能影像学、肿瘤与代谢分子影像学、衰老与心脑血管疾病影像学、医学影像成像技术优化。

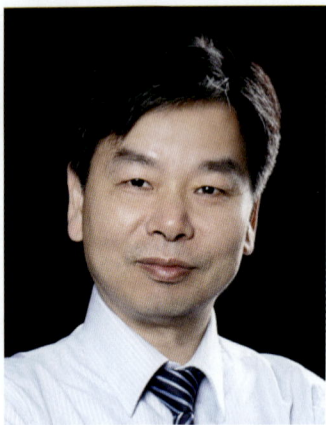

许茂盛

　　医学博士，博士研究生导师，教授（二级岗），主任医师，浙江中医药大学附属第一医院医学影像中心主任。浙江省卫生领军人才培养对象、浙江省重点学科"医学影像学"负责人。曾任浙江中医药大学附属第一医院副院长、政协第十一届浙江省委员会委员。

　　北美放射学会（Radiological Society of North America，RSNA）会员、中国中西医结合学会医学影像专业委员会主任委员、浙江省医学会放射学分会主任委员、中国研究型医院学会磁共振专业委员会副主任委员、中华医学会放射学分会委员兼心胸学组副组长、中国医师协会放射医师分会常务委员。担任《中国中西医结合影像学杂志》总编辑、《中华放射学杂志》编委，以及多个国内核心期刊编委。主要研究方向：心胸影像与人工智能、神经影像、中西医结合影像。

肺功能成像：
基本原理与临床应用

PULMONARY FUNCTIONAL IMAGING

Basics and Clinical Applications

〔日〕大野良治（Yoshiharu Ohno）

〔美〕羽田博人（Hiroto Hatabu） 主编

〔德〕汉斯－乌尔里希·考茨尔（Hans-Ulrich Kauczor）

李强 许茂盛 主译

科学出版社

北 京

图字：01-2021-6802 号

内 容 简 介

本书从肺部形态学、肺泡和支气管细微改变、心脏大血管的形态学改变入手，使用 CT、MRI、PET/CT 等多种影像检查方法和技术，综合评估肺部疾病患者肺功能、肺部和心脏大血管结构改变等，对肺功能异常的早期诊断、病因分析和精准治疗等有重要作用，有助于延缓慢性阻塞性肺疾病等慢性肺部疾病患者的病情进展，提高其远期生活质量和生存率。

本书有助于国内医学影像科、呼吸与危重症医学科、心胸外科等科室医生拓宽视野，提高影像和临床诊断技能，也有助于该研究方向的研究生掌握基本的肺功能影像评估技术，拓展科研思路。本书适合从事肺部影像学研究的医学影像科、呼吸与危重症医学科和心胸外科住院医师、主治医师和研究生等阅读。

图书在版编目（CIP）数据

肺功能成像：基本原理与临床应用 /（日）大野良治等主编；李强，许茂盛主译 . -- 北京：科学出版社，2025.6.
-- ISBN 978-7-03-082026-6

Ⅰ. R332.2；R445

中国国家版本馆 CIP 数据核字第 20254WE959 号

责任编辑：闵　捷/责任校对：谭宏宇
责任印制：黄晓鸣/封面设计：殷　靓

科学出版社 出版
北京东黄城根北街 16 号
邮政编码：100717
http://www.sciencep.com
上海锦佳印刷有限公司印刷
科学出版社发行　各地新华书店经销
*
2025 年 6 月第 一 版　　开本：889×1194　1/16
2025 年 6 月第一次印刷　印张：22
字数：670 000
定价：230.00 元
（如有印装质量问题，我社负责调换）

《肺功能成像：基本原理与临床应用》
译者名单

- **主　　译**　李　强　许茂盛

- **主　　审**　刘士远　杨晓明

- **副 主 译**　王华英　吴林玉　白光辉　唐　栋　朱修良

- **译　　者** (按姓氏笔画排序)

　　王世威 (浙江中医药大学附属第一医院)

　　王华英 (宁波大学附属人民医院)

　　王宇军 (浙江中医药大学附属第一医院)

　　王联芙 (宁波大学附属人民医院)

　　叶　涛 (宁波大学附属人民医院)

　　白光辉 (温州医科大学附属第二医院)

　　朱修良 (浙江大学医学院附属第二医院)

　　许茂盛 (浙江中医药大学附属第一医院)

　　孙玲麟 (浙江中医药大学附属第一医院)

　　孙勤学 (宁波市医疗中心李惠利医院)

　　杜祥颖 (首都医科大学宣武医院)

　　李　强 (浙江中医药大学附属第一医院 /

　　　　　　宁波大学附属人民医院)

　　李建斌 (宁波大学附属人民医院)

　　杨　林 (浙江中医药大学附属第一医院)

　　杨玮丽 (宁波大学附属妇女儿童医院)

　　吴　维 (华盛顿大学医学院)

　　吴林玉 (浙江中医药大学附属第一医院)

　　汪　玲 (苏州大学附属第一医院)

　　沈　耀 (宁波大学附属人民医院)

　　张　峰 (华盛顿大学医学院)

陈丽萍 (宁波大学附属人民医院)

周玉容 (武汉大学中南医院)

徐　涛 (宁波大学附属人民医院)

徐华春 (浙江中医药大学附属第一医院)

唐　栋 (杭州师范大学附属医院)

傅中明 (宁波大学附属人民医院)

谢　东 (宁波大学附属人民医院)

• 秘　　书 (按姓氏笔画排序)

方　悦 (宁波大学附属人民医院)

宋嘉盈 (宁波大学附属人民医院)

原书前言

肺部结构的变化与肺部的生理及病理生理密切相关，对肺部形态的评估至关重要。这种关系是胸部 X 线和 CT 影像诊断的基础，对肺部疾病患者的诊断和治疗具有重要作用。然而，某些疾病可能主要表现为肺功能的改变，而非显著的形态变化，特别是在疾病早期。这时，传统成像技术可能无法充分揭示疾病过程。因此，自 20 世纪 60 年代以来，肺部生理和病理生理的成像研究已成为各类肺部疾病最佳临床实践方法。然而，传统核医学在临床中的应用不及 CT 广泛。因此，肺功能成像作为一种新兴的研究和诊断工具被提出，旨在克服仅依赖形态学评估和传统核医学方法的局限。

过去几十年里，技术进步以及 CT 和 MRI 中的气体对比剂应用取得了重大突破。许多研究人员致力于将肺功能成像引入常规临床实践，但许多放射科、呼吸科、胸外科、肿瘤放射科医生和技术人员对这些新技术的认识仍有限。此外，传统核医学从平面成像发展到单光子发射计算机断层成像（SPECT）或 SPECT/CT 融合，部分研究还应用了不同的示踪剂进行 PET 或 PET/CT。

本书涵盖以下内容：①肺部生理和病理生理基础知识；②当前适用的核医学、CT 和 MRI 技术及图像分析方法；③核医学、CT、MRI 及人工智能在各类肺部疾病肺功能成像中的临床应用；④肺功能成像未来的发展方向。

我们相信本书将帮助读者更深入地理解肺功能成像，为新技术在诊断放射学和肺部疾病医学中的广泛应用提供机遇。

日本爱知县丰明市　大野良治
美国马萨诸塞州波士顿　羽田博人
德国巴登－符腾堡州海德堡　汉斯－乌尔里希·考茨尔

原书序

世界上最美妙的声音之一就是母亲第一次听到新生儿的啼哭，这声啼哭向全世界宣告他的生命。我们都欠母亲的恩情永远无法偿还。然而，我们可以努力让世界成为更好的居住环境，帮助改善那些与疾病做斗争的人的健康。

新生儿为了发出第一声啼哭而经历的一系列生理变化是理解肺部与身体其他部位之间复杂关系的关键。羊水必须被肺泡吸收，吸入的空气必须取代它。这是因为在第一次呼吸时，卵圆孔和动脉导管关闭，而肺淋巴系统帮助清除羊水，导致肺静脉系统压力较低。这使得第一次呼吸中的室内空气能够通过扩散进入肺泡进行气体交换。简而言之，我们在地球上的独立生命始于将二氧化碳交换为氧气的能力。没有呼吸能力，我们将不再能够保持意识并死亡。

对肺部的系统研究始于约翰·韦斯特（John West）及其关于氧合和肺生理学之间关系的开创性研究。韦斯特及其同事的研究表明，肺上叶含氧量更高且碱性更强，肺下叶灌注更好，含氧量较低。因此，结核分枝杆菌偏爱肺上叶。事实上，所有涉及颗粒物的职业性肺部疾病都鉴于这个原因而优先分布在肺上叶。埃瓦尔德·韦贝尔（Ewald Weibel）率先提出了共形概念。韦贝尔和他的同事通过实验表明，器官的形态与生物体的整体功能需求相称，并且肺部在其冗余容量程度上是不寻常的。

COVID-19大流行改变了世界。公众现在痛苦地意识到，即使对于那些几乎没有合并症风险因素的人来说，病毒性肺炎也可能是致命的。在这本书中，你会发现新一代学者使用定量成像来了解肺部的秘密以及影响其功能的许多疾病。对于年轻的研究人员来说，肺功能成像是一个令人兴奋的值得努力的领域，我确信这本书中包含的信息将经受得住时间的考验。

马克·L.希贝勒（Mark L. Schiebler）
威斯康星大学麦迪逊分校
威斯康星州麦迪逊
美国

译者的话

　　慢性肺部疾病可引起包括肺泡、支气管和肺部容积等在内的一系列改变，这些形态学变化与疾病的发生和发展密切相关。因此，肺部影像学评估对该类疾病的早期诊断、病因分析和治疗方案的选择非常重要。传统的临床肺功能评估无法得到肺泡、支气管改变等解剖学信息，因此无法充分了解疾病的精确部位、原因以及可能的进展等情况。胸部 X 线和 CT 等影像学检查方法在慢性肺部疾病的诊断和疗效评估中起着重要作用，但目前更多的评估局限在肺气肿和支气管炎性改变，对小气道和肺泡早期变化的评估有待于进一步提高，而后者往往是肺部结构损伤的早期征象。

　　近年来，随着医学影像成像技术的不断发展，CT 时间和密度分辨率不断提升，肺部 MRI、CT 和 MR 心血管成像研究以及医学图像后处理等技术均已经取得了突破性的进展。因此已有条件将弥散性肺部疾病早期气道解剖学改变，以及随后的病理生理学进展等影像显像技术应用于临床。本书从肺部形态学、肺泡和支气管细微改变、心脏的血管的形态学改变入手，使用 CT、MRI 和 PET/CT 等多种影像学检查技术，来研究慢性肺部疾病患者的气道和肺泡解剖学细微变化、肺部和心脏大血管变化，以及慢性肺部疾病对肺功能的影响等。对肺功能异常的早期诊断、原因分析和精准治疗有重要作用，有助于延缓慢性阻塞性肺疾病患者的病情进展，提高其远期生活质量和生存率。本书介绍了肺功能成像的诸多新技术，有助于读者更深入地理解肺功能成像。

李强　许茂盛

2025 年 3 月

目　录

第一章
肺功能成像的解剖学基础

日田智之，羽田浩人
(Tomoyuki Hida，Hiroto Hatabu)

摘 要

呼吸是人体维持生命所必需的一种无意识的活动。肺是血液和空气之间进行气体交换的最重要器官。肺功能与肺的形态是密不可分的，对肺部形态和微结构的理解对充分解释肺功能成像来说至关重要。本章提供基于放射学和组织学的肺部形态学，并且将其与生理学相结合，以便更好地理解肺功能成像。

1 简介

呼吸是人体维持生命所必需的一种无意识的活动。肺是血液和空气之间进行气体交换的最重要器官。肺部的异常和疾病会导致不同程度的呼吸功能障碍。间质性肺炎（interstitial pneumonia，IP）和慢性阻塞性肺疾病（chronic obstructive pulmonary disease，COPD）是可以导致呼吸功能衰竭的常见病例。肺动脉栓塞和心源性肺水肿等血管异常也会影响肺功能。不仅以上疾病，肺炎、肺不张、肿瘤和呼吸道术后变化，甚至老龄化等都可能对呼吸功能产生不良影响。为了精确诊断，评估病情的严重程度，以便后续给予适当的治疗，评估呼吸异常患者的呼吸功能非常重要。肺功能检测是最有用的评估工具，可以评估阻塞性和限制性肺功能异常。然而，肺功能检测结果取决于患者的状态。这项检查主要评估全肺功能，但对于检测和评估局部肺功能异常通常不够充分。肺通气/灌注（ventilation-to-perfusion，V/P）显像[使用单光子发射计算机断层成像（singlephoton emission computed tomography，SPECT）]是诊断肺栓塞的最有用方法之一。

肺功能与肺和形态之间的对应关系已有研究。最近，放射学设备如计算机断层扫描（computed tomography，CT）和磁共振成像（magnetic resonance imaging，MRI），显示出对肺部疾病病理特征的高度反映，以及未来用于肺功能成像的可能性（Itoh et al.，2001，2004；Hatabu et al.，2002）。由于图像分辨率高，这些设备有望提供更客观的肺功能数据，并可能对肺亚段以下的更小的呼吸异常肺组织进行定位（Webb，2006；Nishino et al.，2014）。肺功能与肺的形态是密不可分的，理解肺形态和微结构对于充分解释肺功能影像至关重要。本章提供了基于放射学和组织学的肺形态学，并将其与生理学相关联，以便理解肺功能成像。

2 组织形成

肺是一对多孔的器官，内部充满空气，用于血液和空气之间的气体交换。肺组织由众多微结构组成，包括支气管、肺泡管和肺泡（称为肺实质），以及肺泡间隔、肺血管、支气管动脉和淋巴管（称为非实质）等。肺组织的特征结构是数百万年演化的结果。

肺的发育来自内胚层和中胚层（Schoenwolf et al.，2014；Schittny，2017；Mullassery and Smith，2015）。内胚层覆盖呼吸憩室并形成气管、支气管、支气管小叶和肺泡的上皮及腺体。肺的结缔组织、软骨、气道和血管平滑肌来自周围内脏中胚层。肺的发育和成熟可以分为假腺管期、管状期、囊泡期和肺泡期。在假腺管期，肺芽在周围的内脏中胚层中增殖和分支，分支持续直到所有分段支气管形成为止。所有与气道有关的主要肺部结构都在这个阶段结束时形成。然后，构成肺的呼吸部分的小管道从支气管末梢分支出来。在管状期，末梢支气管分裂形成多个呼吸性支气管，随后这些呼吸性支气管分裂成多个肺泡管。上皮和周围间质的改变也可见。毛细血管开始侵入间质并包围腺泡。在腔内，铺排呼吸结构的立方上皮细胞分化为Ⅰ型和Ⅱ型肺泡细胞。Ⅰ型肺泡细胞覆盖大部分肺泡管和囊泡的内表面区域，而Ⅱ型肺泡细胞开始分泌少量表面活性剂。第一批未来的气血屏障在此阶段形成，胎儿呼吸运动可能开始。然后，末梢气道的长度和宽度增长并形成囊泡，这是供应空气的通道的最后分支。在囊泡期（即肺泡期）气隙之间结缔组织变薄和表面活性剂系统进一步成熟。之后，在肺的最后发育阶段，次级隔膜的形成将肺泡管分隔成末端肺泡。微血管的成熟与肺泡化同步发生。肺泡期气体交换表面积最大化，从妊娠的最后几周可以持续直到 8 ～ 10 岁（Mullassery and Smith，2015）。

3　肺实质

3.1　肺泡和肺泡管

肺实质是气体交换的组成部分，通常包括肺泡、肺泡管和呼吸性支气管等（Schoenwolf et al.，2014）。泡状腺体是最重要的肺功能单位，指的是终末支气管远端的所有肺实质，通常包括 2～5 级呼吸性细支气管、肺泡管、肺泡囊和肺泡。图 1.1 显示了众多含气孔道和孔道之间的精细结构，分别对应肺泡管和肺泡。气道从气管到肺泡大约有 23 级叉状分支。通过高分辨率CT（high-resolution CT，HRCT），可以识别出中央支气管至第 8 级或更小的中央细支气管。成年人的肺内有 3 亿～5 亿个肺泡，其内部总表面积约为 75 m²，大致相当于一个网球场的大小（Rhoades and Bell，2017）。肺泡的整体形状是多面体，每个肺泡管管腔周围有 7～8 个肺泡（图 1.2）。相邻肺泡之间可见肺泡间隔。Itoh 等（2001，2004）已经详细描述了肺泡和

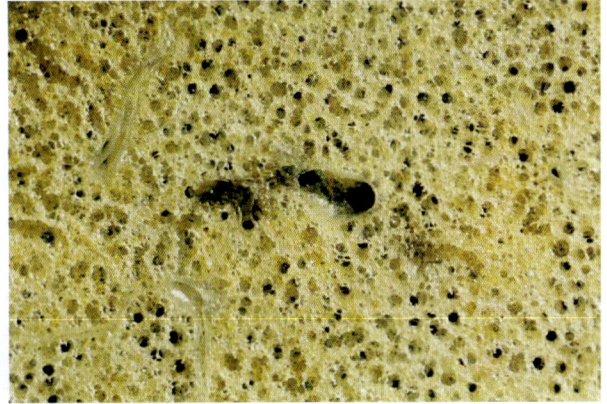

图 1.1　标本的低倍放大图可观察到次级小叶，其中细支气管位于中央，肺静脉和小叶间隔分布在边缘，大空腔构成肺泡管，小空腔是肺泡（此图经许可改编自 Itoh et al.，2001）

肺泡管的结构。在组织学上，每个肺泡间隔膜呈线状。在三维（three-dimensional，3D）空间中，可以区分出肺泡管管腔、肺泡入口、肺泡的侧壁和肺泡的顶部。肺泡管管腔的直径为 0.3 mm，肺泡的平均直径为 0.2 mm。肺泡管的长度约为 1 mm，内表面由一层肺泡覆盖。每个肺泡入口的形状类似于蜂窝，这是在有限的空间内面积最大化的理想形状。蜂窝结构由单层肺泡组成，但在肺实质中，肺泡壁是双层的。每个肺泡的侧壁连接到肺泡顶部。双层肺泡共同支撑肺泡顶部。这一共同的组织学形象定义了肺实质的二维（two demension，2D）结构单位。肺泡顶部可以看到一个称为 Kohn 孔的小孔。肺泡管以繁多的分支为特征，分支模式与支气管不同，因为没有突起。在组织学上，有一个形成网络的结构单位存在于实质空间中，并围绕肺泡管（图 1.3）。肺泡管的腔内被多边形肺泡所环绕，肺泡管的整体形状是多边形，而相似大小的支气管的整体形状则是圆柱形。这意味着肺泡管具有最大化肺功能的理想形状。图 1.3 中的组织学图像表明，肺泡管的数量远远大于支气管的数量。

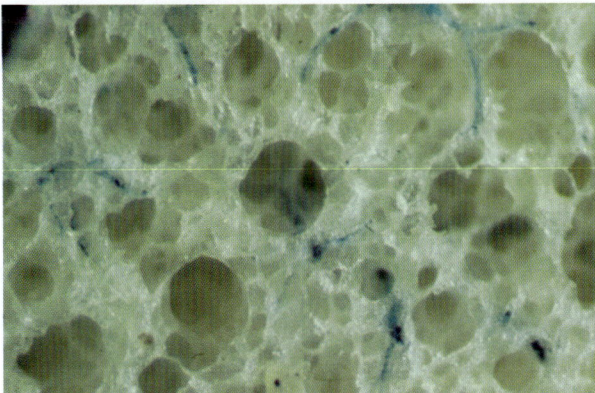

图 1.2　标本的放大图显示了肺泡管和肺泡。肺泡呈多边形，并有通向肺泡管的孔道（此图经许可改编自 Itoh et al.，2001）

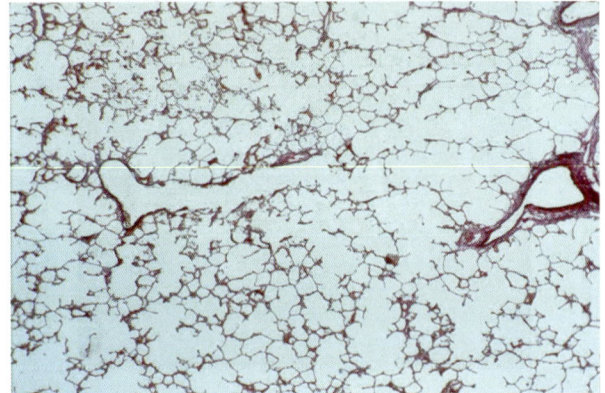

图 1.3　组织切片显示了许多从细支气管过渡的肺泡管。与细支气管相比，肺泡管的数量更多。边缘可见部分小叶间隔（此图经许可改编自 Itoh et al.，2001）

3.2 呼吸性细支气管

呼吸性细支气管通常包含在肺实质中，属于过渡区（Itoh et al.，2001，2004）。这是因为呼吸性细支气管部分管壁被肺泡替代，有助于气体交换。呼吸性细支气管分出多个肺泡管，肺泡管的末端为肺泡囊和单个肺泡（图 1.4）。从呼吸性细支气管到最近的次级小叶间隔结构的距离是恒定的，它在分叉为肺泡管的位置不再有肺动脉伴行，而是由双层肺泡壁取代。

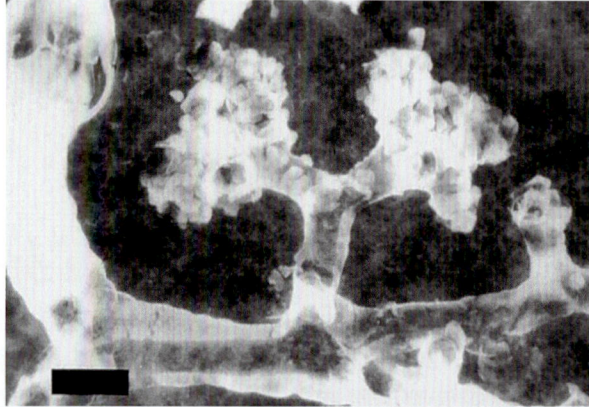

图 1.4　近距离 X 线摄影显示末端和呼吸性细支气管，肺泡管被硫酸钡显影，提示肺泡有通向呼吸性细支气管的孔道（此图经许可改编自 Itoh et al.，2001）

4 肺间质

4.1 肺血管

肺部有两套血管系统：肺血管和支气管血管。肺动脉位于次级小叶中央，并与细支气管平行，肺静脉位于次级小叶边缘，并与小叶间隔平行（图 1.5、图 1.6）。CT 上可见的肺动脉直径为 200 ～ 300 μm。图 1.7 和图 1.8 显示支气管除了规则的分叉分支外，还有许多侧支。肺动脉分支多于支气管分支，提示部分肺动脉小分支不伴行于支气管。然而，远端区域的细支气管一定伴有肺动脉。支气管循环通过支气

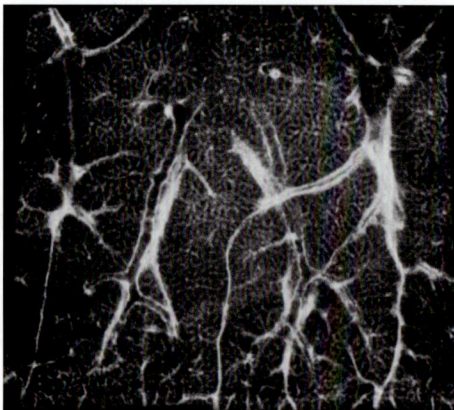

图 1.5　1 mm 厚标本 X 线片显示次级肺小叶，中央为肺动脉，外周为肺静脉。终末和呼吸性细支气管是伴随肺动脉的管状结构。肺泡区可见细小网状阴影（此图经许可引自 Itoh et al.，2001）

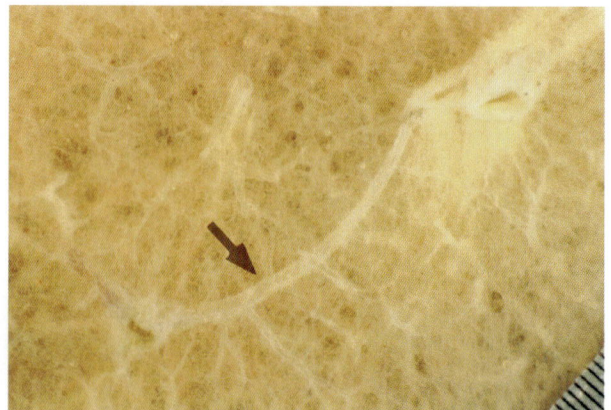

图 1.6　手术切除的固定肺标本显示支气管、肺动脉（右上）和肺静脉（左下）。箭头所示的肺静脉连接着肺泡区，接收来自肺泡区的血液（此图经许可引自 Itoh et al.，2001）

管动脉和肺静脉之间的交通血管向支气管、大血管、肺门淋巴结和脏胸膜提供丰富的血液供应。支气管静脉位于支气管动脉周围，直接与相邻的肺静脉相通，周围小气道内均有肺小静脉分支。

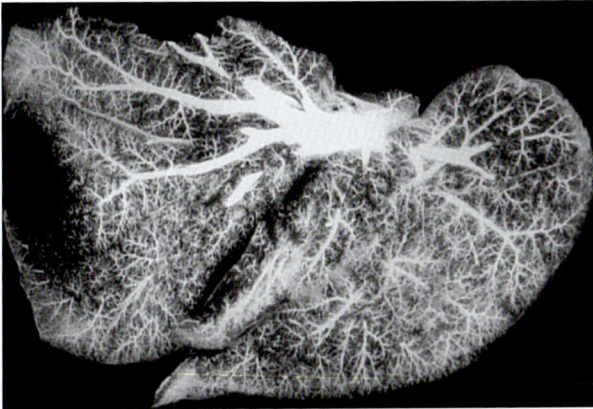

图 1.7　硫酸钡肺动脉造影显示除规则的二叉分支外，还可见大量起源于支气管的侧支（此图经许可引自 Itoh et al.，2001）

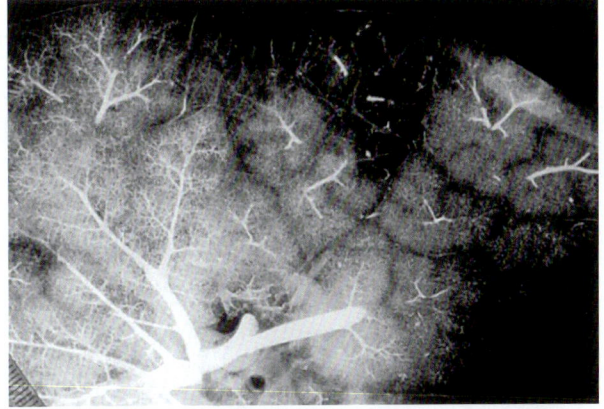

图 1.8　用比图 1.9 更高浓度的硫酸钡进行肺动脉造影，可以看到贯穿次级小叶中心的肺动脉，次级小叶的边缘有一部分不透明（此图经许可引自 Itoh et al.，2001）

4.2　肺泡毛细血管床和微静脉

图 1.9 显示了肺泡毛细血管，它是肺泡间隔的重要结构组成部分之一（Itoh et al.，2001，2004）。毛细血管床延伸占间隔壁体积的 50%。肺泡毛细血管呈现出一个由许多不规则多边形组成的密集网络。10% 的肺泡与非实质结构（如肺血管）相接触（Weibel，1979）。许多肺泡与肺静脉相邻。由于气体扩散不会朝向肺血管，与血管相邻的肺泡顶部是单面的肺泡壁，而不是通常的双面肺泡壁。相反，肺泡间隔是双面的肺泡壁，可以在两侧进行气体交换。随着血液通过毛细血管流动，氧气与二氧化碳在肺泡中进行扩散，氧气从肺泡扩散到血液中，而二氧化碳从血液扩散到肺泡中。肺泡毛细血管与后或前毛细血管相连。这些毛细血管占据了肺泡管之间有限的间质空间的一部分，通常位于 4 个肺泡管汇集的角落处。这个角落在几何学中称为脊，是理想的血管分布区域。

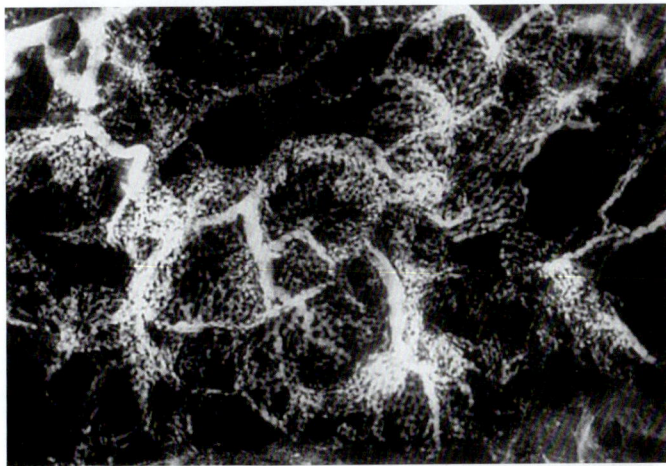

图 1.9　厚度为 300 μm 标本的 X 线片显示肺泡毛细血管内充满硫酸钡。毛细血管位于肺泡壁内（此图经许可引自 Itoh et al.，2001）

4.3 肺淋巴管

肺淋巴管能够使肺部免受空气中的微粒和微生物的侵害，并允许局部液体流入以清除和清洁炎症或受到损伤的组织（Schraufnagel，2010）。图1.10和图1.11展示了肺淋巴通道的分布（Itoh et al.，2001）。它们沿着支气管血管束向小叶中心分布，并在叶间隔和肺膜下肺组织周围分布，但在肺泡区域看不到。肺膜下淋巴结构被空气和肺实质夹在中间（Itoh et al.，2004）。3D CT显示了丰富的淋巴网络，呈现出许多多边形的模式（图1.12、图1.13）。淋巴的网状和线状结构位于胸膜的肺侧，导致原本平滑的肺表面在视觉上呈现出不规则形状（图1.12、图1.14）。淋巴管会因为流体过载、癌症或炎症等情况而出现不同程度扩张。

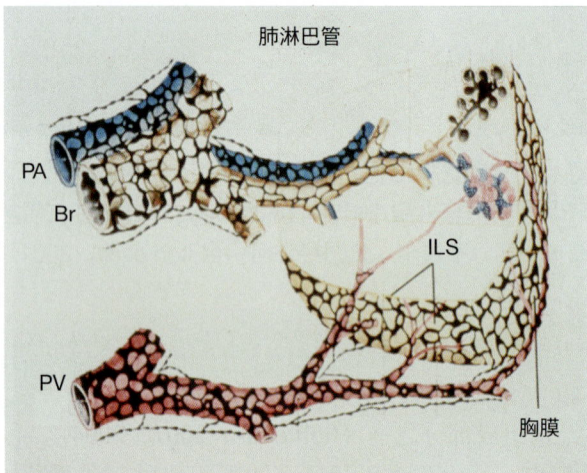

图1.10 肺淋巴管分布。肺泡区不存在肺淋巴管（此图经许可引自 Itoh et al.，2001）

PA，肺动脉；PV，肺静脉；Br，支气管；ILS，小叶间隔

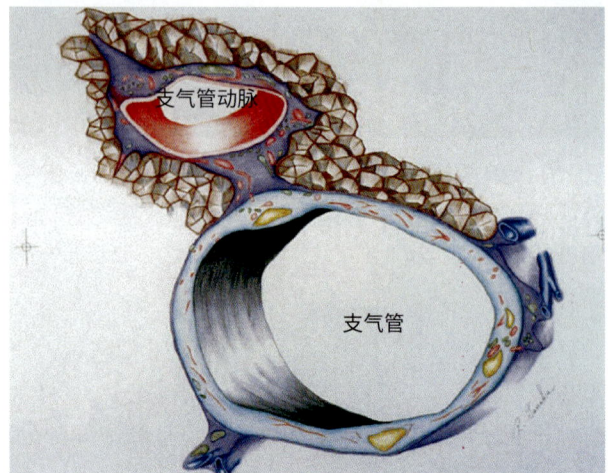

图1.11 支气管壁上的淋巴（绿色）和支气管动脉（红色），包括肺动脉周围的结构（此图经许可引自 Itoh et al.，2001）

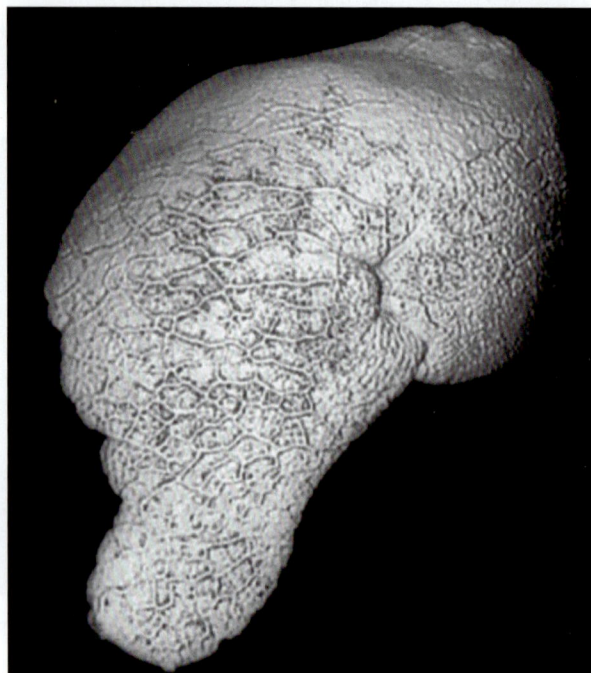

图1.12 手术切除的左肺上叶3D CT图显示肺表面的小叶间隔和淋巴管，以及肺腺癌引起的胸膜凹陷（此图经许可引自 Itoh et al.，2001）

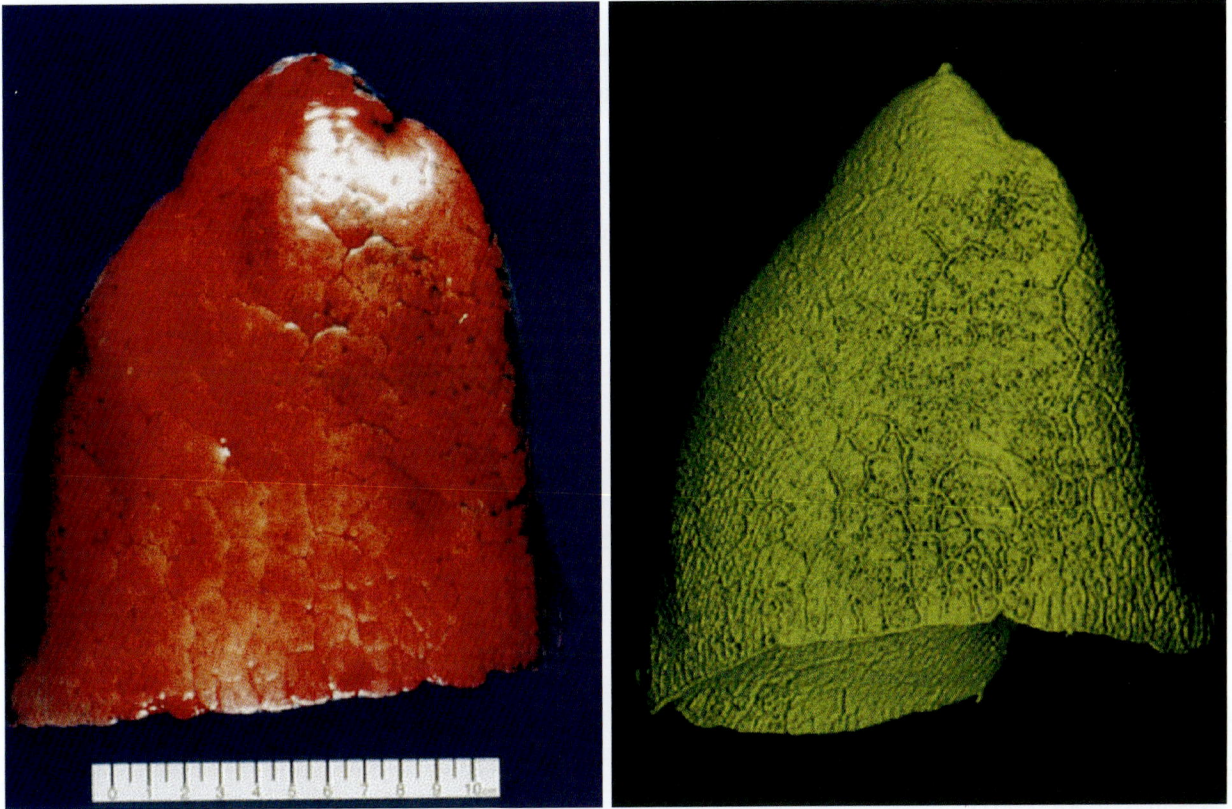

图 1.13 左图为手术切除后得到的膨胀的、未固定的右肺下叶，右图为相应的 3D CT 图像。标本与 3D CT 图的形态基本一致。虽然肺表面看起来不规则，但因为多边形图案是胸膜下结构，所以肺表面是光滑的（此图经许可引自 Itoh et al.，2001）

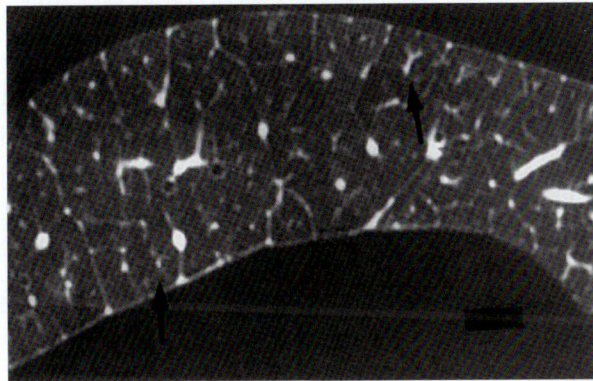

图 1.14 与图 1.6 相对应的轴向 CT 断层显示了次级小叶中心的肺动脉（箭头），周围的肺静脉和走行于小叶间隔的淋巴（此图经许可引自 Itoh et al.，2001）

5 次级肺小叶

肺部由各种各样、众多的解剖微结构组成，即使是最先进的放射检查设备，显示这些微结构也存在一定局限性。因此，次级肺小叶是用于肺部病变诊断和肺功能分析的基本和最重要的单位（Webb，2006；Nishino et al.，2014），是 HRCT 的检查要点，也是理解肺形态与功能相关性的要点。次级肺小叶直径为 1 ～ 2.5 cm，由 5 ～ 15 个泡状腺和 30 ～ 50 个原始小叶组成（Webb，2006）。它们的形状不规则，由与肺间隔相连的叶间隔分隔，这些叶间隔连接支气管血管周围间质和胸膜（图 1.15）。每个次级肺小叶中心可见一个小叶支气管和一个肺动脉分支，由在小叶周围形成并穿过叶间隔的肺静脉引流（图 1.16）。肺淋巴管也沿着叶间隔运行。叶间隔的厚度处于薄层 CT 分辨率的下限。在正常情况下，薄的叶间隔在肺周缘可见，通常位于前方或分布于纵隔胸膜表面，但往往不明显。基于放射病理的相关性，肺部病变已经根据解剖学相关的次级肺小叶进行分类（Webb，2006；Nishino et al.，2014）。次级小叶病理变化包括叶间隔增厚以及外周小叶、中央小叶和全叶区分布异常，这些征象可以在薄层 CT 扫描中显示。识别和分析次级小叶的哪个组成部分受累有助于我们诊断肺部异常，并在诸如弥漫性肺疾病等情况下缩小鉴别诊断的范围。

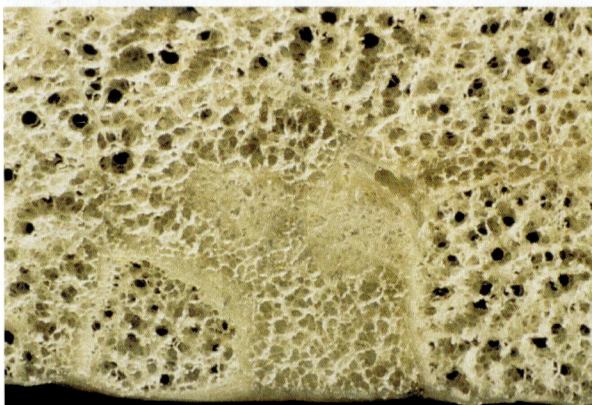

图 1.15　标本的放大图显示叶间隔，切割方向平行于叶间隔，因此很少有平面结构显示（此图经许可改编自 Itoh et al.，2001）

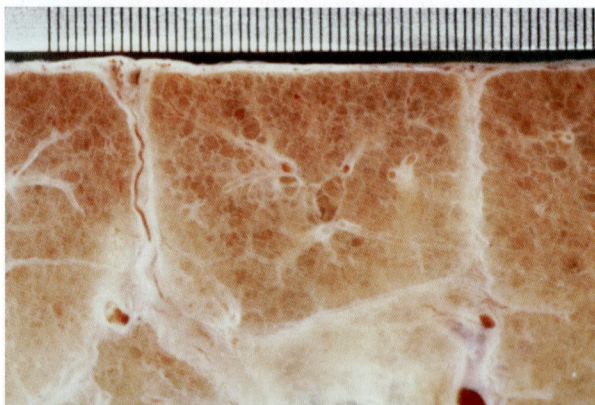

图 1.16　固定标本显示次级肺小叶，中央可见细支气管和肺动脉，边缘可见肺静脉和叶间隔（此图经许可改编自 Itoh et al.，2001）

6　肺部解剖和功能分析

了解肺部形态及对肺功能有贡献的超微结构对于有效地分析肺功能成像是必要和至关重要的。多年来，利用放射学成像评估肺功能已经有过尝试。作为肺功能成像的一个例子，使用氪 -81m（^{81m}Kr）和氙 -133（^{133}Xe）气体的肺通气和肺灌注 SPECT 仍然是评估肺栓塞和慢性阻塞性肺疾病最有效的检查之一。近年来的放射学新技术如 CT 和 MRI 等，允许从形态学图像中探索不同的肺功能成像，如通气、灌注、气体交换和呼吸力学等。这些技术不仅对诊断肺部疾病有用，还可用于评估肺部疾病的严重程度、发病原因和影响因素等。

CT 设备的最新发展使得描述肺部形态的细节成为可能（Kakinuma et al.，2015）。在未来，HRCT 成像可描述比肺泡更小的微结构的细节。胸部 CT 图像的形态学分析也可能使肺功能分析成为可能。众所周知，分析胸部 CT 图像上的低衰减区域对于诊断肺气肿非常有用。吸气 / 呼气 CT 是评估呼吸活动最有用的工具之一（Matsuoka et al.，2008；Koyama et al.，2016）。吸气相和呼气相 CT 图像的结合能够更好地观察肺磨玻璃影，反映次级肺小叶或腺泡的含气量，以及支气管阻塞后的空气滞留情况。这些发现对于诊断和评估过敏性肺炎、梗阻性支气管炎和慢性阻塞性肺疾病等肺部疾病的严重程度非常有用。双能量 CT（dual-energy CT，DECT）利用两组分离能量来检查物质的不同衰减特性，与传统的单能量 CT 相比具有明显的优势。它可通过碘分布成像来评估目标肺功能（Lapointe et al.，2017）。利用 CT 图像量化肺部呼吸活动并理解分段呼吸功能对于放射治疗也是有用的（Faught et al.，2017）。避开呼吸功能较高的区域对肺部肿瘤进行放射治疗，可以在有效治疗肿瘤的同时，减少正常肺部损伤。利用肺功能成像也能更好地避免放射性肺炎。

另外，肺灌注分析对肺功能成像也很重要，也可以通过 CT 进行评估。这种分析不仅对于检测肺栓塞等肺部灌注局部变化有用，还对肺结节的鉴别诊断（Ohno et al.，2015）有帮助。在某种意义上，肺功能成像可应用在肺血管的可视化手术中。

近期 MRI 技术的发展为肺功能评估打开了新的窗口。MRI 已成为评估肺功能的可行模式，包括灌注、通气和生物力学等。利用 MRI 获取超极化惰性气体图像，如 ^{129}Xe 等的图像，已用于可视化气道和肺泡的气体分布和通气状态评估（Liu et al.，2014）。这些分析将用于评估肺气肿和支气管哮喘等通气障碍。据报道，氧增强 MRI 与第 1 秒用力呼气容积（forced expiratory volume in one second，FEV$_1$）和扩散能力之间存在相关性（Ohno et al.，2011）。氧增强 MRI 既可用于评估肺气肿和支气管哮喘，又可用于预测肺癌患者术后肺功能。

肺部动态分析也是肺功能成像的进展之一（Yamada et al.，2017）。动态胸部 X 线成像揭示了呼吸中隔膜的运动，也可通过其对肺功能进行分析。这种方法可以在站立或坐姿下完成，与需要平躺成像的 CT 和 MRI 相比，动态胸部 X 线成像被认为对正常条件下肺部的动态分析更为有用。关于肺，有研究认为其结构是不均匀的。例如，朝向肋骨的表面移动平稳，朝向膈肌的表面移动比任何其他部位都大。肺动力学分析也将有助于各种肺部疾病的诊断和评估。

7　结论

肺功能与肺的特征性结构——肺泡密不可分。了解肺部形态学对理解其与肺部功能关系以及有效的肺功能成像至关重要。

致谢：本章基于作者与胸部放射科医生和教育家伊藤晴美（Harumi Itoh）教授之前的合作成果编写而成。本章献给福井大学医学部首任院长、名誉教授伊藤晴美博士。

译者：王华英，李建斌，李强

参考文献

Faught AM, Miyasaka Y, Kadoya N et al (2017) Evaluating the toxicity reduction with computed tomographic ventilation functional avoidance radiation therapy. Int J Radiat Oncol Biol Phys 99(2):325–333. https://doi.org/10.1016/j.ijrobp.2017.04.024.

Hatabu H, Uematsu H, Hasegawa I, Itoh H (2002) MR-pathologic correlation of lung specimens. Eur J Radiol 44(3):210–215.

Itoh H, Nakatsu M, Yoxtheimer LM, Uematsu H, Ohno Y, Hatabu H (2001) Structural basis for pulmonary functional imaging. Eur J Radiol 37(3):143–154.

Itoh H, Nishino M, Hatabu H (2004) Architecture of the lung: morphology and function. J Thorac Imaging 19(4):221–227.

Kakinuma R, Moriyama N, Muramatsu Y et al (2015) Ultra-high-resolution computed tomography of the lung: image quality of a prototype scanner. PLoS One 10(9):e0137165. https://doi.org/10.1371/journal.pone.0137165.

Koyama H, Ohno Y, Fujisawa Y et al (2016) 3D lung motion assessments on inspiratory/expiratory thin-section CT: capability for pulmonary functional loss of smoking-related COPD in comparison with lung destruction and air trapping. Eur J Radiol 85(2):352–359. https://doi.org/10.1016/j.ejrad.2015.11.026.

Lapointe A, Bahig H, Blais D et al (2017) Assessing lung function using contrast-enhanced dual-energy computed tomography for potential applications in radiation therapy. Med Phys 44(10):5260–5269. https://doi.org/10.1002/mp.12475.

Liu Z, Araki T, Okajima Y, Albert M, Hatabu H (2014) Pulmonary hyperpolarized noble gas MRI: recent advances and perspectives in clinical application. Eur J Radiol 83(7):1282–1291. https://doi.org/10.1016/j.ejrad.2014.04.014.

Matsuoka S, Kurihara Y, Yagihashi K, Hoshino M, Watanabe N, Nakajima Y (2008) Quantitative assessment of air trapping in chronic obstructive pulmonary disease using inspiratory and expiratory volumetric MDCT. Am J Roentgenol 190(3):762–769. https://doi.org/10.2214/ajr.07.2820.

Mullassery D, Smith NP (2015) Lung development. Semin Pediatr Surg 24(4):152–155. https://doi.org/10.1053/j.sempedsurg.2015.01.011.

Nishino M, Itoh H, Hatabu H (2014) A practical approach to high-resolution CT of diffuse lung disease. Eur J Radiol 83(1):6–19. https://doi.org/10.1016/j.ejrad.2012.12.028.

Ohno Y, Koyama H, Matsumoto K et al (2011) Oxygen-enhanced MRI vs. quantitatively assessed thin-section CT: pulmonary functional loss assessment and clinical stage classification of asthmatics. Eur J Radiol 77(1):85–91. https://doi.org/10.1016/j.ejrad.2009.06.027.

Ohno Y, Nishio M, Koyama H et al (2015) Solitary pulmonary nodules: comparison of dynamic first-pass contrast-enhanced perfusion area-detector CT, dynamic first-pass contrast-enhanced MR imaging, and FDG PET/CT. Radiology 274(2):563–575. https://doi.org/10.1148/radiol.14132289.

Rhoades RA, Bell DR (2017) Medical physiology: principles for clinical medicine, 5th edn. Wolters Kluwer Law & Business, Philadelphia, p 968.

Schittny JC (2017) Development of the lung. Cell Tissue Res 367(3):427–444. https://doi.org/10.1007/s00441-016-2545-0.

Schoenwolf GC, Bleyl SB, Brauer PR, Francis-West PH (2014) Larsen's human embryology, 5th edn. Elsevier Health Sciences, Oxford, England.

Schraufnagel DE (2010) Lung lymphatic anatomy and correlates. Pathophysiology 17(4):337–343. https://doi.org/10.1016/j.pathophys.2009.10.008.

Webb WR (2006) Thin-section CT of the secondary pulmonary lobule: anatomy and the image—the 2004 Fleischner lecture. Radiology 239(2):322–338. https://doi.org/10.1148/radiol.2392041968.

Weibel ER (1979) Fleischner lecture. Looking into the lung: what can it tell us? Am J Roentgenol 133(6):1021–1031. https://doi.org/10.2214/ajr.133.6.1021.

Yamada Y, Ueyama M, Abe T et al (2017) Time-resolved quantitative analysis of the diaphragms during tidal breathing in a standing position using dynamic chest radiography with a flat panel detector system ("Dynamic X-Ray Phrenicography"): initial experience in 172 volunteers. Acad Radiol 24(4):393–400. https://doi.org/10.1016/j.acra.2016.11.014.

第二章
肺功能检查

日田智之
(Toyohiro Hirai)

摘 要

肺功能测试提供了包括肺部和胸壁在内的呼吸系统生理特性定量评估。肺功能是评估阻塞性或限制性通气障碍存在及其严重程度的第一步。第二步是测量肺容积或功能余气容积，因为不能使用肺活量计来测量肺部中剩余的绝对气体体积。肺容积的测量使我们能够评估由于肺部或肺外疾病引起的肺部和胸壁之间的机械平衡的变化。第三步是可以测量一氧化碳的扩散能力，以评估肺部通过肺泡－毛细血管界面交换气体的能力。反映呼吸系统最终输出的动脉血气用于诊断呼吸衰竭和酸碱平衡失调。在特定临床情况下，还可以进行额外的肺功能测试，包括支气管激发试验、呼吸阻抗测量和场地步行试验（6分钟步行试验、递增穿梭步行试验和耐力穿梭步行试验），从而进行进一步检查。所有这些肺功能测试对于在临床环境和临床研究中评估肺部疾病特别是与使用影像诊断进行形态学评估相结合是有用的。

1 简介

肺功能测试与影像诊断相比具有以下特点：它们以肺部的生理特性作为定量值，并且对于评估疾病严重程度、疾病过程中功能变化、治疗指征和效果以及使用预测值与健康受试者进行比较都是有用的。一般来说，肺功能测试揭示了整个肺部的生理功能参数，但不描述患病区域的具体位置，而影像诊断能使正常区域和患病区域可视化。然而，肺功能测试有助于理解肺部疾病的病理生理学，特别是与影像诊断相结合时。

表 2.1 显示了主要的肺功能测试。其包括通气功能和气体交换的测试。本节将描述一些基本功能测试，以便更好地理解功能性成像。

2 肺功能

肺功能测试是检测肺功能最经典也是最基本的方法。它易于推行并且已经广泛应用于常规临床环境中。肺活量计是测量和记录口腔通气流

表 2.1 主要肺功能测试

A. 通气功能
1. 肺功能
2. 肺容积
3. 阻力和顺应性
B. 气体交换
1. 动脉血气分析
2. 弥散功能
C. 其他功能
1. 步行试验
6分钟步行试验、穿梭步行试验
2. 可逆性试验
3. 支气管激发试验

量随时间变化的简单设备，其容积是通过流量积分来计算的。所有肺功能测试都应按照美国胸科协会（American Thoracic Society，ATS）和欧洲呼吸病协会（European Respiratory Society，ERS）的官方声明进行（Pellegrino et al.，2005；Miller et al.，2005），这些声明描述了肺功能测试中的标准化问题，包括对设备的要求，以及操作中和操作间的评估。为了获得精确的测量值，测量至少需要重复3次。

使用肺活量计时有两种方式，分别为慢肺活量（slow vital capacity，SVC）测定和用力肺活量（forced vital capacity，FVC）测定。SVC测定通过测量包括肺活量（vital capacity，VC）在内的肺容积来评估肺的静态特性。图 2.1 显示了 SVC 测定中肺容积的时间追踪曲线。当 VC 下降到低于正常范围下限（或预测值的80%）时为限制性通气功能障碍（表 2.2）。另外，FVC 测定描述了动态通气的特征，包括 FVC 测定和 FEV_1 测定（图 2.2）。图 2.3 显示了不同通气功能障碍患者用力呼气时肺容积－时间曲线的比较。FEV_1/FVC 低于正常范围下限（70%）被定义为 FEV_1 源于阻塞性、限制性或两者兼有的通气功能障碍。值得注意的是，重度慢性阻塞性肺疾病（严重肺气肿）患者表现为低 FEV_1 和 FVC 下降。

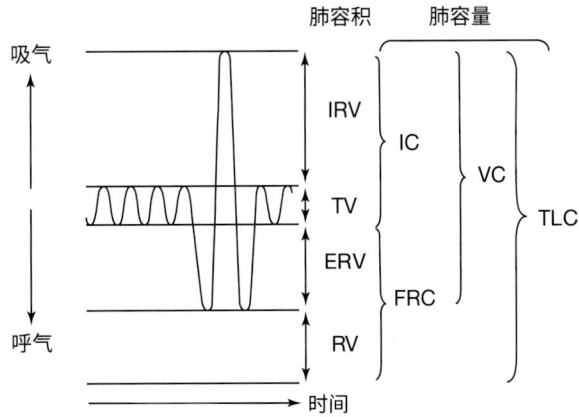

图 2.1　SVC 测定中肺容积的时间追踪曲线。反复几次稳定的潮气呼吸后完全呼气，之后进行最大吸气，再缓慢进行最大呼气，然后受试者可放松回到潮气呼吸。肺容积可分为 4 个基本容积：IRV、TV、ERV 和 RV，而肺容积是由两个或两个以上容积组成的。TV（潮气量），生理状态下休息时呼吸进出肺的空气量；IRV，吸气储备容量；ERV，呼气储备容量；RV（余气量），最大呼气后由所有小气道塌陷而残留在肺中的空气量；VC（肺活量）= ERV+TV+IRV。FRC（功能余气量）= RV+ERV，即正常生理性呼气后肺中剩余的空气量。IC（深吸气量）= TV+IRV。TLC（肺总容量）= RV+ERV+TV+IRV，即最大吸气时的肺总容积

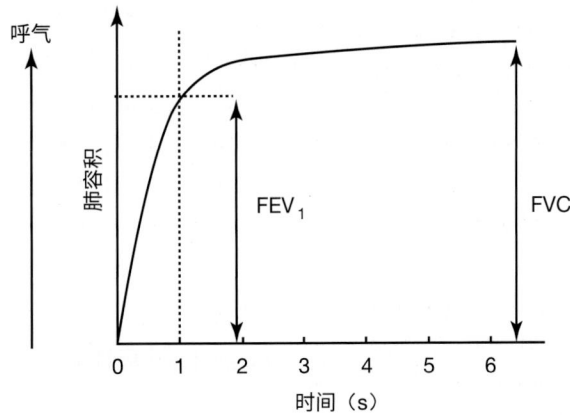

图 2.2　用力呼气时肺容积的时间追踪曲线，呼气时间从 0 s 开始。FEV_1，第 1 秒用力呼气容积；FVC，用力肺活量。该实验要求用力呼吸 6 s 或更久

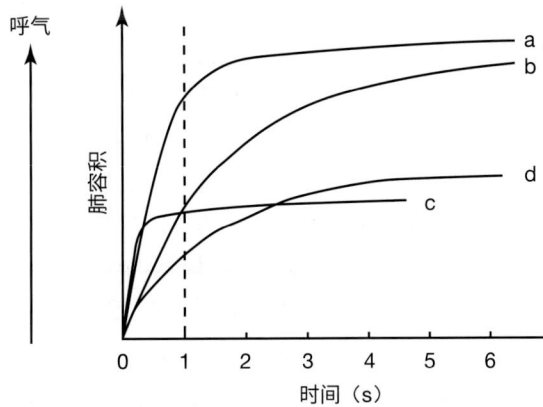

图 2.3　不同通气功能障碍患者用力呼气时肺容积 – 时间曲线的比较。时间 0 s 开始。a，正常；b，阻塞性障碍（如慢性阻塞性肺疾病）；c，限制性障碍（如肺纤维化）；d，阻塞性和限制性混合障碍，或严重的阻塞性障碍（如重度慢性阻塞性肺疾病）

表 2.2　通气功能障碍的典型例子

A. 限制性通气功能障碍
1. 肺容量降低
间质性肺炎，肺纤维化
肺切除术后
肺膨胀不全
2. 通气受限
胸廓畸形
肥胖
神经肌肉疾病
B. 阻塞性通气功能障碍
慢性阻塞性肺疾病
哮喘
闭塞性细支气管炎
淋巴管平滑肌瘤病
尘肺病

流量 - 容积曲线是 FVC 测定的另一种描述形式（图 2.4）。该曲线提供了几个参数，如呼气峰值流量和 25% ～ 75% FVC 时的平均用力呼气流量 [FEF（25% ～ 75%）]。然而，更重要的是识别曲线的形状，因为一些肺部疾病展现出的是不同的、特有的流量 - 容积曲线模式（图 2.5）。在慢性阻塞性肺疾病患者中，由于 FEF 75% 的降低幅度较大，在流量 - 容积曲线上可见特有的凹形。另外，肺纤维化患者的流量 - 容积曲线则呈现出凸形，并伴有降低的 VC 和正常或轻微增加的 FEV_1/FVC 值。流量 - 容积曲线的呈现也有助于检查操作是否得到正确的执行。

肺功能测定结果与许多因素包括年龄、性别、身高和种族有关。因此，从大量健康受试者中得出的参考值（等式）可用于比较不同年龄和不同身高的患者或受试者之间的测量值（使用预测值的百分比）。理想情况下，应使用特异性的参考值（等式）。预测值的百分比也用于评估疾病的严重程度。例如，慢性阻塞性肺疾病全球倡议（Global Initiative for Chronic Obstructive Lung Disease，GOLD）提出，慢性阻塞性肺疾病气流受限严重程度应根据使用支气管扩张剂后 FEV_1 的百分比预测值进行分类（表 2.3）（https://goldCOPD.org/gold-reports/）。这一分类是出于这样一个事实考虑，即 FEV_1/FVC 可能无法反映疾病的严重程度，因为晚期慢性阻塞性肺疾病患者的 FEV_1 和 FVC 都可能降低。

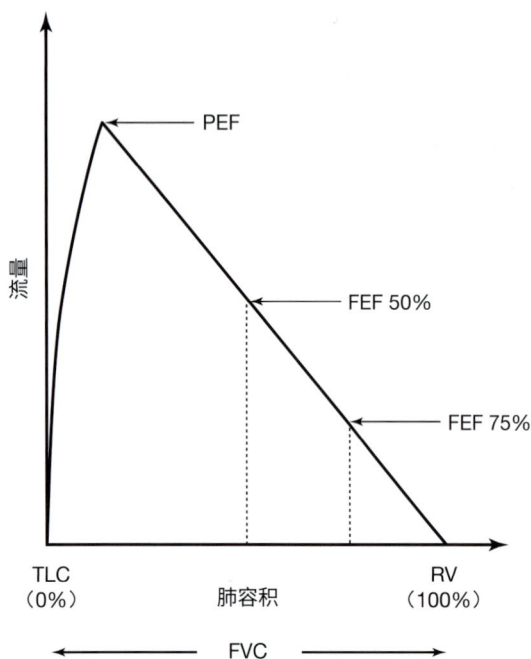

图 2.4　FVC 测定时流量 - 容积曲线中 25% ～ 75% FVC 之间的平均用力呼气流量被称作 FEF（25% ～ 75%）。PEF，呼气峰值流量；FEF X%，X% FVC 时瞬间用力呼气流量；TLC，肺总容量；RV，余气量；FVC，用力肺活量

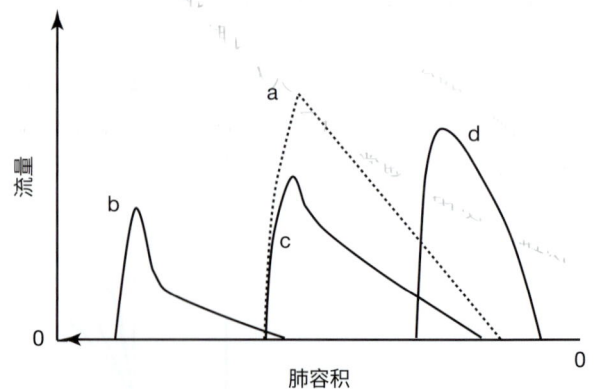

图 2.5　在健康受试者和阻塞性或限制性肺疾病的患者中绘制的流量 - 容积曲线。a，健康受试者；b，慢性阻塞性肺疾病患者；c，支气管哮喘患者；d，肺纤维化患者

表 2.3　慢性阻塞性肺疾病气流受限的严重程度（GOLD 分级）

严重程度	使用支气管扩张剂后 FEV_1
GOLD1 级：轻度	$FEV_1 \geqslant 80\%$ 预测值
GOLD2 级：中度	50% 预测 $\leqslant FEV_1 < 80\%$ 预测值
GOLD3 级：重度	30% 预测值 $\leqslant FEV_1 < 50\%$ 预测值
GOLD4 级：极重度	$FEV_1 < 30\%$ 预测值

注：GOLD，慢性阻塞性肺疾病全球倡议。

3　肺容积

肺容积可由肺与胸壁之间的力学平衡来确定，力学平衡是肺的压力－容积曲线与胸壁的压力－容积曲线之间的关系。评估肺体积分数有助于诊断和了解肺部疾病的病理生理学。

肺功能测定法无法测定肺总容量（total lung capacity，TLC）、功能余气量（functional residual capacity，FRC）和余气量（residual volume，RV），因为肺功能测定法可以测量进入和离开肺的空气量，但无法测量残留在肺中的绝对空气量。因此其他测试是必要的，如通常使用 FRC 的测量（Wanger et al.，2005）。一旦确定 FRC 后，即可使用 FRC 和肺功能测定参数计算出 TLC 和 RV。表 2.4 显示了 FRC 的测量方法。气体稀释法是以一种几乎不会被血液吸收的已知体积和气体分数的气体［氦气或氮气］作为示踪气体的试验。该试验可能无法反映在潮式呼吸时肺通气不良区域（如肺大疱）的空气量。而人体体积描记仪（体描仪）可以测量包括肺通气不良区域在内的整个胸腔气

表 2.4　FRC 测量方法

1. 气体稀释法
A. 闭路法（氦稀释试验）[a]
B. 开路法（氮气冲洗）[b]
2. 人体体积描计仪 [c]
3. 放射学方法（胸部 CT）

a 受试者连接到已知气体体积（V_1）和氦气分数（F_1）的闭合回路时的肺容积（FRC）根据平衡时的氦气分数（F_2）计算如下：

$$V_1 \times F_1 = (V_1 + FRC) \times F_2$$
$$FRC = V_1(F_1 - F_2)/F_2$$

因为氦气在血液中几乎没有被吸收。

b 受试者通过单向阀呼吸 100% 的氧气以将肺内的氮气冲洗出来，收集呼出的气体，测量体积和氮气含量。使用初始肺泡氮气浓度和冲洗出的氮气量计算冲洗开始时的 FRC。

c 受试者坐在人体体积描记仪（所谓的"人体箱"）内，通过带有呼吸气流流速器的接口进行呼吸。根据波义耳定律，利用口压和体描仪（箱）压的变化可以计算出胸腔气体体积（即 FRC）。

体体积，并且通常在有重度慢性阻塞性肺疾病和肺大疱等肺部疾病的患者中使用人体体积描记仪测量的 FRC 比使用气体稀释法测量的 FRC 更准确。当受试者在扫描期间最大吸气后屏住呼吸时，使用人体体积描记仪测量的 TLC 与胸部 CT 测量值相关性良好。

图 2.6 显示了健康受试者和阻塞性或限制性肺部疾病患者肺容积的典型例子，但肺容量的变化细节可能因每个患者的疾病严重程度而有所不同。在健康受试者中，RV 和 FRC 随年龄增长而增加，但 TLC 保持稳定，因此 VC 减低。在严重肥胖受试者中，RV 保持在正常范围内，随着体重指数（body mass index，BMI）的增加，FRC 显著下降。肺纤维化等限制性肺部疾病受试者中，肺容积因肺扩张受限而全部减小。呼吸性肌无力如神经肌肉疾病受试者 RV 增加，TLC 和 VC 降低。在慢性阻塞性肺疾病等阻塞性肺疾病中，RV 和 TLC 升高反映了空气滞留导致的肺过度充气。在严重慢性阻塞性肺疾病如肺气肿中，由于 VC 和 IC 降低，TLC 的增加幅度不如 RV 的增加幅度大。

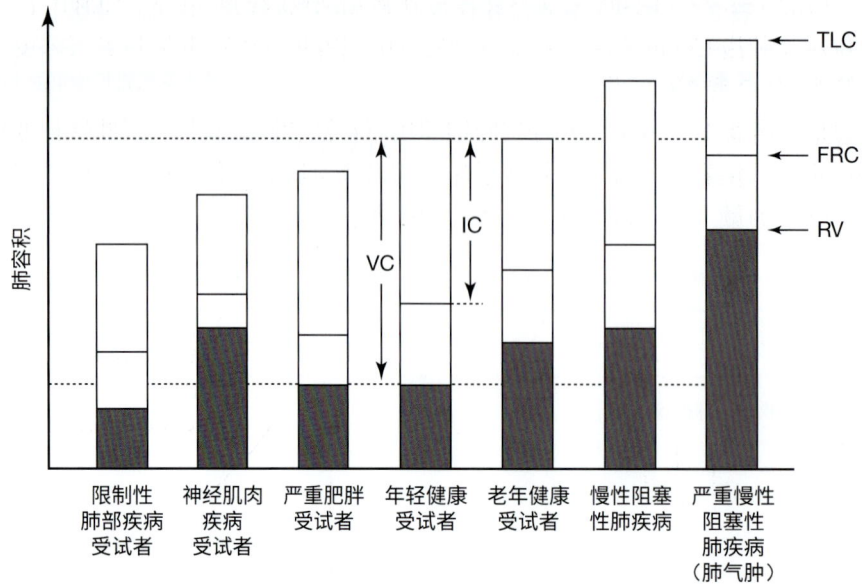

图 2.6 健康受试者和阻塞性或限制性肺部疾病患者肺容积的典型例子。VC，肺活量；IC，深吸气量；RV，余气量；FRC，功能余气量；TLC，肺总容量

4 弥散能力

肺弥散能力的测定反映了气体在肺内交换的功能。空气中吸入的气体，根据浓度梯度以扩散的方式通过肺泡的薄膜（0.2 ～ 0.3 μm），从而进入肺毛细血管的血液中。气体输送量与气体的表面积及分压差成正比，与肺泡 - 毛细血管膜的厚度成反比（图 2.7）。

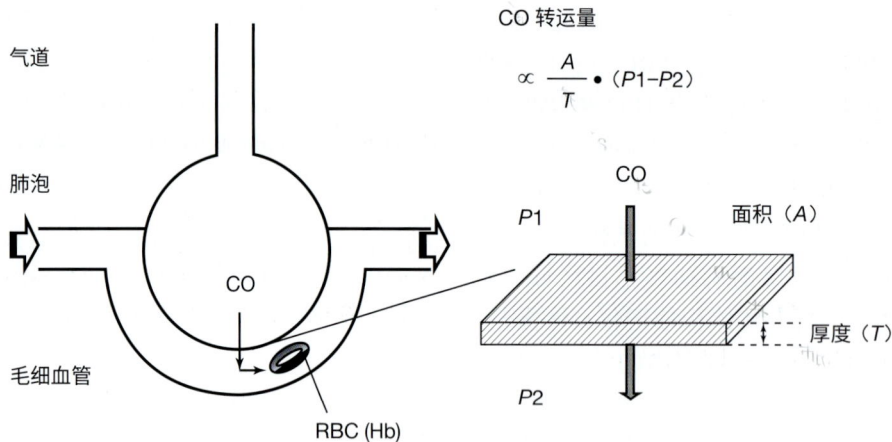

图 2.7 弥散能力的图解说明。$P1$、$P2$，肺泡和毛细血管内各自气体分压；$P1$ 和 $P2$ 的区别在于弥散的驱动压力。RBC，红细胞；Hb，血红蛋白；CO，一氧化碳

4.1 测量方法

因为一氧化碳（carbon monoxide，CO）在静脉血中的含量可以忽略不计，且 CO 与血红蛋白具有很高的亲和力，所以 CO 通常被用作评估肺弥散能力的示踪气体。单次呼吸法（图 2.8）（Macintyre et al.，2005；Graham et al.，2017a，b）常用来测定肺一氧化碳弥散量（diffusion capacity of carbon monoxide of lung，$D_L CO$）。$D_L CO$ 是指 CO 在单位时间（1 min）及单位压力差（1 mmHg 或 0.133 kPa）条件下从肺泡转移至肺泡毛细血管内并与血红蛋白结合的量（mL 或 mmol）。在充分吸入测试气体（包括已知浓度

的 CO 和氦气）后的 10 s 屏气期间，CO 可被转运到肺毛细血管的血液中。而肺的转移系数（KCO）是以每分钟每单位压差肺泡 CO 的浓度下降来测量的。肺泡容积（VA）是通过氦气浓度的变化获得的，最终 $D_L CO$ 被计算为 KCO 和 VA 的乘积。

值得注意的是，需要 10 s 的屏气和呼气肺容积用于冲洗和样品收集，因此这种方法可能无法适用于肺功能较低和严重肺部疾病的患者，尽管最近先进的设备可以通过使用快速响应的气体分析仪连续测量技术来改善 $D_L CO$ 的测量（Graham et al., 2017a, b）。

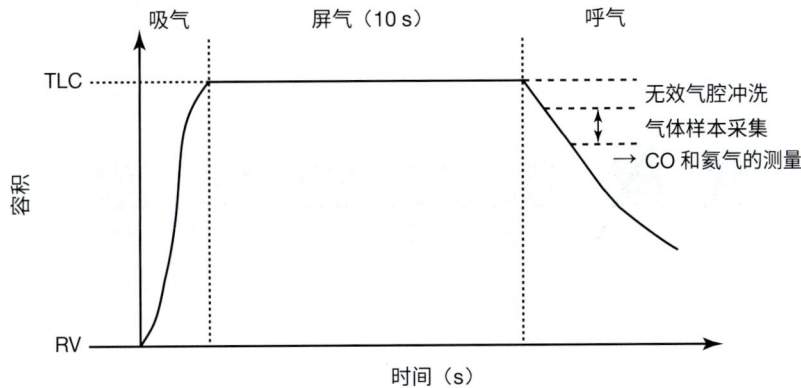

图 2.8　单次呼吸法测定 $D_L CO$。受试者呼气至余气容积位，继之快速吸入含有 0.3% CO、10% 氦气、21% 氧气以及氮气的混合气体，至肺总容量位，屏气 10 s 后呼气。在屏气过程中，通过将 CO 转移到肺毛细血管的红细胞中，可以降低肺泡气体中的 CO 分压。采集肺泡腔呼出的气体并排除无效腔气体量（0.75 ～ 1.0 L），测量 CO 和氦气的气体分数。氦气用于计算 VA

TLC，肺总量；RV，肺余气容积

4.2　$D_L CO$ 的解读

$D_L CO$ 的测量不仅受肺泡表面积和厚度的影响，还受肺毛细血管中的血容量和血红蛋白浓度的影响（表 2.5）。$D_L CO$ 也被称为一氧化碳弥散因子（transfer factor for carbon monoxide，TLCO），其测量值不仅仅反映肺的弥散特性。在慢性阻塞性肺疾病患者胸部 CT 提示肺气肿的低衰减区，低衰减区衰减程度与 $D_L CO$ 具有显著相关性（Morrison et al., 1989；Gould et al., 1991）。肺间质纤维化患者的 $D_L CO$ 与疾病预后也具有显著相关性（Plantier et al., 2018）。肺纤维化合并肺气肿（combined pulmonary fibrosis and emphysema，CPFE）患者的 $D_L CO$ 显著降低，但因为肺纤维化引起的限制作用和肺气肿引起的过度膨胀之间形成了平衡（Papaioannou et al., 2016），最终导致肺活量和肺容积保持不变。肺功能检查提示限制性通气功能障碍而 $D_L CO$ 指标正常可能提示肺外原因，如神经肌肉疾病和胸膜增厚等。此外，$D_L CO$ 升高也与哮喘、肥胖和肺内出血等因素相关。

表 2.5　低弥散能力的临床例子（$D_L CO$）

1. 弥散面积减小
肺切除，肺气肿（慢性阻塞性肺疾病），肺不张
2. 增加弥散距离
肺间质性疾病，肺水肿，微血管扩张（肝肺综合征、肺动静脉畸形）
3. 微血管血容量减少
心排血量减少（心力衰竭），微血管床减少（血管炎、微血栓、肺动脉高压）
4. 血红蛋白减少
贫血

在这里，我们主要阐释的是 D_LCO 与 KCO 两个测量值之间的联系。虽然 KCO 在数值上等于 D_LCO/VA，但这一比值并未进行肺泡容积的矫正。值得注意的是，D_LCO 值不仅和肺泡容积相关，还与肺血流量有关。肺气肿患者 D_LCO 和 D_LCO/VA 均降低，而肺切除术保留部分健康肺的患者，其每个肺泡单位的血流量代偿性增多导致 D_LCO 值降低，D_LCO/VA 反而升高。

5 其他肺功能检查

5.1 可逆性测试

可通过测定吸入支气管扩张剂 [吸入 β_2- 激动剂（如沙丁胺醇）] 前后的肺活量变化来评估气道狭窄的可逆程度。若 FEV_1 升高超过 12% 且升高绝对值大于 0.2 L，表明具有显著的支气管扩张剂反应。虽然显著的支气管扩张剂反应不能明确鉴别哮喘和慢性阻塞性肺疾病，但气道可逆性是哮喘患者的典型特征之一。

5.2 支气管激发试验

通过测定支气管激发刺激（如开始吸入甲胆碱 1 ～ 3 μg，之后再加倍或 4 倍）前后的肺活量变化来评估气道高反应性（airway hyperresponsiveness，AHR）程度（Coates et al.，2017）。气道高反应性被定义为对非过敏性刺激的敏感性增加和过度反应，从而导致气道狭窄，通常与哮喘发作有关。根据醋甲胆碱能导致 FEV_1 下降 20% [激发剂量（provocative dose）] 的给药剂量，将气道反应性分为正常到标记气道高反应性。

5.3 动脉血气分析

动脉血气分析可用于评估呼吸衰竭和酸碱平衡紊乱。因为二氧化碳分压（$PaCO_2$）与肺泡通气量成反比，因此高碳酸血症（$PaCO_2$ > 45 mmHg）提示了肺泡通气不足。

5.4 呼吸阻抗

近年来，利用强迫振荡技术（forced oscillation technique，FOT）测量呼吸阻抗的方法（Oostveen et al.，2003）被广泛用于生理评估，主要用于阻塞性疾病，如支气管哮喘和慢性阻塞性肺疾病。通过对正常呼吸施加振荡信号，利用气道开启压力与流量的关系，可以测量呼吸阻抗（包括呼吸阻力和电抗）。呼吸阻力的主要组成部分是气道阻力，而电抗反映了弹性和惯性特性。与肺活量测定法相比，强迫振荡技术有助于肺部疾病患者的肺功能评估，尤其是儿童哮喘和成人重度慢性阻塞性肺疾病患者。因为强迫振荡技术检测不需要依赖用力呼气操作，如强制呼气，因此可用于上述患者潮气呼吸时的呼吸力学测量。例如，哮喘发作时患者的阻抗值随着呼气阻力的增大和电抗的减小而增大，吸入支气管扩张剂后呼吸阻抗值可恢复到正常范围。

5.5 户外步行试验

上述肺功能测定法、肺容积测量法和 D_LCO 都是受试者休息时的测试方法。6 分钟步行试验、递增穿梭步行试验和耐力穿梭步行试验等户外步行试验（Holland et al.，2014；Singh et al.，2014）可用于评估慢性呼吸系统疾病患者的功能性运动能力。这些测试可以提供肺功能测定的额外信息。例如，肺间质纤维化患者在运动时常表现为氧饱和度降低和呼吸困难，甚至在安静常氧状态下。与呼吸功能相比，6 分钟步行距离（the 6-min walking distance，6MWD）与峰值工作能力和体力活动指标的相关性更强，且6 分钟步行距离越短，慢性阻塞性肺疾病、间质性肺疾病和肺动脉高压等患者的死亡率越高。

5.6　呼吸困难的临床评估

呼吸困难是肺部疾病患者的常见症状之一。几种调查表可用于评估呼吸困难的严重程度，如视觉模拟量表（visual analog scale，VAS）、伯格量表 [评分从 0（完全没有）到 10（非常非常严重）]（Borg，1982）以及改良的医学研究委员会（modified Medical Research Council，mMRC）呼吸困难量表（Fletcher，1960）（表 2.6）。这些量表可用于评估呼吸困难的基线和未来变化的严重程度。例如，在运动前后或慢性呼吸系统疾病治疗前后评估。

表 2.6　改良的医学研究委员会（mMRC）呼吸困难量表

0 级	我仅在费力运动时出现呼吸困难
1 级	我平地快步行走或步行爬小坡时出现气短
2 级	在平地上，由于呼吸困难，我走得比同龄人慢，或者当以我自己的速度行走时必须停下来呼吸
3 级	我在平地上行走 300 英尺（1 英尺 ≈ 0.3 米）或几分钟后，需要停下来休息
4 级	我因严重呼吸困难以致不能离开家或在穿衣服时出现呼吸困难

6　小结

本章对常见的肺功能检查进行了概述。肺功能测试的基本参数：VC、FEV_1 和 FEV_1/FVC 值，可将肺功能分为正常肺功能、阻塞性通气功能障碍、限制性通气功能障碍及混合性通气功能障碍。肺容积的测定可以为评估呼吸功能障碍提供更多的信息。下一步，重要的是测定 D_LCO。D_LCO 的测定有助于评估呼吸困难或低氧血症的病因，低 D_LCO 指标 [如慢性阻塞性肺疾病（肺气肿）、肺间质疾病和肺血管疾病] 提示气体交换异常。上述所有的肺功能检查都有助于加深对肺疾病的病理生理学与影像学诊断的理解。

译者：王华英，李建斌，李强

参考文献

Borg GA (1982) Psychophysical bases of perceived exertion. Med Sci Sports Exerc 14:377.

Coates AL, Wanger J, Cockcroft DW, Culver BH, Bronchoprovocation Testing Task Force, Carlsen K-H, Diamant Z, Gauvreau G, Hall GL, Hallstrand TS, Horvath I, de Jongh FHC, Joos G, Kaminsky DA, Laube BL, Leuppi JD, Sterk PJ (2017) ERS technical standard on bronchial challenge testing: general considerations and performance of methacholine challenge tests. Eur Respir J 49(5).

Fletcher CM (1960) Standardised questionnaire on respiratory symptoms: a statement prepared and approved by the MRC Committee on the aetiology of chronic bronchitis (MRC breathlessness score). BMJ 2:1665.

Gould GA, Redpath AT, Ryan M, Warren PM, Best JJ, Flenley DC, MacNee W (1991) CT density correlates with measurements of airflow limitation and the diffusing capacity. Eur Respir J 4(2):141–146.

Graham BL, Brusasco V, Burgos F, Cooper BG, Jensen R, Kendrick A, MacIntyre NR, Thompson BR, Wanger J (2017a) 2017 ERS/ATS standards for single-breath carbon monoxide uptake in the lung. Eur Respir J 49(1):1600016.

Graham BL, Brusasco V, Burgos F, Cooper BG, Jensen R, Kendrick A, MacIntyre NR, Thompson BR, Wanger J (2017b) Executive summary: 2017 ERS/ATS standards for single-breath carbon monoxide uptake in the lung. Eur Respir J 49:1600016.

Holland AE, Spruit MA, Troosters T, Puhan MA, Pepin V, Saey D, McCormack MC, Carlin BW, Sciurba FC, Pitta F, Wanger J, MacIntyre N, Kaminsky DA, Culver BH, Revill SM, Hernandes NA, Andrianopoulos V, Camillo CA, Mitchell KE, Lee AL, Hill CJ, Singh SJ (2014) An official European Respiratory Society/American Thoracic Society technical standard: field walking tests in chronic respiratory disease. Eur Respir J 44:1428–1446.

Macintyre N, Crapo RO, Viegi G, Johnson DC, van der Grinten CP, Brusasco V, Burgos F, Casaburi R, Coates A, Enright P, Gustafsson P, Hankinson J, Jensen R, McKay R, Miller MR, Navajas D, Pedersen OF, Pellegrino R, Wanger J (2005) Standardisation of the single-breath determination of carbon monoxide uptake in the lung. Eur Respir J 26:720–735.

Miller MR, Hankinson J, Brusasco V, Burgos F, Casaburi R, Coates A, Crapo R, Enright P, van der Grinten CP, Gustafsson P, Jensen R, Johnson DC, MacIntyre N, McKay R, Navajas D, Pedersen OF, Pellegrino R, Viegi G, Wanger J, ATS/ERS Task Force (2005) Standardisation of spirometry. Eur Respir J 26:319–338.

Morrison NJ, Abboud RT, Ramadan F, Miller RR, Gibson NN, Evans KG, Nelems B, Müller NL (1989) Comparison of single breath carbon monoxide diffusing capacity and pressure-volume curves in detecting emphysema. Am Rev Respir Dis 139(5):1179–1187.

Oostveen E, MacLeod D, Lorino H, Farré R, Hantos Z, Desager K, Marchal F, ERS Task Force on Respiratory Impedance Measurements (2003) The forced oscillation technique in clinical practice: methodology, recommendations and future developments. Eur Respir J 22(6):1026–1041.

Papaioannou AI, Kostikas K, Manali ED, Papadaki G, Roussou A, Kolilekas L, Borie R, Bouros D, Papiris SA (2016) Combined pulmonary fibrosis and emphysema: the many aspects of a cohabitation contract. Respir Med 117:14–26.

Pellegrino R, Viegi G, Brusasco V, Crapo RO, Burgos F, Casaburi R, Coates A, van der Grinten CP, Gustafsson P, Hankinson J, Jensen R, Johnson DC, MacIntyre N, McKay R, Miller MR, Navajas D, Pedersen OF, Wanger J (2005) Interpretative strategies for lung function tests. Eur Respir J 26:948–968.

Plantier L, Cazes A, Dinh-Xuan AT, Bancal C, Marchand-Adam S, Crestani B (2018) Physiology of the lung in idiopathic pulmonary fibrosis. Eur Respir Rev 27(147):170062. https://doi.org/10.1183/16000617.0062-2017.

Singh SJ, Puhan MA, Andrianopoulos V, Hernandes NA, Mitchell KE, Hill CJ, Lee AL, Camillo CA, Troosters T, Spruit MA, Carlin BW, Wanger J, Pepin V, Saey D, Pitta F, Kaminsky DA, McCormack MC, MacIntyre N, Culver BH, Sciurba FC, Revill SM, Delafosse V, Holland AE (2014) An official systematic review of the European Respiratory Society/American Thoracic Society: measurement properties of field walking tests in chronic respiratory disease. Eur Respir J 44(6):1447–1478.

Wanger J, Clausen JL, Coates A, Pedersen OF, Brusasco V, Burgos F, Casaburi R, Crapo R, Enright P, van der Grinten CP, Gustafsson P, Hankinson J, Jensen R, Johnson D, Macintyre N, McKay R, Miller MR, Navajas D, Pellegrino R, Viegi G (2005) Standardisation of the measurement of lung volumes. Eur Respir J 26:511–522.

第三章

肺功能评估的 CT 基础及临床应用

具贤宇，金亨镇，具振模

(Hyun Woo Goo，Hyungjin Kim，Jin Mo Goo)

摘　要

肺部结构为身体的重要功能提供了形态学基础，这些功能包括充足的气道流量、呼吸动力学、肺通气、气体交换和肺灌注，这些功能彼此密切相关。在进行肺功能 CT 评估时，可以使用 3D 肺容积测量（利用密度遮罩技术）、双能 CT 技术以及动态和四维 CT 技术。为了提供准确且可重复的临床问题答案，我们首先应了解影响肺功能 CT 检查结果的变化来源。然后，我们应了解肺功能 CT 的基本概念、影像技术和临床应用。除了肺部解剖细节，肺功能 CT 还为我们提供了关于肺部生理的新见解，最终为功能性肺部影像学开辟了新的方向。

1　简介

胸部 CT 提供的高分辨率 3D 胸部解剖结构现在已成为临床常规，并且是肺功能评估的解剖基础。放射科医师需要超越肺部解剖结构，真正评估肺部结构，因为这些结构支持气体交换这一至关重要的生理功能，气体交换包括通气、灌注和气体在血气界面上的扩散。此外，气道和呼吸肌也在诱导和维持肺部气流方面发挥着至关重要的作用。肺功能 CT 在患者中的应用具有挑战性，原因是在检查过程中胸腔内的呼吸、心脏和患者运动，以及数据分析和解读的复杂性。正因为如此，许多关于肺功能 CT 的研究已在实验和临床前环境中进行。近年来，随着 CT 数据采集和分析技术的发展，基础研究向临床应用的转化已逐渐尝试。在临床研究中，胸部 CT 用于肺功能评估的辐射暴露应当谨慎优化，以确保通过使用各种剂量减少技术实现良好的效益与风险比（Goo，2012）。与其他用于肺功能评估的影像学检查方法（如核医学检查和 MRI）相比，CT 具有更高的空间分辨率、更快的检查时间和更广泛的可用性。本章将从临床放射科医师的角度描述 CT 在肺功能评估中的基础知识和临床应用。

2　变异的来源

使用 CT 进行肺功能评估的变异来源可能与患者相关因素、影像学相关因素以及功能评估算法有关（Coxson，2013；Hoffman et al.，2016）。影像学人员不仅需要认识到这些因素对结果的影响，还应了解如何排除故障以最小化这些变异。患者相关因素包括患者的年龄、肺膨胀水平、肺部病理、解剖变异、性别、种族、体重、身高和吸烟状况。影像学相关参数包括 CT 扫描仪、切片厚度（层厚）、重建卷积核、辐射剂量、是否使用迭代重建算法以及是否使用静脉注射造影剂（图 3.1）。表 3.1 中列出了肺气肿患者肺功能评估变异来源的成像相关因素。基本上，CT 扫描仪应定期进行校准，并且通过与气管气密度标准化，可以减少 CT 扫描仪之间的衰减值差异。由于全球对诊断性 CT 成像辐射风险的关注，低剂量扫描的要求被过度强调。因此，在进行肺功能评估时，使用噪声较大的 CT 图像的可能性较高，尤其是在肥胖患者中（图 3.2）。尽管肺平均密度变化较小，但 CT 密度直方图的左移可能会对结果产生不可忽视的影响。高图像噪声的这种不利影响可以通过使用迭代重建算法代替传统的滤波反投影进行图像重建来减少。在最近的一项使用成人胸部模型的研究中（Lee and Goo，2018），尽管使用迭代重建算法重建的胸部 CT 图像在辐射剂量低于 1.4 mGy 的体积 CT 剂量指数时，图像质量开始出现下降。

标准化的肺膨胀水平对获得不同个体和不同时间点之间的可重复结果至关重要。不幸的是，这种标准化方法在临床实践中难以应用，特别是在不配合的患者中。此外，功能评估的后处理算法可能会影响结果。众所周知，4D 通气 CT 的结果在很大程度上取决于用于功能评估的可变形图像配准算法。

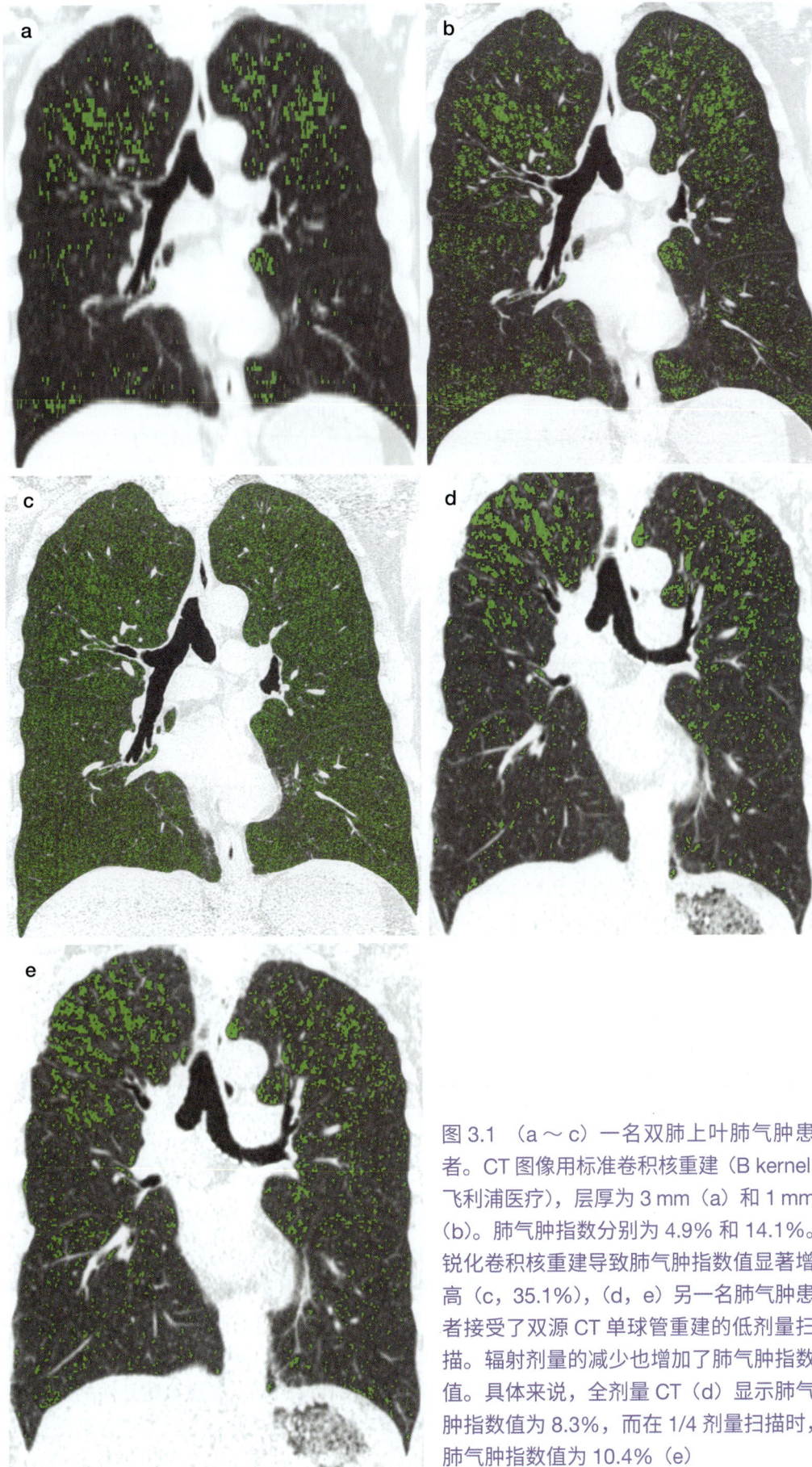

图 3.1 （a～c）一名双肺上叶肺气肿患者。CT 图像用标准卷积核重建（B kernel；飞利浦医疗），层厚为 3 mm（a）和 1 mm（b）。肺气肿指数分别为 4.9% 和 14.1%。锐化卷积核重建导致肺气肿指数值显著增高（c，35.1%），（d，e）另一名肺气肿患者接受了双源 CT 单球管重建的低剂量扫描。辐射剂量的减少也增加了肺气肿指数值。具体来说，全剂量 CT（d）显示肺气肿指数值为 8.3%，而在 1/4 剂量扫描时，肺气肿指数值为 10.4%（e）

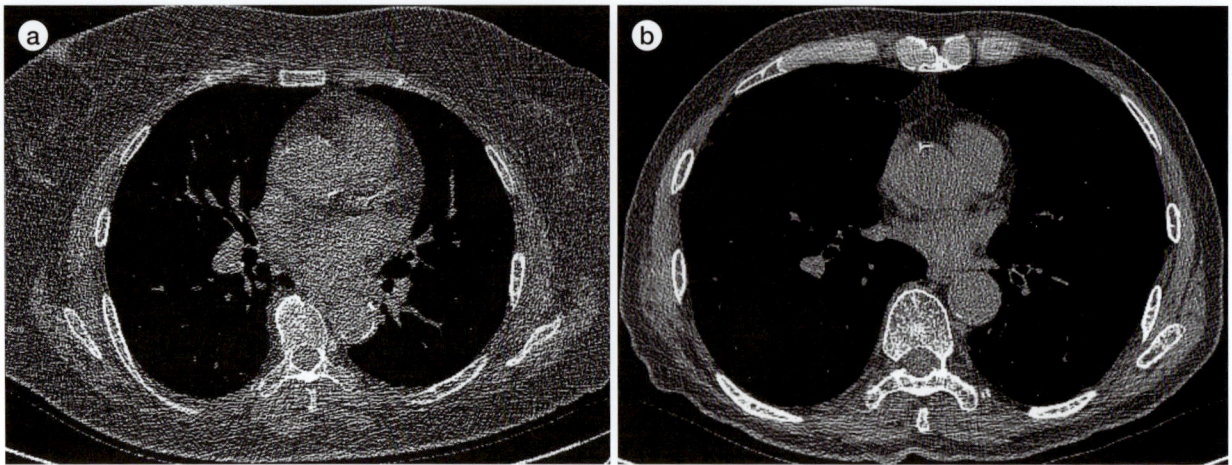

图 3.2 与正常体型男性的低剂量 CT 扫描（b）相比，肥胖女性的 CT 扫描图像（a）中噪声或量子斑点增加。两个患者使用同一台 CT 扫描设备，并且扫描方案相同

表 3.1 肺气肿患者肺功能评估变异来源的成像相关因素

变异来源	使用场景	对定量的影响	参考文献来源
辐射剂量	低剂量 CT	LAA% 增加	Gierada et al.，2007
层厚	薄层（1 mm）	LAA% 增加	Gierada et al.，2007
迭代重建算法	各供应商商业应用的迭代重建算法	LAA% 减少	Choo et al.，2014
重建卷积核	锐化卷积核	LAA% 增加	Behrendt et al.，2008
对比剂	对比增强 CT	LAA% 减少	Heussel et al.，2010
定量软件	商业化和内部软件程序	LAA% 一致性范围为（−25.5%，18.8%）	Wielputz et al.，2014

注：LAA%，低衰减面积百分比。

2.1 辐射剂量

低剂量 CT 扫描中增加的图像噪声可能导致定量测量的变化。例如，低剂量 CT 可能导致肺气肿量化的低衰减面积百分比（percentage low-attenuation area，LAA%）的错误增加（即被高估）（den Harder et al.，2018）。然而，当其他采集参数固定时，仅由辐射剂量差异引起的变化很小。例如，Nishio 等（Nishio et al.，2012）的研究显示，低剂量和标准剂量 CT 扫描之间的 LAA% 平均差异为 1.98%。Gierada 等（Gierada et al.，2007）的研究显示，在 LAA% 计算中，几个阈值的平均差异小于 3%。此外，据报道，用于肺癌筛查的低剂量 CT 扫描可用于识别慢性阻塞性肺疾病患者（Mets et al.，2011）。

2.2 迭代重建算法

迭代重建算法改变了 CT 扫描的像素值分布。具体而言，它保留了感兴趣区域内像素值的均值，但减少了标准差，使得密度直方图峰值变得更尖锐（Rodriguez et al.，2017）。因此，这会影响定量测量的结果，包括肺气肿定量和气道测量的结果。据报道，使用迭代重建算法时会低估 LAA%（Choo et al.，2014；Martin et al.，2017）。在这种情况下，一项研究建议，对于具有迭代重建算法的 CT 扫描，较高的 CT 值阈值（如 930 Hu 或 940 Hu）可获得与标准扫描（标准剂量 CT 下的滤波反投影算法）相当的肺气肿测量值（den Harder et al.，2018）。对于低剂量或超低剂量的 CT，迭代重建算法的应用可以抵消图像噪声增加的影响。最近的几项研究表明，具有迭代重建算法的低剂量 CT 扫描将有潜能替代标准剂量 CT 扫描（Nishio et al.，2012，2014）。

3　CT 肺容积和定量参数测定

肺容积可以通过高分辨率各向同性 3D 多排探测器 CT 数据集轻松计算其中体素大小约为 0.5 mm × 0.5 mm × 0.5 mm。后处理现在几乎在临床工作站中普遍可用。因此，CT 肺容积测定可作为常规临床操作。在 CT 肺容积测定过程中，通常将上限阈值设置为 −650 ～ −200 Hu，从而从 3D 胸部 CT 数据集中提取包含气的结构，包括肺和中央气道（图 3.3）。上限 CT 值应该是自适应的，而不是固定的，这取决于平均肺密度，尤其是在儿科患者中，因为在 8 岁以前，肺处于增殖生长期，儿童的平均肺密度相对较高（Thurlbeck，1982；de Jong et al.，2003）。对于较小的儿童，还应该考虑到，较浅的肺膨胀程度可导致平均肺密度的增加（Goo and Kim，2006）。随后，应该将具有相似 CT 密度的中央气道从肺中排除（图 3.3）。据报道，不同的 CT 肺容积测定软件包在肺容积测定方面存在微小差异（0.2% ～ 6.5%）（Nemec et al.，2015）。与之相反的是，CT 肺容积测定的个体间差异很大，约为 16%，这使得肺容积测定的结果判读极具挑战性（Haas et al.，2014）。因此，CT 检查期间肺容积的标准化是值得研究的（Fuld et al.，2012）。然而，这些用于标准化的系统对于日常临床应用来说仍然过于复杂。实际上，对肺部的 CT 检查进行正确合适的呼吸指导是提高检查质量的最好方法。在一项关于 64 名成人孤立性肺结节患者进行 CT 肺容积测定的研究中，研究人员认为，对于术前肺功能评估，评估除肺气肿成分外的正常肺容积优于评估肺总容积（Iwano et al.，2009）。对于 CT 肺容积测定，非对比增强 CT 显然优于对比增强 CT。这是因为静脉注射造影剂会增加平均肺密度，因此需要按比例调整肺容积检测上限，以获得有临床意义的肺容积。

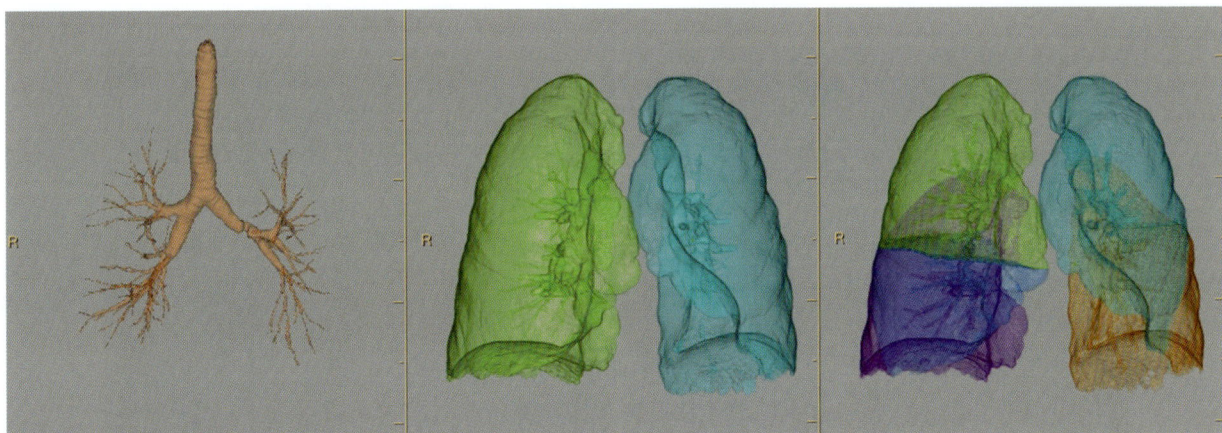

图 3.3　商业软件程序的示例图（飞利浦医疗智能空间工作站的慢性阻塞性肺疾病应用）。该工具首先提取气道，然后进行肺部分割，以及各肺叶分割（从左到右）

3.1　肺容积

用 CT 测定的肺容积与肺功能检查结果显示出高度相关性（Iwano et al.，2009）。因此，CT 肺容积测定已被用于评估各种肺部疾病的肺功能，如哮喘（Cohen et al.，2008）、慢性阻塞性肺疾病（Cohen et al.，2008）、间质性肺疾病（Yilmaz et al.，2011）、闭塞性细支气管炎（Goo et al.，2010）、肿瘤（Iwano et al.，2009；Matsuo et al.，2012）、活体肺供体（Chen et al.，2011）和胸廓畸形（Zeng et al.，2010；Sarwahi et al.，2014）等（图 3.4）。低剂量 CT 扫描可用于肺容积测定和肺功能评估（Chen et al.，2014）。值得注意的是，在仰卧位测量时，由于膈肌抬高，基于 CT 的肺总容积明显小于在坐姿测量的值。呼气 − 吸气肺容积比可用于确定严重肺气肿肺减容手术的切除范围和治疗效果（Morimura et al.，2013）。基于 CT 的肺叶体积也可以通过肺叶分割方法来测定（Doel et al.，2015）（图 3.5）。在 111 名成人肺部肿瘤患者中，研究人员发现，与其他肺叶相比，肺功能受正常下肺叶容积的影响较大（Matsuo et al.，2012）。

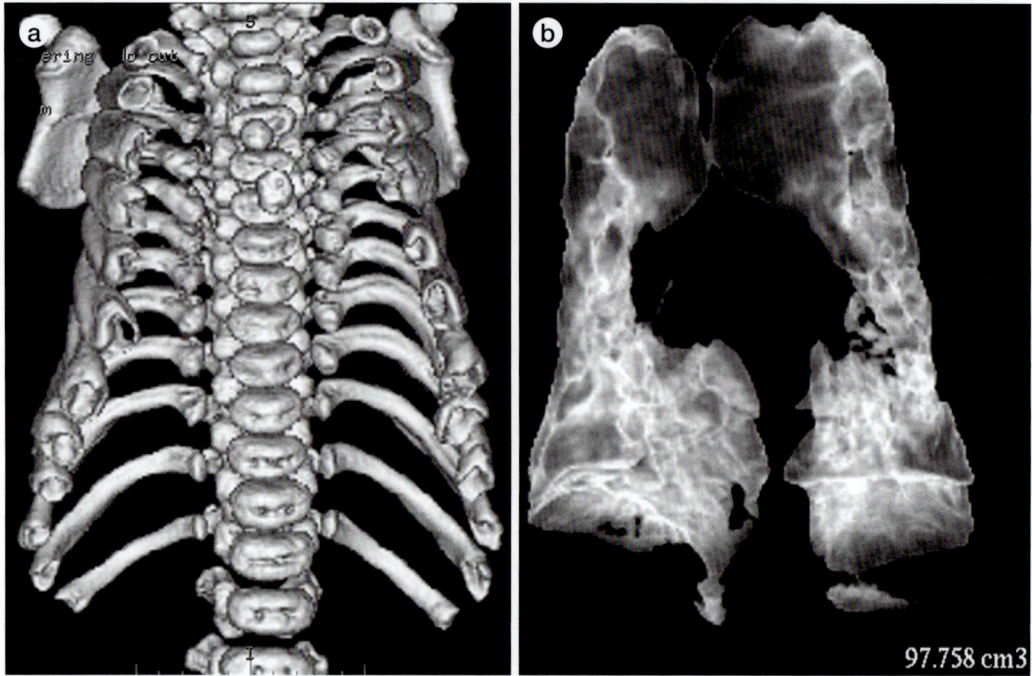

图 3.4　一例窒息性胸廓发育不良儿童的 CT 肺容积测定。3D 容积 CT 成像的前面观（a，骨性胸廓；b，肺）显示典型的细长的发育不良的胸廓，以及继发的肺发育不良

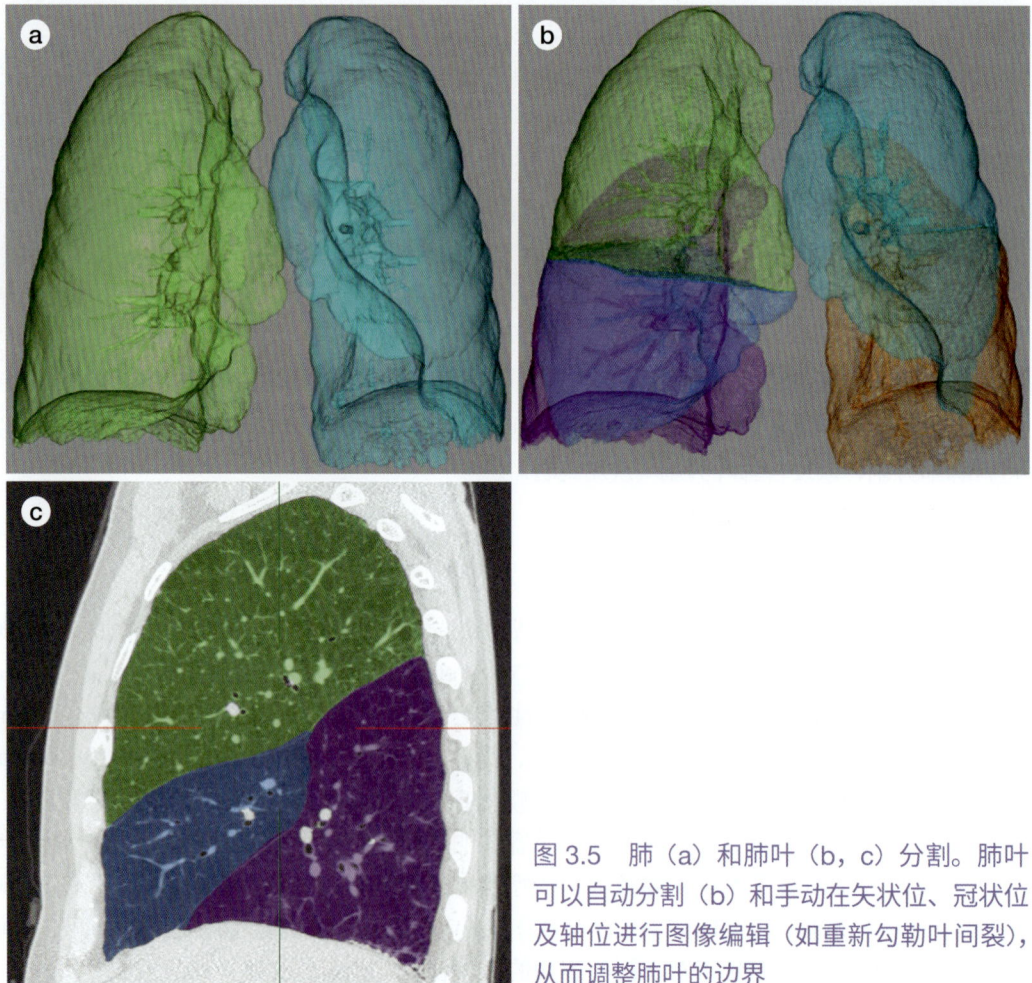

图 3.5　肺（a）和肺叶（b，c）分割。肺叶可以自动分割（b）和手动在矢状位、冠状位及轴位进行图像编辑（如重新勾勒叶间裂），从而调整肺叶的边界

3.2 肺密度参数与气道量化

CT 定量参数已被研究用于评估功能性肺部疾病，包括慢性阻塞性肺疾病和哮喘（表 3.2）。肺气肿和空气潴留等患者的低衰减区可以具体量化。为了显示慢性阻塞性肺疾病中的肺气肿，研究人员对基于 CT 的量化已进行了大量研究和评估，其主要是通过在完全吸气时设置阈值，如 −950 Hu（图 3.6）。根据 Johannessen 等（Johannessen et al., 2013）的研究，LAA% 即 CT 衰减小于 −950 Hu 的肺体素百分比，是吸烟者 8 年死亡率的独立预测因子。此外，所谓的第 15 百分位（15th percentile，Perc15）通常被定义为吸气扫描上衰减分布曲线的第 15 个百分位点。该参数与重度吸烟者的肺功能下降和新气流阻塞的发展有关（Mohamed Hoesein et al., 2011）。相反，呼气扫描则用于量化慢性阻塞性肺疾病患者空气潴留的程度，−856 Hu 通常作为 CT 密度阈值。通过使用非刚性呼吸配准，可以在吸气和呼气 CT 扫描对之间的减影图像上量化具有空气潴留的肺部病变（Kim et al., 2015；Goo, 2013a），或者简单说，可以计算平均肺密度的呼气–吸气比（O'Donnell et al., 2004；Mets et al., 2012）。后者与重度吸烟者肺功能随时间加速下降相关，并且独立于 LAA%（Mets et al., 2013）。除了插管和控制通气的全身麻醉之外，前瞻性呼吸触发顺序扫描最近被报道为一种创伤较小的方法，用于在自由呼吸的儿童中提供吸气相和呼气相 CT 扫描（Goo and Allmendinger, 2017；Goo, 2018b）。气体和肺组织体积可以利用软件单独计算，但其临床意义仍有待确定（Nemec et al., 2015）。然而，这些密度测定方法不能反映肺气肿的分布。例如，间隔旁肺气肿可能不会表现出明显症状与生理性影响，但不能利用密度参数，与实质（即小叶中心）肺气肿区分开来（Smith et al., 2014）。

表 3.2 慢性阻塞性肺部的肺密度参数和气道量化

类别	参数	定义与解析	参考文献来源
肺气肿测量	LAA%	相对于肺总容积，CT 值低于 −950 Hu 的像素的容积比	Johannessen et al., 2013
	Perc15	衰减分布曲线的第 15 百分位	Mohamed Hoesein et al., 2011
空气潴留定量	呼气相 −856 Hu	呼气相 CT 上 CT 值低于 −856 Hu 的像素容积比	Kim et al., 2015
	空气潴留指数	呼气相和吸气相 CT 上，CT 值差异小于 50 Hu 的像素容积比	Kim et al., 2015
	平均肺密度的呼 E/I 值		Kim et al., 2015
气道测量	壁厚	断面气道壁厚度	Cierada et al., 2011
	气道面积	断面气道壁面积	Cierada et al., 2011
	气道壁面积比	气道壁面积除以断面气道面积	Cierada et al., 2011
	Pi10	假设气道内周径为 10 mm 的气道壁面积平方根	Johannessen et al.（2013）

注：E/I 值，呼气相与吸气相的比值；Hu，亨氏单位；LAA%，低衰减面积百分比；Pi10，气道内周径为 10 mm 的气道壁面积平方根。

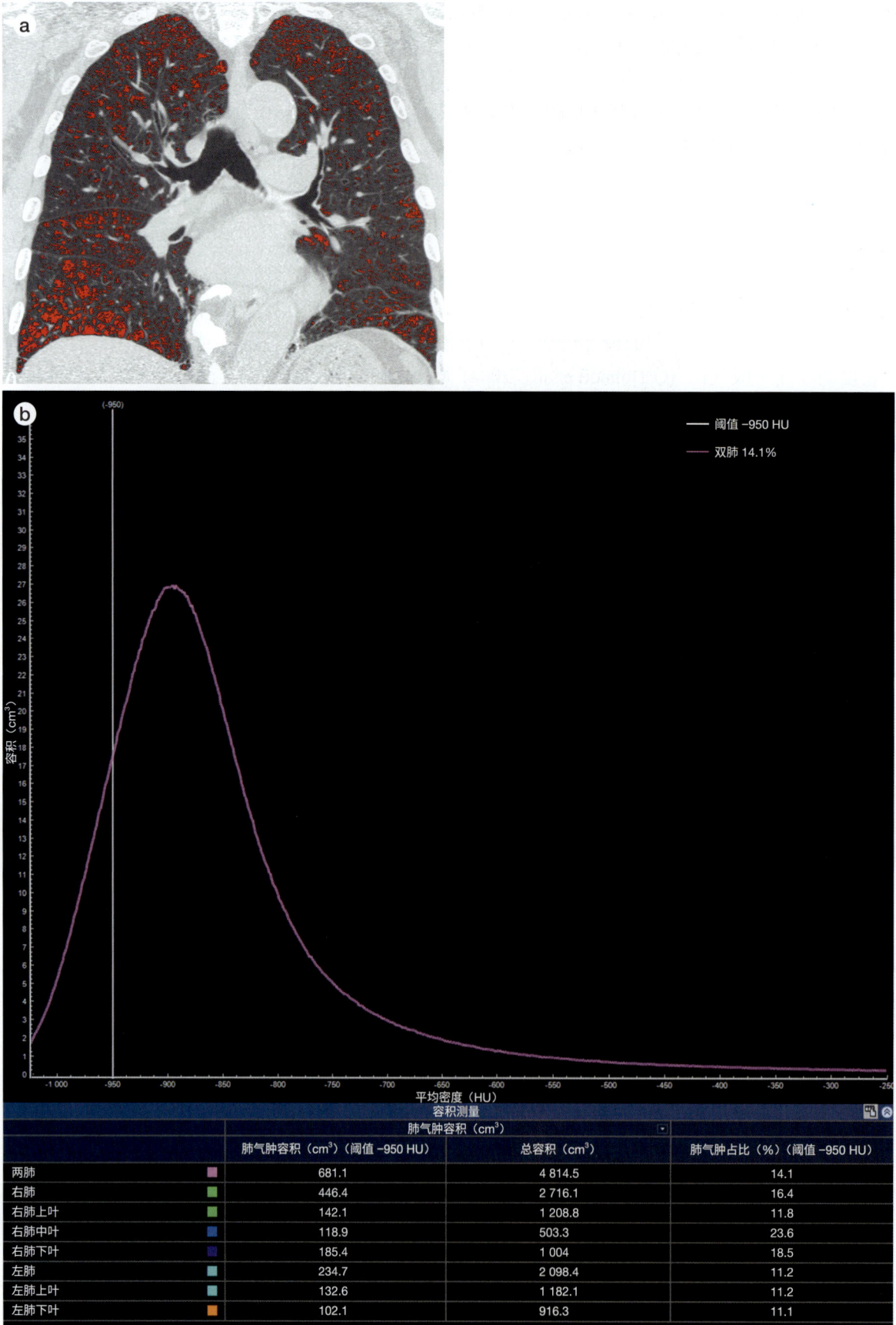

		肺气肿容积（cm³）（阈值 -950 HU）	总容积（cm³）	肺气肿占比（%）（阈值 -950 HU）
两肺		681.1	4 814.5	14.1
右肺		446.4	2 716.1	16.4
右肺上叶		142.1	1 208.8	11.8
右肺中叶		118.9	503.3	23.6
右肺下叶		185.4	1 004	18.5
左肺		234.7	2 098.4	11.2
左肺上叶		132.6	1 182.1	11.2
左肺下叶		102.1	916.3	11.1

图 3.6　冠状位重建图像显示的红色区域为 CT 值在 -950 Hu 以下的像素（a）；双侧肺和各个肺叶这些像素的体积和相对百分比（肺气肿指数）都可以分别被计算出来（b）

因气道重塑而导致大气道和小气道的气道壁增厚，被认为是气流受限的独立影响因素。为了量化气道的尺寸，首先进行气道树的分割，沿着所选择的支气管路径进行曲面重建的图像可以提供气道尺寸（图 3.7）。除了低衰减区域的比例之外，支气管壁面积与 FEV_1 和 FEV_1/FVC 呈负相关（Nakano et al.，2000）。较小的气道可以通过气道壁面积的平方根和气道的内周长（internal perimeter，Pi）之间的回归线来估计。Pi10 表示气道内周径为 10 mm 的气道壁面积的平方根（图 3.8）。尽管气道壁厚度本身不是死亡率的独立预测因素，但气道壁厚度的增加会缩短严重肺气肿患者的存活时间（Johannessen et al.，2013）。

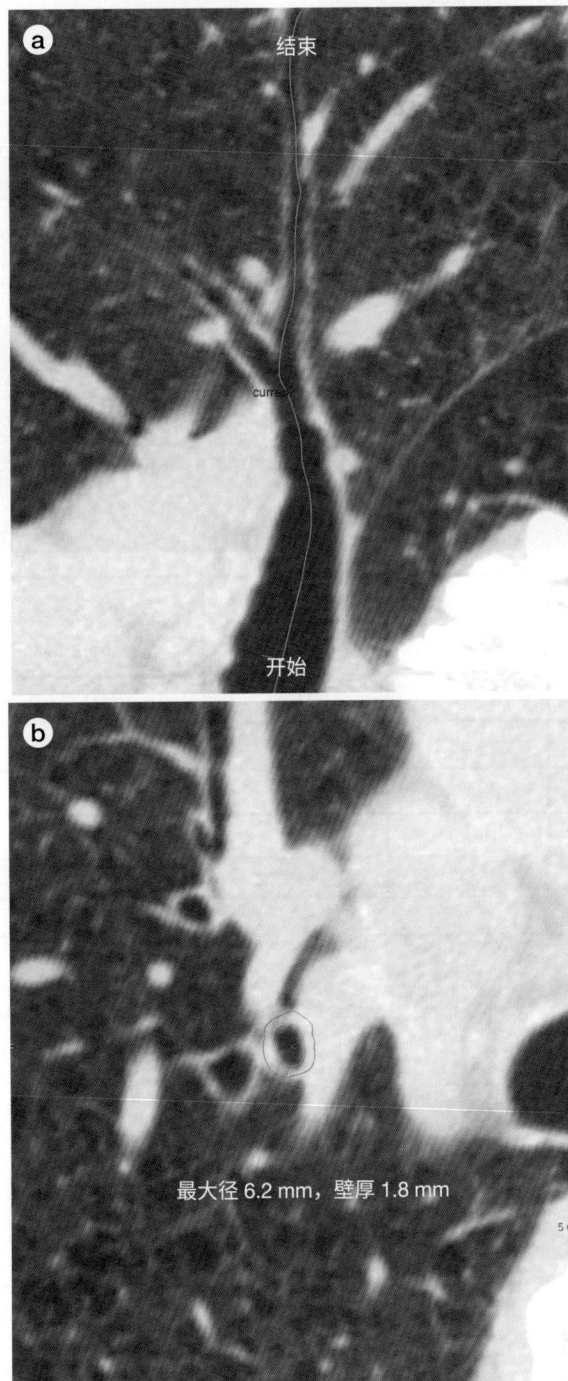

图 3.7　气道尺寸测量。从气管隆嵴到右肺上叶尖端支气管 RB1 的曲面重建（a）；气道尺寸可以在正交横截面上自动计算（b）

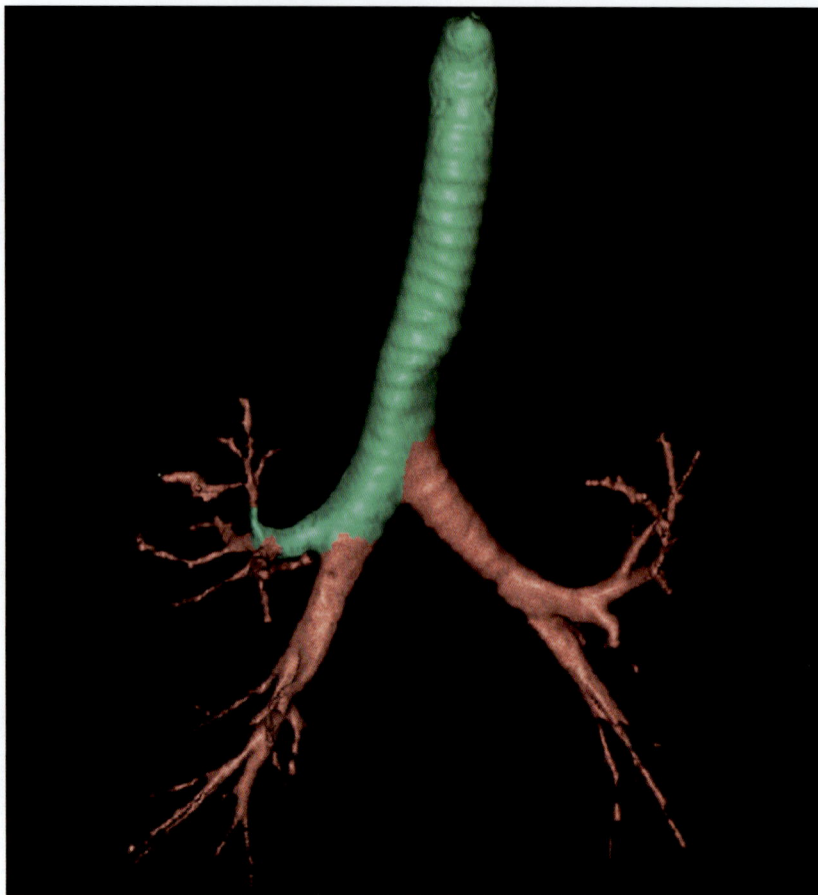

	平均内腔面积（mm²）	平均内周长（mm）	腔道偏心指数	平均气道壁厚（mm）	气道壁面积（mm²）	气道壁面积（%）
气管	282.26	60.32	0.93	2.91	206.37	42.23
右主支气管	203.63	54.63	0.67	2.79	180.48	47.03
右上叶支气管	69.43	30.51	0.71	1.95	70.30	50.31
右肺尖端支气管	26.44	18.89	0.71	1.66	40.39	60.34

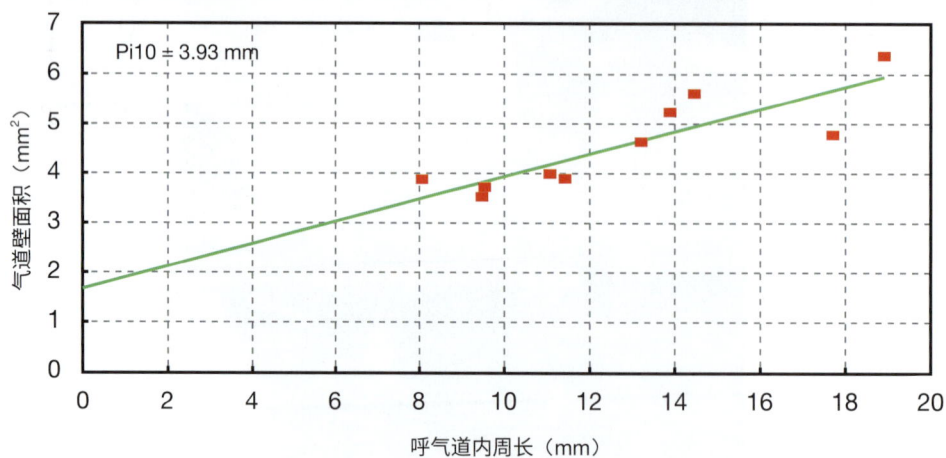

图 3.8　Pi10 估算。根据各测量点的气道壁面积平方根相对于其气道内周径绘制出线图，从而得到 Pi10，即假设气道内周径为 10 mm 的气道壁面积平方根

3.3　肺血管容量

有研究（Goo and Park，2017；Goo，2018c）表明，在收缩末期获得的基于 CT 的肺血管容量比与相应的肺灌注显像测量的肺血管容量比高度相关。因此，单次对比增强心胸断层 CT 扫描除了肺血管解剖之外，还可以提供这样的功能信息，而不需要额外的辐射暴露（图 3.9）。用心胸 CT 测量的血管容量比可能对阻塞性肺血管疾病和肺动脉高压患者是有帮助的，其不但可用于初始检查评估，而且可用于治疗后的随访。

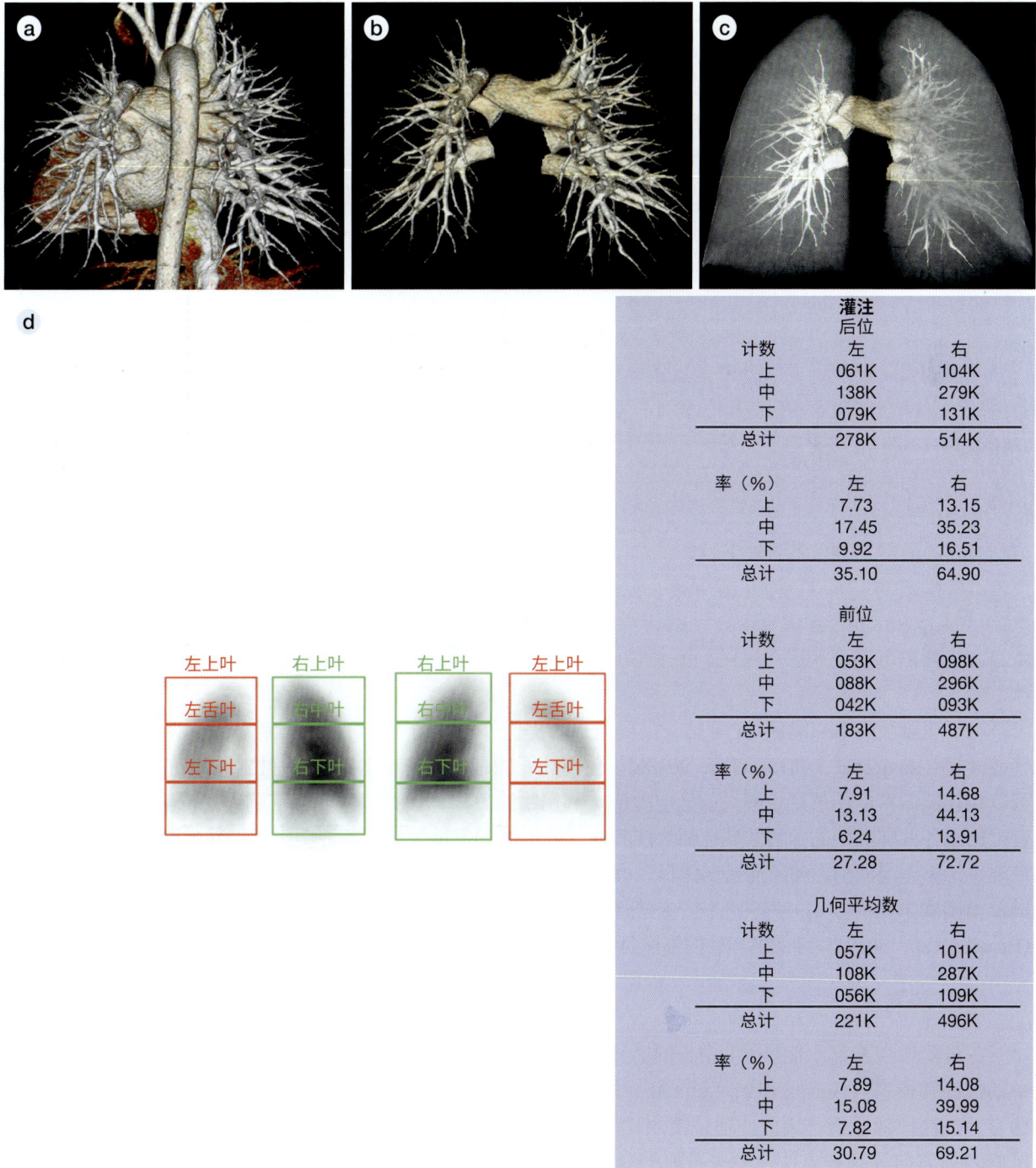

灌注		
后位		
计数	左	右
上	061K	104K
中	138K	279K
下	079K	131K
总计	278K	514K
率（%）	左	右
上	7.73	13.15
中	17.45	35.23
下	9.92	16.51
总计	35.10	64.90
前位		
计数	左	右
上	053K	098K
中	088K	296K
下	042K	093K
总计	183K	487K
率（%）	左	右
上	7.91	14.68
中	13.13	44.13
下	6.24	13.91
总计	27.28	72.72
几何平均数		
计数	左	右
上	057K	101K
中	108K	287K
下	056K	109K
总计	221K	496K
率（%）	左	右
上	7.89	14.08
中	15.08	39.99
下	7.82	15.14
总计	30.79	69.21

图 3.9　CT 肺血管容积比。3D 容积成像 CT 图像的后面观（a，整个心血管结构；b，肺血管结构；c，肺及肺血管结构）显示容积轻度减小的左肺血管系统。使用 CT 测量的肺血管体积比（右：左 = 71%：29%）与使用肺灌注成像测量的肺灌注比（右：左 = 69.21%：30.79%）相当（d）

此外，肺血管容量本身可作为影像性的生物学指标。总肺血管容量（即动脉和静脉的体积）的减少与吸烟者的左心室下部充盈和呼吸困难有关（Aaron et al.，2017）。肺血管容积分数——肺动脉和静脉容积相对于肺体积的百分比，是特发性肺纤维化患者死亡率的独立预测因子（Jacob et al.，2017）。

4 双能量 CT

自从引入双源 CT（dual source computed tomography，DSCT）扫描仪以来，第一次使用胸部双能量 CT 的临床研究已经在 2008 年发表（Chae et al.，2008；Goo et al.，2008）。目前，已经开发出几种技术方法来获得双能量 CT 成像（Goo and Goo，2017），包括具有或不具有波束过滤的双 X 射线球管、单 X 射线球管的快速电压切换和单 X 射线球管的双层能量分辨探测器（表 3.3）。这些方法在技术上各有优缺点。双源 CT 能够基于两个独立的能谱实现更好的材料分离。然而，散射辐射是其应用中的一个问题，需要进行校正。两个探测器之间潜在的时间间隔是其应用中的另一个问题。具有快速电压切换的单源 CT 为高能和低能光谱提供几乎同步的图像采集，但是光子光谱之间的重叠是一个限制。双层能量分辨探测器 CT 扫描仪的优点是可以同时获得高能量和低能量数据集，并且只有存储了光谱基底图像，才能从所有图像数据中获得双能量成像。

表 3.3　多种双能量 CT 技术的比较

	双 X 射线球管	快速电压切换	双层探测器
硬件设计	具有或不具有波束过滤的双 X 射线球管	单 X 射线球管的快速电压切换	单 X 射线球管的双层能量分辨探测器
优点	用光束过滤进行能量分离		
独立管电流调制	基于投射的后处理	基于投射的后处理	
回顾性光谱分析			
缺点	基于图像的后处理	无独立管电流调制	受限的能量分离

对于功能性胸部双能量 CT 评估，需要向患者提供外源性物质，可以通过静脉注射碘对比剂或吸入氙气或氪气（Kang et al.，2010；Goo，2013b）。值得注意的是，这些对比材料具有相对较高的原子序数，从而可以在较低的管电压下产生较大的光电效应。利用物质分离算法可以重建特定物质的双能量 CT 图像，后者可用于各种肺部疾病中的区域性肺灌注和通气的定性和定量评估。各种伪影，如静脉周围条纹伪影、射束硬化伪影、运动伪影和配准错误伪影，可能会妨碍双能量 CT 的图像解析。根据双能量扫描方法、CT 扫描仪类型和采用的扫描方案的不同，胸部双能量 CT 的辐射剂量可能低于、相当于或高于胸部单能量 CT（Henzler et al.，2012）。考虑到额外的临床益处，采用优化方案进行的胸部双能量 CT 的获益风险往往更高。

4.1 肺灌注

在对比增强胸部双能量 CT 中，同时评估肺动脉和肺灌注可显著提高肺栓塞的检出率，特别是对于小的外周肺栓塞（Goo，2010；Lu et al.，2012）（图 3.10）。碘对比剂的静脉注射方案需要优化，以减少伪影并提高图像质量。因此，通常使用比常规肺部 CT 血管显影时间稍长的延迟扫描、三相注射方案和尾侧扫描方向等几种方法。至关重要的是，屏气扫描期间建议患者保持较浅的吸气水平，以避免因与深度吸气相关的瓦尔萨尔瓦动作（Valsalva maneuver）驱动未显影的下腔静脉血液过度混合而导致肺动脉显影不佳，而导致的肺动脉增强减弱。正常肺在碘基图上显示出均匀的重力依赖性碘分布（Felloni et al.，2017），而各种肺部疾病患者的肺在碘基图上可以看到不同程度的碘值降低，这些肺部疾病包括肺栓塞、肺动脉狭窄、异常肺动脉供血、肺气肿和具有空气潴留的肺部病变。通常情况下，在双能量碘基图上由急性闭塞性肺栓塞引起的灌注缺损位于外周，呈楔形、节段性或呈叶形分布。最近的一项研究显示，碘基图有助于检测节段性甚至亚节段性肺栓塞（Weidman et al.，2018）。尽管双能量 CT 可以提高较小的肺栓塞的检出率，但其临床意义仍有争议。在以组织病理学发现为参考标准的模型中，双能量 CT 在检测急性肺栓塞方面显示出比灌注闪烁照相术（Zhang et al.，2009）、MRI（Zhang et al.，2010）以及 SPECT 平面显像和 SPECT/CT（Yang et al.，2011）更高的诊断准确性。除了急性肺栓塞的诊断，双能量 CT 对风险分层、治疗监测和预后都具有临床意义。基于双能量 CT 的肺灌注缺损量化已被建议作为诊断右心肌劳损的标志（Chae et al.，2010a；Bauer et al.，2011）。此外，利用材料标记的彩色编码肺血管分析算法可用于区分直径为 2 mm 或更小直径的未强化和强化的小外周动脉，若仅用肉眼评估，这是相当麻烦的一项任务。在基于双能量 CT 的急性肺栓塞诊断中，我们应该熟悉诊断陷阱，包括非闭塞性血栓导致的假阴性发现、其他肺部疾病引起的假阳性发现以及肺实质碘分布的伪影所致改变。

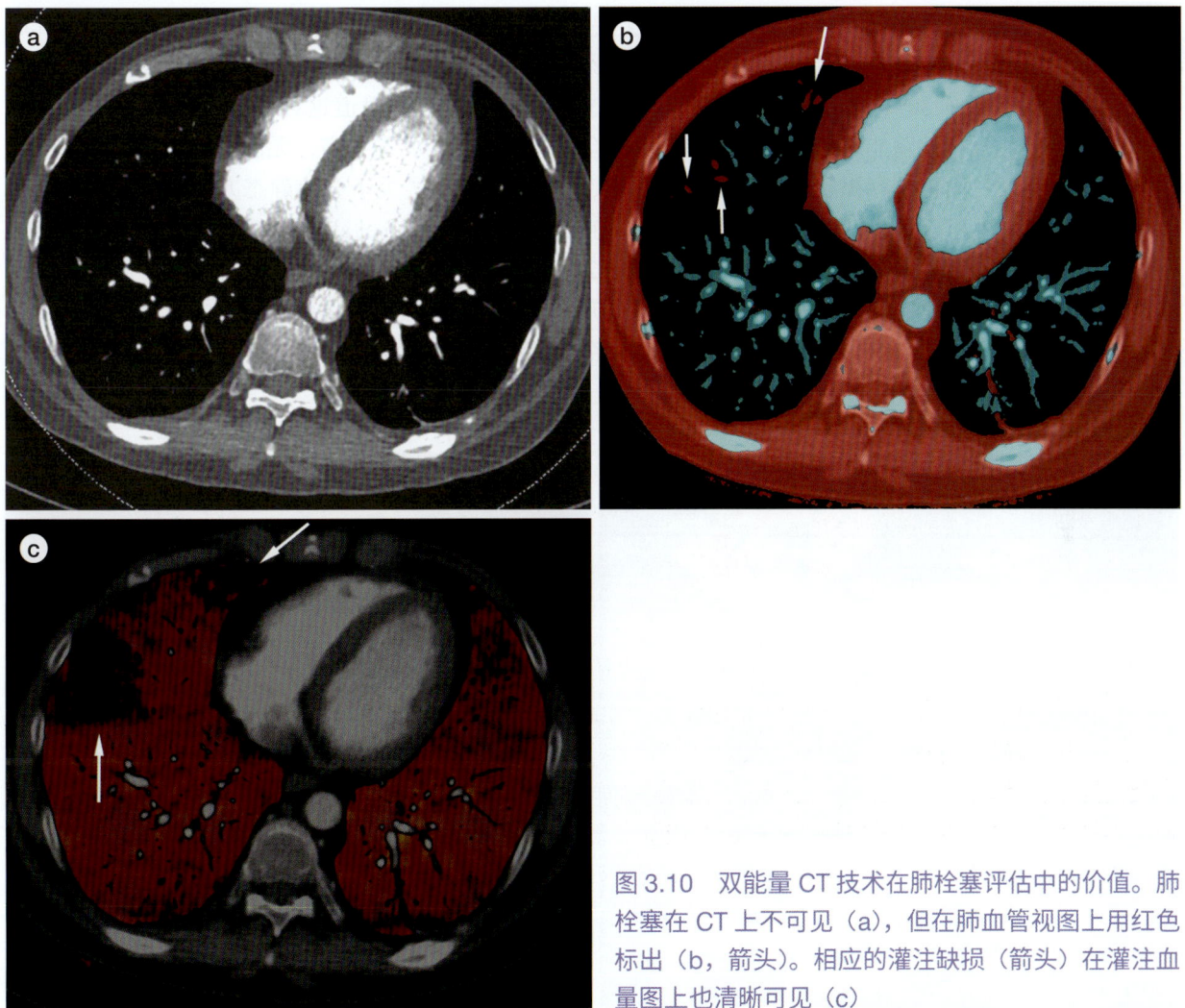

图 3.10 双能量 CT 技术在肺栓塞评估中的价值。肺栓塞在 CT 上不可见（a），但在肺血管视图上用红色标出（b，箭头）。相应的灌注缺损（箭头）在灌注血量图上也清晰可见（c）

慢性肺栓塞患者可在碘基图上看到肺实质碘分布的马赛克征。双能量 CT 灌注和 V/P 闪烁显像之间有很高的一致性（Chae et al.，2010a；Bauer et al.，2011）。另外，可以在虚拟非对比成像上检测慢性血栓和肺动脉壁内的钙化。慢性肺栓塞患者中，由体循环动脉侧支供应的延迟肺灌注可能有助于区分慢性肺栓塞和急性肺栓塞，但其增加了患者额外的辐射暴露剂量（Hong et al.，2013）。有趣的是，即使使用单相双能量 CT，显示较高碘值的慢性机化性栓塞也可以与急性栓塞区分开来（Kim et al.，2014）。最近的一项研究分析了慢性血栓栓塞性肺动脉高压患者，该研究显示，肺灌注血量可作为通过右心导管插入术获得的平均肺动脉压（mean pulmonary artery pressure，mPAP）和肺血管阻力的有效替代值（Takagi et al.，2016）。此外，对于慢性血栓栓塞性肺动脉高压患者，还可以监测和量化血管成形术后的灌注变化（Zhai et al.，2018）。

对于肺气肿患者，可同时使用虚拟非对比成像和碘基图提供肺气肿定量和区域灌注评估（Lee et al.，2012）。虚拟非对比图像上的定量参数和肺功能测试结果之间存在中度相关性（Lee et al.，2012）。

4.2 肺通气

除了提供胸部解剖细节外，氙吸入性双能量 CT 已用于在各种肺部疾病中评估高分辨的区域性和整体肺通气功能（图 3.11），这些肺部疾病包括慢性阻塞性肺疾病（Park et al.，2010）、合并肺纤维化和肺气肿（Sugino et al.，2017）、支气管哮喘（Chae et al.，2010b）、闭塞性细支气管炎（Goo et al.，2010）和先天性透明性肺部病变（Goo et al.，2011）。总体来说，在这些肺部疾病中，基于双能量 CT 的参数显示出与肺功能测试结果的高度相关性。为了改善氙气在血液中溶解所引起的短暂麻醉不良反应，通常将 30% 的氙气和 70% 的氧气以一种混合物的形式用于吸入性双能量 CT（Chae et al.，2008；Goo et al.，2008）。然而，30% 的氙气仍不能完全消除这些不良反应，据报道这种不良反应发生率仍达到 17%～71%。氙吸入性双能量 CT 的另一个缺点是检查所需的氙气成本太高，无法用于临床实践。根据临床问题，可以使用靶向容积动态或全肺静态方案（Goo，2013b）。关于全肺静态方案，可以使用单吸入相扫描或吸入相和清除相双相扫描。有趣的是，在支气管闭锁（Goo et al.，2008）、支气管阻塞（Chae et al.，2010c）和先天性透明性肺病变（Goo et al.，2011）中，可以通过氙吸入性双能量 CT 的动态方案来观察侧支通气。在哮喘中，使用支气管收缩剂或扩张剂后的局部通气变化可以用双能量氙图来进行评估（Goo and Yu，2011；Kim et al.，2012）。在 13 名机械通气重症监护患者中，氙吸入性双能量 CT 有助于识别支气管胸膜瘘（Hoegl et al.，2013）。

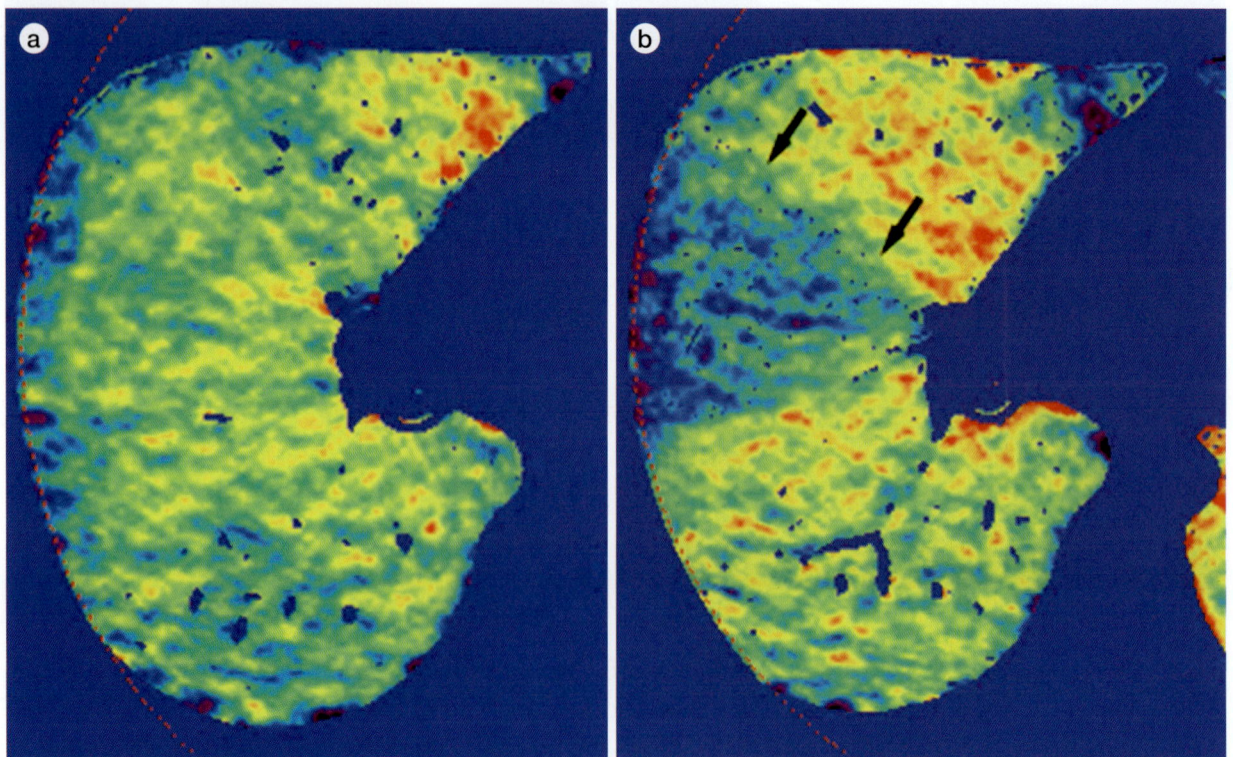

图 3.11 氙吸入性双能量 CT。氙吸入性双能量 CT 扫描显示基线时右肺无缺损（a），但吸入醋甲胆碱后右肺中叶出现节段性缺损（黑色箭头）

在大多数使用氙吸入性双能量 CT 的临床研究中，30% 的氙气在 1 ～ 1.5 min 的吸入相内持续吸入，这种操作不仅可以在正常肺中达到最大氙浓度，还可以减少麻醉副作用。在一项研究中（Honda et al., 2012），4 名志愿者在单次肺活量吸入 35% 氙气后进行的全肺静态双能量 CT 显示肺实质增强（21 ～ 30 Hu），以及伴随 25% 麻醉不良反应发生率，这与多次呼吸吸入双能量 CT 技术相当。尽管操作过程时间短并且简单，但单次呼吸吸入双能量 CT 图像可能不能反映平衡状态下的肺通气和侧支通气。

作为双能量 CT 的替代吸入造影剂，稳定的氪由于没有不良反应而显示出优异的临床耐受性（Hachulla et al., 2012）。当考虑到两种材料之间的原子序数差异时（氙：Z = 54，氪：Z = 36），即使用最高的氪气浓度（80%），所能达到的强化水平仍比 30% 氙气低得多，这就限制了氪在评估局部肺通气中的临床应用。

已经认识到，基于双能量的全肺静态通气图在与肺功能测试结果的相关性方面，并不明显优于传统的 CT 密度测定法（Park et al., 2010；Goo et al., 2010；Yanagita et al., 2013）。因此，只有当明确可以预期到额外的临床益处时，才可以审慎地使用氙吸入性双能量 CT。

最后一点，氙增强 CT 扫描不仅可以通过双能量 CT 扫描实现，还可以通过减影技术实现，该技术使用非刚性配准从氙增强 CT 扫描中减去未增强的 CT 扫描（Sase et al., 2010；Ohno et al., 2017a，b）。在评估肺功能丧失方面，减影技术被证明是一种与双能量 CT 和通气 SPECT/CT 作用相当的方法（Ohno et al., 2017a，b，2018）。尽管如此，目前还并没有前瞻性的研究评估它相对于传统的 CT 密度测定的额外益处。

4.3　肺通气和肺灌注

使用双相双能量 CT，通过吸入氙气后再静脉注射碘对比剂，进行局部肺通气和肺灌注的联合评估是可行的（Thieme et al., 2010；Goo, 2013b）。值得注意的是，这种双相双能量 CT 方案中的肺灌注扫描通常应该在从氙气吸入切换到 100% 氧气吸入后再延迟 3 ～ 10 min 进行，以避免碘基图上肺实质中残留的氙衰减。尽管如此，一项实验研究显示了通过使用适当浓度的氪和碘进行单次扫描是可行的（Hong et al., 2016）。

V/P 值失调与否可以评估各种肺部病变，这些肺部病变包括肺栓塞（Zhang et al., 2013）和严重肺气肿（Hwang et al., 2016；Lee et al., 2017a，b）（图 3.12）。最近的一项研究表明，经支气管镜肺减容后，V/P 不匹配得到改善，并表明肺减容术后肺功能改善的潜在机制源于肺利用效率的提高（Lee et al., 2017b）。Lador 等（Lador et al., 2016）报告了类似的发现，即在支气管镜肺减容后，在无线圈区域观察到灌注增加。

4.4　胸部肿瘤学

在肺部肿瘤患者中，双能量 CT 可以提供额外的功能信息，如肿瘤特征和分期、治疗反应评估（特别是在抗血管生成治疗后）和术后肺功能预测（Sudarski et al., 2015；Goo and Goo, 2017）。该成像技术提供了原发性胸部肿瘤以及区域性和远处转移病变的碘和有效原子序数的定量测量，其分别可作为组织血管构成情况和原子组成的替代指标。特别是，碘定量测量已被证明可用于鉴别诊断肺部病变（良性与恶性）（Zhang et al., 2016）、预测病理分级（Iwano et al., 2015；Lin et al., 2018）和肺癌的局部侵袭性（Shimamoto et al., 2016）。Baxa 等（Baxa et al., 2016）的一项研究报告称，碘定量测量能够对接受埃罗替尼治疗的非小细胞肺癌患者进行早期疗效评估。有趣的是，从碘基图中提取的放射组学特征也可用于接受肺癌手术切除的患者的预后评估（Choe et al., 2018）。此外，虚拟非对比成像有助于区分钙化或出血与病变中的碘强化。例如，与碘相关的衰减测量有助于在单次扫描中识别前纵隔病变的强化成分，并能够区分良性囊性病变和胸腺上皮肿瘤。鉴于胸腺内囊肿的衰减通常高于水的衰减，这一点尤其有用（Araki et al., 2014）。

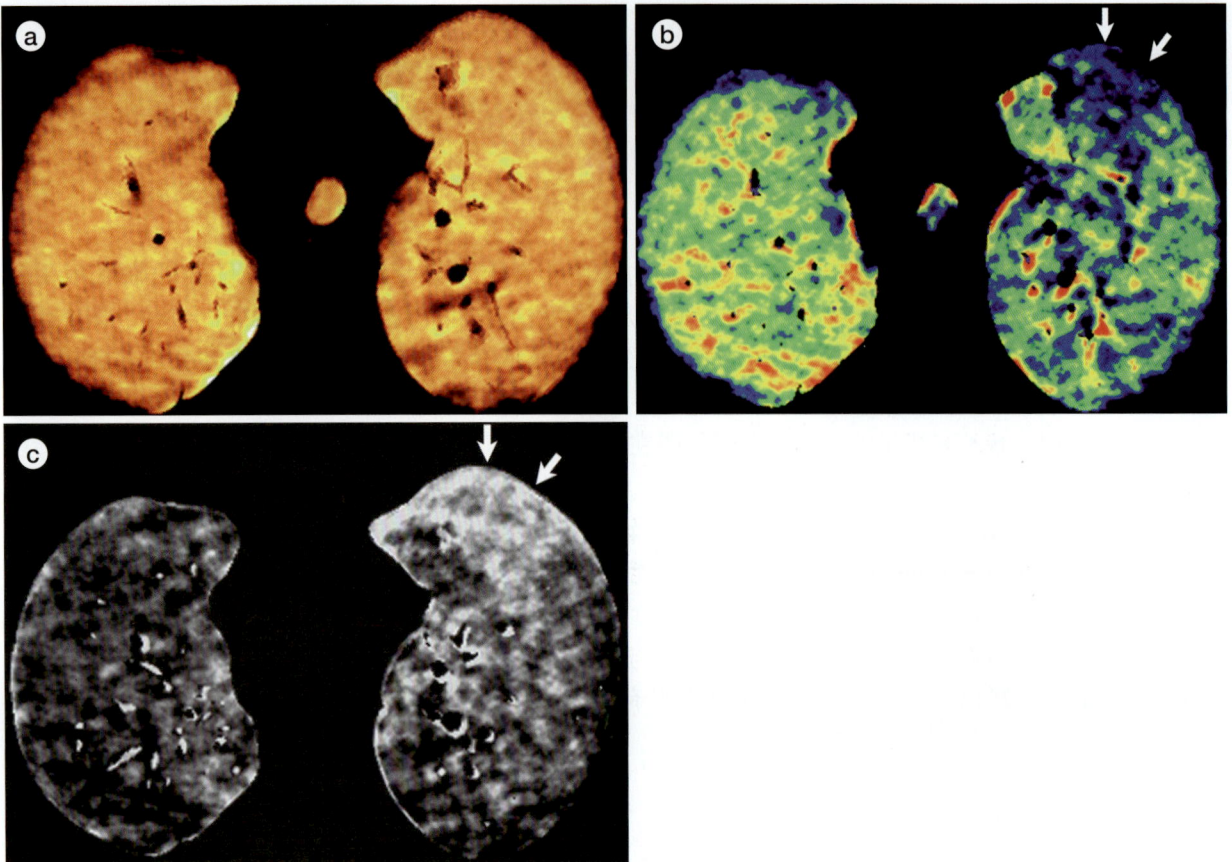

图 3.12 双能肺通气、肺灌注和 V/P 图。氙图（a）和碘基图（b）清楚地描绘了由血栓栓塞引起的左肺上叶前段不匹配的灌注缺损（箭头）。V/P 图（c）显示病变区的 V/P 值增加

5 电影 CT 和 4D CT

电影 CT 使我们不但能够评估局部 CT 密度的变化，而且能够评估成人甚至自由呼吸的儿童患者整个呼吸周期的气管支气管塌陷性（Goo and Kim，2006；Goo，2013c）。具有更短扫描时间和更大纵向覆盖范围（最高达 16 cm）的 MDCT，使得高分辨率体积 CT 数据集的摄影采集成为可能，即实现了 4D CT 成像（图 3.13）。通过使用覆盖整个胸腔的无间隙 4D CT 扫描，我们可以克服电影 CT 在评估纵向运动或倾斜运动结构方面的技术限制。此外，在呼吸配准 CT 上进行更精确的 CT 密度测定是可行的，并且电影 CT 可以测量平均肺密度的呼气－吸气比（Kim et al.，2015）。

基于 4D CT 的通气成像可以通过使用基于 CT 密度或雅可比行列式的可变形图像配准算法来产生，该算法具有其自身的优点和缺点（Kipritidis et al.，2016）。该成像技术主要用于放射肿瘤学中的放射治疗方案的制订（Moorees and Bezak，2012）。对于呼吸同步数据采集，需要使用外部替代物，如外部标志物、呼吸带和肺活量计，通常回顾性重建 10 个呼吸期。然而，这种回顾性呼吸门控 CT 的辐射剂量通常太高，不能用于诊断。其技术已在健康受试者（Pennati et al.，2014；Jahani et al.，2015）以及肺部肿瘤和肺气肿患者（Yamamoto et al.，2011；Kanai et al.，2016）中进行验证。然而，4D CT 扫描期间因呼吸变化仍然是影响肺通气成像重复性的主要误差来源之一（Yamamoto et al.，2012；Mistry et al.，2013），如前所述，呼吸变化导致的误差目前很难在临床应用中解决。在这方面，使用 320 层的 4D CT 扫描可以提供同一个呼吸相内整个胸部的数据集，因为整个胸部可以在一次旋转中完成扫描（Kwong et al.，2015）。这是 4D CT 技术进步的重要一步。

目前 4D CT 的初步临床应用已有报道，包括对小儿气道（Tan et al.，2013）、肺癌侵犯邻近结构（Choong et al.，2015；Hashimoto et al.，2018）和儿童横膈（Goo，2018a）等的动态评估。此外，慢性

阻塞性肺疾病患者中肺叶之间的呼吸运动不同步（Yamashiro et al., 2017）和呼气期间的异常心脏压缩（Xu et al., 2017）也可以在 4D CT 中观察到。这些初步结果将来需要更多的研究去证实，并且将来需要通过更多的研究去评估 4D CT 的其他临床应用。

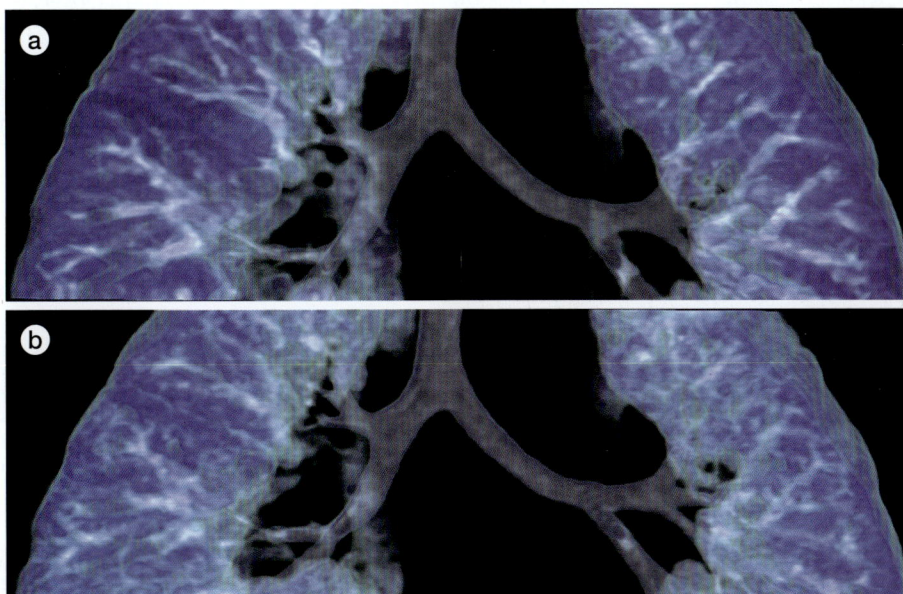

图 3.13　自由呼吸儿童的胸部 4D CT 图像。吸气（a）和呼气（b）4D CT 图像的前面观显示肺部正常通气

6　CT 动态灌注评估

6.1　动态增强 CT 及灌注分析

动态增强（dynamic contrast-enhanced，DCE）CT 是指在注射碘对比剂前后采集多期 CT。通过分析指定感兴趣区内的时间－密度曲线，可以获得血流、血容量、平均通过时间和峰强化等灌注参数。这些参数和基于衰减的阈值可用于肺部疾病的诊断、疗效评估和预后预测。自进入单探测器 CT 时代以来，许多研究已经证明了动态增强 CT 扫描对肺结节鉴别的诊断性能（Ohno et al., 2014）。诊断标准包括流入和廓清阈值，其诊断敏感性、特异性和准确性分别为 94%、90% 和 92%（Jeong et al., 2005）。一些研究人员还进行了将动态增强 CT 参数用于评估化疗和（或）放疗后治疗反应潜在价值的研究（Wang et al., 2009；Tacelli et al., 2013；Li et al., 2014）。但是这项技术会出现的一个问题是辐射剂量的增加。因此，对于采集一系列 CT 扫描的灌注研究，应考虑其合理性以及如何优化该技术。

6.2　动态首过对比增强增强灌注宽体探测器 CT

CT 技术的进步使 256 排或 320 排宽体探测器 CT（ADCT）成为可能。ADCT 能够进行动态首过对比增强灌注，因为其覆盖范围广，可涵盖整个器官而不需要螺旋扫描和采集各向同性体积数据（Ohno et al., 2014）。动态首过对比增强灌注 CT 通过使用一些数学模型，诸如单／双输入最大斜率和单输入 Patlak 图模型（Ohno et al., 2016a, b），来构建灌注参数图来进行分析。重要的是，选择合适的数学模型对基于灌注指数的预测模型的能力有显著影响（Ohno et al., 2016a, b）。

一项初步研究报告称，动态首过对比增强灌注参数在诊断恶性肺结节方面比从正电子发射断层扫描获得的标准化摄取值更准确（Ohno et al., 2011）。动态首过对比增强灌注断层扫描也可用于非小细胞肺癌患者化疗的疗效评估（Ohno et al., 2017a, b）。尽管如此，这项新技术目前仅限于特定的 CT 扫描仪，将来需要更多的研究来分析和验证其临床实用性。

7 结论

利用各种成像技术的胸部 CT 可以提供重要的功能信息，诸如整体肺功能、肺气肿比例评估、空气潴留比例评估、肺灌注、肺通气、呼吸动力学和气道塌陷。这使得定量和定性各种肺部疾病，包括慢性阻塞性肺疾病、特发性肺纤维化和肺癌的诊断、疗效评估以及预后预测成为可能。本章介绍的最先进的 CT 技术包括双能量 CT、4D CT 和动态首过对比增强灌注 CT。新的 CT 技术将为我们带来对肺生理学的新见解，并最终为功能性肺成像开辟新的领域。尽管如此，这些技术的临床应用和对现有临床实践能提供的额外价值需要进一步研究。

译者：王宇军，吴维，李强

参考文献

Aaron CP, Hoffman EA, Lima JAC, Kawut SM, Bertoni AG, Vogel-Claussen J, Habibi M, Hueper K, Jacobs DR Jr, Kalhan R, Michos ED, Post WS, Prince MR, Smith BM, Ambale-Venkatesh B, Liu CY, Zemrak F, Watson KE, Budoff M, Bluemke DA, Barr RG (2017) Pulmonary vascular volume, impaired left ventricular filling and dyspnea: the MESA lung study. PLoS One 12:e0176180.

Araki T, Sholl LM, Gerbaudo VH, Hatabu H, Nishino M (2014) Intrathymic cyst: clinical and radiological features in surgically resected cases. Clin Radiol 69:732–738.

Bauer RW, Frellesen C, Renker M, Schell B, Lehnert T, Ackermann H, Schoepf UJ, Jacobi V, Vogl TJ, Kerl JM (2011) Dual energy CT pulmonary blood volume assessment in acute pulmonary embolism: correlation with D-dimer level, right heart strain and clinical outcome. Eur Radiol 21:1914–1921.

Baxa J, Matouskova T, Krakorova G, Schmidt B, Flohr T, Sedlmair M, Bejcek J, Ferda J (2016) Dual-phase dual-energy CT in patients treated with erlotinib for advanced non-small cell lung cancer: possible benefits of iodine quantification in response assessment. Eur Radiol 26:2828–2836.

Behrendt FF, Das M, Mahnken AH, Kraus T, Bakai A, Stanzel S, Gunther RW, Wildberger JE (2008) Computer-aided measurements of pulmonary emphysema in chest multidetector-row spiral computed tomography: effect of image reconstruction parameters. J Comput Assist Tomogr 32:899–904.

Chae EJ, Seo JB, Goo HW, Kim N, Song KS, Lee SD, Hong SJ, Krauss B (2008) Xenon ventilation CT using a dual energy technique of dual source CT: initial experience. Radiology 248:615–624.

Chae EJ, Seo JB, Jang YM, Krauss B, Lee CW, Lee HJ, Song KS (2010a) Dual-energy CT for assessment of the severity of acute pulmonary embolism: Pulmonary perfusion defect score compared with CT angiographic obstruction score and right ventricular/left ventricular diameter ratio. Am J Roentgenol 194:604–610.

Chae EJ, Seo JB, Kim N, Song KS, Shin JH, Kim TH, Lee Y (2010c) Collateral ventilation in a canine model with bronchial obstruction: assessment with xenon-enhanced dual-energy CT. Radiology 255:790–798.

Chae EJ, Seo JB, Lee J, Kim N, Goo HW, Lee HJ, Lee CW, Ra SW, Oh YM, Cho YS (2010b) Xenon ventilation imaging using dual-energy computed tomography in asthmatics: initial experience. Investig Radiol 45:354–361.

Chen F, Kubo T, Shoji T, Fujinaga T, Bando T, Date H (2011) Comparison of pulmonary function test and computed tomography volumetry in living lung donors. J Heart Lung Transplant 30:572–575.

Chen H, Chen RC, Guan YB, Li W, Liu Q, Zeng QS (2014) Correlation of pulmonary function indexes determined by low-dose MDCT with spirometric pulmonary function tests in patients with chronic obstructive pulmonary disease. Am J Roentgenol 202:711–718.

Choe J, Lee SM, Do KH, Lee JB, Lee SM, Lee JG, Seo JB (2018) Prognostic value of radiomic analysis of iodine overlay maps from dual-energy computed tomography in patients with resectable lung cancer. Eur Radiol. https://doi.org/10.1007/s00330-018-5639-0.

Choo JY, Goo JM, Lee CH, Park CM, Park SJ, Shim MS (2014) Quantitative analysis of emphysema and airway measurements according to iterative reconstruction algorithms: comparison of filtered back projection, adaptive statistical iterative reconstruction and model-based iterative reconstruction. Eur Radiol 24:799–806.

Choong CK, Pasricha SS, Li X, Briggs P, Ramdave S, Crossett M, Troupis JM (2015) Dynamic four-dimensional computed tomography for preoperative assessment of lung cancer invasion into adjacent structures. Eur J Cardiothorac Surg 47:239–243.

Cohen J, Douma WR, van Ooijen PM, Willems TP, Dicken V, Kuhnigk JM, ten Hacken NH, Postma DS, Oudkerk M (2008) Localization and quantification of regional and segmental air trapping in asthma. J Comput Assist Tomogr 32:562–569.

Coxson HO (2013) Sources of variation in quantitative computed tomography of the lung. J Thorac Imaging 28:272–279.

De Jong PA, Nakano Y, Lequin MH, Merkus PJ, Tiddens HA, Hogg JC, Coxson HO (2003) Estimation of lung growth using computed tomography. Eur Respir J 22:235–238.

den Harder AM, de Boer E, Lagerweij SJ, Boomsma MF, Schilham AMR, Willemink MJ, Milles J, Leiner T, Budde RPJ, de Jong PA (2018) Emphysema quantification using chest CT: influence of radiation dose reduction and reconstruction technique. Eur Radiol Exp 2:30.

Doel T, Gavaghan DJ, Grau V (2015) Review of automatic pulmonary lobe segmentation methods from CT. Comput Med Imaging Graph 40:13–29.

Felloni P, Duhamel A, Faivre JB, Giordano J, Khung S, Deken V, Remy J, Remy-Jardin M (2017) Regional distribution of pulmonary blood volume with dual-energy computed tomography: results in 42 subjects. Acad Radiol 24:1412–1421.

Fuld MK, Grout RW, Guo J, Morgan JH, Hoffman EA (2012) Systems for lung volume standardization during static and dynamic MDCT-based quantitative assessment of pulmonary structure and function. Acad Radiol 19:930–940.

Gierada DS, Guniganti P, Newman BJ, Dransfield MT, Kvale PA, Lynch DA, Pilgram TK (2011) Quantitative CT assessment of emphysema and airways in relation to lung cancer risk. Radiology 261:950–959.

Gierada DS, Pilgram TK, Whiting BR, Hong C, Bierhals AJ, Kim JH, Bae KT (2007) Comparison of standard-and low-radiation-dose CT for quantification of emphysema. AJR Am J Roentgenol 188:42–47.

Goo HW (2010) Initial experience of dual-energy lung perfusion CT using a dual-source CT system in children. Pediatr Radiol 40:1536–1544.

Goo HW (2012) CT radiation dose optimization and estimation: an update for radiologists. Korean J Radiol 13:1–11.

Goo HW (2013a) Advanced functional thoracic imaging in children: from basic concepts to clinical applications. Pediatr Radiol 43:262–268.

Goo HW (2013b) Dual-energy lung perfusion and ventilation CT in children. Pediatr Radiol 43:298–307.

Goo HW (2013c) Free-breathing cine CT for the diagnosis of tracheomalacia in young children. Pediatr Radiol 43:922–928.

Goo HW (2018a) Four-dimensional CT of the diaphragm in children: initial experience. Korean J Radiol 19:111–118.

Goo HW (2018b) Combined prospectively electrocardiography-and respiratory-triggered sequential cardiac CT in free-breathing children: success rate and image quality. Pediatr Radiol. https://doi.org/10.1007/s00247-018-4114-z.

Goo HW (2018c) CT Pulmonary vascular volume ratio in children and young adults with congenital heart disease: the effect of cardiac phase. Pediatr Radiol. https://doi.org/10.1007/s00247-018-4120-1.

Goo HW, Allmendinger T (2017) Combined ECG- and respiratory-triggered CT of the lung to reduce respiratory misregistration artifacts between imaging slabs in free-breathing children: Initial experience. Korean J Radiol 18:860–866.

Goo HW, Chae EJ, Seo JB, Hong SJ (2008) Xenon ventilation CT using dual-source and dual-energy technique: dynamic ventilation abnormality in a child with bronchial atresia. Pediatr Radiol 38:1113–1116.

Goo HW, Goo JM (2017) Dual energy CT: new horizon in medical imaging. Korean J Radiol 18:555–569.

Goo HW, Kim HJ (2006) Detection of air trapping on inspiratory and expiratory phase images obtained by 0.3-second cine CT in the lungs of freebreathing young children. Am J Roentgenol 187:1019–1023.

Goo HW, Park SH (2017) Pulmonary vascular volume ratio measured by cardiac computed tomography in children and young adults with congenital heart disease: comparison with lung perfusion scintigraphy. Pediatr Radiol 47:1580–1587.

Goo HW, Yang DH, Hong SJ, Yu J, Kim BJ, Seo JB, Chae EJ, Lee J, Krauss B (2010) Xenon ventilation CT using dual-source and dual-energy technique in children with bronchiolitis obliterans: correlation of xenon and CT density values with pulmonary function test results. Pediatr Radiol 40:1490–1497.

Goo HW, Yang DH, Kim N, Park SI, Kim DK, Kim EAR (2011) Collateral ventilation to congenital hyperlucent lung lesions assessed on xenon-inhaled dynamic dual-energy CT: initial experience. Korean J Radiol 12:25–33.

Goo HW, Yu J (2011) Redistributed regional ventilation after the administration of a bronchodilator and demonstrated on xenon-inhaled dual-energy CT in a patient with asthma. Korean J Radiol 12:386–389.

Haas M, Hamm B, Niehues SM (2014) Automated lung volumetry from routine thoracic CT scans: how reliable is the result? Acad Radiol 21:633–638.

Hachulla AL, Pontana F, Wemeau-Stervinou L, Khung S, Faivre JB, Wallaert B, Cazaubon JF, Duhamel A, Perez T, Devos P, Remy J, Remy-Jardin M (2012) Krypton ventilation imaging using dual-energy CT in chronic obstructive pulmonary disease patients: initial experience. Radiology 263:253–259.

Hashimoto M, Nagatani Y, Oshio Y, Nitta N, Yamashiro T, Tsukagoshi S, Ushio N, Mayumi M, Kimoto T, Igarashi T, Yoshigoe M, Iwai K, Tanaka K, Sato S, Sonoda A, Otani H, Murata K, Hanaoka J, Investigators of ACTIve Study Group (2018) Preoperative assessment of pleural adhesion by four-dimensional ultra-low-dose computed tomography (4D-ULDCT) with adaptive iterative dose reduction using three-dimensional processing (AIDR-3D). Eur J Radiol 98:179–186.

Henzler T, Fink C, Schoenberg SO, Schoepf UJ (2012) Dual-energy CT: radiation dose aspects. AJR Am J Roentgenol 199:S16–S25.

Heussel CP, Kappes J, Hantusch R, Hartlieb S, Weinheimer O, Kauczor HU, Eberhardt R (2010) Contrast enhanced CT-scans are not comparable to non-enhanced scans in emphysema quantification. Eur J Radiol 74:473–478.

Hoegl S, Meinel FG, Thieme SF, Johnson TR, Eickelberg O, Zwissler B, Nikolaou K (2013) Worsening respiratory function in mechanically ventilated intensive care patients: feasibility and value of xenon-enhanced dual energy CT. Eur J Radiol 82:557–562.

Hoffman EA, Lynch DA, Barr RG, van Beek EJ, Parraga G, Investigators IWPFI (2016) Pulmonary CT and MRI phenotypes that help explain chronic pulmonary obstruction disease pathophysiology and outcomes. J Magn Reson Imaging 43:544–557.

Honda N, Osada H, Watanabe W, Nakayama M, Nishimura K, Krauss B, Otani K (2012) Imaging of ventilation with dual-energy CT during breath hold after single vital-capacity inspiration of stable xenon. Radiology 262:262–268.

Hong SR, Chang S, Im DJ, Suh YJ, Hong YJ, Hur J, Kim YJ, Choi BW, Lee HJ (2016) Feasibility of single scan for simultaneous evaluation of regional krypton and iodine concentrations with dual-energy CT: an experimental study. Radiology 281:597–605.

Hong YJ, Kim JY, Choe KO, Hur J, Lee HJ, Choi BW, Kim YJ (2013) Different perfusion pattern between acute and chronic pulmonary thromboembolism: evaluation with two-phase dual-energy perfusion CT. AJR Am J Roentgenol 200:812–817.

Hwang HJ, Seo JB, Lee SM, Kim N, Oh SY, Lee JS, Lee SW, Oh YM (2016) Assessment of regional xenon ventilation, perfusion, and ventilation-perfusion mismatch using dual-energy computed tomography in chronic obstructive pulmonary disease patients. Investig Radiol 51:306–315.

Iwano S, Ito R, Umakoshi H, Ito S, Naganawa S (2015) Evaluation of lung cancer by enhanced dual-energy CT: association between three-dimensional iodine concentration and tumour differentiation. Br J Radiol 88:20150224.

Iwano S, Okada T, Satake H, Naganawa S (2009) 3D-CT volumetry of the lung using multidetector row CT: comparison with pulmonary function tests. Acad Radiol 16:250–256.

Jacob J, Bartholmai BJ, Rajagopalan S, Kokosi M, Nair A, Karwoski R, Walsh SL, Wells AU, Hansell DM (2017) Mortality prediction in idiopathic pulmonary fibrosis: evaluation of computer-based CT analysis with conventional severity measures. Eur Respir J 49(1):1601011.

Jahani N, Choi S, Choi J, Iyer K, Hoffman EA, Lin CL (2015) Assessment of regional ventilation and deformation using 4D-CT imaging for healthy human lungs during tidal breathing. J Appl Physiol 119:1064–1074.

Jeong YJ, Lee KS, Jeong SY, Chung MJ, Shim SS, Kim H, Kwon OJ, Kim S (2005) Solitary pulmonary nodule:

characterization with combined wash-in and washout features at dynamic multi-detector row CT. Radiology 237:675–683.

Johannessen A, Skorge TD, Bottai M, Grydeland TB, Nilsen RM, Coxson H, Dirksen A, Omenaas E, Gulsvik A, Bakke P (2013) Mortality by level of emphysema and airway wall thickness. Am J Respir Crit Care Med 187:602–608.

Kanai T, Kadoya N, Ito K, Kishi K, Dobashi S, Yamamoto T, Umezawa R, Matsushita H, Takeda K, Jingu K (2016) Evaluation of four-dimensional computed tomography (4D-CT)-based pulmonary ventilation: the high correlation between 4D-CT ventilation and (81m)Kr-planar images was found. Radiother Oncol 119:444–448.

Kang MJ, Park CM, Lee CH, Goo JM, Lee HJ (2010) Dual-energy CT: clinical applications in various pulmonary diseases. Radiographics 30:685–698.

Kim EY, Seo JB, Lee HJ, Kim N, Lee E, Lee SM, Oh SY, Hwang HJ, Oh YM, Lee SD (2015) Detailed analysis of the density change on chest CT of COPD using non-rigid registration of inspiration/expiration CT scans. Eur Radiol 25:541–549.

Kim SS, Hur J, Kim YJ, Lee HJ, Hong YJ, Choi BW (2014) Dual-energy CT for differentiating acute and chronic pulmonary thromboembolism: an initial experience. Int J Cardiovasc Imaging 30:113–120.

Kim WW, Lee CH, Goo JM, Park SJ, Kim JH, Park EA, Cho SH (2012) Xenon-enhanced dual-energy CT of patients with asthma: dynamic ventilation changes after methacholine and salbutamol inhalation. AJR Am J Roentgenol 199:975–981.

Kipritidis J, Hofman MS, Siva S, Callahan J, Le Roux PY, Woodruff HC, Counter WB, Keall PJ (2016) Estimating lung ventilation directly from 4D CT Hounsfield unit values. Med Phys 43:33.

Kwong Y, Mel AO, Wheeler G, Troupis JM (2015) Four-dimensional computed tomography (4DCT): a review of the current status and applications. J Med Imaging Radiat Oncol 59:545–554.

Lador F, Hachulla AL, Hohn O, Plojoux J, Ronot M, Montet X, Soccal PM (2016) Pulmonary perfusion changes as assessed by contrast-enhanced dual-energy computed tomography after endoscopic lung volume reduction by coils. Respiration 92:404–413.

Lee CW, Seo JB, Lee Y, Chae EJ, Kim N, Lee HJ, Hwang HJ, Lim CH (2012) A pilot trial on pulmonary emphysema quantification and perfusion mapping in a single-step using contrast-enhanced dual-energy computed tomography. Investig Radiol 47:92–97.

Lee KB, Goo HW (2018) Quantitative image quality and histogram-based evaluations of an iterative reconstruction algorithm at low-to-ultralow radiation dose levels: a phantom study in chest CT. Korean J Radiol 19:119–129.

Lee SM, Seo JB, Hwang HJ, Kim N, Oh SY, Lee JS, Lee SW, Oh YM, Kim TH (2017a) Assessment of regional emphysema, air-trapping and xenon-ventilation using dual-energy computed tomography in chronic obstructive pulmonary disease patients. Eur Radiol 27:2818–2827.

Lee SW, Lee SM, Shin SY, Park TS, Oh SY, Kim N, Hong Y, Lee JS, Oh YM, Lee SD, Seo JB (2017b) Improvement in ventilation-perfusion mismatch after bronchoscopic lung volume reduction: quantitative image analysis. Radiology 285:250–260.

Li XS, Fan HX, Fang H, Huang H, Song YL, Zhou CW (2014) Value of whole-tumor dual-input perfusion CT in predicting the effect of multiarterial infusion chemotherapy on advanced non-small cell lung cancer. AJR Am J Roentgenol 203:W497–W505.

Lin LY, Zhang Y, Suo ST, Zhang F, Cheng JJ, Wu HW (2018) Correlation between dual-energy spectral CT imaging parameters and pathological grades of non-small cell lung cancer. Clin Radiol 73:412.e1–412.e7.

Lu GM, Zhao Y, Zhang LJ, Schoepf UJ (2012) Dual-energy CT of the lung. AJR Am J Roentgenol 199:S40–S53.

Martin SP, Gariani J, Hachulla AL, Botsikas D, Adler D, Karenovics W, Becker CD, Montet X (2017) Impact of iterative reconstructions on objective and subjective emphysema assessment with computed tomography: a prospective study. Eur Radiol 27:2950–2956.

Masy M, Giordano J, Petyt G, Hossein-Foucher C, Duhamel A, Kyheng M, De Groote P, Fertin M, Lamblin N, Bervar JF, Remy J, Remy-Jardin M (2018) Dual-energy CT (DECT) lung perfusion in pulmonary hypertension: concordance rate with V/Q scintigraphy in diagnosing chronic thromboembolic pulmonary hypertension (CTEPH). Eur Radiol 28:5100–5110.

Matsuo K, Iwano S, Okada T, Koike W, Naganawa S (2012) 3D-CT lung volumetry using multidetector row computed tomography: pulmonary function of each anatomic lobe. J Thorac Imaging 27:164–170.

Mets OM, Buckens CF, Zanen P, Isgum I, van Ginneken B, Prokop M, Gietema HA, Lammers JW, Vliegenthart R, Oudkerk M, van Klaveren RJ, de Koning HJ, Mali WP, de Jong PA (2011) Identification of chronic obstructive pulmonary disease in lung cancer screening computed tomographic scans. JAMA 306:1775–1781.

Mets OM, de Jong PA, van Ginneken B, Kruitwagen CL, Prokop M, Oudkerk M, Lammers JW, Zanen P (2013) CT air trapping is independently associated with lung function reduction over time. PLoS One 8:e61783.

Mets OM, Zanen P, Lammers JW, Isgum I, Gietema HA, van Ginneken B, Prokop M, de Jong PA (2012) Early identification of small airways disease on lung cancer screening CT: comparison of current air trapping measures. Lung 190:629–633.

Mistry NN, Diwanji T, Shi X, Pokharel S, Feigenberg S, Scharf SM, D'Souza WD (2013) Evaluation of fractional regional ventilation using 4D-CT and effects of breathing maneuvers on ventilation. Int J Radiat Oncol Biol Phys 87:825–831.

Mohamed Hoesein FA, de Hoop B, Zanen P, Gietema H, Kruitwagen CL, van Ginneken B, Isgum I, Mol C, van Klaveren RJ, Dijkstra AE, Groen HJ, Boezen HM, Postma DS, Prokop M, Lammers JW (2011) CT-quantified emphysema in male heavy smokers: association with lung function decline. Thorax 66:782–787.

Moorees J, Bezak E (2012) Four dimensional CT imaging: a review of current technologies and modalities. Australas Phys Eng Sci Med 35:9–23.

Morimura Y, Chen F, Sonobe M, Date H (2013) Inspiratory and expiratory computed tomographic volumetry for lung volume reduction surgery. Interact Cardiovasc Thorac Surg 16:926–928.

Nakano Y, Muro S, Sakai H, Hirai T, Chin K, Tsukino M, Nishimura K, Itoh H, Paré PD, Hogg JC, Mishima M (2000) Computed tomographic measurements of airway dimensions and emphysema in smokers. Correlation with lung function. Am J Respir Crit Care Med 162:1102–1108.

Nemec SF, Molinari F, Dufresne V, Gosset N, Silva M, Bankier AA (2015) Comparison of four software packages for CT lung volumetry in healthy individuals. Eur Radiol 25:1588–1597.

Nishio M, Matsumoto S, Ohno Y, Sugihara N, Inokawa H, Yoshikawa T, Sugimura K (2012) Emphysema quantification by low-dose CT: potential impact of adaptive iterative dose reduction using 3D processing. AJR Am J Roentgenol 199:595–601.

Nishio M, Matsumoto S, Seki S, Koyama H, Ohno Y, Fujisawa Y, Sugihara N, Yoshikawa T, Sugimura K (2014) Emphysema quantification on low-dose CT using percentage of low-attenuation volume and size distribution of low-attenuation lung regions: effects of adaptive iterative dose reduction using 3D processing. Eur J Radiol 83:2268–2276.

O'Donnell RA, Peebles C, Ward JA, Daraker A, Angco G, Broberg P, Pierrou S, Lund J, Holgate ST, Davies DE, Delany DJ, Wilson SJ, Djukanovic R (2004) Relationship between peripheral airway dysfunction, airway obstruction, and neutrophilic inflammation in COPD. Thorax 59:837–842.

Ohno Y, Fujisawa Y, Koyama H, Kishida Y, Seki S, Sugihara N, Yoshikawa T (2017a) Dynamic contrast-enhanced perfusion area-detector CT assessed with various mathematical models: its capability for therapeutic outcome prediction for non-small cell lung cancer patients with chemoradiotherapy as compared with that of FDG-PET/CT. Eur J Radiol 86:83–91.

Ohno Y, Fujisawa Y, Takenaka D, Kaminaga S, Seki S, Sugihara N, Yoshikawa T (2018) Comparison of Xenon-enhanced area-detector CT and Krypton ventilation SPECT/CT for assessment of pulmonary functional loss and disease severity in smokers. AJR Am J Roentgenol 210:W45–W53.

Ohno Y, Koyama H, Fujisawa Y, Yoshikawa T, Seki S, Sugihara N, Sugimura K (2016b) Dynamic contrast-enhanced perfusion area detector CT for non-small cell lung cancer patients: Influence of mathematical models on early prediction capabilities for treatment response and recurrence after chemoradiotherapy. Eur J Radiol 85:176–186.

Ohno Y, Koyama H, Lee HY, Miura S, Yoshikawa T, Sugimura K (2016a) Contrast-enhanced CT- and MRI-based perfusion assessment for pulmonary diseases: basics and clinical applications. Diagn Interv Radiol 22:407–421.

Ohno Y, Koyama H, Matsumoto K, Onishi Y, Takenaka D, Fujisawa Y, Yoshikawa T, Konishi M, Maniwa Y, Nishimura Y, Ito T, Sugimura K (2011) Differentiationof malignant and benign pulmonary nodules with quantitative first-pass 320-detector row perfusion CT versus FDG PET/CT. Radiology 258:599–609.

Ohno Y, Nishio M, Koyama H, Miura S, Yoshikawa T, Matsumoto S, Sugimura K (2014) Dynamic contrast-enhanced CT and MRI for pulmonary nodule assessment. AJR Am J Roentgenol 202:515–529.

Ohno Y, Yoshikawa T, Takenaka D, Fujisawa Y, Sugihara N, Kishida Y, Seki S, Koyama H, Sugimura K (2017b) Xenon-enhanced CT using subtraction CT: basic and preliminary clinical studies for comparison of its efficacy with that of dual-energy CT and ventilation SPECT/CT to assess regional ventilation and pulmonary functional loss in smokers. Eur J Radiol 86:41–51.

Park EA, Goo JM, Park SJ, Lee HJ, Lee CH, Park CM, Yoo CG, Kim JH (2010) Chronic obstructive pulmonary disease: quantitative and visual ventilation pattern analysis at xenon ventilation CT performed by using a dual-energy technique. Radiology 256:985–997.

Pennati F, Salito C, Baroni G, Woods J, Aliverti A (2014) Comparison between multivolume CT-based surrogates of regional ventilation in healthy subjects. Acad Radiol 21:1268–1275.

Rodriguez A, Ranallo FN, Judy PF, Fain SB (2017) The effects of iterative reconstruction and kernel selection on quantitative computed tomography measures of lung density. Med Phys 44:2267–2280.

Sarwahi V, Sugarman EP, Wollowick AL, Amaral TD, Harmon ED, Thornhill B (2014) Scoliosis surgery in patients with adolescent idiopathic scoliosis does not alter lung volume: a 3-dimensional computed tomography-based study. Spine (Phila Pa 1976) 39:E399–E405.

Sase S, Nakano H, Suzuki H, Honda M (2010) Subtraction lung image for evaluating pulmonary ventilation in xenon-enhanced CT. Med Phys 37:4464–4474.

Shimamoto H, Iwano S, Umakoshi H, Kawaguchi K, Naganawa S (2016) Evaluation of locoregional invasiveness of small-sized non-small cell lung cancers by enhanced dual-energy computed tomography. Cancer Imaging 16:18.

Smith BM, Austin JH, Newell JD Jr, D'Souza BM, Rozenshtein A, Hoffman EA, Ahmed F, Barr RG (2014) Pulmonary emphysema subtypes on computed tomography: the MESA COPD study. Am J Med 127(94):e97–e23.

Sudarski S, Hagelstein C, Weis M, Schoenberg SO, Apfaltrer P (2015) Dual-energy snap-shot perfusion CT in suspect pulmonary nodules and masses and for lung cancer staging. Eur J Radiol 84:2393–2400.

Sugino K, Kobayashi M, Nakamura Y, Gocho K, Ishida F, Isobe K, Shiraga N, Homma S (2017) Xenon-enhanced dual-energy CT imaging in combined pulmonary fibrosis and emphysema. PLoS One 12:e0170289.

Tacelli N, Santangelo T, Scherpereel A, Duhamel A, Deken V, Klotz E, Cortot A, Lafitte JJ, Wallyn F, Remy J, Remy-Jardin M (2013) Perfusion CT allows prediction of therapy response in non-small cell lung cancer treated with conventional and anti-angiogenic chemotherapy. Eur Radiol 23:2127–2136.

Takagi H, Ota H, Sugimura K, Otani K, Tominaga J, Aoki T, Tatebe S, Miura M, Yamamoto S, Sato H, Yaoita N, Suzuki H, Shimokawa H, Takase K (2016) Dual-energy CT to estimate clinical severity of chronic thromboembolic pulmonary hypertension: comparison with invasive right heart catheterization. Eur J Radiol 85:1574–1580.

Tan JZ, Crossett M, Ditchfield M (2013) Dynamic volumetric computed tomographic assessment of the young paediatric airway: initial experience of rapid, non-invasive, four-dimensional technique. J Med Imaging Radiat Oncol 57:141–148.

Thieme SF, Hoegl S, Nikolaou K, Fisahn J, Irlbeck M, Maxien D, Reiser MF, Becker CR, Johnson TR (2010) Pulmonary ventilation and perfusion imaging with dual-energy CT. Eur Radiol 20:2882–2889.

Thurlbeck WM (1982) Postnatal human lung growth. Thorax 37:564–571.

Wang J, Wu N, Cham MD, Song Y (2009) Tumor response in patients with advanced non-small cell lung cancer: perfusion CT evaluation of chemotherapy and radiation therapy. AJR Am J Roentgenol 193:1090–1096.

Weidman EK, Plodkowski AJ, Halpenny DF, Hayes SA, Perez-Johnston R, Zheng J, Moskowitz C, Ginsberg MS (2018) Dual-energy CT angiography for detection of pulmonary emboli: incremental benefit of iodine maps. Radiology 289:546–553.

Wielputz MO, Bardarova D, Weinheimer O, Kauczor HU, Eichinger M, Jobst BJ, Eberhardt R, Koenigkam-Santos M, Puderbach M, Heussel CP (2014) Variation of densitometry on computed tomography in COPD–influence of different software tools. PLoS One 9:e112898.

Xu Y, Yamashiro T, Moriya H, Tsubakimoto M, Tsuchiya N, Nagatani Y, Matsuoka S, Murayama S (2017) Hyperinflated lungs compress the heart during expiration in COPD patients: a new finding on dynamic-ventilation computed tomography. Int J Chron Obstruct Pulmon Dis 12:3123–3131.

Yamamoto T, Kabus S, Klinder T, Lorenz C, von Berg J, Blaffert T, Loo BW Jr, Keall PJ (2011) Investigation of four-dimensional computed tomography-based pulmonary ventilation imaging in patients with emphysematous lung regions. Phys Med Biol 56:2279–2298.

Yamamoto T, Kabus S, von Berg J, Lorenz C, Chung MP, Hong JC, Loo BW Jr, Keall PJ (2012) Reproducibility of four-dimensional computed tomography-based lung ventilation imaging. Acad Radiol 19:1554–1565.

Yamashiro T, Moriya H, Matsuoka S, Nagatani Y, Tsubakimoto M, Tsuchiya N, Murayama S (2017) Asynchrony in respiratory movements between the pulmonary lobes in patients with COPD: continuous measurement of lung density by 4-dimensional dynamic-ventilation CT. Int J Chron Obstruct Pulmon Dis 12:2101–2109.

Yanagita H, Honda N, Nakayama M, Watanabe W, Shimizu Y, Osada H, Nakada K, Okada T, Ohno H, Takahashi T, Otani K (2013) Prediction of postoperative pulmonary function: preliminary comparison of single-breath dual-energy xenon CT with three conventional methods. Jpn J Radiol 31:377–385.

Yang GF, Yang X, Zhang LJ, Zhu H, Chai X, Hu XB, Hu YX, Lu GM (2011) Pulmonary enhancement imaging with dual energy CT for the detection of pulmonary embolism in a rabbit model: comparison to perfusion planar scintigraphy, SPECT and SPECT-CT modalities. Acad Radiol 18:605–614.

Yilmaz C, Watharkar SS, Diaz de Leon A, Garcia CK, Patel NC, Jordan KG, Hsia CC (2011) Quantification of regional interstitial lung disease from CT-derived fractional tissue volume: a lung tissue research consortium study. Acad Radiol 18:1014–1023.

Zeng Q, Lai JY, Wang CJ, Cheng HY, Chu CC, Chang CJ, Chiu PH, Chen ZC, Chang PY (2010) A cross-sectional study of lung volume development in pectus excavatum patients: estimating the total lung volume from chest computed tomograph using 3-dimensional volumetric reconstruction. J Pediatr Surg 45:2322–2327.

Zhai Z, Ota H, Staring M, Stolk J, Sugimura K, Takase K, Stoel BC (2018) Treatment effect of balloon pulmonary angioplasty in chronic thromboembolic pulmonary hypertension quantified by automatic comparative imaging in computed tomography pulmonary angiography. Investig Radiol 53:286–292.

Zhang LJ, Chai X, Wu SY, Zhao YE, Hu XB, Hu YX, Xue YB, Yang GF, Zhu H, Lu GM (2009) Detection of pulmonary embolism by dual energy CT: Correlation with perfusion scintigraphy and histopathological findings in rabbits. Eur Radiol 19:2844–2854.

Zhang LJ, Lu L, Bi J, Jin LX, Chai X, Zhao YE, Chen B, Lu GM (2010) Detection of pulmonary embolism: comparison between dual energy CT and MR angiography in a rabbit model. Acad Radiol 17:1550–1559.

Zhang LJ, Zhou CS, Schoepf UJ, Sheng HX, Wu SY, Krazinski AW, Silverman JR, Meinel FG, Zhao YE, Zhang ZJ, Lu GM (2013) Dual-energy CT lung ventilation/perfusion imaging for diagnosing pulmonary embolism. Eur Radiol 23:2666–2675.

Zhang Y, Cheng J, Hua X, Yu M, Xu C, Zhang F, Xu J, Wu H (2016) Can spectral CT imaging improve the differentiation between malignant and benign solitary pulmonary nodules? PLoS One 11:e0147537.

第四章

肺血流动力学和血流评估的 MRI 基础及临床应用

塞巴斯蒂安·莱伊

(Sebastian Ley)

摘　要

肺动脉循环的特点是阻力较低。如果肺动脉血管系统受到内在（如血栓物质）或外在（如肺气肿中的压缩）阻塞，阻力就会增加。使用 MRI 可以通过平面或多向相位对比（phase contrast，PC）流量测量来表征肺动脉血流动力学的变化。对于肺灌注的评估，可以使用不同的 MR 技术。从研究角度来看，目前研究较多是非造影增强灌注技术，以便实现可视化和量化灌注。从临床角度来看，目前可用且广泛研究的是造影增强灌注技术。

1　简介

右心负责将血液泵入肺动脉以确保氧合。肺动脉循环是一种低阻力血管系统；因此，右心室仅需要产生 9～18 mmHg 的平均动脉压（Edwards，2009）。肺循环的任何部分（中央或亚段）受阻，肺血管树的横截面积均会减小。在这种情况下，血管阻力会增加，右心室必须抵抗这种增加。这种变化也会影响中央肺动脉和小的亚段肺动脉。肺动脉压的升高可以通过超声心动图评估，并以侵入性右心导管检查作为金标准（Hoeper et al.，2013）。使用 MRI 可以通过两种方法估计肺动脉压和血流。首先，相位对比流量测量可以评估肺动脉面流和肺动脉压。其次，肺灌注可以对周围肺灌注分布进行 3D 评估和量化。

2　基础

2.1　流速测量

用于评估整体血流动力学的相位对比流量测量是最成熟的 MR 技术（Lotz et al.，2002；Gatehouse et al.，2005）。流量测量细分为通过平面测量 [评估通过图像平面的流量测量（2 个方向）（2D 相对对比流量）] 和多向流量测量 [评估体积内的所有流向（即湍流），称为四维相位对比流速]。原则上，穿过磁场的自旋会获得其旋转相位的相移。对于线性场梯度，该相移量 Φ 与移动自旋的速度成正比（Moran et al.，1985）。静止组织的相移可借助双极梯度来补偿。图像数据集包括两部分，一部分包含每个体素的信号强度（幅度图像），另一部分包含相位信息（相位图像）。通过在所有图帧中绘制感兴趣区域来分析目标血管。确定所有体素的速度，并将其与面积联系起来，确定流量。综合所有帧，可以量化各种参数，如峰值和平均速度、顺行血流、逆行血流、净流量和血管直径（变化）（图 4.1）。6 mm 的扫描层厚是公认的标准，在部分容积效应和信噪比之间取得平衡。关于平面分辨率，为达到 10% 的准确度，整个血管直径至少需要 4 个真实像素（Gatehouse et al.，2005）。

2.1.1　前瞻性和回顾性门控技术

流量测量与心动周期同步，以 R 峰值作为触发信号。前瞻性门控技术等待触发器开始数据采集。采集时间设置为比 RR 间隔小约 10%。应避免在下一个 RR 间隔内采集数据，如果测量了下一个 R 峰值，则下一次数据采集必须等待下一个触发信号（R 峰值），测量时间将加倍。流量测量缺点是，因为没有对数据进行采样，所以无法评估舒张期晚期的流量。在回顾性门控技术中，数据收集在整个心动周期中连续进行。触发信号与原始数据并行记录，从而允许将原始数据分配到心动周期内的特定位置。使用回顾性门控技术可以评估完整的心动周期。因此，回顾性门控技术是最常用的方法。这两种技术都需要采集多个心动周期的数据。心动周期的长度总是存在生理变化，因此必须对数据进行插值以表示平均心动周期。为了获得大动脉中峰值速度和流量的可靠值，每个 RR 间隔至少应采集 16 帧。如果使用较低的时间分辨率，峰值速度和流量将被低估。

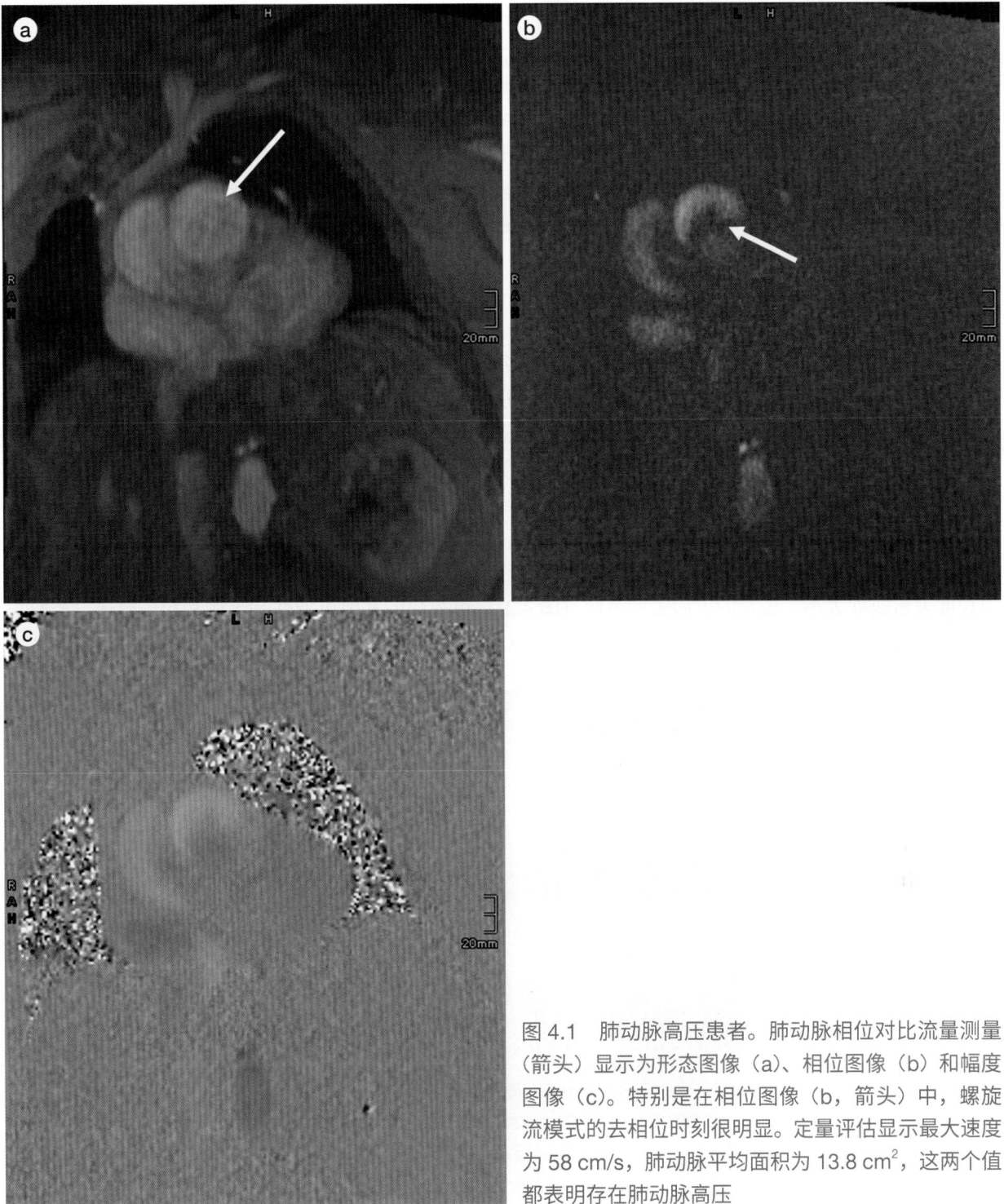

图 4.1 肺动脉高压患者。肺动脉相位对比流量测量（箭头）显示为形态图像（a）、相位图像（b）和幅度图像（c）。特别是在相位图像（b，箭头）中，螺旋流模式的去相位时刻很明显。定量评估显示最大速度为 58 cm/s，肺动脉平均面积为 13.8 cm²，这两个值都表明存在肺动脉高压

2.1.2 误差和局限性

相移以角度为单位测量，范围为 −180°～ 180°。为了获得最准确的流量测量结果，用户必须在执行序列之前输入预期速度（V_{enc} = 速度编码梯度；cm/s）。测量结果越准确，真实速度就越高。随着 V_{enc} 的增加，图像噪声（即相位的随机误差）也会增加，从而导致血管腔内出现随机噪声体素。这些噪声体素会导致假高（峰值）速度。血流是所有体素的总和，不易出错。若将速度范围设置为低于血管中的峰值速度，则会出现混叠。受影响的体素通常以反色显示，因此很容易识别。使用专用评估软件，如果总速度范围不超过所选的速度范围，则可以轻松纠正此错误。不过，使用修改后的 V_{enc} 重复流量测量比纠

正混叠数据集 (Lotz et al., 2002) 更安全。正常情况下，典型的升主动脉 V_{enc} 值为 200 cm/s (预期峰值速度 100 ～ 160 cm/s)、主肺动脉和右 / 左肺动脉 V_{enc} 值为 180 cm/s (预期速度 60 ～ 120 cm/s)。应当注意的是，健康成人中 55% 的肺血流量流经右肺动脉。测量平面应垂直于血管，这就需要双斜位定位来实现。实际流速会因测量平面与血管真实方向夹角的余弦值而降低 (测得流速 = 真实流速 × cos α)。若角度偏差在 15° 以内，则其对真实流速或血流量的计算结果无明显影响。当使用具有前瞻性门控的非屏气电影梯度回波序列时，相位对比测量的系统固有技术与真实流量的误差为 3.5% ～ 4.5% (Evans et al., 1993)。使用回顾性门控时，误差约为 3% (Lotz et al., 2002)。

2.2 多方向流动 (4D 相位对比流量)

如上所述，2D 相位对比血流成像可以提供以单一主要流动方向为主的时间分辨率流速信息 (Reiter et al., 2016)。而 4D 相位对比血流成像可评估感兴趣区域内的三向速度场。为此，必须采集一个扫描容积，并更改流动设置以获取所有流向 (3 个速度分量) 数据。与单向速度编码相比，测量三向血流信息会使成像时间加倍。与单向速度编码相比，测量三向流信息会使成像时间加倍。因此，这些技术是在自由呼吸中获得的。为了补偿由于呼吸运动引起的伪影，必须促进运动补偿技术或平均化，这同样是以成像时间为代价的。为了以 2.5 mm × 2.5 mm × 2.5 mm 的合理空间分辨率和至少 50 ms 的时间分辨率覆盖胸腔血管或心腔，需要 10 ～ 20 min 的采集时间。4D 相位对比流量数据集包含完整的流量信息，需要专用的后处理软件才能对流量进行可视化和量化。为了可视化复杂的流量型，通常使用矢量图。矢量的长度表示速度大小。矢量的方向表示流向 (图 4.2)。可视化的其他可能性是流线和粒子轨迹。当获取 3D 相位对比流量数据集时，在后处理过程中会生成通过目标血管的正交平面。

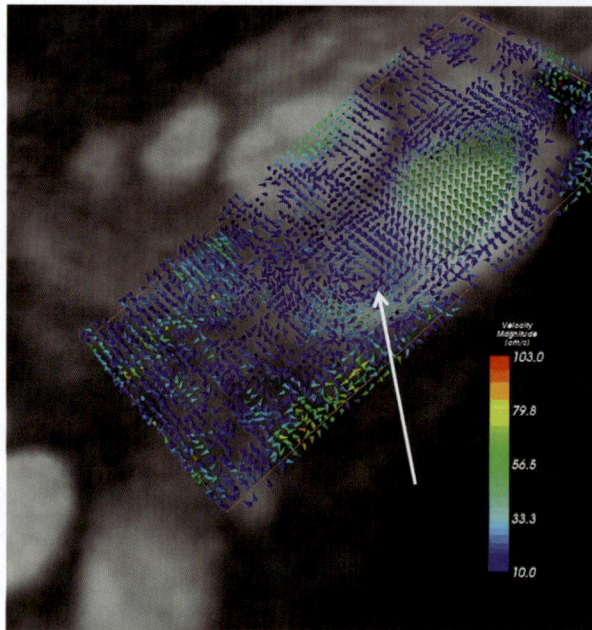

图 4.2 收缩期肺动脉高压患者的多向血流。流速信息以显示方向的矢量进行编码，并用颜色对速度进行编码。在近端肺动脉中可以看到涡流 (箭头)，提示阻力增加

2.3 灌注

氧合取决于灌注和通气的匹配。对于灌注成像，最成熟的技术是使用锝 −99m (^{99m}Tc) −白蛋白聚合体的肺灌注闪烁显像 (Zophel et al., 2009)。但这种技术在非工作时间无法常规使用，因此有必要全天候提供其他技术。要想使成像覆盖整个肺部并实现 3D 可视化，只有少数技术可用。CT 作为双能量

技术，可以可视化肺灌注；然而，这种技术也并不能广泛使用，并且会对患者施加相当量的辐射。另外，MRI 扫描仪可以广泛用于成像，且可全天候提供服务。MRI 的使用主要有两种方法：不使用对比剂和使用对比剂（Ley and Ley-Zaporozhan，2012）。

2.4　非对比增强肺灌注

不使用对比剂的 MRI 技术的主要优点是可以无限重复。这可用于干预前和干预后成像以及监测疾病进展。在此必须提到，不使用对比剂的 MRI 技术也同样有一些缺点：①这些序列在 MR 扫描仪上不是常规可用的。②它们在成像采集过程中需要有规律的心动周期。③必须采集单切片技术和 5 ～ 8 个切片才能以有限的分辨率（如 5 mm × 5 mm × 30 mm）覆盖整个肺部。这些缺点对于下文讨论的序列在一定程度上很重要。

动脉自旋标记（arterial spin labeling，ASL）技术已成功用于脑灌注测量。该技术需要一张有血液和组织的图像（其中动脉血被射频脉冲饱和）和一张没有磁标记的图像。将无标记图像信号减去有标记图像信号会得到基于流入血液的磁化信号差异图。信号差异直接反映局部组织灌注。该技术已应用于肺部，采用流动敏感交替反转恢复（flow-sensitive alternating inversion recovery，FAIR）和带有额外射频脉冲的 FAIR（FAIRER）的序列（Mai and Berr，1999；Bolar et al.，2006；Martirosian et al.，2010）。该技术需要心脏触发以确保所有图像均在心动周期的同一阶段获取。该过程要求标记和未标记的图像在 20 ～ 27 s 的一次屏气内获取的。此时间段内任何解剖位置的变化都会导致"错位"伪影。此外，肺组织极其不均匀的磁化会降低来自肺实质的可测量信号。肺泡空气和肺组织之间的磁化差异引起的强局部梯度可导致梯度回波序列中的信号快速衰减。整个心动周期中肺实质的成像揭示了信号强度的变化。

通过使用带有心电图门控的半傅里叶单次激发快速自旋回波序列（half-Fourier single shot turbo spin echo，HFSSTSE），减去收缩期和舒张期图像来实现肺灌注可视化（Tadamura and Hatabu，2001）。肺栓塞动物模型中的灌注缺损可以可视化为类似于用对比剂获得的灌注图像。

自旋回波捕获灌注图像（spin echo entrapped perfusion image，SEEPAGE）（Fischer et al.，2008；Kjorstad et al.，2014a）最突出的特点是可以在一次拍摄中获得灌注图像，因为在获取图像之前静止背景组织已经完全饱和，因此可以避免错位伪影，不需要任何调整扫描即可获得灌注加权图像（图 4.3）。完整的 SEEPAGE 实验需要不到 5 s 的时间，这使得该方法广泛地适用于肺部疾病患者。通过将灌注加权图像与另外独立获取的参考扫描进行比较，可以量化肺灌注（Fischer et al.，2008）。总体而言，这些序列仅在少数研究中使用过，并未得到广泛应用（Sommer and Bauman，2016）。

最近，一种非常有前景的技术已被开发出来，它有助于在不使用对比剂的情况下评估肺灌注和通气情况。使用平衡稳态自由进动（balanced steady-stute free procession，bSSFP）序列的快速采集结合非刚性图像配准，可以观察实质密度的区域变化并

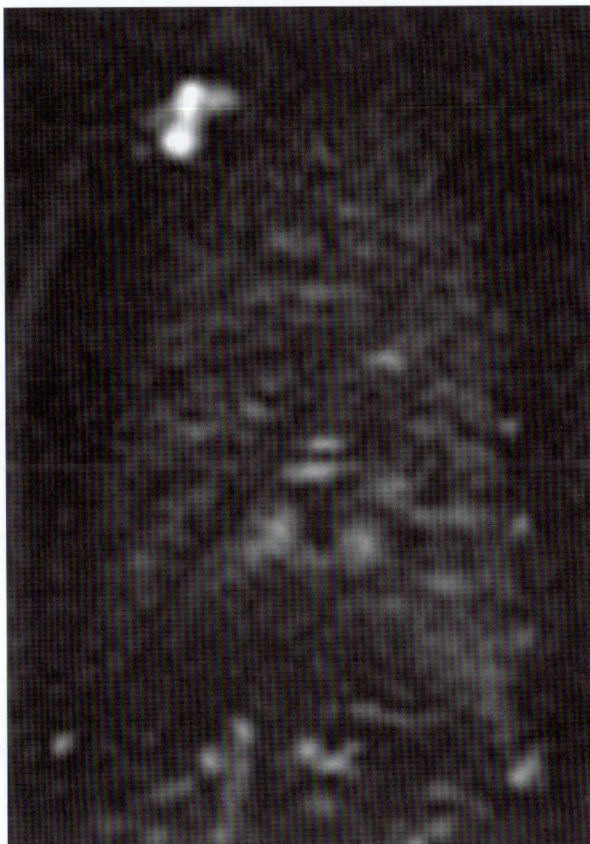

图 4.3　肺部矢状方向的 SEEPAGE 图像（此图经许可引自 Ley and Ley-Zaporozhan，2012）。空间分辨率为 3.9 mm × 3.9 mm × 10 mm，可显示主要和次要裂隙

可以可视化肺组织的局部改变。使用傅里叶分解法可以分离通气和灌注信号（Bauman et al.，2009）。该技术不需要心电图触发，空间分辨率约为 3.5 mm×3.5 mm×15 mm。该技术要覆盖整个肺部，大约需要 1 min。该技术已成功用于量化志愿者和患者的灌注（Kjorstad et al.，2014b，2015）。然而，鉴于信噪比低或图像伪影，这些测量也显示出该技术的一些局限性，通过添加用于高级后处理的扰相梯度回波（gradient-echo，GRE）序列 [称为具有相位分辨功能性肺（phase resolved functional lung，PREFUL）的灌注映射（Voskrebenzev et al.，2018）]，整体序列设计得到了进一步改进。带有数据过滤和非参数回归的特殊后处理步骤允许对灌注图进行稳健计算，从而量化灌注。然而，该方法使用了任意阈值，并且需要手动对健康肺部区域进行分类。

2.5 对比增强肺灌注

对比增强灌注技术在肺灌注成像领域已经持续应用了很久。它们已经被广泛地与一些标准技术如闪烁照相术、SPECT 和 CT 进行对比评估，因此是迄今被验证得最多的技术（Sommer and Bauman，2016）。这个主题相关的两个大规模综述非常详细地介绍了该技术和后处理算法（Ley and Ley-Zaporozhan，2012；Johns et al.，2017a）。因此，下文对该技术进行简述。

静脉注射对比剂缩短了血液的 T1 时间。因此，T1 加权图像采集可以用短回波时间和短重复时间来显示这种效果。这在早期应用于使用梯度回波序列的 3D 磁共振血管成像（magnetic resonance angiography，MRA）。该技术利用高空间分辨率来显示外周肺动脉。

为了评估肺灌注，需要快速评估图像以清楚区分肺动脉、肺实质、肺静脉和全身动脉期（Ohno et al.，2016）。目前，每个数据集的时间分辨率为 0.5 s，具有诊断上可接受的空间分辨率（Johnset al.，2017a）。通常，通过对比增强灌注技术可以获取肺实质的 2D 和 3D 数据集。由于大多数肺部疾病都是异质性的，因此出于临床目的，最好获取 3D 数据集。

通过应用并行成像和（或）3D 视图共享技术（如对比动力学时间分辨成像），图像的时间分辨率得以提高（视图共享方法对 k 空间进行欠采样并在数据集之间共享缺失的 k 空间，从而提供更高的时间分辨率）（Fink et al.，2004）。这样就可以将肺部 T1 加权动态增强灌注图像作为 3D 数据集进行评估，从而具有更高的时间分辨率，但存在时空插值伪影的风险。

该技术必须使用对比剂。注射技术和对比剂量是一个变化很大且值得讨论的领域。

对比增强灌注 MRI 技术所使用的对比剂浓度和信号强度在较高浓度下不是线性相关的（Puderbach et al.，2008；Veldhoen et al.，2016）。因此，建议使用标准剂量的一半，即钆布醇（Gadovist®）——每千克患者体重 0.05 mL，然后再注射至少 20 mL 的生理盐水（Johns et al.，2017a）。更加个性化的方法建议根据体重应用对比剂：对于体重 < 70 kg 的患者，二乙烯三胺五乙酸钆（gadolinium diethylenetriamine penta acetic acid，Gd-DTPA）浓度为 0.3 mmol/mL；对于体重 ≥ 70 kg 的患者，Gd-DTPA 浓度为 0.5 mmol/mL（Ohno et al.，2007）。

想要达到满意的可视化灌注效果，注射速度也很重要，因为快速注射可以最佳地描绘上述不同的血管阶段。通常建议流速为 3 ～ 5 mL/s（Ley and Ley-Zaporozhan，2012；Johns et al.，2017a；Fink et al.，2006）。为了进行定性评估，需要从峰值增强数据集中减去基线数据集。这样可以快速可视化灌注缺损及其解剖位置（图 4.4）。但是，任何延迟灌注区域都被视为非灌注区域。因此，需要更先进的可视化技术来可视化这些灌注数据集的完整信息。

为了显示地图和量化灌注，必须确定动脉输入函数，以便计算组织反应函数（Wild et al.，2012）。动脉输入函数通常在中央肺动脉中确定，组织函数是肺实质的感兴趣区域。结合适当的方程，可以计算出肺血流量、血容量和平均通过时间等典型灌注值（Johns et al.，2017a）。此时必须提到的是，这些方程假设信号强度和对比剂浓度之间存在线性关系。如上所述，对于含钆的 MRI 对比剂，这种情况仅在小范围的低浓度对比剂中可见。这对于动脉输入函数来说是一个特殊问题，因为对比剂以最高浓度的紧凑团注形式通过，可能超出线性范围。因此，对比剂剂量应足够低以防止发生这种情况，或者应选择双团块方法。通过低剂量注射来计算动脉输入函数，然后进行第二次"诊断性"对比剂应用（Risse et al., 2006）。一旦建立了 AIF（AIF 是一种基于去卷积算法来计算灌注值的算法模型），基本上可以使用两个数学解来计算绝对灌注参数。首先，使用无模型方法，可以将体素的信号时间曲线转换为浓度时间过程，假设信号强度和对比剂浓度之间存在线性关系（Johns et al., 2017a）。使用 Gamma 变量函数拟合浓度时间曲线以计算平均通过时间，随后计算血容量和血流量（Levin et al., 2001）。目前多将指示剂稀释技术应用在肺灌注量化的后处理环节（Risse et al., 2006；Meier and Zierler, 1954）（图 4.5）。

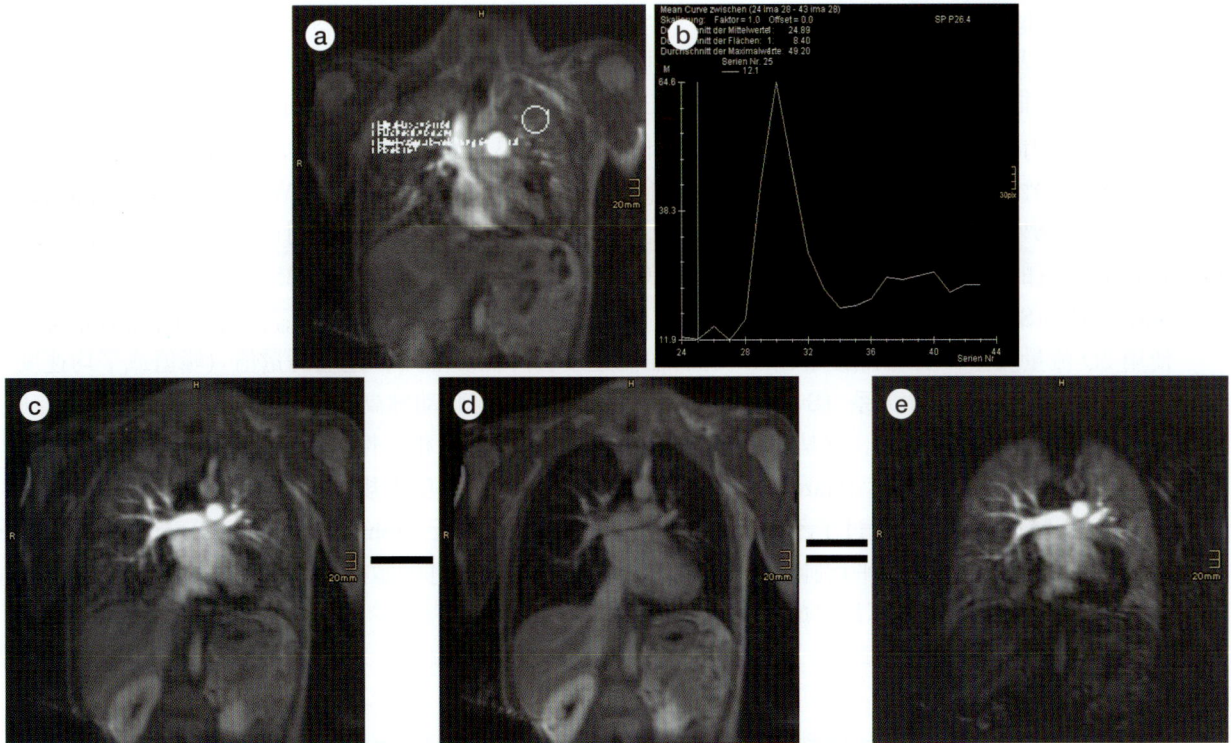

图 4.4　对比剂在肺循环中的冲击经过一系列动态 T1 加权 3D 序列进行推理。为了可视化，感兴趣区域被放置在肺部（a），以分析对比剂经过肺实质时的信号增强（b）。为了增强扩散的效果并抑制背景组织，需要对具有最高信号的数据集（c）与无对比剂的数据集（d）进行相减，由此得到的 3D 数据集能够使灌注情况的最佳可视化得以呈现（e）

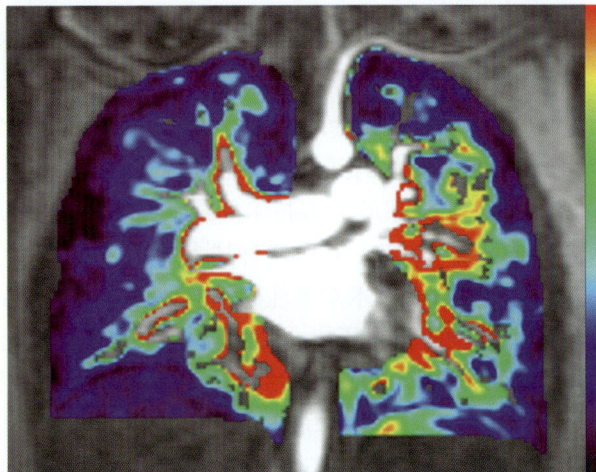

图 4.5　肺血流量的颜色编码量化 [mL/(min · 100 mL)]。通过患者有肺动脉高压，肺周围血流量（均匀）低的情况可以明显看出这一点

3 临床应用

流速和灌注测量在囊性纤维化、慢性阻塞性肺疾病、肺动脉高压和慢性血栓栓塞性肺动脉高压等典型疾病中的应用将在本书其他部分介绍。因此，本文将总体介绍 MRI 临床应用的结果。

3.1 2D 血流

如果肺阻力增加，许多与流量相关的参数会发生变化。在压力 - 直径曲线的线性部分，正常肺动脉每增加 1 mmHg 跨壁压，其直径就会扩张约 2% (Reeves et al.，2005)。因此，在肺动脉高压时，主肺动脉直径会扩大，血管扩张性会降低。主肺动脉扩张性可以通过为流量量化而进行的分割过程中得出的收缩期和舒张期之间的相对面积变化来计算。面积变化和平均肺动脉压之间的绝对相关性适中。然而，最小面积和面积变化可用于识别肺动脉高压。最小面积 $\geqslant 6.6$ cm^2 可以诊断为肺动脉高压，敏感性 / 特异性为 93%/88%，最小面积 $\geqslant 6.0$ cm^2 可检测到肺血管阻力 > 3 WU（1 WU = 80 Pa·s/m^3），敏感性 / 特异性为 96%/85% (Sanz et al.，2007)。与这些发现一致，ASPIRE 登记册的结果显示，在包括所有肺动脉高压组的人群中，可以从最小面积 $\geqslant 6.0$ cm^2 识别出平均肺动脉压 $\geqslant 25$ mmHg，敏感性 / 特异性为 88%/66% (Swift et al.，2012)。

使用 2D 流量测量，发现肺阻力增加的患者血流速度会降低。然而，速度测量值（峰值或平均速度）之间似乎不太可能存在线性关系 (Swift et al.，2013)。包括所有肺动脉高压组在内，发现平均速度与肺血管阻力呈曲线（对数）关联。它是与肺血管阻力具有最强单变量相关性的标准 2D 血流参数，与肺动脉高压的原因和严重程度无关 (Garcia-Alvarez et al.，2011)。在一项大规模人群研究（603 个肺动脉高压患者的 MRI 数据集）中，通过了不同回归模型来评估肺动脉高压 (Johns et al.，2018)。MR 参数的回归模型可以识别肺动脉高压（平均肺动脉压 > 25 mmHg），具有良好的敏感性（93%）和特异性（79%）。心脏 MRI 模型的一致性限度不足以准确评估单个平均肺动脉压值。

3.2 4D 血流

流动肺血管阻力的增加导致肺动脉内流量曲线的改变。使用 2D 血流测量在肺动脉高压中观察到无法解释的后向流量曲线。如今，可以使用 4D 血流技术来可视化 3D 血流曲线。在肺动脉高压中发现了流动涡流，这解释了 2D 血流测量中的倒流。这种涡流血流的持续时间与平均肺动脉压呈线性关系，可以检测出肺动脉高压患者 (Reiter et al. 2015)。

3.3 灌注

非造影增强灌注 MR 技术的临床应用对象为正常人、囊性纤维化和慢性阻塞性肺疾病患者。

在健康志愿者中，将先进的动脉自旋标记技术 SEEPAGE 与傅里叶分解技术进行比较 (Kjorstad et al.，2014a) 发现，这两种技术之间具有良好的一致性，两种技术之间的平均差异为 0.2 mL/(min·100 mL)。使用视觉评分系统将傅里叶分解技术与囊性纤维化患者的增强灌注 MRI 进行了比较 (Bauman et al.，2013)，发现它们具有良好的一致性。将傅里叶分解技术的最新技术发展与慢性阻塞性肺疾病患者的增强灌注 MRI 进行了比较 (Kaireit et al.，2018)，并对两种技术的灌注缺损进行了视觉评分，发现这两种技术具有绝对和空间一致性，但傅里叶分解技术对灌注缺损的估计略高估 5%。

如上所述，增强灌注技术具有最长的验证历史。1999 年，研究人员进行了首批对增强灌注 MR 与肺栓塞患者的闪烁显像的比较 (Berthezene et al.，1999) 研究。鉴于以往的技术能力有限，该技术凭借 69% 和 91% 的敏感性和特异性已在临床中得到良好的应用。使用当前的 MR 扫描仪，发现检测慢性血栓栓塞性肺动脉高压的理想敏感性为 100%，而 SPECT 的敏感性为 97% (Johns et al.，2017b)。

肺癌患者术后肺功能的评估是术前一个重要的临床决定因素。许多研究评估了 MRI 替代核医学肺闪烁显影的能力。总体结果均为阳性，如 Ohno 等的一项研究发现，术后 FEV$_1$ 与 FEV$_1$ MRI 的相关系数（$r=0.93$，$P<0.000\,1$）优于 FEV_1 肺功能指标变化率（$r=0.89$，$P<0.000\,1$）。术后 FEV_1 与预测 FEV_1 MRI 的一致性界限（$0.9\%\pm0.4\%$）小于术后 FEV_1 与预测 FEV_1 肺功能指标变化率的一致性界限（$2.1\%\pm13.2\%$）（Ohno et al.，2004）。此外，与闪烁显像相比，对比增强灌注 MRI 能够量化肺血流的差异（Molinari et al.，2006）。峰值对比度增强优于更复杂的定量技术，如肺血流量和容积。灌注数据集代表了 3D 血管造影数据集，因此可以对肺中央动脉进行分割（Rengier et al.，2016）。与健康对照组相比，肺动脉高压患者的血管容积和直径显著增加。因此，该方法可用于肺动脉高压的简单预测。

译者：吴维，孙玲麟，李强

参考文献

Bauman G, Puderbach M, Deimling M et al (2009) Non-contrast-enhanced perfusion and ventilation assessment of the human lung by means of fourier decomposition in proton MRI. Magn Reson Med 62:656–664.

Bauman G, Puderbach M, Heimann T et al (2013) Validation of Fourier decomposition MRI with dynamic contrast-enhanced MRI using visual and automated scoring of pulmonary perfusion in young cystic fibrosis patients. Eur J Radiol 82:2371–2377.

Berthezene Y, Croisille P, Wiart M et al (1999) Prospective comparison of MR lung perfusion and lung scintigraphy. J Magn Reson Imaging 9:61–68.

Bolar DS, Levin DL, Hopkins SR et al (2006) Quantification of regional pulmonary blood flow using ASL-FAIRER. Magn Reson Med 55:1308–1317.

Edwards (2009) Normal Hemodynamic Parameters and Laboratory Values. Edwards Lifesciences. Available https://www.edwards.com/scin/edwards/sitecollectionimages/edwards/products/presep/ar04313hemodynpocketcard.pdf. Accessed Nov 1, 2018 2018.

Evans AJ, Iwai F, Grist TA et al (1993) Magnetic resonance imaging of blood flow with a phase subtraction technique. In vitro and in vivo validation. Investig Radiol 28:109–115.

Fink C, Bock M, Kroeker R, Requardt M, Ley S, Kauczor H-U (2004) Contrast-enhanced MRA with elliptic-centric view ordering and view sharing: theoretical considerations and application in patients with cardiopulmonary disease. In: Proceedings of the International Society for Magnetic Resonance in Medicine. International Society for Magnetic Resonance in Medicine, Kyoto, Japan, p 6 Fink C, Risse F, Semmler W, Schoenberg SO, Kauczor HU, Reiser MF (2006) MRI of pulmonary perfusion. Radiologe 46:290–299.

Fischer A, Pracht ED, Arnold JF, Kotas M, Flentje M, Jakob PM (2008) Assessment of pulmonary perfusion in a single shot using SEEPAGE. J Magn Reson Imaging 27:63–70.

Garcia-Alvarez A, Fernandez-Friera L, Mirelis JG et al (2011) Non-invasive estimation of pulmonary vascular resistance with cardiac magnetic resonance. Eur Heart J 32:2438–2445.

Gatehouse PD, Keegan J, Crowe LA et al (2005) Applications of phase-contrast flow and velocity imaging in cardiovascular MRI. Eur Radiol 15:2172–2184.

Hoeper MM, Bogaard HJ, Condliffe R et al (2013) Definitions and diagnosis of pulmonary hypertension. J Am Coll Cardiol 62:D42–D50.

Johns CS, Kiely DG, Rajaram S et al (2018) Diagnosis of pulmonary hypertension with cardiac MRI: derivation and validation of regression models. Radiology. https://doi.org/10.1148/radiol.2018180603:180603.

Johns CS, Swift AJ, Hughes PJC, Ohno Y, Schiebler M, Wild JM (2017a) Pulmonary MR angiography and perfusion imaging—a review of methods and applications. Eur J Radiol 86:361–370.

Johns CS, Swift AJ, Rajaram S et al (2017b) Lung perfusion: MRI vs. SPECT for screening in suspected chronic thromboembolic pulmonary hypertension. J Magn Reson Imaging. https://doi.org/10.1002/jmri.25714.

Kaireit TF, Voskrebenzev A, Gutberlet M et al (2018) Comparison of quantitative regional perfusion-weighted phase resolved functional lung (PREFUL) MRI with dynamic gadolinium-enhanced regional pulmonary perfusion MRI in

COPD patients. J Magn Reson Imaging. https://doi.org/10.1002/jmri.26342.

Kjorstad A, Corteville DM, Fischer A et al (2014a) Quantitative lung perfusion evaluation using Fourier decomposition perfusion MRI. Magn Reson Med 72:558–562.

Kjorstad A, Corteville DM, Henzler T, Schmid-Bindert G, Zollner FG, Schad LR (2015) Non-invasive quantitative pulmonary V/Q imaging using Fourier decomposition MRI at 1.5T. Z Med Phys 25:326–332.

Kjorstad A, Corteville DM, Henzler T et al (2014b) Quantitative lung ventilation using Fourier decomposition MRI: comparison and initial study. MAGMA 27:467–476.

Levin DL, Chen Q, Zhang M, Edelman RR, Hatabu H (2001) Evaluation of regional pulmonary perfusion using ultrafast magnetic resonance imaging. Magn Reson Med 46:166–171.

Ley S, Ley-Zaporozhan J (2012) Pulmonary perfusion imaging using MRI: clinical application. Insights Imaging 3:61–71.

Lotz J, Meier C, Leppert A, Galanski M (2002) Cardiovascular flow measurement with phase-contrast MR imaging: basic facts and implementation. Radiographics 22:651–671.

Mai VM, Berr SS (1999) MR perfusion imaging of pulmonary parenchyma using pulsed arterial spin labeling techniques: FAIRER and FAIR. J Magn Reson Imaging 9:483–487.

Martirosian P, Boss A, Schraml C et al (2010) Magnetic resonance perfusion imaging without contrast media. Eur J Nucl Med Mol Imaging 37(1):52–64. online first.

Meier P, Zierler KL (1954) On the theory of the indicator-dilution method for measurement of blood flow and volume. J Appl Physiol 6:731–744.

Molinari F, Fink C, Risse F, Tuengerthal S, Bonomo L, Kauczor HU (2006) Assessment of differential pulmonary blood flow using perfusion magnetic resonance imaging: comparison with radionuclide perfusion scintigraphy. Investig Radiol 41:624–630.

Moran PR, Moran RA, Karstaedt N (1985) Verification and evaluation of internal flow and motion. True magnetic resonance imaging by the phase gradient modulation method. Radiology 154:433–441.

Ohno Y, Hatabu H, Higashino T et al (2004) Dynamic perfusion MRI versus perfusion scintigraphy: prediction of postoperative lung function in patients with lung cancer. AJR Am J Roentgenol 182:73–78.

Ohno Y, Koyama H, Lee HY, Miura S, Yoshikawa T, Sugimura K (2016) Contrast-enhanced CT- and MRI-based perfusion assessment for pulmonary diseases: basics and clinical applications. Diagn Interv Radiol 22:407–421.

Ohno Y, Murase K, Higashino T et al (2007) Assessment of bolus injection protocol with appropriate concentration for quantitative assessment of pulmonary perfusion by dynamic contrast-enhanced MR imaging. J Magn Reson Imaging 25:55–65.

Puderbach M, Risse F, Biederer J et al (2008) In vivo Gd-DTPA concentration for MR lung perfusion measurements: assessment with computed tomography in a porcine model. Eur Radiol 18:2102–2107.

Reeves JT, Linehan JH, Stenmark KR (2005) Distensibility of the normal human lung circulation during exercise. Am J Physiol Lung Cell Mol Physiol 288:L419–L425.

Reiter G, Reiter U, Kovacs G, Olschewski H, Fuchsjager M (2015) Blood flow vortices along the main pulmonary artery measured with MR imaging for diagnosis of pulmonary hypertension. Radiology 275:71–79.

Reiter U, Reiter G, Fuchsjager M (2016) MR phase-contrast imaging in pulmonary hypertension. Br J Radiol 89:20150995.

Rengier F, Worz S, Melzig C et al (2016) Automated 3D volumetry of the pulmonary arteries based on magnetic resonance angiography has potential for predicting pulmonary hypertension. PLoS One 11:e0162516.

Risse F, Semmler W, Kauczor HU, Fink C (2006) Dual-bolus approach to quantitative measurement of pulmonary perfusion by contrast-enhanced MRI. J Magn Reson Imaging 24:1284–1290.

Sanz J, Kuschnir P, Rius T et al (2007) Pulmonary arterial hypertension: noninvasive detection with phase-contrast MR imaging. Radiology 243:70–79.

Sommer G, Bauman G (2016) MRI methods for pulmonary ventilation and perfusion imaging. Radiologe 56:106–112.

Swift AJ, Rajaram S, Condliffe R et al (2012) Diagnostic accuracy of cardiovascular magnetic resonance imaging of right ventricular morphology and function in the assessment of suspected pulmonary hypertension results from the ASPIRE registry. J Cardiovasc Magn Reson 14:40.

Swift AJ, Rajaram S, Hurdman J et al (2013) Noninvasive estimation of PA pressure, flow, and resistance with CMR imaging: derivation and prospective validation study from the ASPIRE registry. JACC Cardiovasc Imaging 6:1036–1047.

Tadamura E, Hatabu H (2001) Assessment of pulmonary perfusion using a subtracted HASTE image between diastole and systole. Eur J Radiol 37:179–183.

Veldhoen S, Oechsner M, Fischer A et al (2016) Dynamic contrast-enhanced magnetic resonance imaging for quantitative lung perfusion imaging using the dual-bolus approach: comparison of 3 contrast agents and recommendation of feasible doses. Investig Radiol 51:186–193.

Voskrebenzev A, Gutberlet M, Klimes F et al (2018) Feasibility of quantitative regional ventilation and perfusion mapping with phase-resolved functional lung (PREFUL) MRI in healthy volunteers and COPD, CTEPH, and CF patients. Magn Reson Med 79:2306–2314.

Wild JM, Marshall H, Bock M et al (2012) MRI of the lung (1/3): methods. Insights Imaging 3:345–353.

Zophel K, Bacher-Stier C, Pinkert J, Kropp J (2009) Ventilation/perfusion lung scintigraphy: what is still needed? A review considering technetium-99m-labeled macro-aggregates of albumin. Ann Nucl Med 23:1–16.

第五章
肺通气评估的 MRI 基础及临床应用

肖恩·B.费恩，凯瑟琳·凯瑞，格雷戈里·P.巴顿，罗纳德·L.索克内斯
(Sean B. Fain，Katherine Carey，Gregory P. Barton，Ronald L. Sorkness)

摘　要

近年来，对区域肺通气的需求日益增长。诸如肺功能测定（肺活量测定）等全球性肺功能评估方法无法区分阻塞模式，也无法评估干预后区域性通气的可逆性。MR 在肺成像方面的优势包括无电离辐射且能够灵活获取肺功能变化的动态多维信号。因此，MRI 在慢性肺部疾病的长期研究中尤其具有吸引力，特别在儿童人群中。

过去 10 年间，肺通气 MRI 方法已逐渐成熟，主要分为两大类：基于质子成像以及通过多核 MRI 和光谱技术直接或外源性气体成像方法。本章将综述肺通气 MRI 的基本原理及其理论依据、通气 MR 的临床研究成果，以及新兴的通气成像技术。本章涵盖的基于质子的肺通气 MRI 包括可变形图像配准（deformable image registration，DIR）、傅里叶分解（fourier decomposition，FD）以及氧增强方法。此外，本章还介绍了利用可见气体核的肺通气 MRI，如超极化气体 MRI 和全氟化气体 MRI。

1　简介

人们认识到许多常见的慢性肺部疾病（如哮喘和慢性阻塞性肺疾病）是区域性异质性的，而且通气异质性本身被认为是疾病严重程度的标志（Glenny，2009）。此外，肺功能对儿童肺部疾病如哮喘和囊性纤维化（cystic fibrosis，CF）的测定不太可靠，对疾病干预前后进行更精确的区域性通气评估有助于治疗监测和新药开发（Altes et al.，2017a）。然而，成像方法通常比传统的肺功能指标更昂贵，因此有必要更详细地了解 MRA 的优缺点及其在深入理解疾病进展方面的作用。在一些高成本的药物治疗和手术干预中，如生物药物治疗、肺减容手术、瓣膜放置和支气管热成形术，MRI 通过前瞻性表型识别，将有助于选择合适的患者，早期识别无反应的患者，以便于制定或更改治疗方案。

使用 MRI 获得通气图像的技术越来越多。肺部 MRI 的优点包括其使用非电离辐射和可以灵活获取根据肺功能变化的动态多维信号变化。基于这些原因，MRI 对慢性肺部疾病的纵向研究特别有价值，尤其是对于儿童人群。在过去 10 年中，有两大类使用 MRI 的肺部通气成像方法已经成熟应用，包括基于质子的方法和使用多核 MRI 和光谱学对外源性气体进行直接成像。从临床研究的角度来看，基于质子的方法更具成本效益，因为与外源性气体相比它们不需要额外的硬件、软件。但这些成本优势是以肺覆盖率和信噪比（signal-to-noise ratio，SNR）的丢失为代价的。

多项研究表明，使用超极化惰性气体和氧增强（oxygen enhanced，OE）MRI 获取的通气测量指标如通气缺陷百分比（ventilation defect percent，VDP），与疾病严重程度相关，具有敏感的最小临床重要差异（minimum clinically important difference，MCID）（Eddy et al.，2018），并与慢性阻塞性肺疾病和哮喘的结局（如急性加重和肺功能下降）（Kirby et al.，2017；Mummy et al.，2018）以及哮喘的不同表型如嗜酸性粒细胞型哮喘相关（Svenningsen et al.，2018）。尽管有这些明显的优势，但从临床角度来看，充分利用 MRI 提供的区域通气信息更具挑战性。在这方面，超极化惰性气体和氧增强 MRI 技术最为先进，部分原因是它们在该领域的研究时间较长。近年来，基于质子的成像技术飞速发展，预示着其未来应用的前景更广泛。

本章分为 3 个部分，每部分都涉及肺通气 MRI 的不同方面：①理论和原理，本部分重点介绍通气成像的理论和物理原理，包括用于通气成像的各种 MRI 技术以及与采集设计和协议相关的通用协议细节；②肺通气 MRI 的临床研究，本部分总结了临床研究结果，特别是肺通气 MRI 能够提供除传统参数以外的临床信息的大规模研究；③肺通气 MRI 的总结，对肺通气 MRI 和其他方法进行比较，并介绍对成人和儿童肺部疾病相关的有价值的可行性研究和临床研究。

2　肺通气 MRI 的理论和原理

任何评估肺通气的方法都是理想化地测量进出肺的气流，包括整体气流和通过单个气道段的气流。

因此，目标是估算进入固定的参考容积（reference volume，V_r）内的新鲜空气体积（volume of fresh air，V_f），该参考容积通常是吸气末容积。这些容积的比称为特定通气量（specific ventilation，SV），可以认为是每次呼吸过程中，新鲜空气（或示踪气体）占据呼气末期原始参考肺容积的混合分数。

$$SV = \frac{V_f}{V_r} \tag{5.1}$$

分数通气量（fractional ventilation，FV）可估算在最终吸气时由新鲜空气（或示踪气体）占据肺总容积的分数，并且可以用 SV 表示。

$$FV = \frac{V_f}{V_f + V_r} = \frac{SV}{1+SV} \tag{5.2}$$

随着时间的推移，V_f 的整体和区域性输送将在潮汐呼吸状况下达到平衡，这反映了气体输送到发生气体交换的终末支气管和腺泡的速率。使用如 N_2 等示踪气体，动态多次呼吸气体洗脱实验可以通过拟合对数洗脱曲线来显示具有不同 SV 的快速和慢速气体交换房室，从而揭示整体通气的不均匀性（图 5.1）。在肺部疾病中，这种房室模型对于检测由于不匹配的通气异质性而出现的无效腔区域特别有用（Lewis et al.，1978）。

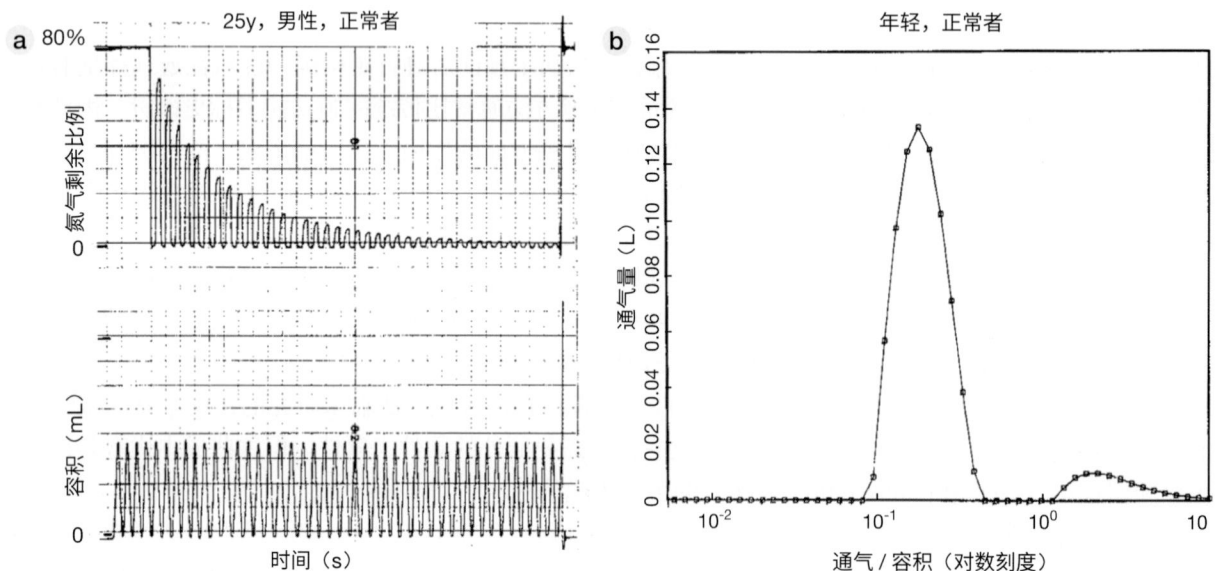

图 5.1 （a）健康受试者的氮气多次呼吸冲洗（上）和容积（下）时间曲线；（b）样本结果来自图（a）顶部冲洗曲线的 50 室模型。主峰右侧的高通气区域对应于较大的气道死区，而主峰捕获了肺实质内正常通气的区域

然而，最常见的肺功能测试（pulmonary function test，PFT）是肺活量测定法，这是一套在用力呼吸活动下进行的肺部整体气流测量，通常用于诊断阻塞性和限制性肺疾病。肺活量测定法能够测量不同条件下进出肺部的整体气流，包括被动（如潮汐呼吸）和动态（如用力呼气）的状态。虽然肺活量测定法可以告诉我们一些关于流量限制的程度和类型（如限制性与阻塞性）的信息，但是肺活量测定法不能提供关于哪些肺单元（如心尖与下肺叶或中央与周围气道）会受到影响的区域性肺功能信息。

在影像能否提供通气的定量信息上，一直有很多争论。大多数用于通气成像的方法通常是在没有动态自由呼吸的情况下或在用力活动下提供局部阻塞（或限制）的区域性信息，这具有一定的折中性。因此，大多数成像方法与通气量成比例关系（如在屏气时获取）或反映在多个呼吸周期内平均的稳态信息（如果是在稳态潮汐呼吸期间获取）。然而，包括核素成像和 MRI 设备在内的所有主要成像设备，提供的信息在空间覆盖范围上或在动态气体流动上受到限制，使得区域性肺功能信息或多或少与局部通气成比例关系。例如，依赖于吸入超极化惰性气体 [如氦 -3（^{3}He）或氙 -129（^{129}Xe）与氮气混合] 的 MRI

通常在短暂的 10 ～ 15 s 屏气期间快速成像，并显现所谓的"通气缺损"，即氦气（^{3}He）或氙气（^{129}Xe）没有填充的肺部阻塞区域（Samee et al.，2003）。但是，这样的通气缺损不能捕捉到延迟的填充或气体流入流出，使得通气缺陷百分比测量与延迟填充或完全阻塞的肺部区域成比例。几种稳态方法，如氧增强 MRI（Edelman et al.，1996；Ohno and Hatabu，2007）和傅里叶分析（Fourier analysis，FD）（Bauman et al.，2009）易受低信噪比的困扰，并且依赖于较多潮汐呼吸周期的平均通气测量值。然而，这些方法可以通过重复屏气训练或在多次潮汐呼吸中控制呼吸来捕捉动态填充（Schreiber et al.，2001；Halaweish et al.，2013；Sa et al.，2010；Arai et al.，2018；Gutberlet et al.，2018），并可以提供体素敏感 SV（式 5.1）和 FV（式 5.2）的近似测量值，缺点是扫描时间较长和必须使用可变形图像配准这种复杂的后处理方法，这些在严重疾病中较难操作。因此，与最简单的近似值相比，是否值得进一步深入研究以获得更多区域通气的定量指标，目前尚无定论。通气缺陷百分比和通气量（ventilated volume，VV）已被用于氙气的 MRI 表征测量和量化通气。这两个指数都与整体肺功能、疾病严重程度（Woodhouse et al.，2005；Fain et al.，2008；Kirby et al.，2017；Mummy et al.，2018；Gutberlet et al.，2018）和临床标准成像方式 [核素肺通气 / 灌注（ventilation-to-perfusion，V/P）断层融合显像] 相关。然而，通气缺陷百分比（VDP）（Fain et al.，2008）是一个相对简单的指标，在临床研究和多种肺通气 MRI 方法中应用得越来越广泛。

$$VDP = \frac{通气缺陷区体积（超极化惰性气体 MRI）}{肺总容积（质子 MRI）} \tag{5.3}$$

这些方法中的大多数要么是单次屏气法，如超极化惰性气体 MRI，要么是时间平均法，如氧增强的傅里叶分析 MRI，是通过多次潮式呼吸获得的，并提供与通气量成比例的图像，这些方法所测得的定量值并不能代表严格定量的生理意义。本章将引导读者阅读几篇围绕这个领域争论点的优秀综述，以获得进一步的信息（Hopkins et al.，2007；Miller et al.，2014）。本章将采用务实的观点，介绍这些已经足够成熟并且有潜在能力去定性阻塞性和限制性疾病过程的方法。

利用 MRI 进行通气成像的方法可大致分为基于质子信号的方法或基于多核信号的方法，后者通常使用吸入外源性气体来直接成像。基于质子信号的方法通常依赖于信号强度或与局部肺膨胀成比例的机械变化（图 5.2）。相比之下，基于多核信号的方法直接对各种外源气体进行显像，这些外源气体包括氟化气体 [通常是全氟丙烷（perfluoropro pane，PFP），即八氟丙烷，分子式为 C_3F_8] 和超极化（hyperpolarization，HP）的 ^{3}He 或 ^{129}Xe 气体（图 5.3）。氧增强 MRI 不完全属于这两个领域，因为它们依赖于吸入不同比例的氧气 [通常将正常大气氧浓度（21% O_2）与高浓度氧气（100% O_2）呼吸进行比较]，但严格基于质子成像，因为它们不直接对氧气成像。相反，氧增强 MRI 利用与组织和血液中溶解氧的局部变化成比例的间接 T1 加权质子对比变化来进行成像。因此，氧增强 MRI 兼具了基于质子信号和基于多核信号的 MRI 的一些共同方法特性。

2.1　基于质子信号的方法

用常规质子 MRI 检测空气在整个肺中的分布，有两种基本策略：利用肺部信号强度变化的方法和利用不同肺充气量下肺机械变形的方法。肺部信号强度随着肺膨胀而变化，这主要是因为肺组织密度以及 T2*[即不可恢复的横向信号衰减时间（nonrecoverable transverse signal decay time）]（较小程度）随着肺泡容积的局部变化而变化。因此，MRI 可以在自由呼吸时进行，也可以在不同肺充气下进行特定的屏气。呼气末和吸气末屏气之间的肺充气差异越大，改善对比度与噪声比（contrast-to-noise ratio，CNR）的信号的相对变化就越大。在 10 ～ 20 min 的自由呼吸期间，对比度与噪声比可以通过多次潮式呼吸的信号平均以得以提高。

不同肺充气状态下信号变化的特异性测量受益于短回波时间和快速成像，从而在动态成像期间减少屏气时间或提高时间分辨率。这是因为 MRI 用于描绘肺实质的两个众所周知的局限性，包括低质子信号密度（即 ρ 为 0 ～ 0.2 g/cm^3）和肺实质内肺泡结构的许多空气组织界面引起的高局部场不均匀性而导致的非常短的 T2*。肺实质的 MRI 信号比邻近组织弱得多（Wild et al.，2012）。人体组织是反磁性的，

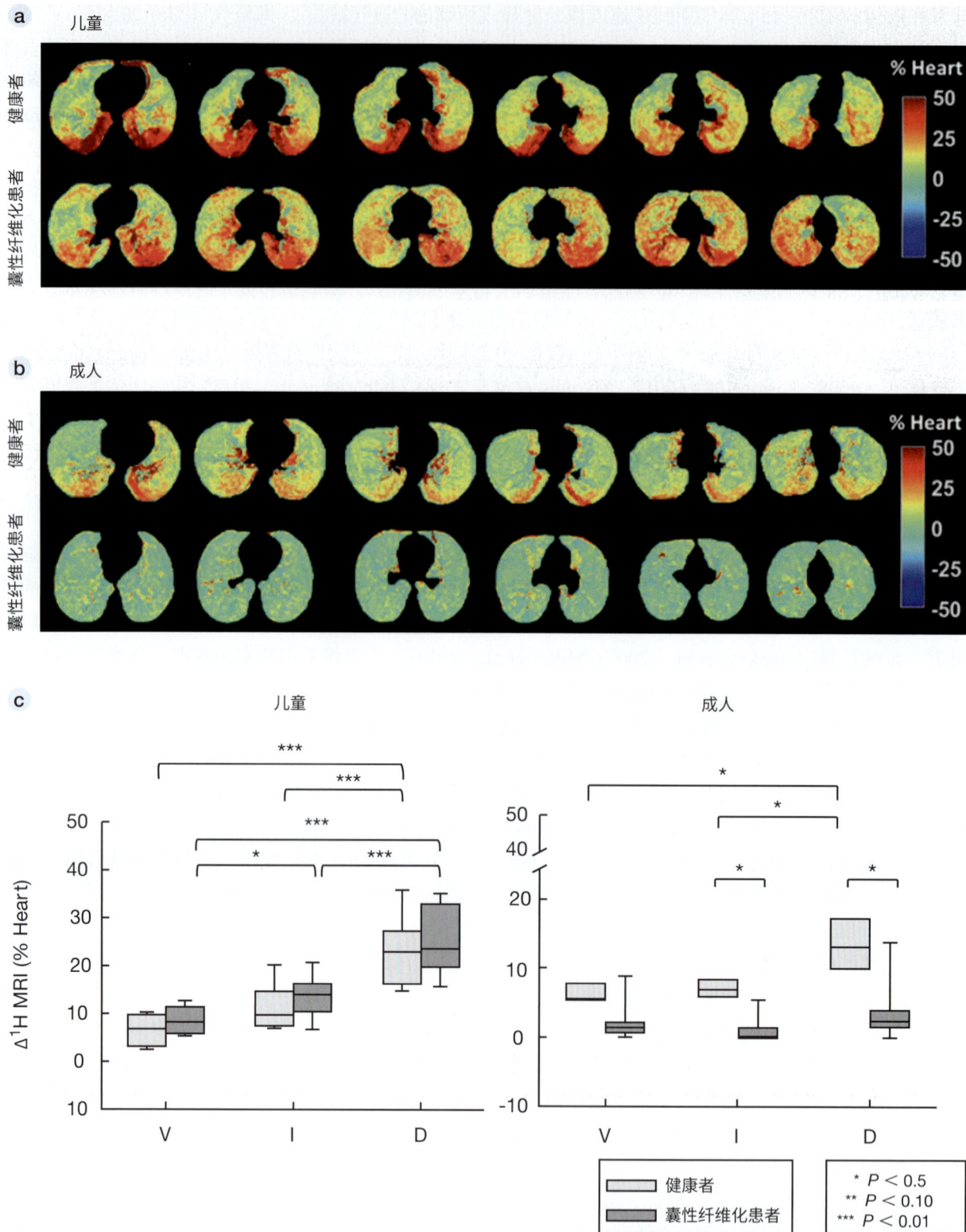

图 5.2 （a）典型健康儿童（上）和典型囊性纤维化儿童（下）的 MR 信号强度变化图，显示了从膈顶（左）到主动脉弓（右），在等间距肺水平上的变化。（b）典型健康成人（上，$FEV_1 = 83\%$）和典型囊性纤维化成年患者（下，$FEV_1 = 96\%$）在等间距肺水平上从膈顶（左）到主动脉弓（右）的 MR 信号强度变化图。色标表示质子信号差异占平均心脏信号的百分比。囊性纤维化成年患者不再出现前后信号差异的重力依赖梯度。（c）在分组比较中发现这种模式存在显著差异。V，腹侧；I，中间；D，背侧（此图经许可改编自 Pennati et al.，2018）

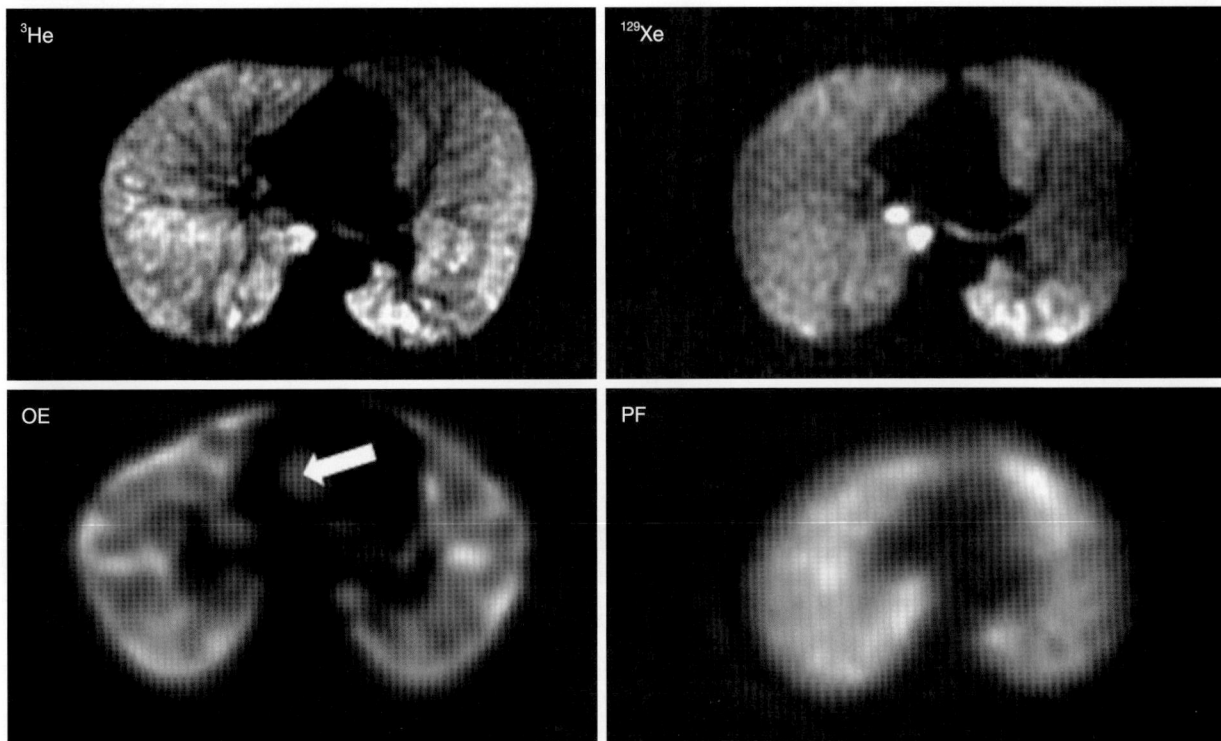

图 5.3　4 种气体对比剂的代表性图像：^{3}He、^{129}Xe、氧增强（OE）和全氟化气体（PF）。在 OE 对比图像中，增强范围从肺部延伸至升主动脉（箭头）（此图经许可改编自 Ebner et al.，2017）

空气中的氧是顺磁性的，因此导致空气 – 肺界面的磁化率差异，因而在每个空气 – 肺界面都形成一个静态局部梯度场，从而导致梯度回波成像快速去相位（Wild et al.，2012）。虽然不是必需的，但这种基于质子信号方法的潜力已经通过开发更快、更稳定的梯度和校准方法得到了释放，以支持稳健的非自流和笛卡尔轨迹超短回波时间（ultrashort echo time，UTE）MRI。

利用信号强度和机械变化来获得通气图像依赖于先进的后处理方法，包括可变形图像配准（Sotiras et al.，2013）和基于傅里叶变换的方法（Bauman et al.，2009；Bauman and Bieri，2017），这些技术在过去的 10 年中，已经针对局部充气检测进行了优化。下面将更详细地描述这些工具在肺通气评估中的应用。

2.1.1　可变形图像配准

可变形图像配准具有可以从标准成像方案中导出通气量信息的潜力，因此通过评估通气量而受到关注。可变形图像配准空间变换的雅可比行列式被定义为变换的一阶导数的行列式，其表示变换下体积的放大程度（Wild et al.，2012）。在 4D CT 中，雅可比图已经被用于评估通气量（Reinhardt et al.，2008；Castillo et al.，2017），结果显示其与肺功能测试结果相关（Brennan et al.，2015），并且在视觉上与超极化惰性气体 MRI 通气一致（Mathew et al.，2012b）。先前的研究工作已经使用配准的质子 MRI 结合信号差异来检测局部通气异常（Pennati et al.，2014，2018），但是基于可变形图像配准变换的方法，如雅可比法，还没有在质子 MRI 中被彻底研究。然而，用于直接评估通气量的信号强度和变形变化代表了 MRI 中相对不发达的研究领域，随着 UTE MRI 序列的发展，该领域可能也会有新的进展，进而更好地检测肺实质的信号。

由于常规 MRI 中肺实质的较低信号强度，可变形图像配准解决方案应用于 MRI 可能比应用于计算机断层扫描（computed tomography，CT）的限制更少，需要进一步的研究来确认 MRI 的可变形图像配准性能。拓扑约束（即可微、一对一映射、正雅可比）增强的平滑可变形图像配准算法的进展（Sotiras et al.，2013）似乎能经验性地、较稳定地将局部肺充气变化映射到肺区域。然而，不同的平滑可变形图像配准非常容易受到解剖标记的限制，特定的映射并不是唯一的（Castillo et al.，2017），因此可能存在体素空间精度允许范围内的多个可变形图像配准方案，进而得出对空间变形和信号变化的不同评估结果，因此产生局部通气的不同评估结果。一些有用的策略是在不同呼吸阶段的图像之间应用可变形图像配准之前，对相似的肺充气阶段进行分组（Voskrebenzev et al.，2017）。在实践中，所有基于质子的技术都在不同程度上依赖于可变形图像配准，似乎得到了与独立测量的肺功能成像技术一致的经验上可靠的结果（Bauman et al.，2013b；Tahir et al.，2018）。

2.1.2 基于傅里叶变换的方法

基于傅里叶变换的方法将可变形图像配准与动态成像相结合，以提供通气和灌注的图像（Bauman et al.，2009）。具体而言，在自由呼吸期间采集 2D 多层动态图像，以记录由组织密度局部变化引起的信号强度变化和受到时间频率约为 0.1 Hz（0 ~ 5 次 / 分）的呼吸以及约为 1 Hz（0 ~ 60 次 / 分）的血流心脏脉动而引起的 T2* 变化。对于 2D 多层动态时间序列图像中的每个体素，可利用傅里叶变换结合带通滤波器分离相关时间频率，从而估算对应的呼吸和心脏时间频率；换言之，即对有限时间傅里叶变换的时间频率进行傅里叶功率谱分析（图 5.4）。

在一项 16 名健康受试者相隔 24 h 进行的重复性研究证明了原始傅里叶分析技术的基本可行性。该研究使用了最常见的 bSSFP 采集方法，参数如表 5.1 所示。结果显示了很强的组内相关系数（intra-class correlation coefficient，ICC）（灌注加权图像为 0.94，通气加权图像为 0.86），组内相关系数具有最小的偏差和良好的再现性，尤其是对于胸部后部的层面。然而，胸部与横膈膜呼吸的差异，导致随着时间的推移，胸部前部层面的呼吸运动不一致，因此使用傅里叶分析技术显示的胸部前部层面不太一致。这仍然是该技术的一个弱点，大多数研究将覆盖范围限制在 3 个相对较厚的区域（10 ~ 15 mm）后冠状位层面。能可靠地进行成像的最前部的层面被定位于与肺门相交，以便冠状位通气和灌注加权图像中能显示主要肺血管和全部肺叶的一些部分。其他的验证研究表明，在年轻囊性纤维化患者中，灌注加权图像与动态对比增强灌注图像相当，具有可比性，表明这种方法在儿童人群中应用的前景，检查可在自由呼吸状态下完成，不需要钆（gadolinium，Gd）或者吸入外源性气体（Bauman et al.，2013a；Nyilas et al.，2018）。多个研究机构已经复制了该方法，表明在各种疾病应用中使用傅里叶分析 MRI 获取的分数通气图像质量较好，并与使用外源性气体的肺通气 MRI，包括以超极化惰性气体 MRI（Capaldi et al.，2015，2018）和氟 −19（^{19}F）MRI（Kaireit et al.，2018）作为参考标准 MRI 进行交叉验证。

得益于技术的发展，使用具有足够时间分辨率和信号灵敏度的多脉冲序列解决方案，已经在更高的 3.0 T 场强下成功再现基于傅里叶变化的方法（表 5.1）。一系列具有不同信噪比和对比噪声比的技术已经被开发，但并非所有这些技术在所有临床扫描仪上都足够稳定。性能最高的序列是超快平衡稳态自由进动（UF-bSSFP），这主要是因为它能够快速获取分数回波 [0.7 ms 的回波时间（echo time，TE）] 和图

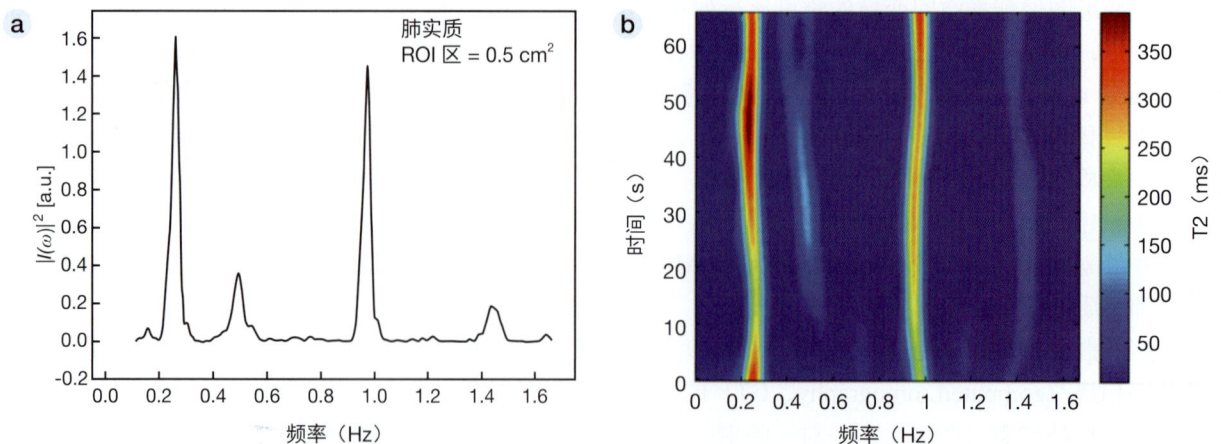

图 5.4 （a，b）动态图像体素内随时间变化的信号强度的短时傅里叶变换，描绘了呼吸和心动周期的特征频率及其相关谐波。这些空间和时间频率可用于分离通气和灌注的图像

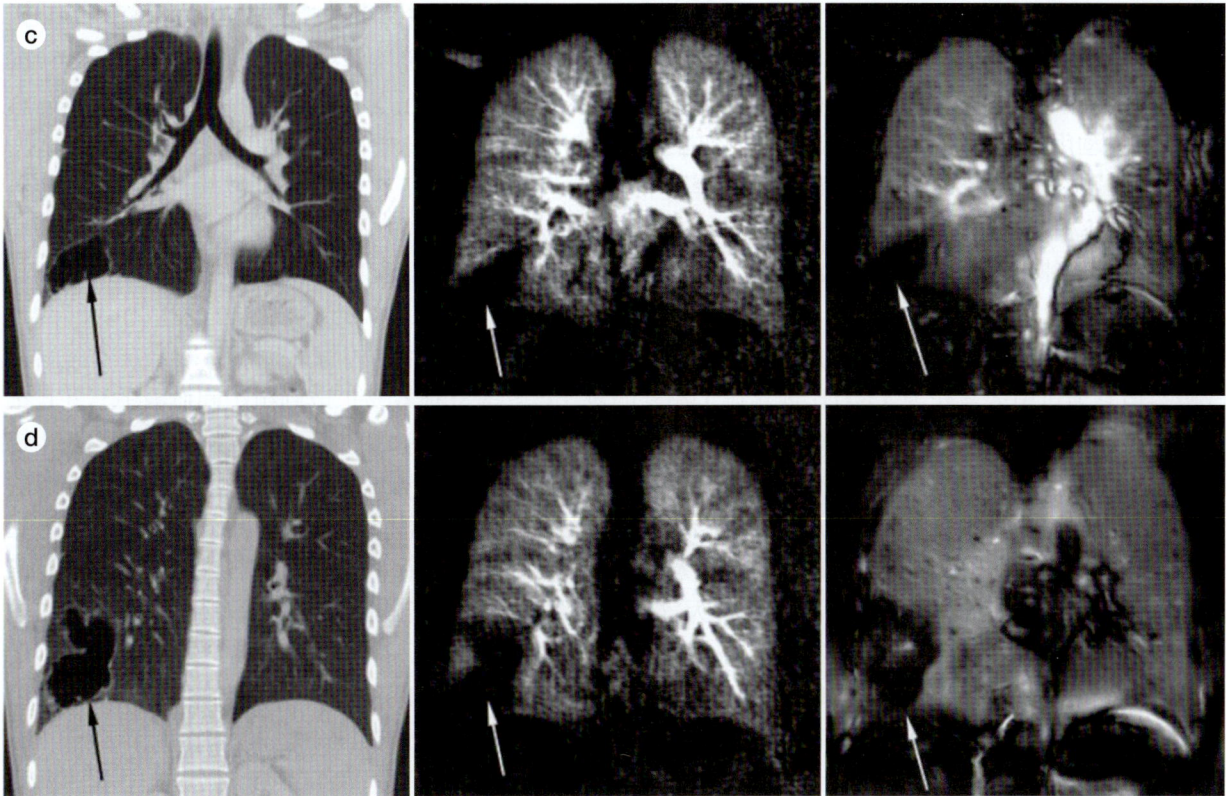

图 5.4（续）（c，d）CT 和 MRI 图像，来自一例模拟肺栓塞的囊性肺实质缺损（箭头）的两个冠状切面，如 CT（左）所示，相应的动态对比增强灌注 MRI（中），以及使用傅里叶分解方法得的灌注（c，右）和通气（d，右）的图像。ROI area，感兴趣区域（此图经许可改编自 Bauman et al.，2009）

表 5.1　用于傅里叶变换肺通气和灌注评估的基本脉冲序列和参数

磁场强度	脉冲序列	反转时间 (TR，ms)	回波时间 (TE，ms)	时间加权 (TW，ms)	翻转角度 (°)	射频扰频相位 (°)	信噪比	通气对比噪声比	灌注对比噪声
1.5T	bSSFP	1.90	0.80	114	75				
	UF-bSSFP	1.45	0.67	178	65		73.3	33.2	36.2
	tSPGR	0.99	0.43	224	11	5	38.1	15.4	12.5
	SPGR	3.00	0.82	0	11	50	20.7	13.5	4.1
3.0T	bSSFP								
	UF-bSSFP	1.34	0.57	185	30		31.2	16.5	11.3
	tSPGR	0.99	0.43	224	9	5	35.6	29.7	50.8
	SPGR	3.00	0.82	0	0	50	21.3	22.4	16.5

注：bSSFP，平衡稳态自由进动；UF-bSSFP，超快平衡稳态自由进动；SPGR，扰相梯度回波序列；tSPGR，瞬态扰相梯度回波序列。

像之间更长的信号恢复时间。传统的扰相梯度回波序列（spoiled gradient echo，SPGR）和改进的瞬态扰相梯度回波序列（tSPGR）对射频激励和梯度性能的要求较低，并且由于总射频能量沉积减少，其能够降低对非共振伪影和比吸收率（specific absorption rate，SAR）的敏感性；与 1.5 T 场强相比，这些特征 3D 场强下都是优势（Bauman et al.，2019）。迄今的方法通常是多层面和 2D，需要在足够的时间分辨率与激励之间的信号恢复之间去权衡，从而提高信噪比。

近来，基于傅里叶分析技术的后处理技术获得研究进展，通过在时域中拟合通气和心脏灌注信号，不仅能够预估信号变化的局部幅度，还能够通过区域相位差来预估时间延迟和动态时间图（Bauman and Bieri，2017；Voskrebenzevet al.，2018）。使用类似自动门控非对比增强功能性肺部 MRI（Fischer et al.，2014）的自动门控方法，时域自动门控技术已能够利用非对比 MRI 方法得到通气达峰时间图和区域性 V/Q 的相对测量值（Voskrebenzev et al.，2018）。基于傅里叶分析的方法的应用正在迅速发展，并且显示出不错的前景，这表明，基于傅里叶分析的方法在没有气体制剂的医疗中心或由于安全性或后勤方面的考虑而无法获得这种气体制剂的人群中进行广泛使用是可行的。

2.1.3 氧增强 MRI

由 Edelman 等于 1996 年首次提出的氧增强 MRI 与傅里叶分析具有相似的优点，即该技术是自由呼吸，但它通过引入氧作为 T1 对比剂获得了额外的对比度。氧气很容易扩散到组织和血液中，并且很容易以很低的成本获得高纯度的氧气，增加了其应用于临床的潜力。由于分子氧的顺磁性效应，T1 缩短的幅度与吸入氧分数（浓度）[fractional (concentration) inhaled oxygen (FIO$_2$)] 成反比（Hatabu et al.，2001），因此与稳态条件下的局部通气量（图 5.3）成正比，与动态条件下的氧流入和流出成正比。通常进行双次采集：一次在吸入 21% O$_2$（正常大气氧浓度）时进行，另一次在吸入 100% O$_2$（高浓度氧气）时进行。溶解氧附近的质子自旋在正常大气氧浓度和高浓度氧气采集之间具有 8% ~ 15% 的 T1 差（Edelman et al. 1996；Jakob et al.，2001；Chen et al. 1998；Loffler et al.，2000）。然而，驱动氧增强效应的 T1 变化不像 FIO$_2$ 的函数那样是瞬时的。由生理性流入和流出驱动的 T1 变化遵循指数曲线，时间常数的估计范围高至 45 ~ 80 s（Naish et al.，2005；Arnold et al.，2004；Bauman et al.，2018），低至 17 ~ 30 s（Dietrich et al.，2010；Ohno et al.，2008b；Hatabu et al.，2001）。因此，对于静态氧增强 MRI，大多数研究人员允许 1 ~ 2 min 的时间间隔用于吸入氧浓度之间的变化，以避免短暂的影响。肺部通气良好的区域显示氧依赖信号增强；通常，这种信号增强的图以信号增强百分比为单位提供，近来扩展到用 k 均值分割方法来进行通气缺陷百分比测量，这与使用超极化惰性气体 MRI 方法类似（Zha et al.，2019）。

因此，在设计氧增强 MRI 序列时，必须考虑肺部相对较长的纵向弛豫时间（longitudinal recovery time，T1）、较短的 T2 和非常短的 T2*（表 5.2），以确保足够的 T1 恢复和最小相位离散。对于常规使用的 2D 反转恢复单次激发快速自旋回波（inversion recovery-single shot fast spin echo，IR-SSFSE）和最近引入的 3D 径向 UTE 方法，T1 效应占主导地位。避免 T2 效应是快速自旋回波（fast spin echo，FSE）或单次激发快速自旋回波（single shot fast spin echo，SSFSE）方法成为迄今大多数氧增强 MRI 基础的主要原因。反转恢复（inversion recovery，IR）准备脉冲通常与快速自旋回波或单次快速自旋回波方法一起使用，以增强 T1 加权。空气吸入图像中肺的反转时间通常被设置为零（Edelman et al. 1996；Stock et al. 1999；Ohno et al.，2002）或最大化 T1 恢复曲线之间的对比度与噪声比（Chen et al. 1998；Loffler et al.，2000；Dietrich et al.，2005；Mai et al.，2003；Muller et al.，2002）。中心视图排序通常用于减弱 T2 衰减的影响，并在氧增强图像中提供更好的对比度与噪声比。使用这种方法，可以在几分之一秒内获得单个 2D 层面的图像。然而，氧增强 MRI 的信噪比非常低，需要更长的采集时间来实现足够的信号平均，对于完整的氧增强扫描，采集时间通常为 10 min 以上。因此，扫描效率是在合理的扫描时间内实现全肺覆盖的优先考虑事项。2D 层面交错结合平行

表 5.2　氧增强 MRI 评估肺通气的基本脉冲序列和参数

扫描方法	参数采集					
	重复时间 （TR，ms）	回波时间 （TE，ms）	翻转角度（°）	视野范围	层厚（mm）	层内空间分辨率
IR-SSFSE	3 200 ~ 5 000	4	90	450 mm × 450 mm	10	2 mm × 2 mm
3D 径向 UTE	2.9 ~ 4.2	0.08 ~ 0.12	8	32 cm	3.2	3.2 mm × 3.2 mm

注：IR-SSFSE，反转恢复单次激发快速自旋回波；UTE，超短回波时间。

成像和半傅里叶重建，使得能够使用 IR-SSFSE 进行多层面 2D 氧增强 MRI（Dietrich et al.，2005）。

传统 2D 可变形图像配准和快速自旋回波方法对氧增强 MRI 的重要限制包括有限的胸部覆盖范围和较长的扫描时间。3D 径向 UTE 采集与氧增强 MRI 的结合可以通过提高信噪比（如不需要反转恢复）来减轻这些限制，同时提供全肺覆盖并降低心脏运动敏感性（Kruger et al.，2014a；Zha et al.，2018b；Sasaki et al.，2017））。从 2D 到 3D 氧增强 MRI，由于时间限制，重复笛卡尔采集的信号平均不再可行。然而一种策略是使用 3D 径向由中心发出的 k 空间轨迹（Kruger et al.，2014a；Togao et al.，2011；Johnson et al.，2012）。由于内在固有的信号平均，径向采集对心脏运动伪影具有天然内在的稳定性，因为 k 空间的中心是通过每个投影获得的。对比是由 T1 和 T2* 效应相互竞争组合产生的（Kruger et al.，2014a）。为最大化 T1 对比度，同时最小化 T2* 效应，通常会选择回波时间小于 100 μs 的 UTE。翻转角度应选择为最大化对比度与噪声比。呼吸运动可以通过前瞻性呼吸门控至呼气末期和回顾性可变形图像配准来减轻。反转恢复单次激发快速自旋回波和 3D 径向 UTE 操作的典型参数总结在表 5.2 中（Kruger et al.，2014a，2016）。

梯度回波序列，如快速小角度激发（fast low-angle shot，FLASH）脉冲序列也被用于在多个 O₂ 浓度下进行快速氧增强 MRI T1 mapping，从而导出氧交换函数（oxygen transfer function，OTF）（Jakob et al.，2001，2004；Arnold et al.，2004）。OTF 由氧浓度与 R1 = 1/T1 之间的线性拟合斜率得出。此外，梯度回波序列对 T2* 效应非常敏感，因此研究人员们对 T2* mapping 也进行了探索（Pracht et al.，2005）。所以无论是需要 T1 加权还是 T1 mapping，都要使用尽可能短的 TE 来减轻 T2* 衰减，这一点是至关重要的。这也是梯度回波方法，如 3D 径向 UTE 方法（Kruger et al.，2014a）需要使用 UTE 的原因。

此外，呼吸和心脏运动都可能导致明显的伪影，因此有必要进行前瞻性或回顾性介绍。有研究表明，在呼吸触发下，氧增强 MRI 信号的可信度更高（Vaninbroukx et al.，2003）。最近，2D 氧增强 MRI 成功实现了呼吸和心脏触发（Dietrich et al.，2005；Molinari et al.，2007）。通常在扫描中会使用以 15 L/min 的恒定速度进行氧气流量输入的非呼吸器面罩（Renne et al.，2015b；Molinari et al.，2008）。即使使用呼吸门控或触发，肺容量也会随着吸入氧浓度的变化而变化（Dripps and Comroe 1947）。大多数完整的氧增强 MRI 数据集需要 10 min 或更长时间才能完成采集，再加上大量的患者运动伪影可能会导致两组图像之间的配准错误。最初，许多研究人员通过利用大量采集的图像进行信号平均来模糊配准不良，特别是在横膈附近（Jakob et al.，2001；Stock et al. 1999；Tadamura et al. 1997）。之后，Mai 等仅通过使用横膈位置离散最小的图像，改善了氧浓度输入函数和氧增强 MRI 信号直接的相关性（Mai et al.，2003）。大多数研究人员已经在信号平均之前使用了这种方法——实际上就是将前瞻性与回顾性呼吸门控结合（Edelman et al. 1996；Chen et al. 1999；Dietrich et al.，2010；Molinari et al.，2007；Sa et al.，2010；Loffler et al.，2000）。另外一种运动伪影校正的补充方法是可变形图像配准，在 2D 氧增强 MRI 中已表明，它可以提高信号和定量测量的一致性（Naish et al.，2005）。最近，平滑配准已被应用于 3D 各向同性氧增强 MRI（Kruger et al.，2014a），尽管还没有研究对平滑配准技术在 3D 增强 MRI 的有效性进行正式分析。

基于质子的成像技术，包括氧增强在内的技术现成可用，不需要使用专用的多核成像硬件，使氧增强 MRI 极具临床转化潜力和研究前景。该技术与肺功能测量的其他参考标准如肺功能测试、CT、%D_LCO、闪烁扫描和超极化惰性气体 ³He MRI，都具体很强的相关性（Zha et al.，2019；Arai et al.，2018）。氧增强 MRI 在提高肺部覆盖范围、空间分辨率和通气缺陷百分比半定量估计重复性（Zha et al.，2018b）、定量区域性 SV（如式 5.1 中所定义）图像（Sa et al.，2010）等方面的新进研究进展，进一步支持了该技术在对吸入气体分布和动力学进行成像有需求的这一类儿童和成人肺部疾病中的广泛应用。

2.2　可视化 MR 气体核成像

2.2.1　超极化惰性气体

超极化（hyperpolarization，HP）惰性气体 MRI 可以直接观察肺部内的气体分布，不需要使用电离辐射（Mugler and Altes，2013）。虽然非质子核具有 MR 图像中无背景信号噪声的优势，但用于成像的多核频率气体和技术并没有普及应用（Fain et al.，2010）。此外，超极化惰性气体 ³He 的全球数量有限且相当昂贵，因此超极化惰性气体 MRI 正逐渐转向使用 ^{129}Xe（Mugler and Altes，2013）。这种转变的技术挑战已经因 ^{129}Xe 自选交换光泵极化的进展而变得更加容易（Hersman et al.，2008；Ruset et al.，2006；Freeman et al.，2014；Stewart et al.，2015）。最常见的超极化惰性气体 ^{129}Xe MRI 通常使用富集的 ^{129}Xe 同位素，从 26% 的自然丰度增加到约 85%，以弥补与 ^{3}He 气体相比较低的可实现极化度（Mugler and Altes，2013；Ebner et al.，2017）。虽然需要宽带硬件和专用射频线圈来实施这项技术，但访问极化器技术是转化的主要障碍。目前有两家商业公司正在开发用于肺部成像的超极化惰性气体 ^{129}Xe 极化器 Xemed LLC（http://www.xemed.com/）和 Polarean（http://www.polarean.com/）。此外，最近推出了一种可以使用 3D 打印技术在本地制造的开源 ^{129}Xe 极化器系统（Nikolaou et al.，2014；Nikolaou et al.，2013）。超极化惰性气体通常以无氧气体混合物的形式输送给卧姿的被试者，从功能余气量（functional residual capacity，FRC）容积开始，然后进行 6～15 s 的屏气。在肺部成像中，由于与肺部中的顺磁氧气残留物混合，有效的 T1 时间约为 30 s，但允许在屏气状态下或在 30～60 s 的冲洗实验中获得足够的采集时间（Horn et al.，2014）。对超极化惰性气体 ^{3}He MRI 和现在的 ^{129}Xe 进行的广泛研究表明，反复吸入这些气体是安全的（Kirby and Parraga，2013；Altes et al.，2007；Lutey et al.，2008；Driehuys et al.，2012）。氙气的麻醉效应对于成年被试者并不是一个问题（Driehuys et al.，2012），但在小儿肺疾病研究中仍需要进一步研究。由于 ^{3}He 已经广泛地在小儿研究中安全使用（Driehuys et al.，2012；Altes et al.，2006；Cadman et al.，2013），在将 ^{129}Xe 用于小儿肺疾病的过程中，^{3}He 可能仍然是一个重要的对比剂（Liszewski et al.，2013）。此外，改进的 ^{129}Xe 极化方法可能会减少所需的气体体积，大约为 200 mL，这可能足以完全避免麻醉效应（Stewart et al.，2015）。类似的进展也可能使自然丰度的超极化惰性气体 ^{129}Xe MRI 的使用成为可能，从而显著降低成本。在肺部 MRI 研究中，肺膨胀容积可能存在显著变化。吸入剂量的标准化因所需的肺活量的特定分数（Kirby and Parraga，2013）、用力肺活量（forced vital capacity，FVC）（Wang et al.，2008）、肺总容量（total lung capacity，TLC）（Cadman et al.，2013；van Beek et al.，2009）而异，最常见的是在功能余气量之上的一个固定容积（通常为 1 L）。随着该领域的成熟，有必要建立一种一致的且与定量 CT 功能类似的方法，在一定程度上对不同区域的研究进行比较（Newell et al.，2013）。最近成立了一个超极化惰性气体 ^{129}Xe MRI 研究机构的联盟，旨在标准化气体输送、采集和后处理分析方法（https://cpir.cchmc.org/XeMRICTC）。

屏气期间的自旋密度图像代表了气体分布的快照，描绘了阻塞性肺疾病病例中的所谓"通气缺陷"（图 5.5）。如上所述，在式 5.3 中定义的通气缺陷百分比正在成为一种通用的指标，在各种功能性 MRI 方法中得到应用，但首次应用超极化惰性气体 ^{3}He MRI 作为一种半自动化测量（Tustison et al.，2011；Kirby et al.，2012；He et al.，2016，2018）。多个研究小组已经证明了与肺功能测试（Kruger et al.，2014b；Mathew et al.，2012a；Virgincar et al.，2013）和疾病严重程度（Virgincar et al.，2013；de Lange et al.，2006；Kirby et al.，2014；Mummy et al.，2018）相比，通气缺陷百分比测量的可重复性（He et al.，2016，2018；Niles et al.，2013；de Lange et al.，2009；Kirby et al.，2011）和有效性。重要的是，一些研究现在已经直接比较了超极化惰性气体 ^{3}He 和 ^{129}Xe 关于通气缺陷百分比测量的可重复性和等效性。无论是 ^{3}He 还是 ^{129}Xe MRI 方法都显示出哮喘（Svenningsen et al.，2013）和慢性阻塞性肺疾病（Stewart et al.，2018）中高度可重复的缺陷，前者显示了支气管扩张前后的可逆性重复测量。值得注意的是，在相同个体中，超极化惰性气体 ^{129}Xe MRI 的通气缺陷百分比值偏向较大值，这可能归因于较高的氙气密度，但与肺疾病和严重程度的基本关系似乎在超极化惰性气体 ^{129}Xe MRI 中是等效的，甚至更加明显（Kirby et al.，2013b；Stewart et al.，2018）。虽然本章没有讨论，但 ^{129}Xe 在肺组织和血液中的相对高可溶性使气体交换的估算成为可能，从而进一步证明了这一技术的实用性（Mugler and Altes，2013）。

通气图像对应于自旋密度加权。用于超极化惰性气体 MRI 的大多数脉冲序列使用带有笛卡尔、螺旋和径向采集以及低翻转角（Wild et al.，2003）或与采集时间匹配的可变翻转角（Zhao and Albert，1998；Wild et al.，2006）的扰相梯度回波序列采集。以更有效地利用不可恢复的超极化惰性气体信号。常用的有 2D 多层面（de Lange et al. 1999；Wild et al.，2002）和 3D 体积（Wild et al.，2004；Holmes et al.，2008）扰相梯度回波序列成像（表 5.3）。

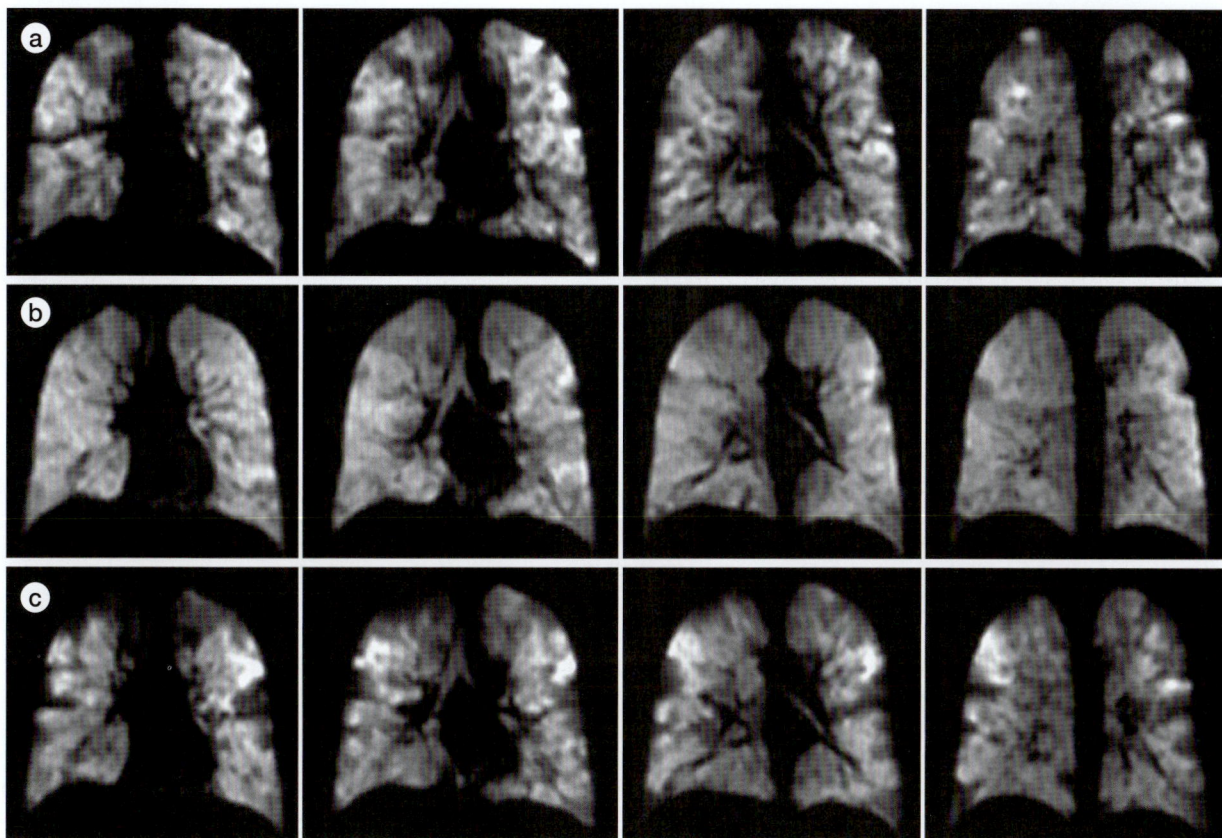

图 5.5　冠状位超极化惰性气体 ^{3}He MRI 图像，显示了一名慢性阻塞性肺疾病患者的情况。图中展示了典型的图像。在吸入超极化惰性气体后，通气良好的肺部区域呈明亮的白色，而通气不良的区域（称为"通气缺陷"）呈暗灰色 / 黑色。（a）基线（第 15 天）：ppFEV$_1$，62.2；通气缺陷百分比，48.4%。（b）干扰素治疗 4 周结束后（第 43 天）：ppFEV$_1$，83.0；通气缺陷百分比，17.4%。（c）安慰剂洗脱 2 周结束后（第 57 天）：ppFEV$_1$，71.6；通气缺陷百分比，40.9%（此图经许可改编自 Altes et al.，2017a）

表 5.3　超极化惰性气体 ^{129}Xe MRI 的参数

参数	2D	3D	3D 动态
脉冲序列	2D SPGR	3D SPGR	3D螺旋快速自旋回波 *（或混合非笛卡尔采集方法）
视野范围（cm）	40	40	32
相位视野范围（cm）	0.8～1	1.0	1.0
矩阵	96×96	128×128	128×128
像素尺寸（mm）	4×4	4×4	3×3
层数	15～20	14～17	13
层厚度（mm）	15	15	15
翻转角度（°）	9	变化值	10
重复时间 / 回波时间（ms）	8～20/2.2～4.2	6.7/1.5	23/0.05
带宽（kHz）	4～16	16	128

参数	2D	3D	3D 动态
1 L 混合气中 Xe 体积（mL）	300 ~ 1 000（剩余为 N_2 气）	500（剩余的 N_2 或 ^4He 气体）	1 000（> 99% ^{129}Xe 气体）
呼吸保持时间（s）	15 ~ 25	15	20

注：SPGR，扰相梯度回波序列。
* 该方法在 20 s 屏气情况下可获得 8 个三维帧，时间分辨率达 2.5 s。

体素通常是各向异性的，平面分辨率较高（2 ~ 4 mm），而切片分辨率较低（约 1 cm）。大多数用于动态通气的时间分辨方法使用连续的快速梯度回波采集和中心视图顺序，以便于更好地捕捉特定时间点的时间动态（Fischer et al., 2004; Horn et al., 2014）。虽然并行成像已经提出（Lee et al., 2006）和被应用（Dregely et al., 2013; Emami et al., 2013; Kadlecek et al., 2013），但是，大多数应用于临床的 MRI 系统在多通道和多核硬件方面存在挑战，因此这种技术的广泛应用受到了阻碍。研究人员已经探索了快速时间分辨的 2D 径向成像（Wild et al., 2003）、螺旋成像（Salerno et al., 2001; Doganay et al., 2018b）以及具有同向分辨率成像等 3D 径向的扰相梯度回波序列（Holmes et al.,2009），并研究了受约束容积重建方法（Holmes et al., 2009; O'Halloran et al., 2010; Ajraoui et al., 2013）。随着梯度性能的改善，bSSFP 已经成为可行的选择，bSSFP 的高数据采集效率和信噪比效率最近表现出良好的性能（Wild et al., 2006）。

2.2.2 氟化气体

首次提出使用氟化气体 MRI 来研究肺功能是 1982 年由 Heidelberger 和 Lauterbur 提出的（Heidelberger and Lauterbur, 1982）。用于通气成像的 ^{19}F 气体图像成功地采用了径向自由感应衰减（free induction decay, FID）型采集。此后，几个研究小组继续研究惰性 ^{19}F 化合物用于通气成像，最常用的是四氟甲烷（CF_4）、六氟化硫（SF_6）、六氟乙烷（C_2F_6）或 C_3F_8。对于通气成像，氟化气体是一个不错的选择，因为 ^{19}F 同位素是 100% 自然丰度，具有与 ^1H 相近的高旋磁比（Ruiz-Cabello et al., 2011）和短的 T1 恢复时间。此外，体内几乎没有背景氟元素；使用的氟化气体具有较低的水溶解度（Kuethe et al., 2000），使很少的气体扩散到血液中。与超极化惰性气体对比剂不同，氟化气体不需要超极化。这些气体在热平衡状态下使用，因此在多次呼吸研究的扩展成像中没有极化衰减。这些气体的总体成本相对较低，再加上这些成像优势，使 ^{19}F MRI 成为超极化惰性气体 MRI 的廉价替代品，用于直接成像肺部气体分布，特别适用于直接成像动态通气。

在 ^{19}F MRI 中最常用的气体是 SF_6 和 C_2F_6。这些分子各自具有 6 个对称的化学等效的氟原子。在 1.5 T 磁场强度附近，C_2F_6 的 T1 值和 T2 值都小于 6 ms，而 SF_6 的 T2 值甚至低至 2 ms。另外一种 ^{19}F 分子，C_3F_8，因为具有两个额外的氟原子，可以提供更高的自旋密度，所以也备受关注。然而，由于分子的非对称结构，不是所有的原子都是化学等效的。绑定到中心碳原子的两个额外原子在化学位移上与其他 6 个原子相比相差 48 ppm（约等于 369.10 mg/m^3，25 ℃ 下）。这导致了频率域内的化学位移离共振的图像偏移，必须仔细管理以避免图像失真（Laukemper-Ostendorf et al., 2002）。C_3F_8 的 T1 值和 T2 值同样较小，具体取决于气体浓度，通常在 8 ~ 16 ms（Chang and Conradi, 2006）。总体来说，^{19}F 气体中的 T1 弛豫主要受自旋 - 旋转相互作用的影响。T1 和 T2 的衰减时间都取决于气体本身的浓度，通常很短，大约在几毫秒的数量级上。较短的 T2 可以导致在脉冲激发和读取之间的横向信号显著衰减，特别是回波时间较长，但快速 T1 恢复允许更大的翻转角度，可以弥补这种信号的衰减，并有利于 UTE MRI 应用（表 5.4）。

对于静态和动态通气成像，2D FLASH 脉冲序列是最常用的，因为它们具有短的重复时间（repetition time, TR）和回波时间。然而，3D 径向方法具有 UTE 和高数据采集效率（表 5.4），在减轻 T2* 衰减的同时提供了更优越的信噪比，因为每单位时间内有大量信号平均值（Couch et al., 2013）。中心外径自由感应衰减采集已用于 3D 静态和动态通气成像（Kuethe et al., 2000; Couch et al., 2013; Kuethe et al. 1998）。最近的方法着重于 79% C_3F_8 和 21% O_2 的混合物，将 79% C_3F_8 和 21% O_2 混合在 1 L 的 Tedlar 袋中，

表 5.4　肺部 ¹⁹F- 氟化气体 MRI 的参数

参数	3D 屏气	3D 动态
脉冲序列	3D 径向 UTE*	3D 螺旋快速自旋回波 ** （或混合非笛卡尔采集方法）
视野范围 （cm）	40	32
相位视野范围 （cm）	0.8 ～ 1	1.0
矩阵	96×96	128×128
像素尺寸 （mm）	4×4	3×3
层数	15 ～ 20	13
层厚度 （mm）	15	15
翻转角度 （°）	9	10
重复时间 / 回波时间 （ms）	8 ～ 20/2.2 ～ 4.2	23/0.05
带宽 （kHz）	4 ～ 16	128
¹⁹F 剂量和体积 （mL）	每升气体中 79% 为 C_3F_8 （其余气体为 O_2）	79% C_3F_8 与 21% 氧气混合于 30 L 储气袋中
呼吸保持时间 （s）	15 ～ 25	20

注：UTE，超短回波时间；C_3F_8，全氟丙烷。
　　k 空间，傅里叶变化的频率空间，2D 螺旋被重新网格化，相比相位编码维度，通常具有各向异性的空间分辨率。
* 在球面几何上获得的径向投影，通常在空间频率 （即 k 空间） 上通过重新网格化重建到具有各向同性空间分辨率的笛卡尔坐标系上。
** 在 3D 空间进行相位编码步骤获得的 2D 平面回波。

然后受试者在屏气 15 s 的情况下吸入并进行成像，或者采用动态成像的方法，让受试者通过密闭面罩从一个 30 L 的储气袋中吸入混合气体，在自由呼吸的状态下成像 （Gutberlet et al., 2018）。后者允许进行气体冲洗，以便于捕捉更真实的区域通气，与固定的 15 s 的屏气相比更加逼真。气体冲洗的总采集时间约为 5 min （冲洗到肺部没有 ¹⁹F 气体为止） （表 5.5）。

表 5.5　用于通气成像的主要功能性 MRI 比较

	超极化惰性气体 ³He MRI	超极化惰性气体 ¹²⁹Xe MRI	¹⁹F MRI	氧增强 MRI	傅里叶分析 MRI
信噪比	高	高	低	低	中等
屏气或自由呼吸	屏气	屏气	均可	自由呼吸	自由呼吸
成本	非常高	中	中	低	低
硬件需求	高	高	中	低	低
研究性新药要求	需要	需要	需要	不需要	不需要
扫描时长	数秒	数秒	数秒到数分钟	10 ～ 20 min	10 ～ 20 min
测量	VV, VDP	VV, VDP	VDP, tau_out, FV	PSE, VDP, DPO₂, tau_in, tau_out, SV	VDP, FV

(续表)

	超极化惰性气体 ³He MRI	超极化惰性气体 ¹²⁹Xe MRI	¹⁹F MRI	氧增强 MRI	傅里叶分析 MRI
建立多中心 重复性	需要	不需要	不需要	不需要	不需要
权重要求	通气	通气和换气	通气	通气	通气和灌注
优势	能够纵向和介入性评估局部气肿/肺气肿和气道闭塞，且敏感度高	能够纵向和介入性评估局部气肿/肺气肿和气道闭塞，且敏感度高；能够评估气态和溶解相，以及气体交换的评估	能够纵向和介入性评估局部气肿/肺气肿和气道闭塞	可以使用传统线圈而无须额外的气体准备/硬件设施	可以使用传统线圈而无须额外的气体准备/硬件设施

注：VV，通气量；VDP，通气缺损百分比；tau_out，呼气时间常数；FV，分数通气；PSE，信号增强百分比；DPO$_2$，氧分压变化；tau_in，吸气时间常数；SV，特定通气。

3 肺通气 MRI 的临床研究

3.1 哮喘和慢性阻塞性肺疾病

超极化惰性气体 MRI 自从 21 世纪初作为一种医学成像技术出现以来，已经稳步发展成为一种用于评估慢性阻塞性肺疾病的成像方法。在哮喘患者中，通气缺陷百分比作为一种简单而强大的阻塞生物标志物已经显示出很大的潜力，与肺部结构和功能的 CT 图像具有良好的一致性（Fain et al.，2008）；区域性通气缺陷百分比与增加的气道壁厚度的部位相对应（Svenningsen et al.，2014），并且在 CT 成像中呈现出气体阻滞（Fain et al.，2008 #216；Capaldi 2016 #1466）。通气缺陷百分比还与哮喘急性发作（Mummy et al.，2018）和高水平的粒细胞（Svenningsen et al.，2018）相关联。作为一种半定量生物标志物，通气缺陷百分比有对患有不稳定疾病（Mummy et al.，2018）和炎症表型（Svenningsen et al.，2018）的群体进行表型分类的潜力，这表明超极化惰性气体 ¹²⁹Xe MRI 可以帮助减少新药试验的样本量。这得到了关于沙丁胺醇/沙丁胺醇支气管扩张（Svenningsen et al.，2013）、白三烯抑制（Kruger et al.，2014b；Niles et al.，2013）的若干盲目严格验证研究的支持，并且在生物治疗（Svenningsen and Nair，2017）中显示出希望。综上所述，这些构思良好的小范围初步试验表明通气缺陷百分比的强大作用，与全肺测试和临床对照问卷相比，超极化惰性气体 ¹²⁹Xe MRI 的通气缺陷百分比可以提供有用的通气区域测量，可以同时作为哮喘治疗和监测的生物标志物。

此外，通气缺损百分比提供的区域信息激发了新的治疗和机制方法，这些方法利用了 MRI 上的通气的区域特性和纵向成像安全性。具体而言，已经提出使用超极化惰性气体 MRI 进行图像引导的支气管热成形术（Cox et al.，2007；Thomen et al.，2015）、用于研究哮喘炎症和组织重塑的动态氧增强 MRI（Zha et al.，2018a；Mummy et al.，2018）以及用于慢性阻塞性肺疾病的瓣腔和瓣位置参与程度的特征化（Matin et al.，2017；Snell et al.，2003；Mata et al.，2011；Mathew et al.，2012a）。

在慢性阻塞性肺疾病中，超极化惰性气体 MRI 和氧增强 MRI 都做出了重要贡献。Ohno 等发现与健康正常受试者相比，气肺信号增强百分比（percent signal enhancement，PSE）在肺气肿受试者中较低且更不均匀（Ohno et al.，2002；Ohno and Hatabu，2007），并首创了用于检测肺弥散能力差异的动态氧增强 MRI（Ohno et al.，2002）。此外，后来有一项针对 160 名吸烟者的试验，该试验将通过氧增强 MRI 测量得到的 PSE，与通过 CT 测量得到的肺功能体积进行了比较（Ohno et al.，2008a）。结果显示，氧增强 MRI 测量所得结果与肺功能测试之间的相关性更好。而且，通过氧增强 MRI 测量得到的 PSE 与肺气肿的疾病严重程度分级存在相关性。

超极化惰性气体 MRI 已在慢性阻塞性肺疾病患者中进行了研究（Salerno et al.，2002；Kirby et al.，

2010；Virgincar et al.，2013），近年来越来越多的研究集中在儿童和成人的囊性纤维化（Mentore et al.，2005；Kirby et al.，2011；Paulin et al.，2014）。肺部 MRI 的最大优势也许在于描述疾病进展和严重性，即表型分型。在一项为期 2 年的慢性阻塞性肺疾病轻至中度患者的纵向研究中，通气缺陷百分比在 FEV_1 无显著变化的情况下增加，表明影像学可以检测到常规方法无法检测到的进展（Kirby et al.，2010）。与哮喘的研究结果类似，尤其是通气缺陷百分比与轻至中度慢性阻塞性肺疾病患者的严重恶化（如入院治疗加重）等严重结果相关，这种关联在常规测量方法（包括 CT）中并不明显（Kirby et al.，2014）。超极化惰性气体 MRI 慢性阻塞性肺疾病患者中的研究表明超极化惰性气体 MRI 有潜力用于识别在疾病进展的较早阶段最有可能出现严重后果的患者。这反过来可以使针对这些高风险个体进行的治疗更积极（Kirby et al.，2013a）。

3.2　利用动态功能 MRI 的临床研究

在希望更全面地表征通气的愿望基础上，已经引入了基于氧增强、^{19}F C_3F_8 和超极化惰性气体 ^{129}Xe MRI 的多种动态方法。最近，在慢性阻塞性肺疾病中进行的动态 ^{19}F MRI 研究表明，在呼吸早期和晚期不同时间点测量的通气缺陷百分比存在显著差异（图 5.6）。多个团队开创性使用氧增强（Naish et al.，2005；Ohno et al.，2002）和 ^{19}F MRI（Halaweish et al.，2013；Gutberlet et al.，2018）进行动态测量，包括廓清时间和区域 FV 测量，在哮喘（Naish et al.，2005）和慢性阻塞性肺疾病中（Ohno et al.，2002；Gutberlet et al.，2018）均表现出良好的可重复性及高敏感性。C_3F_8 气体信号洗出的 ^{19}F MRI 的动态建模导致高度可重复的 FV 和洗出时间测量。在这些研究中，来自 C_3F_8 洗出的动态建模导出的 FV 在慢性阻塞性肺疾病中明显减少，呈现出预期的区域性尖端优势，并与全球肺功能呈强烈相关性（Gutberlet et al.，2019）。

使用动态氧增强 MRI，对在甲胆碱挑战下的健康受试者进行了机械阻塞和特异性通气研究，以捕获使用数个氧气进出周期的时间课程来获取特异性通气。在类似的动态氧增强研究中，发现氧气充盈斜率与吸烟相关的慢性阻塞性肺疾病（Ohno et al.，2008b）和特发性肺间质纤维化（Muller et al.，2002）中的 $\%D_LCO$ 呈负相关。在一项关于轻度、中度和重度哮喘的小规模研究中，降低的氧气进入时间常数和平均峰值增强与更严重的病情相关（Kuo et al.，2014）。此外，在对肺容积减小手术候选者（Ohno et al.，2012）和哮喘患者（Ohno et al.，2011，2014）的研究中，氧增强 MRI 在检测治疗效应和疾病严重程度方面与肺功能测试、CT 或核医学研究相比表现出同等或更优的性能。有研究表明，OTF 具有高度可重复性（Triphan et al.，2017），受过敏原攻击的哮喘患者的 OTF 减小，且与支气管肺泡灌洗液中嗜酸性粒细胞的百分比相关（Renne et al.，2015a）。

同样，快速螺旋成像技术的进步使动态超极化惰性气体 ^{129}Xe MRI 能够在局部区域水平上与使用 ^{99m}Tc DTPA 的动态 V/P SPECT/CT 密切相关（Doganay et al.，2018a），前者将 MRI 的高空间分辨率优势与气体冲洗和洗脱时间的测量相结合，为该方法提供强有力的区域验证。这些方法表明了该领域的成熟，有可能在不久的将来可提供定量的区域通气测量技术。

3.3　儿科肺部疾病：囊性纤维化和哮喘

因没有电离辐射，肺部 MRI 成为囊性纤维化和哮喘这两种重要的儿科肺部疾病主要的临床研究技术。虽然儿童哮喘的研究受到了限制（Teague et al.，2014），但研究显示出在疾病早期检测通气缺陷百分比变化的潜力，可能有助于在儿童中安全应用新兴生物治疗方法（Altes et al.，2016），并提高对哮喘进入成年期进展的理解（Cadman et al.，2013）。

囊性纤维化是一种阻塞性肺部疾病，囊性纤维化中跨膜转导调节因子（cystic fibrosis transmembrane transduction regulator，*CFTR*）基因突变使中央气道黏液清除受损，导致感染、慢性炎症和黏液阻塞。该疾病的遗传起源在儿童患者中更为突出，慢性感染、炎症和气道黏液阻塞导致患者肺功能逐渐丧失。这些气道损伤机制的后果在囊性纤维化患者的监测中尤为明显，其中支气管扩张和黏液阻塞区域通常与灌注缺陷相对应，不幸的是，在疾病加重期或病情加重后这些缺陷往往更加明显（Wielputz et al.，2014）。在过去的 5 年里，引入了多种小分子"增益功能"药物疗法，为一些患者带来了希望（Graeber et al.，

2018），有望减少急性事件、稳定病情。

在囊性纤维化的研究中，包括质子和超极化惰性气体技术在内的多种方法在小规模研究中显示出了颇具有前景的结果。依伐卡托（ivacaftor）等小分子疗法的发展彻底改变了囊性纤维化的治疗。在一项小规模双盲安慰剂对照研究中，超极化惰性气体 ^{3}He MRI 在表征局部治疗反应方面初期就发挥了作用（Altes et al.，2017a）。超极化惰性气体 ^{3}He MRI 显示了在 4 周治疗后的强烈区域性反应，但有趣的是，在停药 2 周后，相同位置的缺陷再次出现（图 5.5）。观察到的模式表明肺部存在一种持续性损伤，虽然可以治疗，但可能无法完全逆转。小分子疗法越来越多地应用于年轻患者，其中影像方法在确定区域性反应方面具有价值（Altes et al.，2017a），特别是对于那些具有较不常见 *CFTR* 基因突变的患者，这些患者从针对更常见基因突变的药物中获益可能较小。最近，超极化惰性气体 ^{129}Xe 技术在研究年龄平均为 12 岁的囊性纤维化患者中显示出与疾病严重程度类似的关联（Thomen et al.，2017；Rayment et al.，

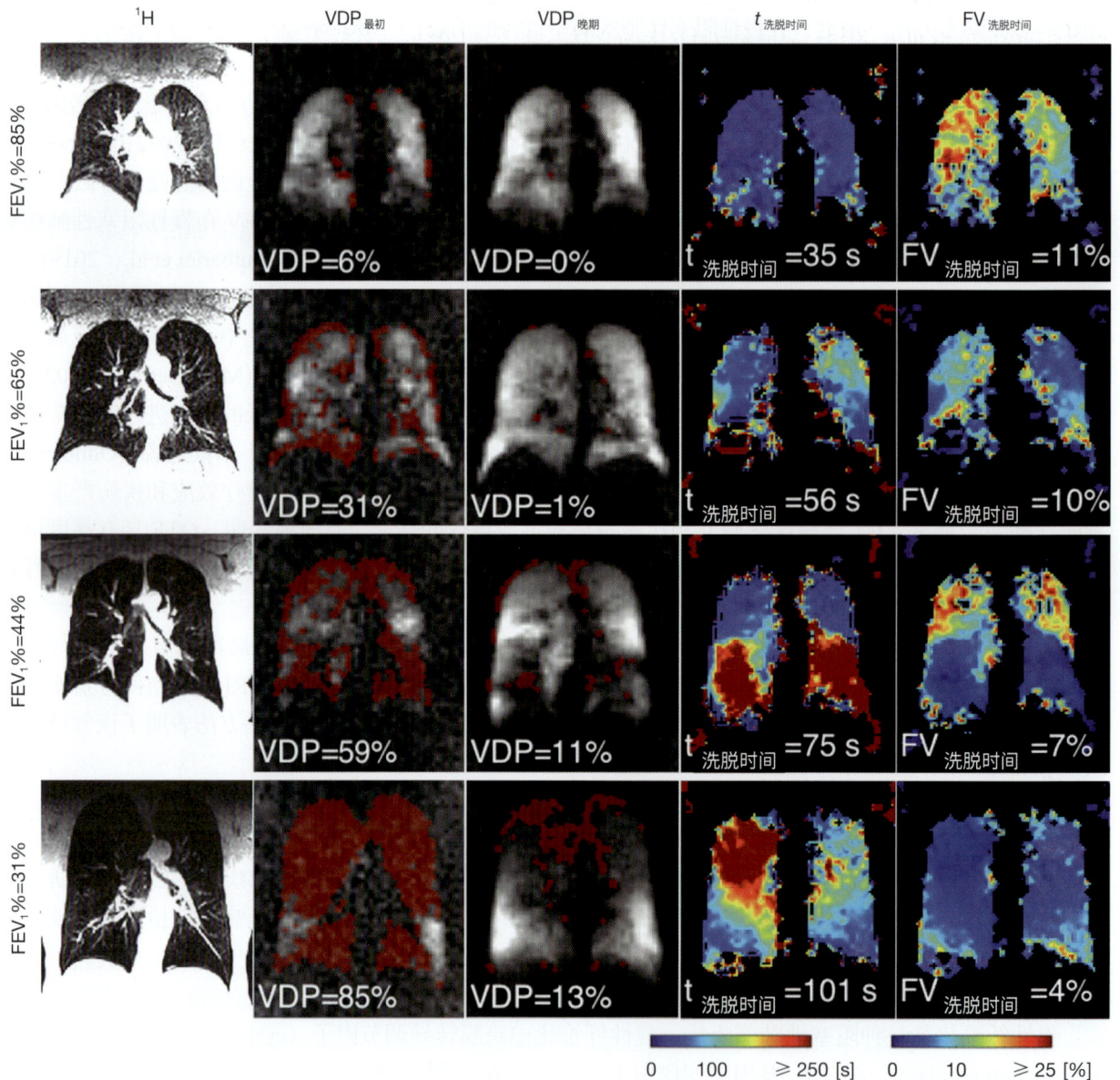

图 5.6　4 个代表性受试者的动态 ^{19}F MRI 参数的图像（从上到下分别对应 GOLD 分期 I ～ IV）以及用动态 ^{19}F 气体洗脱 MRI 评估洗脱时间和 FV 图。由于延迟充盈，早期和晚期呼吸时间点通气缺陷百分比（VDP）的测量结果显示肺部受累百分比显著不同，从左到右，随着疾病的进展，局部肺通气缺陷（红色区域）的异质性增加（此图经许可改编自 Gutberlet et al.，2018）

2019；Santyr et al.，2019）。除了在囊性纤维化中的显著作用外，黏液堵塞还被认为是哮喘中央气道阻塞的原因之一，这可以成为由影像引导的区域疗法的另一个目标（Dunican et al.，2018）。

质子基方法包括傅里叶分析和氧增强 MRI 方法，已应用于早期的囊性纤维化临床研究。虽然超极化惰性气体 MRI 在需要非常快速成像（在短时间内进行呼吸暂停或单个潮气息时）的非常年幼的儿童研究中具有优势（Altes et al.，2017b），但氧增强 MRI（Martini et al.，2018a，b）和傅里叶分析 MRI 使用的自由呼吸方法通常在儿童中耐受良好（Bauman et al.，2013a；Nyilas et al.，2018；Kaireit et al.，2017），并且在囊性纤维化中使用更广泛。使用矩阵铅笔技术估计 FV 的短期（1～2 天）重复性研究在 12 名平均年龄为 13 岁的囊性纤维化患者中表现得非常好（< 5% 的差异）（Bauman et al.，2013a；Nyilas et al.，2018）。使用可变形图像配准方法估计囊性纤维化患者中的通气使用质子信号强度（图 5.2）在初步研究中也显示出潜力（Pennati et al.，2018）。

2004 年，Jakob 等（Arnold et al.2004）使用 IR-FLASH 脉冲序列在 5 名正常人和 5 名囊性纤维化（Halaweish et al.，2013）患者的 FIO_2 不同条件下重复 T1 测量，直接测量了 OTF（O'Sullivan et al.，2014）。在正常人中，他们发现在缺氧条件下 T1 值分布均匀，在高氧条件下 T1 值分布较不均匀。囊性纤维化患者在缺氧条件下 T1 分布不均匀。在高氧条件下，疾病肺区域（根据灌注 MRI 测定）的 T1 值减小幅度小于相对正常肺区域。最近的研究结合了 OTF 和傅里叶分析技术，证实了这些结果，在平均年龄为 14 岁的 16 名囊性纤维化患者中进行了大规模的研究（Kaireit et al.，2017）。该研究包括使用高渗盐水治疗的干预，但未在治疗前后的图像中检测到与基线后 2 h 获取的图像之间的差异。这个结果与早期使用超极化惰性气体 ^{3}He MRI 进行高渗盐水干预的研究一致（Mentore et al.，2005）。动态 3D 氧增强 MRI 显示，ΔPO_2、洗入时间和洗出时间与 21 名囊性纤维化患者（中位年龄 25 岁）的肺功能检测严重程度及 CT Brody 评分相关（Martini et al.，2018a，b）。

使用通气缺陷百分比进行的氧增强 MRI 与 UTE（Zha et al.，2018b）也有潜力克服关于儿科患者 CT 剂量的担忧，并可能为囊性纤维化的更频繁纵向评估提供有用的辅助信息（Zha et al.，2019）。使用 UTE 的氧增强 MRI 另一个优点是通气加权测量与结构性 UTE MRI 的固有空间对齐（图 5.7）。这提供了一种在不涉及与参数图的配准相关的插值错误的情况下评估结构与功能关联的方法。例如，通过在 UTE 成像上可视化支气管扩张和气道阻塞的模式与来自 PSE 图的区域通气缺陷的半定量测量相对照，描绘了与结构异常区域相关的通气和灌注缺陷。

3.4　在肺癌中的应用

肺癌是全球癌症死亡的主要原因之一，80% 的肺癌是非小细胞肺癌，通常接受胸部放射治疗（radiation therapy，RT）。手术或放射治疗引起的肺功能丧失可能导致患者治疗后生活质量下降。

Ohno 等在 2001 年的研究显示，10 名癌症患者的平均 PSE 低于 7 名健康正常人，而 8 名癌症和肺气肿患者的 PSE 更低。为了分割局部通气缺陷，Nakagawa 等（2001）比较了 9 名癌症患者和 6 名肺栓塞患者的氧增强 MRI 和对比增强灌注 MRI。在肺栓塞中预期的 V/P 不匹配中观察到了典型的情况。在任何情况下都没有发现通气缺陷，即使在对比增强灌注 MRI 上显示了明显的灌注缺损区域。在 2005 年的一项对 30 名癌症患者的研究中，Ohno 等（2005）证明了氧增强 MRI 在预测术后肺功能 [以第 1 秒用力呼气容积（forced expiratory volume in one second，FEV_1）测量] 方面与 CT 和核素显像方面相同或更优越。

目前已有两种商用的 MRI 引导放射治疗系统推出：Eleka Unity（https://www.elekta.com/unity），使用飞利浦 1.5T MRI 系统；MRIdian ViewRay（https://viewray.com），使用西门子 0.35T MRI 系统。MRIdian ViewRay 是基于低场磁铁构建的，这对肺部 MRI 非常有利。将通气成像集成到放射治疗中，可以在增加肺肿瘤局部剂量的同时减少对健康通气肺组织的照射，这样可能会带来明显的临床效益。因此，越来越多的临床研究关注如何从 MRI 肺部图像中估算肺通气，以指导肺癌的放射治疗计划剂量。早期的工作采用超极化惰性气体 ^{3}He MRI 进行了研究（Ireland et al.，2007，2008；Bates et al.，2009；Hodge et al.，2010；Tahir et al.，2014；Cai et al.，2011）。最近，研究重点转向了首次引入 4D CT 的可变形图像

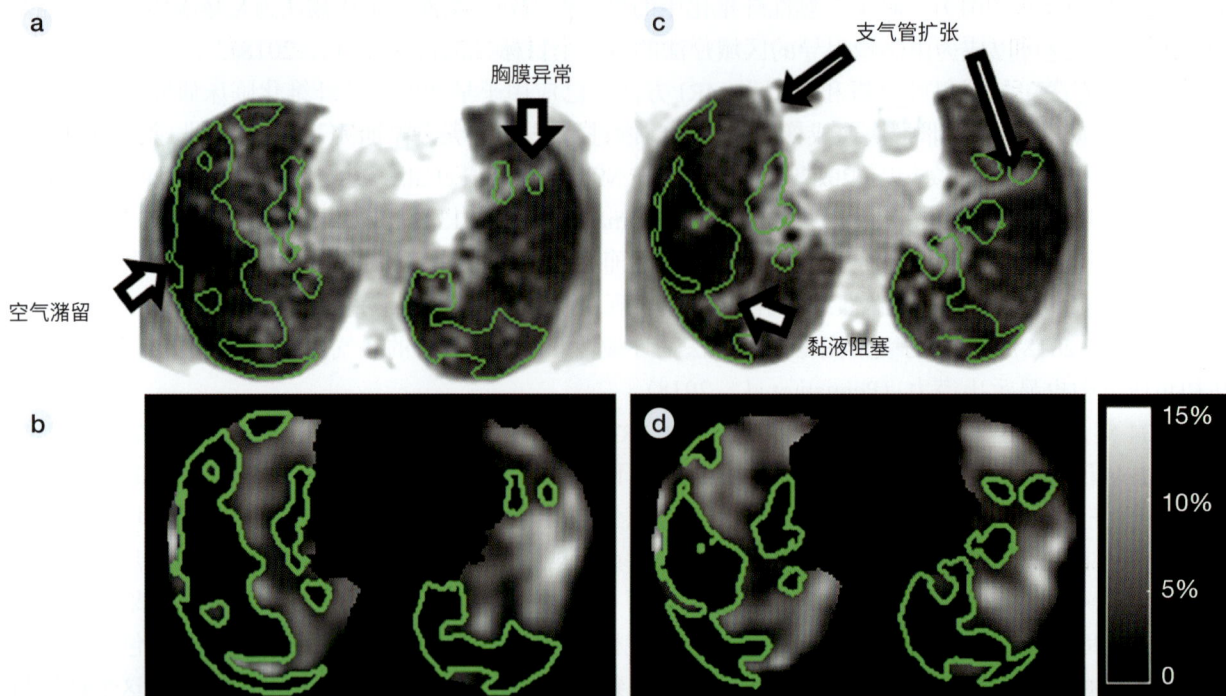

图 5.7　使用相同的 UTE 图像生成的氧增强 MRI 在空间上是配准的。对比 37 岁患有囊性纤维化的女性的 UTE MRI（a 和 c），与氧增强 MRI 上的 PSE 缺陷（b 和 d）之间的空间关联同时展示了形态学异常（空气潴留、胸膜异常、支气管扩张——箭头）和生理异常（通气缺陷——绿色轮廓）。颜色条表示信号增强百分比（PSE）（此图经许可引自 Torres et al.，2019）

配准技术，该技术使用雅可比矩阵来估算区域通气，并与超极化惰性气体 ^{129}Xe MRI 进行比较（Tahir et al.，2018）。UTE MRI 的发展引入了类似的可变形图像配准技术，也使用雅可比矩阵来估算区域通气，类似于 4D CT。将这些技术应用于 MRI 引导的放射治疗系统将允许跟踪每次放射治疗中的通气变化。

4　肺通气 MRI 的总结

　　近年来，成人和儿童的前瞻性临床研究已经大量增加，上述多种 MRI 通气对比方法已经得到广泛应用。这些方法具有交叠的优点和缺点，已被证明在可行性、可重复性和与全局及其他基于图像的功能成像方法的有效性方面都是可行的。总体而言，MRI 技术在研究对 CT 成为主要关注的新疗法的响应方面发挥着重要作用。将 MRI 方法整合到跨中心的治疗监测中的主要障碍是标准化。

　　用于测量区域通气的各种 MRI 方法具有不同的优点和缺点。超极化惰性气体 MRI 技术提供高信噪比，可用于短时间屏气成像，并且在 ^{3}He 的情况下，已在多中心研究中的可重复性方面有着良好的记录（Niles et al.，2013）。对于所有其他技术来说，多中心可重复性仍然是一个挑战，尽管已经开展了一些研究，至少一个专家小组设定了明确的目标，即改进并开发使用超极化惰性气体 ^{129}Xe 的定量生物标志物的标准（https://cpir.cchmc.org/XeMRICTC）。鉴于其他 MRI 检查的巨大优势主要体现在成本和复杂性的降低，因此有必要在多中心网络中建立实用性的类似工作。在短期内，不同的方法可能在不同的应用中具有实用性，具体取决于硬件的可用性以及 MRI 扫描仪的型号，因为疾病人群的获取并不总是与先进的技术相对应。从长远来看，建立使用 MRI 进行肺通气成像的单一方法将需要研究和临床的大力合作和投资，这将取决于肺通气 MRI 的强烈的临床需求出现，最有可能出现在儿科疾病的应用中。

　　最近，通过将超极化惰性气体 ^{3}He MRI 上通气缺陷百分比生物标志物与哮喘控制问卷（asthma control questionnaire，ACQ）的最小临床重要差异相锚定，从横断面研究数据中（Eddy et al.，2018）估计出其最小临床重要差异为 4%。该值表明，通气缺陷百分比的敏感性与预测的 FEV_1% 相当，并且考虑到直接区域信息和使用更密集的 ^{129}Xe 气体可能具有更高敏感性的其他优点，通气缺陷百分比似乎很有可能成为哮喘临床治疗试验的潜在终点。

　　总体来说，该领域普遍缺乏大规模的可重复性研究，这应该是未来研究工作的重点。关于哪些技术可以用于临床以及在什么情况下使用，缺乏明确的方向。一般来说，功能性肺部 MRI 方法的研究将不仅仅限于 MRI 开发的专业机构，这也更好地阐释本章所介绍技术的性能和相对优劣势。总之，功能性肺部 MRI 的进步使肺通气 MRI 研究处于该领域的前沿，从而提高了临床相关研究的潜力，特别是改善儿童肺部疾病的治疗。

译者：吴维，孙勤学，李强

术语表

ACQ	asthma control questionnaire 哮喘控制问卷	MRI	magnetic resonance imaging 磁共振成像
CF	cystic fibrosis 囊性纤维化	OE	oxygen enhanced 氧增强
CNR	contrast-to-noise ratio 对比度与噪声比	OTF	oxygen transfer function 氧气交换函数
COPD	chronic obstructive pulmonary disease 慢性阻塞性肺疾病	PFT	pulmonary function test 肺功能测试
CT	computed tomography 计算机断层扫描	RT	radiation therapy 放射治疗
DIR	deformable image registration 变形图像配准	SNR	signal-to-noise ratio 信噪比
FD	Fourier decomposition 傅里叶分解	SV	specific ventilation 特定通气量
FEV_1	forced expiratory volume in 1 second 第 1 秒用力呼气容积	SPGR	spoiled gradient echo 扰相梯度回波序列
FIO_2	fractional (concentration) inhaled oxygen 吸入氧分数（浓度）	SSFSE	single shot fast spin echo 单次激发快速自旋回波
FRC	functional residual capacity 功能余气量	T1	longitudinal recovery time 纵向恢复时间
FSE	fast spin echo 快速自旋回波	T2*	nonrecoverable transverse signal decay time 不可恢复的横向信号衰减时间
FV	fractional ventilation 分数通气量	TE	echo time 回波时间
FVC	forced vital capacity 用力肺活量	TLC	total lung capacity 肺总容量
FLASH	fast low-angle shot 快速小角度	UTE	ultrashort echo time 超短回波时间
Gd	gadolinium 钆	VDP	ventilation defect percent 通气缺陷百分比
^3He	helium-3 氦 -3	V_f	volume of fresh air 新鲜空气容积

(续表)

HP	hyperpolarization 超极化	V/P	ventilation-to-perfusion 通气/灌注
ICC	intra-class correlation coefficient 组内相关系数	Vr	reference volume 参考体积
IR	inversion recovery 反转恢复	VV	ventilated volume 通气
MCID	minimum clinically important difference 最小临床重要差异	^{129}Xe	xenon-129 氙 -129

参考文献

Ajraoui S, Parra-Robles J, Wild JM (2013) Incorporation of prior knowledge in compressed sensing for faster acquisition of hyperpolarized gas images. Magn Reson Med 69(2):360–369. https://doi.org/10.1002/mrm.24252.

Altes TA, Gersbach JC, Mata JF, Mugler JPM III, Brookeman JR, Lange EE (2007) Evaluation of the safety of hyperpolarized helium-3 gas as an inhaled contrast agent for MRI. Proc Intl Soc Mag Reson Med 15:1305. Seattle, WA.

Altes TA, Johnson M, Fidler M, Botfield M, Tustison NJ, Leiva-Salinas C, de Lange EE, Froh D, Mugler JP 3rd (2017a) Use of hyperpolarized helium-3 MRI to assess response to ivacaftor treatment in patients with cystic fibrosis. J Cyst Fibros 16(2):267–274. https://doi.org/10.1016/j.jcf.2016.12.004.

Altes TA, Mata J, de Lange EE, Brookeman JR, Mugler JP 3rd (2006) Assessment of lung development using hyperpolarized helium-3 diffusion MR imaging. J Magn Reson Imaging 24(6):1277–1283. https://doi.org/10.1002/jmri.20723.

Altes TA, Meyer CH, Mata JF, Froh DK, Paget-Brown A, Gerald Teague W, Fain SB, de Lange EE, Ruppert K, Botfield MC, Johnson MA, Mugler JP 3rd (2017b) Hyperpolarized helium-3 magnetic resonance lung imaging of non-sedated infants and young children: a proof-of-concept study. Clin Imaging 45:105–110. https://doi.org/10.1016/j.clinimag.2017.04.004.

Altes TA, Mugler JP 3rd, Ruppert K, Tustison NJ, Gersbach J, Szentpetery S, Meyer CH, de Lange EE, Teague WG (2016) Clinical correlates of lung ventilation defects in asthmatic children. J Allergy Clin Immunol 137(3):789–796. e787. https://doi.org/10.1016/j.jaci.2015.08.045.

Arai TJ, Horn FC, Sa RC, Rao MR, Collier GJ, Theilmann RJ, Prisk GK, Wild JM (2018) Comparison of quantitative multiple-breath specific ventilation imaging using colocalized 2D oxygen-enhanced MRI and hyperpolarized (3)He MRI. J Appl Physiol 125(5):1526–1535. https://doi.org/10.1152/japplphysiol.00500.2017.

Arnold JF, Fidler F, Wang T, Pracht ED, Schmidt M, Jakob PM (2004) Imaging lung function using rapid dynamic acquisition of T1-maps during oxygen enhancement. MAGMA 16(5):246–253. https://doi.org/10.1007/s10334-004-0034-z.

Bates EL, Bragg CM, Wild JM, Hatton MQ, Ireland RH (2009) Functional image-based radiotherapy planning for non-small cell lung cancer: A simulation study. Radiother Oncol 93(1):32–36. https://doi.org/10.1016/j.radonc.2009.05.018.

Bauman G, Bieri O (2017) Matrix pencil decomposition of time-resolved proton MRI for robust and improved assessment of pulmonary ventilation and perfusion. Magn Reson Med 77(1):336–342. https://doi.org/10.1002/mrm.26096.

Bauman G, Puderbach M, Deimling M, Jellus V, Chefd'hotel C, Dinkel J, Hintze C, Kauczor HU, Schad LR (2009) Non-contrast-enhanced perfusion and ventilation assessment of the human lung by means of fourier decomposition in proton MRI. Magn Reson Med 62(3):656–664. https://doi.org/10.1002/mrm.22031.

Bauman G, Puderbach M, Heimann T, Kopp-Schneider A, Fritzsching E, Mall MA, Eichinger M (2013a) Validation of Fourier decomposition MRI with dynamic contrast-enhanced MRI using visual and automated scoring of pulmonary perfusion in young cystic fibrosis patients. Eur J Radiol 82(12):2371–2377. https://doi.org/10.1016/j.ejrad.2013.08.018.

Bauman G, Pusterla O, Bieri O (2019) Functional lung imaging with transient spoiled gradient echo. Magn Reson Med 81(3):1915–1923. https://doi.org/10.1002/mrm.27535.

Bauman G, Pusterla O, Santini F, Bieri O (2018) Dynamic and steady-state oxygen-dependent lung relaxometry using inversion recovery ultra-fast steady-state free precession imaging at 1.5 T. Magn Reson Med 79(2):839–845. https://doi.

org/10.1002/mrm.26739.

Bauman G, Scholz A, Rivoire J, Terekhov M, Friedrich J, de Oliveira A, Semmler W, Schreiber LM, Puderbach M (2013b) Lung ventilation- and perfusion-weighted Fourier decomposition magnetic resonance imaging: in vivo validation with hyperpolarized 3He and dynamic contrast-enhanced MRI. Magn Reson Med 69(1):229–237. https://doi.org/10.1002/mrm.24236.

Brennan D, Schubert L, Diot Q, Castillo R, Castillo E, Guerrero T, Martel MK, Linderman D, Gaspar LE, Miften M, Kavanagh BD, Vinogradskiy Y (2015) Clinical validation of 4-dimensional computed tomography ventilation with pulmonary function test data. Int J Radiat Oncol Biol Phys 92(2):423–429. https://doi.org/10.1016/j.ijrobp.2015.01.019.

Cadman RV, Lemanske RF Jr, Evans MD, Jackson DJ, Gern JE, Sorkness RL, Fain SB (2013) Pulmonary 3He magnetic resonance imaging of childhood asthma. J Allergy Clin Immunol 131(2):369–376. e361–365. https://doi.org/10.1016/j.jaci.2012.10.032.

Cai J, McLawhorn R, Altes TA, de Lange E, Read PW, Larner JM, Benedict SH, Sheng K (2011) Helical tomotherapy planning for lung cancer based on ventilation magnetic resonance imaging. Med Dosim 36(4):389–396. https://doi.org/10.1016/j.meddos.2010.09.008.

Capaldi DP, Sheikh K, Guo F, Svenningsen S, Etemad-Rezai R, Coxson HO, Leipsic JA, McCormack DG, Parraga G (2015) Free-breathing pulmonary 1H and hyperpolarized 3He MRI: comparison in COPD and bronchiectasis. Acad Radiol 22(3):320–329. https://doi.org/10.1016/j.acra.2014.10.003.

Capaldi DP, Zha N, Guo F, Pike D, McCormack DG, Kirby M, Parraga G (2016) Pulmonary Imaging Biomarkers of Gas Trapping and Emphysema in COPD: (3)He MR Imaging and CT Parametric Response Maps. Radiology 279(2):597–608. https://doi.org/10.1148/radiol.2015151484.

Capaldi DPI, Eddy RL, Svenningsen S, Guo F, Baxter JSH, McLeod AJ, Nair P, McCormack DG, Parraga G, Canadian Respiratory Research N (2018) Free-breathing pulmonary MR imaging to quantify regional ventilation. Radiology 287(2):693–704. https://doi.org/10.1148/radiol.2018171993.

Castillo E, Castillo R, Vinogradskiy Y, Guerrero T (2017) The numerical stability of transformation-based CT ventilation. Int J Comput Assist Radiol Surg 12(4):569–580. https://doi.org/10.1007/s11548-016-1509-x.

Chang YV, Conradi MS (2006) Relaxation and diffusion of perfluorocarbon gas mixtures with oxygen for lung MRI. J Magn Reson 181(2):191–198. https://doi.org/10.1016/j.jmr.2006.04.003.

Chen Q, Jakob PM, Griswold MA, Levin DL, Hatabu H, Edelman RR (1998) Oxygen enhanced MR ventilation imaging of the lung. MAGMA 7(3):153–161.

Chen Q, Levin DL, Kim D, David V, McNicholas M, Chen V, Jakob PM, Griswold MA, Goldfarb JW, Hatabu H, Edelman RR (1999) Pulmonary disorders: ventilation-perfusion MR imaging with animal models. Radiology 213(3):871–879. https://doi.org/10.1148/radiology.213.3.r99dc31871.

Couch MJ, Ball IK, Li T, Fox MS, Littlefield SL, Biman B, Albert MS (2013) Pulmonary ultrashort echo time 19F MR imaging with inhaled fluorinated gas mixtures in healthy volunteers: feasibility. Radiology 269(3):903–909. https://doi.org/10.1148/radiol.13130609.

Cox G, Thomson NC, Rubin AS, Niven RM, Corris PA, Siersted HC, Olivenstein R, Pavord ID, McCormack D, Chaudhuri R, Miller JD, Laviolette M, Group AIRTS (2007) Asthma control during the year after bronchial thermoplasty. N Engl J Med 356(13):1327–1337. https://doi.org/10.1056/NEJMoa064707.

de Lange EE, Altes TA, Patrie JT, Battiston JJ, Juersivich AP, Mugler JP 3rd, Platts-Mills TA (2009) Changes in regional airflow obstruction over time in the lungs of patients with asthma: evaluation with 3He MR imaging. Radiology 250(2):567–575. https://doi.org/10.1148/radiol.2502080188.

de Lange EE, Altes TA, Patrie JT, Gaare JD, Knake JJ, Mugler JP 3rd, Platts-Mills TA (2006) Evaluation of asthma with hyperpolarized helium-3 MRI: correlation with clinical severity and spirometry. Chest 130(4):1055–1062. https://doi.org/10.1378/chest.130.4.1055.

de Lange EE, Mugler JP 3rd, Brookeman JR, Knight-Scott J, Truwit JD, Teates CD, Daniel TM, Bogorad PL, Cates GD (1999) Lung air spaces: MR imaging evaluation with hyperpolarized 3He gas. Radiology 210(3):851–857. https://doi.org/10.1148/radiology.21 0.3.r99fe08851.

Dietrich O, Attenberger UI, Ingrisch M, Maxien D, Peller M, Nikolaou K, Reiser MF (2010) Analysis of signal dynamics in oxygen-enhanced magnetic resonance imaging. Investig Radiol 45(4):165–173. https://doi.org/10.1097/RLI.0b013e3181cd74e2.

Dietrich O, Losert C, Attenberger U, Fasol U, Peller M, Nikolaou K, Reiser MF, Schoenberg SO (2005) Fast oxygen-enhanced multislice imaging of the lung using parallel acquisition techniques. Magn Reson Med 53(6):1317–1325. https://doi.org/10.1002/mrm.20495.

Doganay O, Matin T, Chen M, Kim M, McIntyre A, McGowan DR, Bradley KM, Povey T, Gleeson FV (2018a) Time-series hyperpolarized xenon-129 MRI of lobar lung ventilation of COPD in comparison to V/Q-SPECT/CT and CT. Eur Radiol. https://doi.org/10.1007/s00330-018-5888-y.

Doganay O, Matin TN, McIntyre A, Burns B, Schulte RF, Gleeson FV, Bulte D (2018b) Fast dynamic ventilation MRI of hyperpolarized (129) Xe using spiral imaging. Magn Reson Med 79(5):2597–2606. https://doi.org/10.1002/mrm.26912.

Dregely I, Ruset IC, Wiggins G, Mareyam A, Mugler JP 3rd, Altes TA, Meyer C, Ruppert K, Wald LL, Hersman FW (2013) 32-channel phased-array receive with asymmetric birdcage transmit coil for hyperpolarized xenon-129 lung imaging. Magn Reson Med 70(2):576–583. https://doi.org/10.1002/mrm.24482.

Driehuys B, Martinez-Jimenez S, Cleveland ZI, Metz GM, Beaver DM, Nouls JC, Kaushik SS, Firszt R, Willis C, Kelly KT, Wolber J, Kraft M, McAdams HP (2012) Chronic obstructive pulmonary disease: safety and tolerability of hyperpolarized 129Xe MR imaging in healthy volunteers and patients. Radiology 262(1):279–289. https://doi.org/10.1148/radiol.11102172.

Dripps RD, Comroe JH (1947) The effect of inhalation of high and of low oxygen concentration upon human respiration and circulation. Am J Med Sci 213(2):248.

Dunican EM, Elicker BM, Gierada DS, Nagle SK, Schiebler ML, Newell JD, Raymond WW, Lachowicz-Scroggins ME, Di Maio S, Hoffman EA, Castro M, Fain SB, Jarjour NN, Israel E, Levy BD, Erzurum SC, Wenzel SE, Meyers DA, Bleecker ER, Phillips BR, Mauger DT, Gordon ED, Woodruff PG, Peters MC, Fahy JV, National Heart L, Blood Institute Severe Asthma Research P (2018) Mucus plugs in patients with asthma linked to eosinophilia and airflow obstruction. J Clin Invest 128(3):997–1009. https://doi.org/10.1172/JCI95693.

Ebner L, Kammerman J, Driehuys B, Schiebler ML, Cadman RV, Fain SB (2017) The role of hyperpolarized (129)xenon in MR imaging of pulmonary function. Eur J Radiol 86:343–352. https://doi.org/10.1016/j.ejrad.2016.09.015.

Eddy RL, Svenningsen S, McCormack DG, Parraga G (2018) What is the minimal clinically important difference for helium-3 magnetic resonance imaging ventilation defects? Eur Respir J 51(6). https://doi.org/10.1183/13993003.00324-2018.

Edelman RR, Hatabu H, Tadamura E, Li W, Prasad PV (1996) Noninvasive assessment of regional ventilation in the human lung using oxygen-enhanced magnetic resonance imaging. Nat Med 2(11):1236–1239.

Emami K, Xu Y, Hamedani H, Profka H, Kadlecek S, Xin Y, Ishii M, Rizi RR (2013) Accelerated fractional ventilation imaging with hyperpolarized Gas MRI. Magn Reson Med. https://doi.org/10.1002/mrm.24582.

Fain S, Schiebler ML, McCormack DG, Parraga G (2010) Imaging of lung function using hyperpolarized helium-3 magnetic resonance imaging: Review of current and emerging translational methods and applications. J Magn Reson Imaging 32(6):1398–1408. https://doi.org/10.1002/jmri.22375.

Fain SB, Gonzalez-Fernandez G, Peterson ET, Evans MD, Sorkness RL, Jarjour NN, Busse WW, Kuhlman JE (2008) Evaluation of structure-function relationships in asthma using multidetector CT and hyperpolarized He-3 MRI. Acad Radiol 15(6):753–762. https://doi.org/10.1016/j.acra.2007.10.019.

Fischer A, Weick S, Ritter CO, Beer M, Wirth C, Hebestreit H, Jakob PM, Hahn D, Bley T, Kostler H (2014) SElf-gated Non-Contrast-Enhanced FUnctional Lung imaging (SENCEFUL) using a quasi-random fast low-angle shot (FLASH) sequence and proton MRI. NMR Biomed 27(8):907–917. https://doi.org/10.1002/nbm.3134.

Fischer MC, Spector ZZ, Ishii M, Yu J, Emami K, Itkin M, Rizi R (2004) Single-acquisition sequence for the measurement of oxygen partial pressure by hyperpolarized gas MRI. Magn Reson Med 52(4):766–773. https://doi.org/10.1002/mrm.20239.

Freeman MS, Emami K, Driehuys B (2014) Characterizing and modeling the efficiency limits in large-scale production of hyperpolarized (129)Xe. Phys Rev A 90(2):023406.

Glenny RW (2009) Determinants of regional ventilation and blood flow in the lung. Intensive Care Med 35(11):1833–1842. https://doi.org/10.1007/s00134-009-1649-3.

Graeber SY, Dopfer C, Naehrlich L, Gyulumyan L, Scheuermann H, Hirtz S, Wege S, Mairbaurl H, Dorda M, Hyde R, Bagheri-Hanson A, Rueckes-Nilges C, Fischer S, Mall MA, Tummler B (2018) effects of lumacaftor-ivacaftor therapy on cystic fibrosis transmembrane conductance regulator function in Phe508del homozygous patients with cystic fibrosis. Am J Respir Crit Care Med 197(11):1433–1442. https://doi.org/10.1164/rccm.201710-1983OC.

Gutberlet M, Kaireit TF, Voskrebenzev A, Kern AL, Obert A, Wacker F, Hohlfeld JM, Vogel-Claussen J (2019) Repeatability of regional lung ventilation quantification using fluorinated ((19)F) gas magnetic resonance imaging. Acad Radiol 26(3):395–403. https://doi.org/10.1016/j.acra.2018.10.021.

Gutberlet M, Kaireit TF, Voskrebenzev A, Lasch F, Freise J, Welte T, Wacker F, Hohlfeld JM, Vogel-Claussen J (2018) Free-breathing dynamic (19)F gas MR imaging for mapping of regional lung ventilation in patients with COPD. Radiology 286(3):1040–1051. https://doi.org/10.1148/radiol.2017170591.

Halaweish AF, Moon RE, Foster WM, Soher BJ, McAdams HP, MacFall JR, Ainslie MD, MacIntyre NR, Charles HC (2013) Perfluoropropane gas as a magnetic resonance lung imaging contrast agent in humans. Chest 144(4):1300–1310. https://doi.org/10.1378/chest.12-2597.

Hatabu H, Tadamura E, Chen Q, Stock KW, Li W, Prasad PV, Edelman RR (2001) Pulmonary ventilation: dynamic MRI with inhalation of molecular oxygen. Eur J Radiol 37(3):172–178.

He M, Driehuys B, Que LG, Huang YT (2016) Using hyperpolarized (129)Xe MRI to quantify the pulmonary ventilation distribution. Acad Radiol 23(12):1521–1531. https://doi.org/10.1016/j.acra.2016.07.014.

He M, Zha W, Tan F, Rankine L, Fain S, Driehuys B (2018) A comparison of two hyperpolarized (129)Xe MRI ventilation quantification pipelines: the effect of signal to noise ratio. Acad Radiol. https://doi.org/10.1016/j.acra.2018.08.015.

Heidelberger E, Lauterbur E (1982) PC gas phase 19F-NMR zeugmatography: a new approach to lung ventilation imaging. In: Proceedings of the 1st Annual Meeting ISMRM, Boston, MA.

Hersman FW, Ruset IC, Ketel S, Muradian I, Covrig SD, Distelbrink J, Porter W, Watt D, Ketel J, Brackett J, Hope A, Patz S (2008) Large production system for hyperpolarized 129Xe for human lung imaging studies. Acad Radiol 15(6):683–692. https://doi.org/10.1016/j.acra.2007.09.020.

Hodge CW, Tome WA, Fain SB, Bentzen SM, Mehta MP (2010) On the use of hyperpolarized helium MRI for conformal avoidance lung radiotherapy. Med Dosim 35(4):297–303. https://doi.org/10.1016/j.meddos.2009.09.004.

Holmes JH, O'Halloran RL, Brodsky EK, Bley TA, Francois CJ, Velikina JV, Sorkness RL, Busse WW, Fain SB (2009) Three-dimensional imaging of ventilation dynamics in asthmatics using multiecho projection acquisition with constrained reconstruction. Magn Reson Med 62(6):1543–1556. https://doi.org/10.1002/mrm.22150.

Holmes JH, O'Halloran RL, Brodsky EK, Jung Y, Block WF, Fain SB (2008) 3D hyperpolarized He-3 MRI of ventilation using a multi-echo projection acquisition. Magn Reson Med 59(5):1062–1071. https://doi.org/10.1002/mrm.21437.

Hopkins SR, Henderson AC, Levin DL, Yamada K, Arai T, Buxton RB, Prisk GK (2007) Vertical gradients in regional lung density and perfusion in the supine human lung: the Slinky effect. J Appl Physiol 103(1):240–248. https://doi.org/10.1152/japplphysiol.01289.2006.

Horn FC, Deppe MH, Marshall H, Parra-Robles J, Wild JM (2014) Quantification of regional fractional ventilation in human subjects by measurement of hyperpolarized 3He washout with 2D and 3D MRI. J Appl Physiol 116(2):129–139. https://doi.org/10.1152/japplphysiol.00378.2013.

Ireland RH, Bragg CM, McJury M, Woodhouse N, Fichele S, van Beek EJ, Wild JM, Hatton MQ (2007) Feasibility of image registration and intensity-modulated radiotherapy planning with hyperpolarized helium-3 magnetic resonance imaging for non-small-cell lung cancer. Int J Radiat Oncol Biol Phys 68(1):273–281. https://doi.org/10.1016/j.ijrobp.2006.12.068.

Ireland RH, Woodhouse N, Hoggard N, Swinscoe JA, Foran BH, Hatton MQ, Wild JM (2008) An image acquisition and registration strategy for the fusion of hyperpolarized helium-3 MRI and x-ray CT images of the lung. Phys Med Biol 53(21):6055–6063. https://doi.org/10.1088/0031-9155/53/21/011.

Jakob PM, Hillenbrand CM, Wang T, Schultz G, Hahn D, Haase A (2001) Rapid quantitative lung (1)H T(1) mapping. J Magn Reson Imaging 14(6):795–799. https://doi.org/10.1002/jmri.10024.

Jakob PM, Wang T, Schultz G, Hebestreit H, Hebestreit A, Hahn D (2004) Assessment of human pulmonary function using oxygen-enhanced T(1) imaging in patients with cystic fibrosis. Magn Reson Med 51(5):1009–1016. https://doi.org/10.1002/mrm.20051.

Johnson KM, Fain SB, Schiebler ML, Nagle S (2012) Optimized 3D ultrashort echo time pulmonary MRI. Magn Reson Med. https://doi.org/10.1002/mrm.24570.

Kadlecek S, Hamedani H, Xu Y, Emami K, Xin Y, Ishii M, Rizi R (2013) Regional alveolar partial pressure of oxygen measurement with parallel accelerated hyperpolarized gas MRI. Acad Radiol 20(10):1224–1233. https://doi.org/10.1016/j.acra.2013.07.002.

Kaireit TF, Gutberlet M, Voskrebenzev A, Freise J, Welte T, Hohlfeld JM, Wacker F, Vogel-Claussen J (2018) Comparison of quantitative regional ventilation-weighted fourier decomposition MRI with dynamic fluorinated gas washout MRI and lung function testing in COPD patients. J Magn Reson Imaging 47(6):1534–1541. https://doi.org/10.1002/jmri.25902.

Kaireit TF, Sorrentino SA, Renne J, Schoenfeld C, Voskrebenzev A, Gutberlet M, Schulz A, Jakob PM, Hansen G, Wacker F, Welte T, Tummler B, Vogel-Claussen J (2017) Functional lung MRI for regional monitoring of patients with cystic fibrosis. PLoS One 12(12):e0187483. https://doi.org/10.1371/journal.pone.0187483.

Kirby M, Eddy RL, Pike D, Svenningsen S, Coxson HO, Sin DD, McCormack DG, Parraga G, Canadian Respiratory Research N (2017) MRI ventilation abnormalities predict quality-of-life and lung function changes in mild-to-moderate COPD: longitudinal TINCan study. Thorax 72(5):475–477. https://doi.org/10.1136/thoraxjnl-2016-209770.

Kirby M, Heydarian M, Svenningsen S, Wheatley A, McCormack DG, Etemad-Rezai R, Parraga G (2012) Hyperpolarized 3He magnetic resonance functional imaging semiautomated segmentation. Acad Radiol 19(2):141–152. https://doi.org/10.1016/j.acra.2011.10.007.

Kirby M, Kanhere N, Etemad-Rezai R, McCormack DG, Parraga G (2013a) Hyperpolarized helium-3 magnetic resonance imaging of chronic obstructive pulmonary disease exacerbation. J Magn Reson Imaging 37(5):1223–1227. https://doi.org/10.1002/jmri.23896.

Kirby M, Mathew L, Wheatley A, Santyr GE, McCormack DG, Parraga G (2010) Chronic obstructive pulmonary disease: longitudinal hyperpolarized (3)He MR imaging. Radiology 256(1):280–289. https://doi.org/10.1148/radiol.10091937.

Kirby M, Parraga G (2013) Pulmonary functional imaging using hyperpolarized noble gas MRI: six years of start-up experience at a single site. Acad Radiol 20(11):1344–1356. https://doi.org/10.1016/j.acra.2013.02.020.

Kirby M, Pike D, Coxson HO, McCormack DG, Parraga G (2014) Hyperpolarized (3)he ventilation defects used to predict pulmonary exacerbations in mild to moderate chronic obstructive pulmonary disease. Radiology 273(3):887–896. https://doi.org/10.1148/radiol.14140161.

Kirby M, Svenningsen S, Ahmed H, Wheatley A, Etemad-Rezai R, Paterson NA, Parraga G (2011) Quantitative evaluation of hyperpolarized helium-3 magnetic resonance imaging of lung function variability in cystic fibrosis. Acad Radiol 18(8):1006–1013. https://doi.org/10.1016/j.acra.2011.03.005.

Kirby M, Svenningsen S, Kanhere N, Owrangi A, Wheatley A, Coxson HO, Santyr GE, Paterson NA, McCormack DG, Parraga G (2013b) Pulmonary ventilation visualized using hyperpolarized helium-3 and xenon-129 magnetic resonance imaging: differences in COPD and relationship to emphysema. J Appl Physiol 114(6):707–715. https://doi.org/10.1152/japplphysiol.01206.2012.

Kruger SJ, Fain SB, Johnson KM, Cadman RV, Nagle SK (2014a) Oxygen-enhanced 3D radial ultrashort echo time magnetic resonance imaging in the healthy human lung. NMR Biomed. https://doi.org/10.1002/nbm.3158.

Kruger SJ, Nagle SK, Couch MJ, Ohno Y, Albert M, Fain SB (2016) Functional imaging of the lungs with gas agents. J Magn Reson Imaging 43(2):295–315. https://doi.org/10.1002/jmri.25002.

Kruger SJ, Niles DJ, Dardzinski B, Harman A, Jarjour NN, Ruddy M, Nagle SK, Francois CJ, Sorkness RL, Burton RM, Munoz del Rio A, Fain SB (2014b) Hyperpolarized Helium-3 MRI of exercise-induced bronchoconstriction during challenge and therapy. J Magn Reson Imaging 39(5):1230–1237. https://doi.org/10.1002/jmri.24272.

Kuethe DO, Caprihan A, Fukushima E, Waggoner RA (1998) Imaging lungs using inert fluorinated gases. Magn Reson Med 39(1):85–88.

Kuethe DO, Caprihan A, Gach HM, Lowe IJ, Fukushima E (2000) Imaging obstructed ventilation with NMR using inert fluorinated gases. J Appl Physiol 88(6):2279–2286.

Kuo W, Ciet P, Tiddens HA, Zhang W, Guillerman RP, van Straten M (2014) Monitoring cystic fibrosis lung disease by computed tomography. Radiation risk in perspective. Am J Respir Crit Care Med 189(11):1328–1336. https://doi.org/10.1164/rccm.201311-2099CI.

Laukemper-Ostendorf S, Scholz A, Burger K, Heussel CP, Schmittner M, Weiler N, Markstaller K, Eberle B, Kauxczor HU, Quintel M, Thelen M, Schreiber WG (2002) 19F-MRI of perflubron for measurement of oxygen partial pressure in porcine lungs during partial liquid ventilation. Magn Reson Med 47(1):82–89.

Lee RF, Johnson G, Grossman RI, Stoeckel B, Trampel R, McGuinness G (2006) Advantages of parallel imaging in conjunction with hyperpolarized helium—a new approach to MRI of the lung. Magn Reson Med 55(5):1132–1141.

https://doi.org/10.1002/mrm.20855.

Lewis SM, Evans JW, Jalowayski AA (1978) Continuous distributions of specific ventilation recovered from inert gas washout. J Appl Physiol Respir Environ Exerc Physiol 44(3):416–423. https://doi.org/10.1152/jappl.1978.44.3.416.

Liszewski MC, Hersman FW, Altes TA, Ohno Y, Ciet P, Warfield SK, Lee EY (2013) Magnetic resonance imaging of pediatric lung parenchyma, airways, vasculature, ventilation, and perfusion: state of the art. Radiol Clin N Am 51(4):555–582. https://doi.org/10.1016/j.rcl.2013.04.004.

Loffler R, Muller CJ, Peller M, Penzkofer H, Deimling M, Schwaiblmair M, Scheidler J, Reiser M (2000) Optimization and evaluation of the signal intensity change in multisection oxygen-enhanced MR lung imaging. Magn Reson Med 43(6):860–866.

Lutey BA, Lefrak SS, Woods JC, Tanoli T, Quirk JD, Bashir A, Yablonskiy DA, Conradi MS, Bartel ST, Pilgram TK, Cooper JD, Gierada DS (2008) Hyperpolarized 3He MR imaging: physiologic monitoring observations and safety considerations in 100 consecutive subjects. Radiology 248(2):655–661. https://doi.org/10.1148/radiol.2482071838.

Mai VM, Tutton S, Prasad PV, Chen Q, Li W, Chen C, Liu B, Polzin J, Kurucay S, Edelman RR (2003) Computing oxygen-enhanced ventilation maps using correlation analysis. Magn Reson Med 49(3):591–594. https://doi.org/10.1002/mrm.10395.

Martini K, Gygax CM, Benden C, Morgan AR, Parker GJM, Frauenfelder T (2018a) Correction to: Volumetric dynamic oxygen-enhanced MRI (OE-MRI): comparison with CT Brody score and lung function in cystic fibrosis patients. Eur Radiol 28(11):4922–4923. https://doi.org/10.1007/s00330-018-5549-1.

Martini K, Gygax CM, Benden C, Morgan AR, Parker GJM, Frauenfelder T (2018b) Volumetric dynamic oxygen-enhanced MRI (OE-MRI): comparison with CT Brody score and lung function in cystic fibrosis patients. Eur Radiol 28(10):4037–4047. https://doi.org/10.1007/s00330-018-5383-5.

Mata J, Altes T, Truwit J, Sylvester P, de Lange E, Shim Y, Vinayak A, Brookeman J, Mugler J 3rd (2011) Characterization and detection of physiologic lung changes before and after placement of bronchial valves using hyperpolarized helium-3 MR imaging: preliminary study. Acad Radiol 18(9):1195–1199. https://doi.org/10.1016/j.acra.2011.03.002.

Mathew L, Kirby M, Farquhar D, Licskai C, Santyr G, Etemad-Rezai R, Parraga G, McCormack DG (2012a) Hyperpolarized 3He functional magnetic resonance imaging of bronchoscopic airway bypass in chronic obstructive pulmonary disease. Can Respir J 19(1):41–43.

Mathew L, Vandyk J, Etemad-Rezai R, Rodrigues G, Parraga G (2012b) Hyperpolarized (3)He pulmonary functional magnetic resonance imaging prior to radiation therapy. Med Phys 39(7):4284–4290. https://doi.org/10.1118/1.4729713.

Matin TN, Rahman N, Nickol AH, Chen M, Xu X, Stewart NJ, Doel T, Grau V, Wild JM, Gleeson FV (2017) Chronic obstructive pulmonary disease: lobar analysis with hyperpolarized (129)Xe MR imaging. Radiology 282(3):857–868. https://doi.org/10.1148/radiol.2016152299.

Mentore K, Froh DK, de Lange EE, Brookeman JR, Paget-Brown AO, Altes TA (2005) Hyperpolarized HHe 3 MRI of the lung in cystic fibrosis: assessment at baseline and after bronchodilator and airway clearance treatment. Acad Radiol 12(11):1423–1429. https://doi.org/10.1016/j.acra.2005.07.008.

Miller GW, Mugler JP 3rd, Sa RC, Altes TA, Prisk GK, Hopkins SR (2014) Advances in functional and structural imaging of the human lung using proton MRI. NMR Biomed 27(12):1542–1556. https://doi.org/10.1002/nbm.3156.

Molinari F, Eichinger M, Risse F, Plathow C, Puderbach M, Ley S, Herth F, Bonomo L, Kauczor HU, Fink C (2007) Navigator-triggered oxygen-enhanced MRI with simultaneous cardiac and respiratory synchronization for the assessment of interstitial lung disease. J Magn Reson Imaging 26(6):1523–1529. https://doi.org/10.1002/jmri.21043.

Molinari F, Puderbach M, Eichinger M, Ley S, Fink C, Bonomo L, Kauczor HU, Bock M (2008) Oxygen-enhanced magnetic resonance imaging: influence of different gas delivery methods on the T1-changes of the lungs. Investig Radiol 43(6):427–432. https://doi.org/10.1097/RLI.0b013e318169012d.

Mugler JP 3rd, Altes TA (2013) Hyperpolarized 129Xe MRI of the human lung. J Magn Reson Imaging 37(2):313–331. https://doi.org/10.1002/jmri.23844 Muller CJ, Schwaiblmair M, Scheidler J, Deimling M, Weber J, Loffler RB, Reiser MF (2002) Pulmonary diffusing capacity: assessment with oxygen-enhanced lung MR imaging preliminary findings. Radiology 222(2):499–506. https://doi.org/10.1148/radiol.2222000869.

Mummy DG, Kruger SJ, Zha W, Sorkness RL, Jarjour NN, Schiebler ML, Denlinger LC, Evans MD, Fain SB (2018) Ventilation defect percent in helium-3 magnetic resonance imaging as a biomarker of severe outcomes in asthma. J Allergy Clin Immunol 141(3):1140–1141. e1144. https://doi.org/10.1016/j.jaci.2017.10.016.

Naish JH, Parker GJ, Beatty PC, Jackson A, Young SS, Waterton JC, Taylor CJ (2005) Improved quantitative dynamic regional oxygen-enhanced pulmonary imaging using image registration. Magn Reson Med 54(2):464–469. https://doi.org/10.1002/mrm.20570.

Nakagawa T, Sakuma H, Murashima S, Ishida N, Matsumura K, Takeda K (2001) Pulmonary ventilation-perfusion MR imaging in clinical patients. J Magn Reson Imaging 14(4):419–424.

Newell JD Jr, Sieren J, Hoffman EA (2013) Development of quantitative computed tomography lung protocols. J Thorac Imaging 28(5):266–271. https://doi.org/10.1097/RTI.0b013e31829f6796.

Nikolaou P, Coffey AM, Walkup LL, Gust BM, LaPierre CD, Koehnemann E, Barlow MJ, Rosen MS, Goodson BM, Chekmenev EY (2014) A 3D-printed high power nuclear spin polarizer. J Am Chem Soc 136(4):1636–1642. https://doi.org/10.1021/ja412093d.

Nikolaou P, Coffey AM, Walkup LL, Gust BM, Whiting N, Newton H, Barcus S, Muradyan I, Dabaghyan M, Moroz GD, Rosen MS, Patz S, Barlow MJ, Chekmenev EY, Goodson BM (2013) Near-unity nuclear polarization with an open-source 129Xe hyperpolarizer for NMR and MRI. Proc Natl Acad Sci U S A 110(35):14150–14155. https://doi.org/10.1073/pnas.1306586110.

Niles DJ, Kruger SJ, Dardzinski BJ, Harman A, Jarjour NN, Ruddy M, Nagle SK, Francois CJ, Fain SB (2013) Exercise-induced bronchoconstriction: reproducibility of hyperpolarized 3He MR imaging. Radiology 266(2):618–625. https://doi.org/10.1148/radiol.12111973.

Nyilas S, Bauman G, Pusterla O, Ramsey K, Singer F, Stranzinger E, Yammine S, Casaulta C, Bieri O, Latzin P (2018) Ventilation and perfusion assessed by functional MRI in children with CF: reproducibility in comparison to lung function. J Cyst Fibros. https://doi.org/10.1016/j.jcf.2018.10.003.

O'Halloran RL, Holmes JH, Wu YC, Alexander A, Fain SB (2010) Helium-3 MR q-space imaging with radial acquisition and iterative highly constrained back-projection. Magn Reson Med 63(1):41–50. https://doi.org/10.1002/mrm.22158.

Ohno Y, Hatabu H (2007) Basics concepts and clinical applications of oxygen-enhanced MR imaging. Eur J Radiol 64(3):320–328. https://doi.org/10.1016/j.ejrad.2007.08.006.

Ohno Y, Hatabu H, Higashino T, Nogami M, Takenaka D, Watanabe H, Van Cauteren M, Yoshimura M, Satouchi M, Nishimura Y, Sugimura K (2005).

Oxygen-enhanced MR imaging: correlation with postsurgical lung function in patients with lung cancer. Radiology 236(2):704–711. https://doi.org/10.1148/radiol.2361040005.

Ohno Y, Hatabu H, Takenaka D, Adachi S, Van Cauteren M, Sugimura K (2001) Oxygen-enhanced MR ventilation imaging of the lung: preliminary clinical experience in 25 subjects. AJR Am J Roentgenol 177(1):185–194. https://doi.org/10.2214/ajr.177.1.1770185.

Ohno Y, Hatabu H, Takenaka D, Van Cauteren M, Fujii M, Sugimura K (2002) Dynamic oxygen-enhanced MRI reflects diffusing capacity of the lung. Magn Reson Med 47(6):1139–1144. https://doi.org/10.1002/mrm.10168.

Ohno Y, Iwasawa T, Seo JB, Koyama H, Takahashi H, Oh YM, Nishimura Y, Sugimura K (2008a) Oxygen-enhanced magnetic resonance imaging versus computed tomography: multicenter study for clinical stage classification of smoking-related chronic obstructive pulmonary disease. Am J Respir Crit Care Med 177(10):1095–1102. https://doi.org/10.1164/rccm.200709-1322OC.

Ohno Y, Koyama H, Matsumoto K, Onishi Y, Nogami M, Takenaka D, Matsumoto S, Sugimura K (2011) Oxygen-enhanced MRI vs. quantitatively assessed thin-section CT: pulmonary functional loss assessment and clinical stage classification of asthmatics. Eur J Radiol 77(1):85–91. https://doi.org/10.1016/j.ejrad.2009.06.027.

Ohno Y, Koyama H, Nogami M, Takenaka D, Matsumoto S, Obara M, Sugimura K (2008b) Dynamic oxygen-enhanced MRI versus quantitative CT: pulmonary functional loss assessment and clinical stage classification of smoking-related COPD. AJR Am J Roentgenol 190(2):W93–W99. https://doi.org/10.2214/AJR.07.2511.

Ohno Y, Nishio M, Koyama H, Seki S, Yoshikawa T, Matsumoto S, Obara M, van Cauteren M, Sugimura K (2014) Asthma: comparison of dynamic oxygen-enhanced MR imaging and quantitative thin-section CT for evaluation of clinical treatment. Radiology:132660. https://doi.org/10.1148/radiol.14132660.

Ohno Y, Nishio M, Koyama H, Yoshikawa T, Matsumoto S, Takenaka D, Sugimura K (2012) Oxygen-enhanced MRI, thin-section MDCT, and perfusion SPECT/CT: comparison of clinical implications to patient care for lung volume reduction surgery. AJR Am J Roentgenol 199(4):794–802. https://doi.org/10.2214/AJR.11.8250.

O'Sullivan B, Couch M, Roche JP, Walvick R, Zheng S, Baker D, Johnson M, Botfield M, Albert MS (2014) Assessment of repeatability of hyperpolarized gas MR ventilation functional imaging in cystic fibrosis. Acad Radiol. https://doi.org/10.1016/j.acra.2014.07.008.

Paulin GA, Svenningsen S, Jobse BN, Mohan S, Kirby M, Lewis JF, Parraga G (2014) Differences in hyperpolarized He ventilation imaging after 4 years in adults with cystic fibrosis. J Magn Reson Imaging. https://doi.org/10.1002/jmri.24744.

Pennati F, Quirk JD, Yablonskiy DA, Castro M, Aliverti A, Woods JC (2014) Assessment of regional lung function with multivolume (1)H MR imaging in health and obstructive lung disease: comparison with (3)He MR imaging. Radiology 273(2):580–590. https://doi.org/10.1148/radiol.14132470.

Pennati F, Roach DJ, Clancy JP, Brody AS, Fleck RJ, Aliverti A, Woods JC (2018) Assessment of pulmonary structure-function relationships in young children and adolescents with cystic fibrosis by multivolume proton-MRI and CT. J Magn Reson Imaging 48(2):531–542. https://doi.org/10.1002/jmri.25978.

Pracht ED, Arnold JF, Wang T, Jakob PM (2005) Oxygen-enhanced proton imaging of the human lung using T2. Magn Reson Med 53(5):1193–1196. https://doi.org/10.1002/mrm.20448.

Rayment JH, Couch MJ, McDonald N, Kanhere N, Manson D, Santyr G, Ratjen F (2019) Hyperpolarised (129)Xe MRI to monitor treatment response in children with cystic fibrosis. Eur Respir J. https://doi.org/10.1183/13993003.02188-2018.

Reinhardt JM, Ding K, Cao K, Christensen GE, Hoffman EA, Bodas SV (2008) Registration-based estimates of local lung tissue expansion compared to xenon CT measures of specific ventilation. Med Image Anal 12(6):752–763. https://doi.org/10.1016/j.media.2008.03.007.

Renne J, Hinrichs J, Schonfeld C, Gutberlet M, Winkler C, Faulenbach C, Jakob P, Schaumann F, Krug N, Wacker F, Hohlfeld JM, Vogel-Claussen J (2015a) Noninvasive quantification of airway inflammation following segmental allergen challenge with functional MR imaging: A proof of concept study. Radiology 274(1):267–275. https://doi.org/10.1148/radiol.14132607.

Renne J, Lauermann P, Hinrichs J, Schonfeld C, Sorrentino S, Gutberlet M, Jakob P, Wacker F, Vogel-Claussen J (2015b) Clinical use of oxygen-enhanced T1 mapping MRI of the lung: reproducibility and impact of closed versus loose fit oxygen delivery system. J Magn Reson Imaging 41(1):60–66. https://doi.org/10.1002/jmri.24535.

Ruiz-Cabello J, Barnett BP, Bottomley PA, Bulte JW (2011) Fluorine (19F) MRS and MRI in biomedicine. NMR Biomed 24(2):114–129. https://doi.org/10.1002/nbm.1570.

Ruset IC, Ketel S, Hersman FW (2006) Optical pumping system design for large production of hyperpolarized. Phys Rev Lett 96(5):053002.

Sa RC, Cronin MV, Henderson AC, Holverda S, Theilmann RJ, Arai TJ, Dubowitz DJ, Hopkins SR, Buxton RB, Prisk GK (2010) Vertical distribution of specific ventilation in normal supine humans measured by oxygen-enhanced proton MRI. J Appl Physiol 109(6):1950–1959. https://doi.org/10.1152/japplphysiol.00220.2010.

Salerno M, Altes TA, Brookeman JR, de Lange EE, Mugler JP 3rd (2001) Dynamic spiral MRI of pulmonary gas flow using hyperpolarized (3)He: preliminary studies in healthy and diseased lungs. Magn Reson Med 46(4):667–677.

Salerno M, de Lange EE, Altes TA, Truwit JD, Brookeman JR, Mugler JP 3rd (2002) Emphysema: hyperpolarized helium 3 diffusion MR imaging of the lungs compared with spirometric indexes--initial experience. Radiology 222(1):252–260.

Samee S, Altes T, Powers P, de Lange EE, Knight-Scott J, Rakes G, Mugler JP 3rd, Ciambotti JM, Alford BA, Brookeman JR, Platts-Mills TA (2003) Imaging the lungs in asthmatic patients by using hyperpolarized helium-3 magnetic resonance: assessment of response to methacholine and exercise challenge. J Allergy Clin Immunol 111(6):1205–1211.

Santyr G, Kanhere N, Morgado F, Rayment JH, Ratjen F, Couch MJ (2019) Hyperpolarized gas magnetic resonance imaging of pediatric cystic fibrosis lung disease. Acad Radiol 26(3):344–354. https://doi.org/10.1016/j.acra.2018.04.024.

Sasaki T, Takahashi K, Obara M (2017) Viability of oxygen-enhanced ventilation imaging of the lungs using ultra-short echo time MRI. Magn Reson Med Sci 16(3):259–261. https://doi.org/10.2463/mrms.tn.2015-0074.

Schreiber WG, Eberle B, Laukemper-Ostendorf S, Markstaller K, Weiler N, Scholz A, Burger K, Heussel CP, Thelen M, Kauczor HU (2001) Dynamic (19)F-MRI of pulmonary ventilation using sulfur hexafluoride (SF(6)) gas. Magn Reson Med 45(4):605–613.

Snell GI, Holsworth L, Borrill ZL, Thomson KR, Kalff V, Smith JA, Williams TJ (2003) The potential for bronchoscopic lung volume reduction using bronchial prostheses: a pilot study. Chest 124(3):1073–1080.

Sotiras A, Davatzikos C, Paragios N (2013) Deformable medical image registration: a survey. IEEE Trans Med Imaging 32(7):1153–1190. https://doi.org/10.1109/TMI.2013.2265603.

Stewart NJ, Chan HF, Hughes PJC, Horn FC, Norquay G, Rao M, Yates DP, Ireland RH, Hatton MQ, Tahir BA, Ford P, Swift AJ, Lawson R, Marshall H, Collier GJ, Wild JM (2018) Comparison of (3) He and (129) Xe MRI for evaluation of lung microstructure and ventilation at 1.5 T. J Magn Reson Imaging. https://doi.org/10.1002/jmri.25992.

Stewart NJ, Norquay G, Griffiths PD, Wild JM (2015) Feasibility of human lung ventilation imaging using highly polarized naturally abundant xenon and optimized three-dimensional steady-state free precession. Magn Reson Med. https://doi.org/10.1002/mrm.25732.

Stock KW, Chen Q, Morrin M, Hatabu H, Edelman RR (1999) Oxygen-enhanced magnetic resonance ventilation imaging of the human lung at 0.2 and 1.5 T. J Magn Reson Imaging 9(6):838–841.

Svenningsen S, Eddy RL, Lim HF, Cox PG, Nair P, Parraga G (2018) Sputum eosinophilia and magnetic resonance imaging ventilation heterogeneity in severe asthma. Am J Respir Crit Care Med 197(7):876–884. https://doi.org/10.1164/rccm.201709-1948OC.

Svenningsen S, Kirby M, Starr D, Coxson HO, Paterson NA, McCormack DG, Parraga G (2014) What are ventilation defects in asthma? Thorax 69(1):63–71. https://doi.org/10.1136/thoraxjnl-2013-203711.

Svenningsen S, Kirby M, Starr D, Leary D, Wheatley A, Maksym GN, McCormack DG, Parraga G (2013) Hyperpolarized (3) He and (129) Xe MRI: differences in asthma before bronchodilation. J Magn Reson Imaging 38(6):1521–1530. https://doi.org/10.1002/jmri.24111.

Svenningsen S, Nair P (2017) Asthma endotypes and an overview of targeted therapy for asthma. Front Med (Lausanne) 4:158. https://doi.org/10.3389/fmed.2017.00158.

Tadamura E, Hatabu H, Li W, Prasad PV, Edelman RR (1997) Effect of oxygen inhalation on relaxation times in various tissues. J Magn Reson Imaging 7(1):220–225.

Tahir BA, Hughes PJC, Robinson SD, Marshall H, Stewart NJ, Norquay G, Biancardi A, Chan HF, Collier GJ, Hart KA, Swinscoe JA, Hatton MQ, Wild JM, Ireland RH (2018) Spatial comparison of CT-based surrogates of lung ventilation with hyperpolarized Helium-3 and Xenon-129 Gas MRI in patients undergoing radiation therapy. Int J Radiat Oncol Biol Phys 102(4):1276–1286. https://doi.org/10.1016/j.ijrobp.2018.04.077.

Tahir BA, Swift AJ, Marshall H, Parra-Robles J, Hatton MQ, Hartley R, Kay R, Brightling CE, Vos W, Wild JM, Ireland RH (2014) A method for quantitative analysis of regional lung ventilation using deformable image registration of CT and hybrid hyperpolarized gas/(1)H MRI. Phys Med Biol 59(23):7267–7277. https://doi.org/10.1088/0031-9155/59/23/7267.

Teague WG, Tustison NJ, Altes TA (2014) Ventilation heterogeneity in asthma. J Asthma 51(7):677–684. https://doi.org/10.3109/02770903.2014.914535.

Thomen RP, Sheshadri A, Quirk JD, Kozlowski J, Ellison HD, Szczesniak RD, Castro M, Woods JC (2015) Regional ventilation changes in severe asthma after bronchial thermoplasty with (3)He MR imaging and CT. Radiology 274(1):250–259. https://doi.org/10.1148/radiol.14140080.

Thomen RP, Walkup LL, Roach DJ, Cleveland ZI, Clancy JP, Woods JC (2017) Hyperpolarized (129)Xe for investigation of mild cystic fibrosis lung disease in pediatric patients. J Cyst Fibros 16(2):275–282. https://doi.org/10.1016/j.jcf.2016.07.008.

Togao O, Ohno Y, Dimitrov I, Hsia CC, Takahashi M (2011) Ventilation/perfusion imaging of the lung using ultra-short echo time (UTE) MRI in an animal model of pulmonary embolism. J Magn Reson Imaging 34(3):539–546. https://doi.org/10.1002/jmri.22645.

Torres L, Kammerman J, Hahn AD, Zha W, Nagle SK, Johnson K, Sandbo N, Meyer K, Schiebler M, Fain SB (2019) Structure-function imaging of lung disease using ultrashort echo time MRI. Acad Radiol 26(3):431–441. https://doi.org/10.1016/j.acra.2018.12.007.

Triphan SM, Jobst BJ, Anjorin A, Sedlaczek O, Wolf U, Terekhov M, Hoffmann C, Ley S, Duber C, Biederer J, Kauczor HU, Jakob PM, Wielputz MO (2017) Reproducibility and comparison of oxygen-enhanced T1 quantification in COPD and asthma patients. PLoS One 12(2):e0172479. https://doi.org/10.1371/journal.pone.0172479.

Tustison NJ, Avants BB, Flors L, Altes TA, de Lange EE, Mugler JP 3rd, Gee JC (2011) Ventilation-based segmentation of the lungs using hyperpolarized (3)He MRI. J Magn Reson Imaging 34(4):831–841. https://doi.org/10.1002/jmri.22738.

van Beek EJ, Dahmen AM, Stavngaard T, Gast KK, Heussel CP, Krummenauer F, Schmiedeskamp J, Wild JM, Sogaard LV, Morbach AE, Schreiber LM, Kauczor HU (2009) Hyperpolarised 3He MRI versus HRCT in COPD and normal volunteers: PHIL trial. Eur Respir J 34(6):1311–1321. https://doi.org/10.1183/09031936.00138508.

Vaninbroukx J, Bosmans H, Sunaert S, Demedts M, Delcroix M, Marchal G, Verschakelen J (2003) The use of ECG and respiratory triggering to improve the sensitivity of oxygen-enhanced proton MRI of lung ventilation. Eur Radiol 13(6):1260–1265. https://doi.org/10.1007/s00330-002-1694-6.

Virgincar RS, Cleveland ZI, Kaushik SS, Freeman MS, Nouls J, Cofer GP, Martinez-Jimenez S, He M, Kraft M, Wolber J, McAdams HP, Driehuys B (2013) Quantitative analysis of hyperpolarized 129Xe ventilation imaging in healthy volunteers and subjects with chronic obstructive pulmonary disease. NMR Biomed 26(4):424–435. https://doi.org/10.1002/nbm.2880.

Voskrebenzev A, Gutberlet M, Kaireit TF, Wacker F, Vogel-Claussen J (2017) Low-pass imaging of dynamic acquisitions (LIDA) with a group-oriented registration (GOREG) for proton MR imaging of lung ventilation. Magn Reson Med 78(4):1496–1505. https://doi.org/10.1002/mrm.26526.

Voskrebenzev A, Gutberlet M, Klimes F, Kaireit TF, Schonfeld C, Rotarmel A, Wacker F, Vogel-Claussen J (2018) Feasibility of quantitative regional ventilation and perfusion mapping with phase-resolved functional lung (PREFUL) MRI in healthy volunteers and COPD, CTEPH, and CF patients. Magn Reson Med 79(4):2306–2314. https://doi.org/10.1002/mrm.26893.

Wang C, Altes TA, Mugler JP 3rd, Miller GW, Ruppert K, Mata JF, Cates GD Jr, Borish L, de Lange EE (2008) Assessment of the lung microstructure in patients with asthma using hyperpolarized 3He diffusion MRI at two time scales: comparison with healthy subjects and patients with COPD. J Magn Reson Imaging 28(1):80–88. https://doi.org/10.1002/jmri.21408.

Wielputz MO, Puderbach M, Kopp-Schneider A, Stahl M, Fritzsching E, Sommerburg O, Ley S, Sumkauskaite M, Biederer J, Kauczor HU, Eichinger M, Mall MA (2014) Magnetic resonance imaging detects changes in structure and perfusion, and response to therapy in early cystic fibrosis lung disease. Am J Respir Crit Care Med 189(8):956–965. https://doi.org/10.1164/rccm.201309-1659OC.

Wild JM, Marshall H, Bock M, Schad LR, Jakob PM, Puderbach M, Molinari F, Van Beek EJ, Biederer J (2012) MRI of the lung (1/3): methods. Insights Imaging 3(4):345–353. https://doi.org/10.1007/s13244-012-0176-x.

Wild JM, Paley MN, Kasuboski L, Swift A, Fichele S, Woodhouse N, Griffiths PD, van Beek EJ (2003) Dynamic radial projection MRI of inhaled hyperpolarized 3He gas. Magn Reson Med 49(6):991–997. https://doi.org/10.1002/mrm.10477.

Wild JM, Paley MN, Viallon M, Schreiber WG, van Beek EJ, Griffiths PD (2002) k-space filtering in 2D gradient-echo breath-hold hyperpolarized 3He MRI: spatial resolution and signal-to-noise ratio considerations. Magn Reson Med 47(4):687–695.

Wild JM, Teh K, Woodhouse N, Paley MN, Fichele S, de Zanche N, Kasuboski L (2006) Steady-state free precession with hyperpolarized 3He: experiments and theory. J Magn Reson 183(1):13–24. https://doi.org/10.1016/j.jmr.2006.07.015.

Wild JM, Woodhouse N, Paley MN, Fichele S, Said Z, Kasuboski L, van Beek EJ (2004) Comparison between 2D and 3D gradient-echo sequences for MRI of human lung ventilation with hyperpolarized 3He. Magn Reson Med 52(3):673–678. https://doi.org/10.1002/mrm.20164.

Woodhouse N, Wild JM, Paley MN, Fichele S, Said Z, Swift AJ, van Beek EJ (2005) Combined helium-3/proton magnetic resonance imaging measurement of ventilated lung volumes in smokers compared to never-smokers. J Magn Reson Imaging 21(4):365–369. https://doi.org/10.1002/jmri.20290.

Zha W, Kruger SJ, Cadman RV, Mummy DG, Evans MD, Nagle SK, Denlinger LC, Jarjour NN, Sorkness RL, Fain SB (2018a) Regional heterogeneity of lobar ventilation in asthma using hyperpolarized Helium-3 MRI. Acad Radiol 25(2):169–178. https://doi. org/10.1016/j.acra.2017.09.014.

Zha W, Kruger SJ, Johnson KM, Cadman RV, Bell LC, Liu F, Hahn AD, Evans MD, Nagle SK, Fain SB (2018b) Pulmonary ventilation imaging in asthma and cystic fibrosis using oxygen-enhanced 3D radial ultrashort echo time MRI. J Magn Reson Imaging 47(5):1287–1297. https://doi.org/10.1002/jmri.25877.

Zha W, Nagle SK, Cadman RV, Schiebler ML, Fain SB (2019) Three-dimensional isotropic functional imaging of cystic fibrosis using oxygen-enhanced MRI: comparison with hyperpolarized (3) He MRI. Radiology 290(1):229–237. https://doi.org/10.1148/radiol.2018181148.

Zhao L, Albert MS (1998) Biomedical imaging using hyperpolarized noble gas MRI: pulse sequence considerations. Nucl Instrum Methods Phys Res A 402:454–460.

第六章

呼吸运动评估的 4D CT 和 4D MRI 原理及临床应用

岩沢泰

(Tae Iwasawa)

摘　要

胸壁 (包括横膈) 的运动使胸腔内压力产生周期性变化, 从而实现各部分的协调同步运动, 以及有效的气体交换, 4D MRI 和 4D CT 在呼吸过程中获得的连续的 3D 图像可以直接显示正常或异常的呼吸运动。由于没有电离辐射, MRI 非常适合进行呼吸运动分析。最近, UTE 序列大大改善了肺图像的信噪比。同时, 径向扫描技术也提高了时间分辨率。自由呼吸情况下使用 UTE 的 4D MRI 和径向扫描已经开发成功并应用于分析潮式呼吸时肺自身的呼吸运动。此外, 4D MRI 已被广泛应用于放射治疗和患有气管软化症的婴儿。

使用 MDCT 可以轻松获得 4D CT：它可以显示呼吸周期中肺结构的位移和 (或) 变形。重建算法方面的改进如迭代重建可以将辐射剂量降低到可接受的水平。组合 2 个或 3 个 3D 图像集可以分析全肺呼吸运动。4D CT 分析已用于大气道异常的患者如气管支气管软化症、慢性阻塞性肺部疾病以及由于肺癌引起的胸膜粘连的术前评估。

1　简介

胸壁由胸廓和横膈组成, 是改变胸膜内压力和肺气体交换的功能单元。在吸气过程中, 膈肌收缩向下移动肋骨, 而肋间肌收缩向上和向外移动肋骨。呼气阶段, 呼吸肌放松, 胸腔内压力相对低于大气压, 肺组织弹性回缩致使肺泡内气体压力高于口腔内压力。胸壁运动引起肺部气体体积变化进而产生气体交换 (Troyer and Wilson, 2016；Cotes et al., 2006)。这些生理学改变支持以下假设：如果成像模式能够以足够的时间和空间分辨率显示肺结构, 则使用成像模式的运动分析不仅可以显示胸壁运动, 还可以显示肺本身的呼吸功能 (Suga et al., 2000)。

图 6.1 显示了肺的大血管随呼吸运动的轨迹, 是通过连续 2D MRI 于深呼吸时获得的 (Shibata et al., 2012)。肺血管的呼吸运动呈椭圆形轨迹, 这意味着在吸气和呼气阶段肺结构沿着不同的轨迹运动, 这

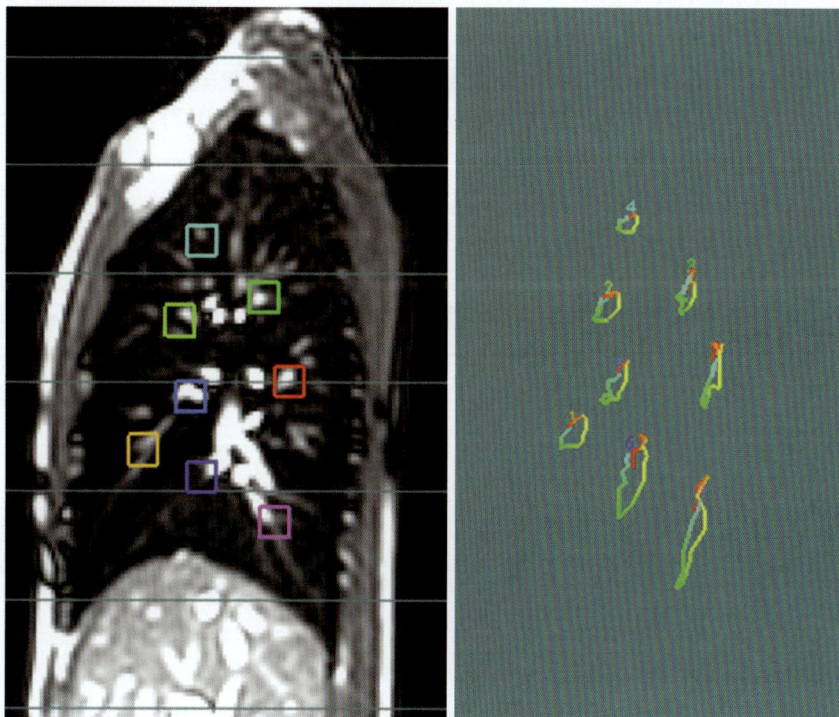

图 6.1　健康志愿者的肺大血管呼吸运动轨迹。肺大血管深呼吸时使用连续 2D MRI 追踪。大血管 (左, 彩色框) 同步移动, 其轨迹 (右, 线颜色对应框颜色) 呈现椭圆形迟滞圈

种现象称为"迟滞"，它是由肺的顺应性引起的。换句话说，在吸气末和呼气末时获得的静态图像不足以进行整个呼吸机制的分析。4D图像，即呼吸过程中获得的连续3D图像，是分析肺3D呼吸运动的理想选择。在过去10年，4D CT 和 4D MRI 已被开发并用于呼吸运动分析。后文将描述生成4D图像的可能性及其在肺病学中的应用（表6.1）。

表 6.1　4D MRI 和 4D CT 的比较

比较因素	4D MRI	4D CT
辐射	无辐射	低辐射 1 ~ 3 mSv
可及性	有限（研究级别）	广（可以使用临床设备）
空间分辨率	取决于序列 动态 3D MRI：不高 UTE：高	高（等于 3D CT）
时间分辨率	取决于序列 动态 3D MRI：1 s/ 相 UTE：高	最小 0.275 s/ 相
临床应用	胸壁肿瘤浸润 放射治疗的治疗计划	胸壁肿瘤浸润 术前评估胸膜粘连 气管支气管软化

注：4D，四维；MRI，磁共振成像；CT，计算机断层扫描；3D，三维；UTE，超短回声时间。

2　呼吸运动 MRI 分析

MRI 没有辐射，因此是分析呼吸运动的合适的方法。MRI 可以清晰显示胸壁，梯度回波的连续 2D MRI 能轻松实现直接显示胸壁运动（Gierada et al.，1995）。反常运动已经在重症慢性阻塞性肺疾病患者中观察到（Suga et al.，2000；Iwasawa et al.，2002）。最近，Sekine 等学者报告单侧上肺野肺纤维化在影像学上与胸廓切开术后胸膜实质纤维弹性增生相一致（Sekine et al.，2017）。如图 6.2 所示，动态呼吸胸部 MRI 可显示这些患者单侧受损伤的胸廓移动。

但是，使用梯度回波序列的 2D MRI 方法不足以评估肺实质的呼吸运动。这些传统的 MRI 技术无法显示肺实质是因为低质子密度和高磁敏感性。为了显示肺和胸壁的整个呼吸运动，采用 3D 方法是必要的。

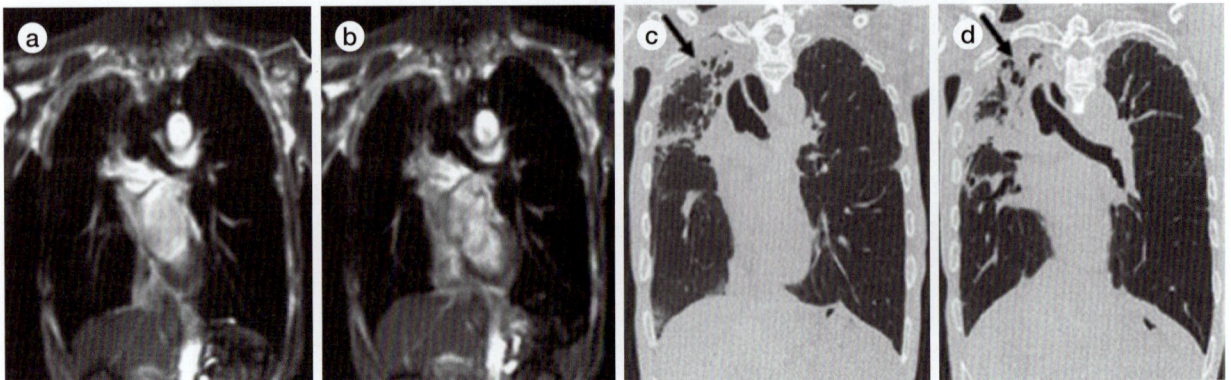

图 6.2　一名 73 岁的男性，单侧胸膜实质弹性纤维增生样肺尖纤维化（a，b）深吸气期间获得的呼气阶段和呼气阶 2D MRI（c，d），以及在 2D MRI 的同期（c）和 2 年后（d）获得的冠状位 CT 重建图。2D MRI 显示深吸气（a）和呼气（b）之间右肺区域的变化较小。冠状位 CT 重建显示右肺上叶肺尖纤维化进展（c，d，箭头）

解决传统 MRI 缺点的一种方法是使用超极化惰性气体对比剂（包括 ^{3}He 和 ^{129}Xe），其在肺部气腔内可产生足够的信号（Kruger et al.，2016）。这些超极化惰性气体图像可以精确地显示气体分布（Gast et al.，2002）。

Holmes 等建议使用具有各向同性、高时空分辨率（1 s 每 1 体素图像）的超极化惰性气体 ^{3}He MRI 3D 成像。通过这种方法，他们展示了哮喘患者的局部空气滞留（Holmes et al.，2009）。通过结合带有网格标记技术的超极化惰性气体 ^{3}He MRI，可以获取肺部呼吸周期的应变图（Cai et al.，2007，2009；Tustison et al.，2010）。这些超极化惰性气体图像是评估呼吸运动的有效工具，但他们需要特殊的设备；因此，目前并没有被广泛地用于临床。

使用质子 MRI 的动态 3D 肺部成像技术也已经在研究。Tokuda 等获得了帧速率为 0.62 ～ 0.76 帧 / 秒的动态 3D 肺部成像，以研究肺容积的动态变化（Tokuda et al.，2009）。Plathow 等通过使用 3D 快速低角度动态 MRI 测量呼吸过程中肺结节的体积和旋转变化（重复时间 / 回波时间：1.5 ms/0.6 ms，体素：3.8 mm×3.8 mm×3.8 mm，每个 3D 数据集的成像时间为 1 s）（Plathow et al.，2006）。

标记方法也已在质子 MRI 中用于评估区域呼吸功能（Napadow et al.，2001；Voorhees et al.，2005）。但是，肺实质 T1 的衰减时间比呼吸周期持续时间短得多；因此，标记方法无法评估整个呼吸周期。为了解决这个问题，Gee 等开发了使用肺血管和肺实质结构位移作为空间标记的自然来源来确定肺区域实质变形的方法（Gee et al.，2003；Kiryu et al.，2008）。

3　4D 动态通气 MRI 的方法

在过去的 10 年中，UTE 图像已被引入胸部 MRI（Togao et al.，2010）。径向采样可以将回声时间减少到 100 ms 以下，从而可以最大程度地减少由短 T2* 引起的信号衰减。UTE 图像可以从肺实质产生内源性 MR 信号，而传统的质子 MRI 方法通常无法观察到（Dournes et al.，2015；Lederlin and Cremillieux，2014；Delacoste et al.，2018）。

自由呼吸的 UTE 通过少于 5 min 的合理成像时间可以实现较高的空间分辨率（1.25 mm 各向同性图像）（Burris et al.，2016；Gai et al.，2016）。UTE 图片已被大量用于各种临床实践，诸如肺结节检测和表征（Burris et al.，2016；Wielpütz et al.，2018）或婴儿肺疾病的气道和肺实质可视化（Niwa et al.，2017；Hahn et al.，2017）。在最近的几个研究中，这些 UTE 图像展示了可与 CT 图像媲美的图像质量的潜力。UTE 图像也已经应用于各种功能成像。例如，慢性阻塞性肺疾病中肺气肿的评估（Ohno et al.，2011；Roach et al.，2016），氧增强 UTE 图像（Triphan et al.，2015；Sasaki et al.，2017）以及灌注分析（Bell et al.，2015）。

在这些高质量的 3D MRI 中，基于信号变化的呼吸门控技术被用于尽可能降低运动伪影。

运动信息可以直接从获取的 k 空间中提取作为自身导航。常用方法是使用代表激励体积平均信号的 k 空间中心作为自身导航信号。换句话说，基于自身导航的图像可以直接测量呼吸运动。Jiang 等报告了使用高帧率动态 3D 自导航器从获取的数据子集进行运动估计，同时进行了将并行成像和压缩检测与局部低秩约束相结合的重建（Jiang et al.，2018）（图 6.3）。

Bates 等将呼吸门控 UTE MRI 应用于婴儿，他们基于自由呼吸 4D UTE-MRI 数据集重建了吸气和呼气图像，并可以用这种方法证明新生儿的动态气管塌陷（气管软化；图 6.4）（Bates et al.，2018）。支气管镜检查是临床诊断气道塌陷疾病存在和程度的标准，但正如本章第 5 节中所提到的，4D CT 仍在临床上用于评估气道狭窄。作为一种非电离成像方式，MRI 将是更好的诊断技术，尤其是对于婴儿和儿童。因此，我认为 4D MRI 应该广泛应用于临床，尤其是对于小儿患者。

带有 UTE 的呼吸门控 4D MRI 已经实现了高时间分辨率，并且可以在潮气呼吸时显示肺运动，这将是有意义的，尤其是在功能余气量下可视化肺结构。在功能余气量状态，呼吸肌放松，肺和胸廓的弹力反方向平衡。通过屏气方法不能获得功能余气量的图像。UTE 图像可以为我们提供关于呼吸力学的新信息。

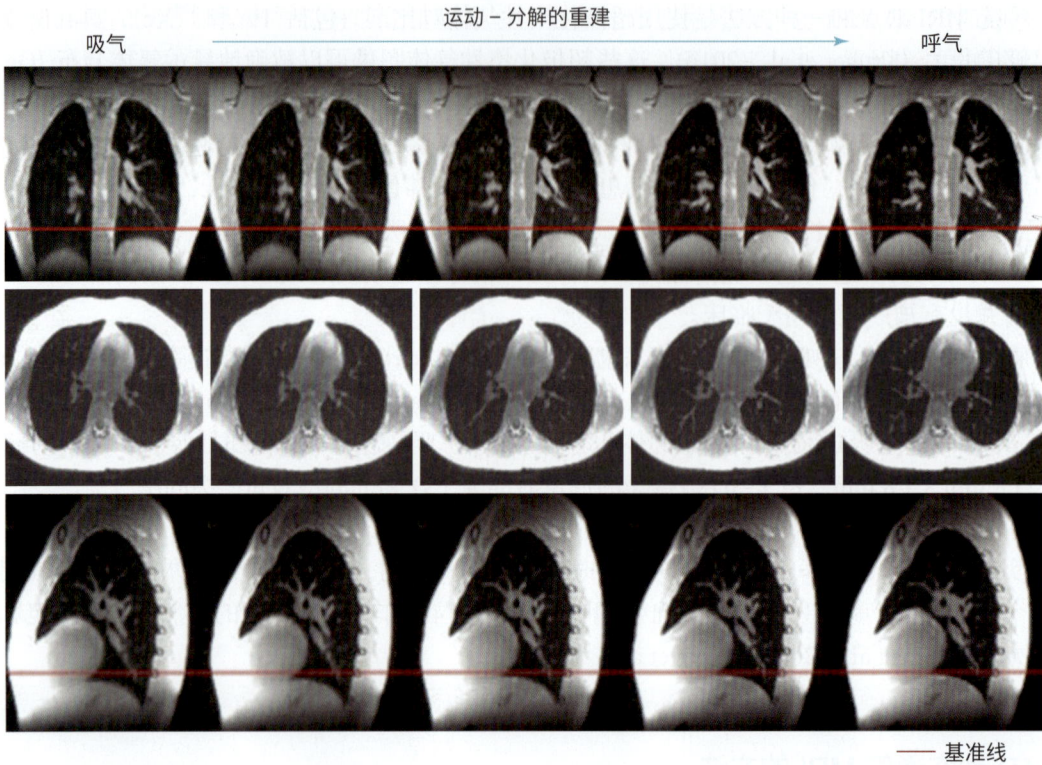

图 6.3　呼吸运动分解图像。水平线表示在呼气末横膈的位置（此图经许可引自 Jiang et al.，2018）

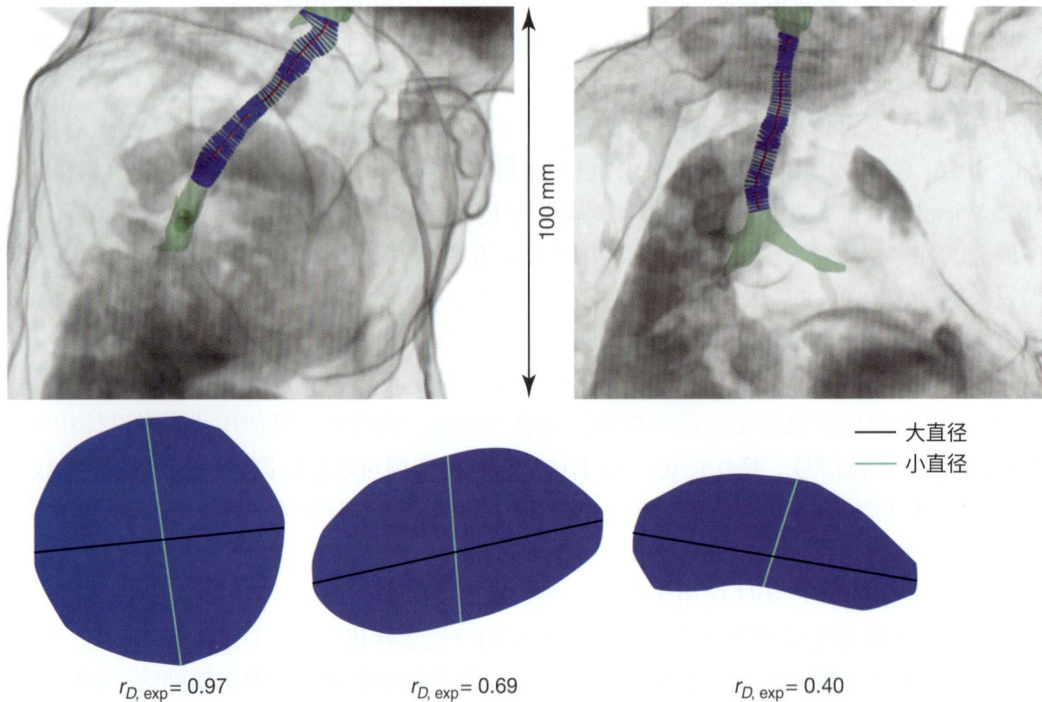

图 6.4　新生儿气道 UTE MRI 扫描图像的表面渲染图（绿色）与肺组织容积渲染图（灰色）融合图像。沿着气管（红色）定义了一条中心线，具有一系列的管腔横截面（蓝色），气管为其边界，并与中心线垂直。矢状位和冠状位分别显示在左侧和右侧。请注意，该受试者的气管不与任何成像平面对齐，表明需要定义一个气管中心线，才可准确获取气管的横断面。大直径和小直径显示为黑色和青色。3 个示例管腔横截面显示在下面，展示了 3 个 $r_{D, exp}$ 的不同值，$r_{D, exp}$ 是呼气末小与大直径的比例。完美的圆形气管的 $r_{D, exp}$ 值为 1，$r_{D, exp}$ 的值在气管截面不圆的层面减少趋向于零（此图经许可引自 Bates et al.，2018）

潮气呼吸时的 4D MRI 也可以应用在放射治疗中。准确定量和补偿呼吸运动导致的解剖位置变化是胸部放射治疗的关键因素。自由呼吸条件下的图像采集和治疗是外照射放射治疗的重要目标。已经开发了几种 MR 引导的治疗单元 (Bainbridge et al., 2017)。在目前状态下, 2D MRI 可用于监测暴露期间处于危险中的肿瘤和器官的呼吸运动。通过提供卓越的空间分辨率, 4D MRI 有可能补充甚至取代 4D CT 和 4D ^{18}F− 氟代脱氧葡萄糖 (^{18}F-fluorode-oxylucose, ^{18}F-FDG)-PET。

4　4D 动态通气 CT 的方法

4D CT 有两种类型: 呼吸门控 4D CT 和动态扫描 4D CT。呼吸门控 4D CT 需要专用设备监测呼吸; 3D CT 数据集是通过呼吸门控获得的, 而 4D CT 数据集则是通过呼吸周期回顾性重建获得的 (Hurkmans et al., 2011)。呼吸门控 4D CT 在数据收集期间需要规律呼吸, 因此需要患者的配合。呼吸门控 4D CT 可获取多个 3D CT 数据集 (通常是呼吸循环的 10%), 这代表了正常呼吸周期中的呼吸运动。呼吸门控 4D CT 主要用于制订放射治疗计划和监测肿瘤的运动。

另外, 动态 4D CT 扫描可通过 MDCT 轻松获得 (本章中将 4D CT 动态扫描称作为 4D CT)。通常, CT 图像是通过 X 射线曝光与检查床移动获得的。在 4D CT 中, 动态扫描时检查床不移动, 受检者身体的一部分会产生透视 3D 图像。成像参数如下: 320 排 MDCT (Aquilion One; 佳能医疗系统, Tochigi, 日本); 管电流 = 40 mA; 管电压 = 120 kVp; 旋转时间 = 0.35 s; 总扫描时间 = 4.0 ~ 6.5 s; 准直 = 0.5 mm; 厚度 = 1 mm (无图像间隔或重叠); 重建间隔 = 0.5 秒 / 帧 (总共 8 ~ 13 帧); 重建方法 = 使用迭代重建方法进行半重建 (自适应迭代剂量减少)。在这样的参数设置下, 估算的总辐射剂量暴露范围为 3.7 ~ 6.1 mSv (平均 5.4 mSv) (Yamashiro et al., 2017)。为了降低辐射剂量, 也可以使用 80 kVp 管电压 (Wielputz et al., 2014), 这将降低有效剂量, 如儿科患者辐射剂量为 1.7 mSv (Greenberg, 2012)。最近 320 排 MDCT 已实现了 0.275 s 旋转时间, 并且基于前向投影模型的迭代重建可以进一步降低辐射剂量, 同时保持可接受的对比噪声比 (Hassani et al., 2018)。图 6.5 显示了正常志愿者的 4D CT。

4D CT 可以在自主呼吸期间获得; 因此, 它是检测儿科患者的有效方法 (Greenberg, 2012)。但是, 4D CT 0.275 s 的旋转时间与常规荧光透视的时间分辨率相比较慢, 因此需要深慢呼吸来检测细微的结构异常。为此, 一些机构使用音频提示器系统, 并指导成年患者以稳定的频率重复深呼吸 (2 s 吸气和 2 s 呼气) (Muramatsu et al., 2018)。稳定的呼吸可实现 "全肺" 4D CT, 如图 6.5 所示。放射技师监视患者的呼吸运动, 并确保在扫描期间包含从吸气峰值到呼气峰值阶段的呼气运动。根据我们的经验, 这种强迫呼吸对患者没有不良影响。但不可否认的是, 强迫呼吸会诱发重度慢性阻塞性肺疾病患者发生动态过度通气。

在 4D CT 中, 呼吸周期不用波纹管带或肺活量计监测, 因为它可以通过影像分析确定。例如, Yamashiro 等证明可以根据平均肺密度 (mean lung density, MLD) 的变化确定吸气相和呼气相 (Yamashiro et al., 2010), 因为呼气时密度增加, 吸气时密度减低。因此, 即使扫描范围没有覆盖整个肺, 也可以通过肺部的密度变化来确定呼吸相。

5　4D CT 在大气道疾病中的临床应用

气管支气管软化症是先天性或后天性的疾病, 其特征是气道壁或支撑软骨薄弱而导致气管和支气管的顺应性增加和过度塌陷。气管软化症的标志是过度呼气坍塌, 通常定义为气管管腔横截面减少超过 50% (图 6.6)。使用吸气和吸气 CT 检查气管软化症已经有报道, 使用的是 64 排 MDCT (Lee and Boiselle, 2009)。Greenberg 将 320 排 MDCT 应用于 24 名持续呼吸困难的儿科患者 (Greenberg, 2012)。他观察了 5 名患者的气管软化症, 左右支气管均有病变。共有 8 名患者有左侧支气管软化症, 在 8 名儿

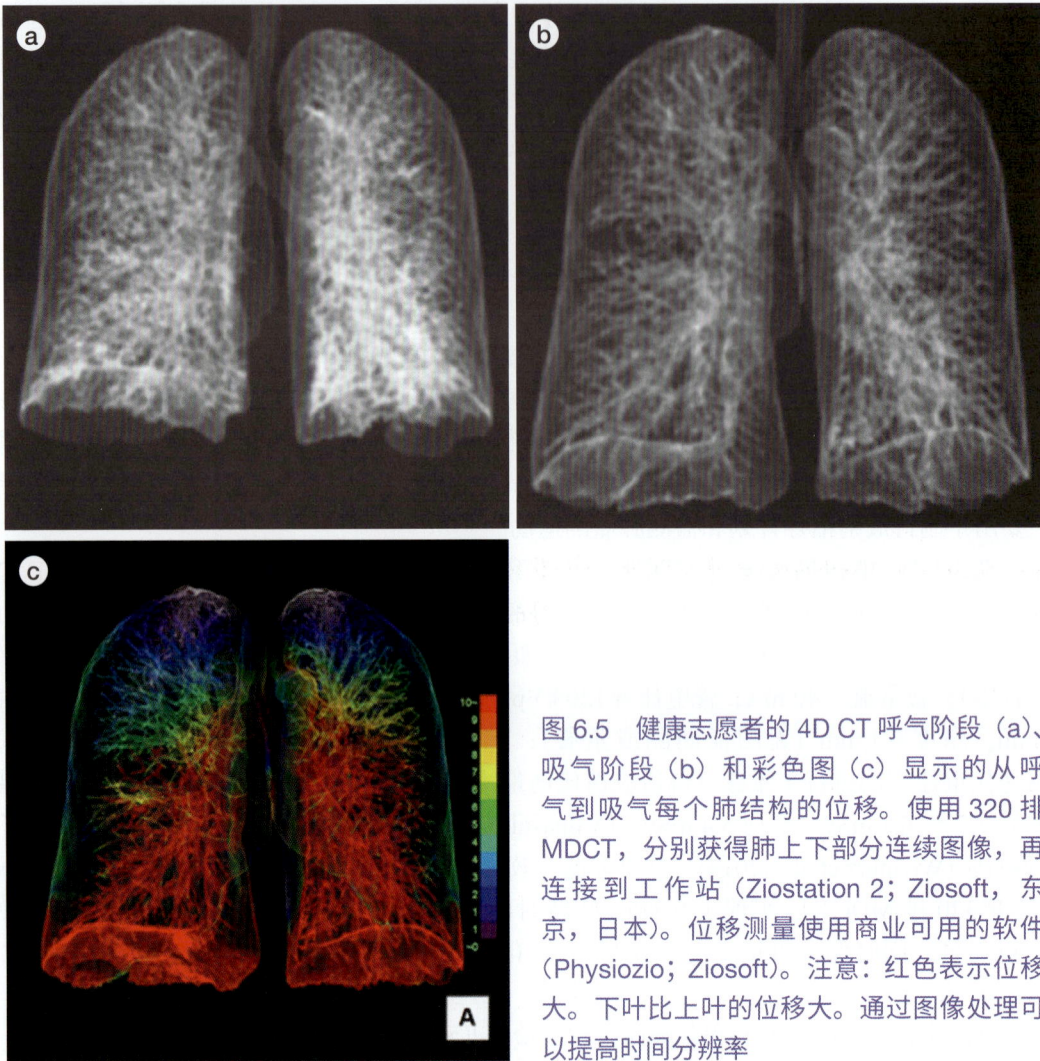

图 6.5 健康志愿者的 4D CT 呼气阶段（a）、吸气阶段（b）和彩色图（c）显示的从呼气到吸气每个肺结构的位移。使用 320 排 MDCT，分别获得肺上下部分连续图像，再连接到工作站（Ziostation 2; Ziosoft，东京，日本）。位移测量使用商业可用的软件（Physiozio; Ziosoft）。注意：红色表示位移大。下叶比上叶的位移大。通过图像处理可以提高时间分辨率

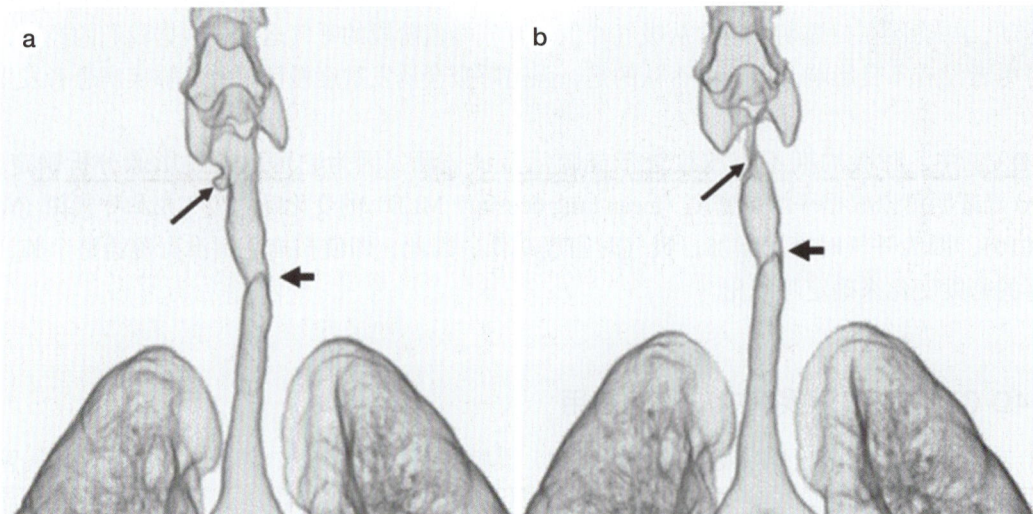

图 6.6 一名 11 岁女性气管软化的 4D CT 吸气（a）和呼气（b）阶段。这些图片使用 320 排 MDCT（80 kVp，40 mA）于自由呼吸过程中获得。在呼气阶段观察到气管异常闭合（箭头）。气管的工字梁结构（粗体箭头）（此图由 Dr. Shoichiro Matsushita 提供，圣玛丽安娜大学医学院）

童中发现了 12 例大叶性支气管软化症。根据这篇文章，64 排 MDCT 扫描仪最多覆盖 4 cm，这不足以评估肺叶支气管的变化。在 Greenberg 的这项研究中，所有 CT 检查都是在 80 kVp 下进行的。所有患者的平均有效辐射剂量为 1.7 mSv（标准偏差为 1.1 mSv）。对于婴幼儿，侵入性内镜检查适用性有限，而肺功能测试在这些患者中的有效性有限，并且无法提供解剖信息。使用 320 排 MDCT 的 4D CT 在可接受的辐射剂量暴露限度内进行更完整的气道和肺部评估。

6　4D CT 在慢性阻塞性肺疾病中的临床应用

慢性阻塞性肺疾病是一种以无法逆转的气流受限为特征的疾病。它包括小气道疾病（阻塞性细支气管炎）和实质破坏（肺气肿），不同患者病因组成不一样（Global Initiative for Chronic Obstructive Lung Disease，2018）。CT 可以很好地显示肺气肿，但通过常规肺功能检查所评估的气流量受限没能与 CT 所显示的肺气肿病情严重程度有很好的相关性（Paoletti et al.，2015）。显然，慢性阻塞性肺疾病患者气流受限主要原因是小气道疾病。最近开发的一种基于 CT 的技术允许在吸气 3D CT（Hasegawa et al.，2006）和呼气 3D CT（Matsuoka et al.，2008）中对外周气道进行无创管腔内评估。

慢性阻塞性肺疾病患者的气道动态缩小可以通过高速电子束 CT 显示（Kurosawa and Kohzuki，2004）。4D CT 还可以演示呼吸过程中管腔的动态变化（图 6.7）。Yamashiro 等（2016）使用市售的 4D CT 软件"4D 气道分析"（佳能医疗系统）测量了 MLD，以及气管和右侧近端支气管（主支气管、上支气管、中间支气管和下支气管）内固定点的管腔面积（Ai）。他们表明，支气管 Ai 的变化与 MLD 变化密切相关；健康受试者呼气时支气管管腔面积减少，而吸气时支气管管腔面积增加（图 6.8a）。另外，支气管 Ai 与慢性阻塞性肺疾病患者 MLD 的变化并不完全相关（图 6.8b）。气道 Ai 和 MLD 值之间的交叉相关系数与 1 秒率显著相关（FEV_1/FVC；$\rho = -0.66 \sim -0.56$，$P < 0.01$）（Yamashiro et al.，2016）。这表明严重气流受限患者气道和肺部运动同步性消失。慢性阻塞性肺疾病患者异常的不均匀通气已经得到多项研究验证。例如，使用常规通气闪烁显像仪和超极化惰性气体 ^{3}He 或 ^{129}Xe MRI（Kirby et al.，2015）。希望在不久的将来，4D CT 将会用于分析呼吸过程中更外周的支气管和（或）肺实质变化。

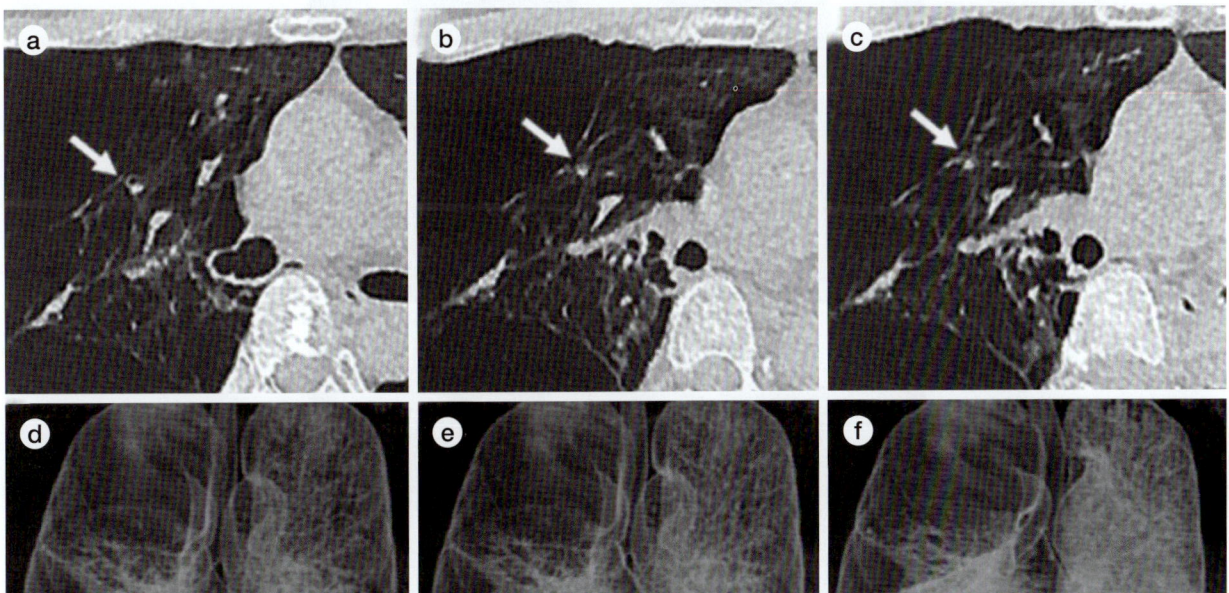

图 6.7　一名严重肺气肿的 48 岁男性的 4D CT 深吸气阶段（a，d），呼气的初始阶段（b，e），深呼气阶段（c，f）。在呼气的初始阶段可观察到动态气管狭窄（箭头）。3D 图像显示右肺明显的空气滞留，并且在深呼吸期可看到纵隔移动

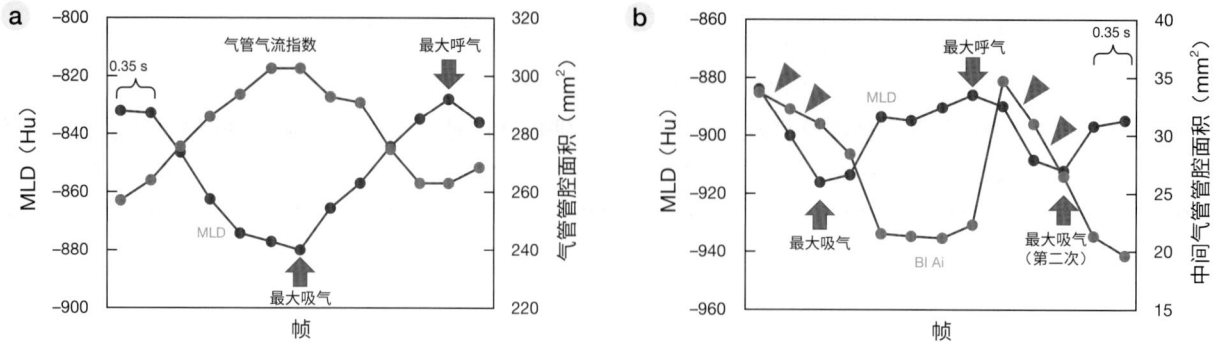

图 6.8 （a）测量代表 MLD 和气道管腔面积随时间的两条曲线之间的交叉相关系数。注意：该患者（一名无慢性阻塞性肺疾病的男性吸烟者，$FEV_1/FVC = 0.81$）MLD 和气管 Ai 的时间曲线几乎完美地在相反的方向上移动，提示气管扩张和肺膨胀同时发生。这两条时间曲线之间的负互相关系数为 −0.98。（b）一例女性慢性阻塞性肺疾病患者 MLD 与气道管腔面积之间存在弱相关性（$FEV_1/FVC = 0.53$）。注：MLD 与 BI Ai 的两条时间曲线走向相反（相关系数 = −0.21）。此外，反复观察到中间支气管 Ai 在吸气期意外地降低（箭头），表明存在矛盾的气道运动。FEV_1/FVC，1 s 用力呼气量 / 用力肺活量；MLD，平均肺密度；Ai，管腔面积；BI，中间支气管

　　徐等报道了另一个有趣的结果（图 6.9）。他们测量了心脏 4D CT 中的横截面积 (cross-sectional area, CSA) 并显示慢性阻塞性肺疾病患者的横截面积相较于无慢性阻塞性肺疾病的吸烟者在吸气和呼气过程中均明显变小（$P < 0.05$）。而且，呼气时心脏横截面积和 MLD 之间的交叉相关系数明显与 FEV_1/FVC 相关（$\rho = 0.63$，$P < 0.001$），提示慢性阻塞性肺疾病患者呼气时心脏尺寸变小 (Xu et al., 2017)。右侧心力衰竭是慢性阻塞性肺疾病患者重要的并发症，其进展与患者的预后直接相关 (Wells et al., 2012)。如图 6.10 所示，4D CT 可以演示呼吸运动和心跳。心 – 肺相互作用比以往更受关注 (Cheyne et al., 2016)。4D CT 可以为呼吸周期中肺和心脏之间的动态相互作用增加新的视角。

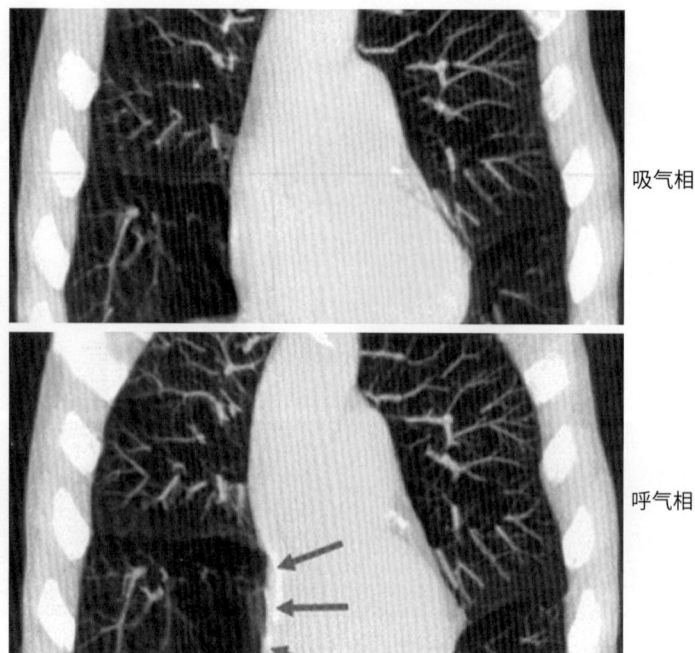

图 6.9 一名患有慢性阻塞性肺疾病的 70 岁男性的 4D CT。他的 FEV_1/FVC 为 0.55。右心房的形状在吸气期是正常的，但是在呼气阶段呈明显受压改变（箭头），可能由于右肺中叶肺气肿（此图经许可引自 Xu et al., 2017）

7 4D CT 在肺癌中的临床应用

肺癌在美国是与癌症相关死亡的主要原因。在患者术前，有必要诊断清楚肺癌是否直接侵袭到胸壁或大血管。如图 6.10 所示，4D CT 可以确定肿瘤浸润到胸壁和 (或) 大血管。通常，肺癌局部浸润可使用静态 CT 和 (或) MRI，电影 MRI 或结合吸气和呼气的胸部 CT 进行评估 (Murata et al.，1994；Seo et al.，2005；Chang et al.，2015a，2015b)。在静态 CT 图像中，肿块和邻近结构的接触长度和角度、脂肪平面的消失、与邻近的胸膜或心包增厚都被认为是周围结构被累及的证据。但是，仅使用静态 CT 图像确定胸膜从 pl0 (无入侵) 至 pl3 (入侵壁层胸膜) 的组织学浸润很困难。

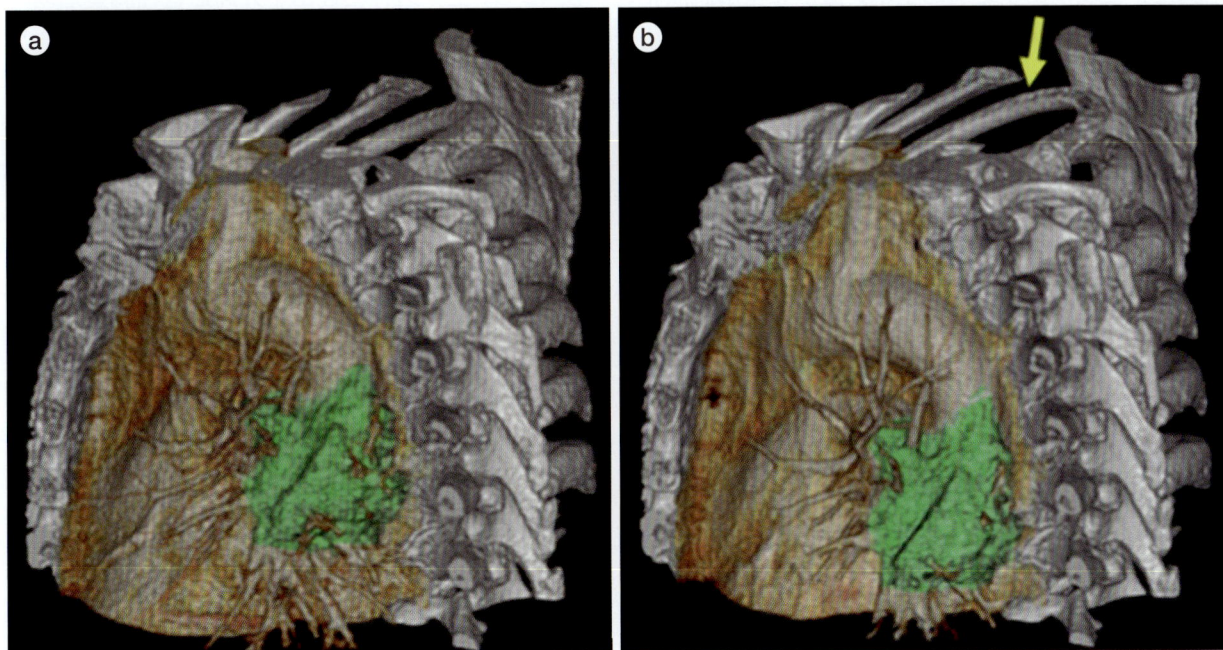

图 6.10　77 岁男性，肺癌侵袭主动脉的呼气相 (a) 和吸气相 (b) 4D CT。左肺的肿瘤在呼吸过程中随主动脉移动，表明肿瘤浸润了主动脉。注意：吸气时肋骨向上移动并伴随轻微的旋转，导致肋骨 (箭头) 和扩张的胸腔之间距离增加 (Ziostation 2；Ziosoft，东京，日本)

最近的研究展示了这种可能性，4D CT 的定量分析可以区分壁层胸膜浸润和 (或) 粘连 (Sakuma et al.，2017；Hashimoto et al.，2018) (图 6.11)。Sakuma 等提出了 3 种不同的方法：①分析从吸气框架移动的距离；②分析整体运动距离；③向量分析。他们发现了几个可以区分患者有无壁层胸膜浸润 / 粘连的定量指数 (Sakuma et al.，2017)。Hashimoto 等使用具有自动跟踪功能的专用工作站评估了胸膜和相应的肋骨表面上标记点的局部运动 (4D 气道分析；佳能医疗系统)。研究人员发现，胸膜粘连和非胸膜粘连患者的局部运动有显著差异 (Hashimoto et al.，2018)。

胸外科胸腔镜手术在过去 10 年变得非常流行。脏层胸膜与壁层胸膜之间的粘连可防止肺部塌陷，增加腔镜肺部受伤的风险，在严重情况下这种粘连会阻碍进入胸膜间隙，从而需要中转开胸手术。评估脏层胸膜和壁层胸膜之间的粘连非常困难，即使在静态 CT 图像显示胸膜增厚的时候和即使根据静态 CT 图像上的胸膜厚度，也很难评估脏层胸膜和壁层胸膜之间的粘连 (Mason et al.，1999)。因此，一些外科医生在手术之前会使用超声检查 (Sasaki et al.，2005；Tahiri et al.，2014)。超声波可以显示出脏层胸膜在胸壁上的滑动，但体表超声无法评估纵隔粘连。因为 4D CT 可以精确显示胸部结构 (包括肺门和纵隔)，期待 4D CT 分析能够确定纵隔胸膜粘连。

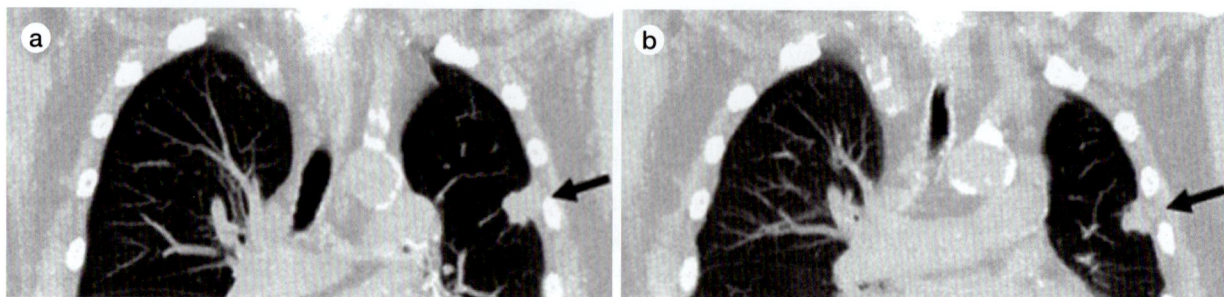

图 6.11 70 岁男性肺癌患者的 4D CT，吸气阶段（a）和呼气阶段（b）。术中确认左肺癌（箭头）未直接侵犯胸壁，但发现由于之前的手术，脏层和壁层胸膜粘连。在 4D CT 上，这种粘连由于外周血管在胸壁活动时明显受限，术前受到怀疑

如前所述，呼吸门控 4D CT 也用于制订放射治疗计划。放射治疗通常是多种方式治疗局部晚期非小细胞肺癌的一部分，并且正越来越多地用于早期非小细胞肺癌接受立体定向放射治疗（stereotactic radiotherapy）的患者。识别肿瘤运动的完整范围，随后将所有潜在的肿瘤位置作为治疗目标的一部分对于放疗规划是非常重要的，尤其是在立体定向放射治疗中。Chang 等进行了一项多中心随机试验（Chang et al.，2015a，b）并报告了使用基于呼吸门控 4D CT 的放疗计划的立体定向放射治疗可能是治疗可手术 I 期非小细胞肺癌的一种选择。

8 4D 影像分析的未来

由于分析方法的不断发展，4D CT 提供了很多精细的解剖结构及其运动的信息。Moriya 等在每个呼吸阶段用 4D CT 测量肺容积并分别绘制左右肺 CT 流量 - 容积曲线图（图 6.12）（Moriya et al.，2018）。这种方法可以应用于每个肺段或亚段的运动分析。而且，两个连续图像之间的外周肺结构的移位可以使用商业软件测量，如图 6.5 所示。当然，CT 肺容积的变化和肺结构的移位不等同于气体交换；气体是可压缩的，很容易随压力变化改变容积。传统的流量 - 容积曲线是肺病学的原理之一，CT 流量 - 容积曲线无法将其取代。传统流量 - 容积曲线基于简单模型分析，肺实质是均匀各向同性的物质且膨胀收缩也是相同的。然而，肺部并不均匀扩张，不同区域的肺局部扩张和排空是不同步的（Capaldi et al.，2016）。改进 4D CT 的定量分析将有助于理解肺实质的动力学原理。

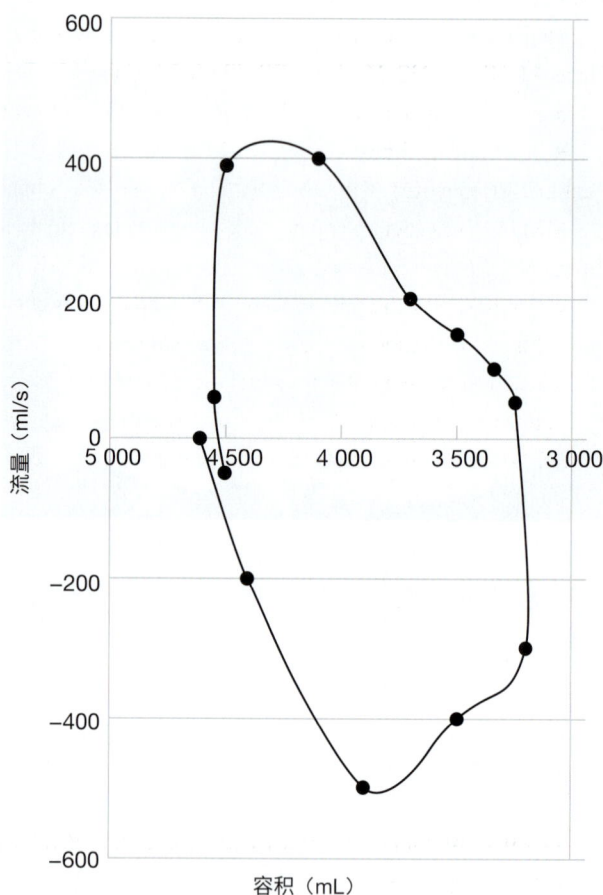

图 6.12 一位健康志愿者基于 4D CT 的 CT 流量 - 容积曲线。图中显示了整个肺的流量 - 容积环。肺的容积变化是通过连续图像推导得出的，并以吸气和呼气流量（Y 轴）对 CT 肺容积（X 轴）进行绘制的。每个阶段的容积是在工作站的 4D CT 上测量得到的（Ziostation 2；Ziosoft，日本，东京）[此图由日本福岛市大原综合医院（Ohara General Hospital）的 Hiroshi Moriya 博士提供]

9　结论

4D MRI 和 4D CT 的几种方法已经被开发并应用于临床患者，如制订放射治疗计划和监测肿瘤的运动、胸膜粘连和气管支气管软化的术前评估。这些 4D 图像将提供有关呼吸力学和心肺相互作用的新信息，这将有利于患者治疗。4D MRI 和 4D CT 应作为临床常规使用，由于没有射线辐射，4D MRI 特别适合婴幼儿。

译者：孙勤学，白光辉，李强，许茂盛

参考文献

Bainbridge H, Salem A, Tijssen RHN, Dubec M, Wetscherek A, Van ESC, Belderbos J, Faivre-Finn C, McDonald F (2017) Magnetic resonance imaging in precision radiation therapy for lung cancer. Transl Lung Cancer Res 6:689–707.

Bates AJ, Higano NS, Hysinger EB, Fleck RJ, Hahn AD, Fain SB, Kingma PS, Woods JC (2018) Quantitative assessment of regional dynamic airway collapse in neonates via retrospectively respiratory-gated 1H ultrashort echo time MRI. J Magn Reson Imaging. https://doi.org/10.1002/jmri.26296.

Bell LC, Johnson KM, Fain SB, Wentland A, Drees R, Johnson RA, Bauman G, Francois CJ, Nagle SK (2015) Simultaneous MRI of lung structure and perfusion in a single breathhold. J Magn Reson Imaging 41:52–59.

Burris NS, Johnson KM, Larson PE, Hope MD, Nagle SK, Behr SC, Hope TA (2016) Detection of small pulmonary nodules with ultrashort echo time sequences in oncology patients by using a PET/MR system. Radiology 278:239–246.

Cai J, Miller GW, Altes TA, Read PW, Benedict SH, De Lange EE, Cates GD, Brookeman JR, Mugler JP 3rd, Sheng K (2007) Direct measurement of lung motion using hyperpolarized helium-3 MR tagging. Int J Radiat Oncol Biol Phys 68:650–653.

Cai J, Sheng K, Benedict SH, Read PW, Larner JM, Mugler JP 3rd, De Lange EE, Cates GD Jr, Miller GW (2009) Dynamic MRI of grid-tagged hyperpolarized helium-3 for the assessment of lung motion during breathing. Int J Radiat Oncol Biol Phys 75:276–284.

Capaldi DP, Zha N, Guo F, Pike D, McCormack DG, Kirby M, Parraga G (2016) Pulmonary imaging biomarkers of gas trapping and emphysema in COPD: (3) He MR imaging and CT parametric response maps. Radiology 279:597–608.

Chang JY, Senan S, Paul MA, Mehran RJ, Louie AV, Balter P, Groen HJ, McRae SE, Widder J, Feng L, Van Den Borne BE, Munsell MF, Hurkmans C, Berry DA, Van Werkhoven E, Kresl JJ, Dingemans AM, Dawood O, Haasbeek CJ, Carpenter LS, De Jaeger K, Komaki R, Slotman BJ, Smit EF, Roth JA (2015a) Stereotactic ablative radiotherapy versus lobectomy for operable stage I non-small-cell lung cancer: a pooled analysis of two randomised trials. Lancet Oncol 16(6):630–637.

Chang S, Hong SR, Kim YJ, Hong YJ, Hur J, Choi BW, Lee HJ (2015b) Usefulness of thin-section single-shot turbo spin echo with half-Fourier acquisition in evaluation of local invasion of lung cancer. J Magn Reson Imaging 41:747–754.

Cheyne WS, Williams AM, Harper MI, Eves ND (2016) Heart-lung interaction in a model of COPD: importance of lung volume and direct ventricular interaction. Am J Physiol Heart Circ Physiol 311:H1367–H1374.

Cotes J, Chinn D, Miller M (eds) (2006) Lung function: physiology, measurement and application in medicine. Blackwell, London.

Delacoste J, Chaptinel J, Beigelman-Aubry C, Piccini D, Sauty A, Stuber M (2018) A double echo ultra short echo time (UTE) acquisition for respiratory motion-suppressed high resolution imaging of the lung. Magn Reson Med 79:2297–2305.

Dournes G, Grodzki D, Macey J, Girodet PO, Fayon M, Chateil JF, Montaudon M, Berger P, Laurent F (2015) Quiet submillimeter MR imaging of the lung is feasible with a PETRA sequence at 1.5 T. Radiology 276:258–265.

Gai ND, Malayeri A, Agarwal H, Evers R, Bluemke D (2016) Evaluation of optimized breath-hold and free-breathing 3D ultrashort echo time contrast agent-free MRI of the human lung. J Magn Reson Imaging 43:1230–1238.

Gast KK, Puderbach MU, Rodriguez I, Eberle B, Markstaller K, Hanke AT, Schmiedeskamp J, Weiler N, Lill J, Schreiber WG, Thelen M, Kauczor HU (2002) Dynamic ventilation (3)He-magnetic resonance imaging with lung motion correction: gas flow distribution analysis. Investig Radiol 37:126–134.

Gee J, Sundaram T, Hasegawa I, Uematsu H, Hatabu H (2003) Characterization of regional pulmonary mechanics from serial magnetic resonance imaging data. Acad Radiol 10:1147–1152.

Gierada DS, Curtin JJ, Erickson SJ, Prost RW, Strandt JA, Goodman LR (1995) Diaphragmatic motion: fast gradient-recalled-echo MR imaging in healthy subjects. Radiology 194:879–884.

Global Initiative For Chronic Obstructive Lung Disease. (2018) Global strategy for the diagnosis, management, and prevention of chronic obstructive lung disease. https://goldcopd.org/gold-reports/reportXYZ.pdf. Accessed 12 Dec 2018.

Greenberg SB (2012) Dynamic pulmonary CT of children. AJR Am J Roentgenol 199:435–440.

Hahn AD, Higano NS, Walkup LL, Thomen RP, Cao X, Merhar SL, Tkach JA, Woods JC, Fain SB (2017) Pulmonary MRI of neonates in the intensive care unit using 3D ultrashort echo time and a small footprint MRI system. J Magn Reson Imaging 45:463–471.

Hasegawa M, Nasuhara Y, Onodera Y, Makita H, Nagai K, Fuke S, Ito Y, Betsuyaku T, Nishimura M (2006) Airflow limitation and airway dimensions in chronic obstructive pulmonary disease. Am J Respir Crit Care Med 173:1309–1315.

Hashimoto M, Nagatani Y, Oshio Y, Nitta N, Yamashiro T, Tsukagoshi S, Ushio N, Mayumi M, Kimoto T, Igarashi T, Yoshigoe M, Iwai K, Tanaka K, Sato S, Sonoda A, Otani H, Murata K, Hanaoka J (2018) Preoperative assessment of pleural adhesion by Four-Dimensional Ultra-Low-Dose Computed Tomography (4D-ULDCT) with Adaptive Iterative Dose Reduction using Three-Dimensional processing (AIDR-3D). Eur J Radiol 98:179–186.

Hassani C, Ronco A, Prosper AE, Dissanayake S, Cen SY, Lee C (2018) Forward-projected model-based iterative reconstruction in screening low-dose chest Ct: Comparison with adaptive iterative dose reduction 3D. AJR Am J Roentgenol 211:548–556.

Holmes JH, O'halloran RL, Brodsky EK, Bley TA, Francois CJ, Velikina JV, Sorkness RL, Busse WW, Fain SB (2009) Three-dimensional imaging of ventilation dynamics in asthmatics using multiecho projection acquisition with constrained reconstruction. Magn Reson Med 62:1543–1556.

Hurkmans CW, Van Lieshout M, Schuring D, Van Heumen MJ, Cuijpers JP, Lagerwaard FJ, Widder J, Van Der Heide UA, Senan S (2011) 2015. Quality assurance of 4D-CT scan techniques in multicenter phase III trial of surgery versus stereotactic radiotherapy (radiosurgery or surgery for operable early stage (stage 1A) non-small- cell lung cancer [ROSEL] study). Int J Radiat Oncol Biol Phys 80(3):918–927.

Iwasawa T, Kagei S, Gotoh T, Yoshiike Y, Matsushita K, Kurihara H, Saito K, Matsubara S (2002) Magnetic resonance analysis of abnormal diaphragmatic motion in patients with emphysema. Eur Respir J 19: 225–231.

Jiang W, Ong F, Johnson KM, Nagle SK, Hope TA, Lustig M, Larson PEZ (2018) Motion robust high resolution 3D free-breathing pulmonary MRI using dynamic 3D image self-navigator. Magn Reson Med 79:2954–2967.

Kirby M, Pike D, Sin DD, Coxson HO, McCormack DG, Parraga G (2015) COPD: do imaging measurements of emphysema and airway disease explain symptoms and exercise capacity? Radiology 277:872–880.

Kiryu S, Sundaram T, Kubo S, Ohtomo K, Asakura T, Gee JC, Hatabu H, Takahashi M (2008) MRI assessment of lung parenchymal motion in normal mice and transgenic mice with sickle cell disease. J Magn Reson Imaging 27:49–56.

Kruger SJ, Nagle SK, Couch MJ, Ohno Y, Albert M, Fain SB (2016) Functional imaging of the lungs with gas agents. J Magn Reson Imaging 43:295–315.

Kurosawa H, Kohzuki M (2004) Images in clinical medicine dynamic airway narrowing. N Engl J Med 350:1036.

Lederlin M, Crémillieux Y (2014) Three-dimensional assessment of lung tissue density using a clinical ultrashort echo time at 3 Tesla: a feasibility study in healthy subjects. J Magn Reson Imaging 40:839–847.

Lee EY, Boiselle PM (2009) Tracheobronchomalacia in infants and children: multidetector CT evaluation. Radiology 252:7–22.

Mason AC, Miller BH, Krasna MJ, White CS (1999) Accuracy of CT for the detection of pleural adhesions: correlation with video-assisted thoracoscopic surgery. Chest 115:423–427.

Matsuoka S, Kurihara Y, Yagihashi K, Hoshino M, Nakajima Y (2008) Airway dimensions at inspiratory and expiratory multisection CT in chronic obstructive pulmonary disease: correlation with airflow limitation. Radiology 248:1042–1049.

Moriya H, Muramatsu S, Yamashiro T, Nagatani Y, Ushio S, Mekaru H, Tsukagoshi S (2018) The whole-lung dynamic respiratory CT: the novel respiratory function examination by dynamic wide volume scaning using 320-row ADCT. In: Proceeding of the 77th Annual meeting of the Japan Radiological Society, p S284.

Muramatsu S, Moriya H, Tsukagoshi S, Yamada N (2018) Development of audio indicator system for respiratory dynamic CT imaging. Nihon Hoshasen Gijutsu Gakkai Zasshi 74:154–160.

Murata K, Takahashi M, Mori M, Shimoyama K, Mishina A, Fujino S, Itoh H, Morita R (1994) Chest wall and mediastinal invasion by lung cancer: evaluation with multisection expiratory dynamic CT. Radiology 191:251–255.

Napadow VJ, Mai V, Bankier A, Gilbert RJ, Edelman R, Chen Q (2001) Determination of regional pulmonary parenchymal strain during normal respiration using spin inversion tagged magnetization MRI. J Magn Reson Imaging 13:467–474.

Niwa T, Nozawa K, Aida N (2017) Visualization of the airway in infants with MRI using pointwise encoding time reduction with radial acquisition (PETRA). J Magn Reson Imaging 45:839–844.

Ohno Y, Koyama H, Yoshikawa T, Matsumoto K, Takahashi M, Van Cauteren M, Sugimura K (2011) T2* measurements of 3-T MRI with ultrashort TEs: capabilities of pulmonary function assessment and clinical stage classification in smokers. AJR Am J Roentgenol 197:W279–W285.

Paoletti M, Cestelli L, Bigazzi F, Camiciottoli G, Pistolesi M (2015) Chronic obstructive pulmonary disease: pulmonary function and CT lung attenuation do not show linear correlation. Radiology 276:571–578.

Plathow C, Schoebinger M, Fink C, Hof H, Debus J, Meinzer HP, Kauczor HU (2006) Quantification of lung tumor volume and rotation at 3D dynamic parallel MR imaging with view sharing: preliminary results. Radiology 240:537–545.

Roach DJ, Crémillieux Y, Serai SD, Thomen RP, Wang H, Zou Y, Szczesniak RD, Benzaquen S, Woods JC (2016) Morphological and quantitative evaluation of emphysema in chronic obstructive pulmonary disease patients: a comparative study of MRI with CT. J Magn Reson Imaging 44:1656–1663.

Sakuma K, Yamashiro T, Moriya H, Murayama S, Ito H (2017) Parietal pleural invasion/adhesion of subpleural lung cancer: quantitative 4-dimensional CT analysis using dynamic-ventilatory scanning. Eur J Radiol 87:36–44.

Sasaki M, Kawabe M, Hirai S, Yamada N, Morioka K, Ihaya A, Tanaka K (2005) Preoperative detection of pleural adhesions by chest ultrasonography. Ann Thorac Surg 80:439–442.

Sasaki T, Takahashi K, Obara M (2017) Viability of oxygen-enhanced ventilation imaging of the lungs using ultra-short echo time MRI. Magn Reson Med Sci 16:259–261.

Sekine A, Satoh H, Iwasawa T, Matsui K, Ikeya E, Ikeda S, Yamakawa H, Okuda R, Kitamura H, Shinohara T, Baba T, Komatsu S, Kato T, Hagiwara E, Ogura T (2017) Unilateral upper lung field pulmonary fibrosis radiologically consistent with pleuroparenchymal fibroelastosis after thoracotomy: a new disease entity related to thoracotomy. Respiration 94:431–441.

Seo JS, Kim YJ, Choi BW, Choe KO (2005) Usefulness of magnetic resonance imaging for evaluation of cardiovascular invasion: evaluation of sliding motion between thoracic mass and adjacent structures on cine MR images. J Magn Reson Imaging 22:234–241.

Shibata H, Iwasawa T, Gotoh T, Kagei S, Shinohara T, Ogura T, Hagiwara H, Tateishi U, Inoue T (2012) Automatic tracking of the respiratory motion of lung parenchyma on dynamic magnetic resonance imaging: comparison with pulmonary function tests in patients with chronic obstructive pulmonary disease. J Thorac Imaging 27:387–392.

Suga K, Tsukuda T, Awaya H, Matsunaga N, Sugi K, Esato K (2000) Interactions of regional respiratory mechanics and pulmonary ventilatory impairment in pulmonary emphysema: assessment with dynamic MRI and xenon-133 single-photon emission Ct. Chest 117:1646–1655.

Tahiri M, Khereba M, Thiffault V, Ferraro P, Duranceau A, Martin J, Liberman M (2014) Preoperative assessment of chest wall invasion in non-small cell lung cancer using surgeon-performed ultrasound. Ann Thorac Surg 98:984–989.

Togao O, Tsuji R, Ohno Y, Dimitrov I, Takahashi M (2010) Ultrashort echo time (UTE) MRI of the lung: assessment of tissue density in the lung parenchyma. Magn Reson Med 64:1491–1498.

Tokuda J, Schmitt M, Sun Y, Patz S, Tang Y, Mountford CE, Hata N, Wald LL, Hatabu H (2009) Lung motion and volume measurement by dynamic 3D MRI using a 128-channel receiver coil. Acad Radiol 16:22–27.

Triphan SM, Breuer FA, Gensler D, Kauczor HU, Jakob PM (2015) Oxygen enhanced lung MRI by simultaneous measurement of T1 and T2 * during free breathing using ultrashort TE. J Magn Reson Imaging 41:1708–1714.

Troyer AD, Wilson TA (2016) Action of the diaphragm on the rib cage. J Appl Physiol 121:391–400.

Tustison NJ, Awate SP, Cai J, Altes TA, Miller GW, De Lange EE, Mugler JP 3rd, Gee JC (2010) Pulmonary kinematics from tagged hyperpolarized helium-3 MRI. J Magn Reson Imaging 31:1236–1241.

Voorhees A, An J, Berger KI, Goldring RM, Chen Q (2005) Magnetic resonance imaging-based spirometry for regional assessment of pulmonary function. Magn Reson Med 54:1146–1154.

Wells JM, Washko GR, Han MK, Abbas N, Nath H, Mamary AJ, Regan E, Bailey WC, Martinez FJ, Westfall E, Beaty TH, Curran-Everett D, Curtis JL, Hokanson JE, Lynch DA, Make BJ, Crapo JD, Silverman EK, Bowler RP, Dransfield MT (2012) Pulmonary arterial enlargement and acute exacerbations of COPD. N Engl J Med 367:913–921.

Wielpütz MO, Eberhardt R, Puderbach M, Weinheimer O, Kauczor HU, Heussel CP (2014) Simultaneous assessment of airway instability and respiratory dynamics with low-dose 4D-CT in chronic obstructive pulmonary disease: a technical note. Respiration 87:294–300.

Wielpütz MO, Lee HY, Koyama H, Yoshikawa T, Seki S, Kishida Y, Sakai Y, Kauczor HU, Sugimura K, Ohno Y (2018) Morphologic characterization of pulmonary nodules with ultrashort TE MRI at 3T. AJR Am J Roentgenol 210:1216–1225.

Xu Y, Yamashiro T, Moriya H, Tsubakimoto M, Tsuchiya N, Nagatani Y, Matsuoka S, Murayama S (2017) Hyperinflated lungs compress the heart during expiration in COPD patients: a new finding on dynamic-ventilation computed tomography. Int J Chron Obstruct Pulmon Dis 12:3123–3131.

Yamashiro T, Matsuoka S, Bartholmai BJ, San José Estépar R, Ross JC, Diaz A, Murayama S, Silverman EK, Hatabu H, Washko GR (2010) Collapsibility of lung volume by paired inspiratory and expiratory CT scans: correlations with lung function and mean lung density. Acad Radiol 17:489–495.

Yamashiro T, Moriya H, Matsuoka S, Nagatani Y, Tsubakimoto M, Tsuchiya N, Murayama S (2017) Asynchrony in respiratory movements between the pulmonary lobes in patients with COPD: continuous measurement of lung density by 4-dimensional dynamic-ventilation CT. Int J Chron Obstruct Pulmon Dis 12:2101–2109.

Yamashiro T, Moriya H, Tsubakimoto M, Matsuoka S, Murayama S (2016) Continuous quantitative measurement of the proximal airway dimensions and lung density on four-dimensional dynamic-ventilation CT in smokers. Int J Chron Obstruct Pulmon Dis 11:755–764.

第七章

肺功能成像——核医学与混合成像的基本原理与临床应用

玛丽卡·巴伊奇，丁科·弗朗切斯基，阿里·林德奎斯特

(Marika Bajc，Dinko Franceschi，Ari Lindqvist)

摘　要

通气/灌注断层显像 (ventilation/perfusion tomography，V/P SPECT) 被推荐为诊断肺栓塞 (pulmonary embolism，PE) 的首选工具，其基于标准化技术和新的整体解读标准。通过预检概率，临床医生可以选择最合适的客观检查方法来诊断或排除肺栓塞。在解读过程中，会综合考虑所有的通气和灌注模式，从而不仅能够诊断肺栓塞，还能识别心肺疾病。在这种情况下，V/P SPECT 对于检测肺栓塞具有极高的敏感性和特异性。V/P SPECT 无禁忌证，是一种非侵入性检查，且辐射剂量较低。此外，V/P SPECT 的采集时间仅为 20 min，并可定量评估肺栓塞的范围，对个体化治疗有重要影响。这种方法在临床随访和科研领域中具有独特的优势。

SPECT/CT 是一种新兴技术，主要用于提高诊断肿瘤疾病的敏感性和特异性。然而，SPECT/CT 并不推荐作为所有疑似肺栓塞患者的首选诊断工具。在慢性阻塞性肺疾病患者中，SPECT/CT 可能具有一定的临床意义，可以用于识别小肺部肿瘤并评估慢性阻塞性肺疾病的严重程度。目前，这一应用仍在研究中。

正电子发射体层摄影 (positron emission tomography，PET)、PET/CT 或 PET/MRI 是用于评估和定量肺功能及代谢变化的成像技术。通常，最常研究的生物标志物是 F-FDG，它可显示多种呼吸系统疾病中肺部炎症的活性。

1　简介

肺闪烁扫描是研究肺功能的重要方法。基础研究旨在展示通气和灌注模式。

在健康个体中，区域灌注和通气之间存在平衡，以实现最佳气体交换。一些肺部疾病会导致通气和灌注都发生变化；且通气与灌注的变化是匹配的。其他的只能导致灌注或通气的变化，即通气与灌注变化不匹配，这意味着灌注和通气之间的不平衡。肺闪烁扫描最重要的应用是评估疑似肺栓塞的患者。1964 年，Wagner 使用碘 −131 (^{131}I) 人血清白蛋白 (human serum albumin，HSA) 灌注闪烁扫描和直线扫描仪进行成像，首次证明了闪烁扫描在肺栓塞检测中的价值 (Wagner，1964)。

肺通气与肺灌注的研究通常基于平面成像，这曾是诊断肺栓塞的主要非侵入性方法。然而，由于肺栓塞诊断的前瞻性研究 (prospective investigation of pulmonary embolism diagnosis，PIOPED) PIOPED Ⅰ期研究表明 65% 的扫描结果无法明确诊断，这一技术一度受到质疑 (PIOPED Investigators，1990)。然而，如下文所述，基于现代成像技术和新的整体性原则 (结合临床信息、预检概率、胸部 X 线检查结果以及符合肺栓塞或其他疾病的模式) 的后续研究表明，非诊断性结果的比例已降至 4% 或更低，同时诊断的敏感性和特异性表现出色 (Kan et al.，2015)。

自 20 世纪 80 年代初以来，SPECT 标志着核医学进入了一个新时代，使得多个领域的平面成像逐渐被淘汰。当需要识别和定量评估器官功能的局灶性或区域性异常时，SPECT 成为首选方法。V/P SPECT 相较于平面技术的无可争辩的优势已在大量研究中得到证明 (Bajc et al.，2008；Grunig et al.，2014；Gutte et al.，2009；Leblanc et al.，2007；Lemb and Pohlabeln，2001；Reinartz et al.，2004；Mahdavi et al.，2013)。V/P SPECT 被欧洲核医学协会推荐为诊断肺栓塞的首选方法，并得到了加拿大核医学协会的认可 (Bajc et al.，2009b；Bajc et al.，2019)。在进行影像学检查之前评估肺栓塞的临床概率是一个重要问题，已在欧洲肺部核素显像的相关指南中得到详细阐述 (Bajc et al.，2009b)，Mamlouk 等的研究也提出了这个问题 (Mamlouk et al.，2010)。相关指南已被更新并扩展，其不仅显示了 V/P SPECT 在肺栓塞诊断中的适应证，还包括 V/P SPECT 对其他呼吸系统疾病 (如肺炎、慢性阻塞性肺疾病及左心衰竭) 的适用性。

基于标准化技术和新的整体解释标准的 V/P SPECT 有以下几点优势。

(1) 快速。

(2) 低辐射剂量。

(3) 无禁忌证。

（4）诊断准确率高，非诊断报告数少。

（5）治疗策略选择的效用。

（6）随访和研究的适用性。

2　V/P SPECT 测量心肺疾病肺功能的原则

V/P 闪烁扫描基于以下事实：独特的肺动脉节段解剖结构影响单个肺动脉的栓塞，会导致特征性的肺叶、段或亚段外周楔形灌注缺损。在受肺栓塞影响的一个或多个节段内，通常会保留通气。这种保留通气和无灌注的模式，称为 V/P 不匹配，这为肺栓塞诊断提供了基础（图 7.1）。

通气扫描映射区域通气并帮助定义肺边界，促进外周灌注缺损的识别。通气扫描还可以提供有关心肺疾病的额外信息，而不仅是肺栓塞。例如，慢性阻塞性肺疾病患者的通气分布不均，周围气道常出现局灶性沉积，重症患者中心气道也常出现局灶性沉积。肺炎会导致局部通气缺陷，通常比相关的灌注缺损更广泛。联合通气和灌注研究增加了肺栓塞诊断的特异性，并允许识别其他病理。因此，建议在肺栓塞诊断中采用同一日联合检查方案（图 7.1 ～图 7.3）（Bajc et al.，2009b）。

肺冠状位层面

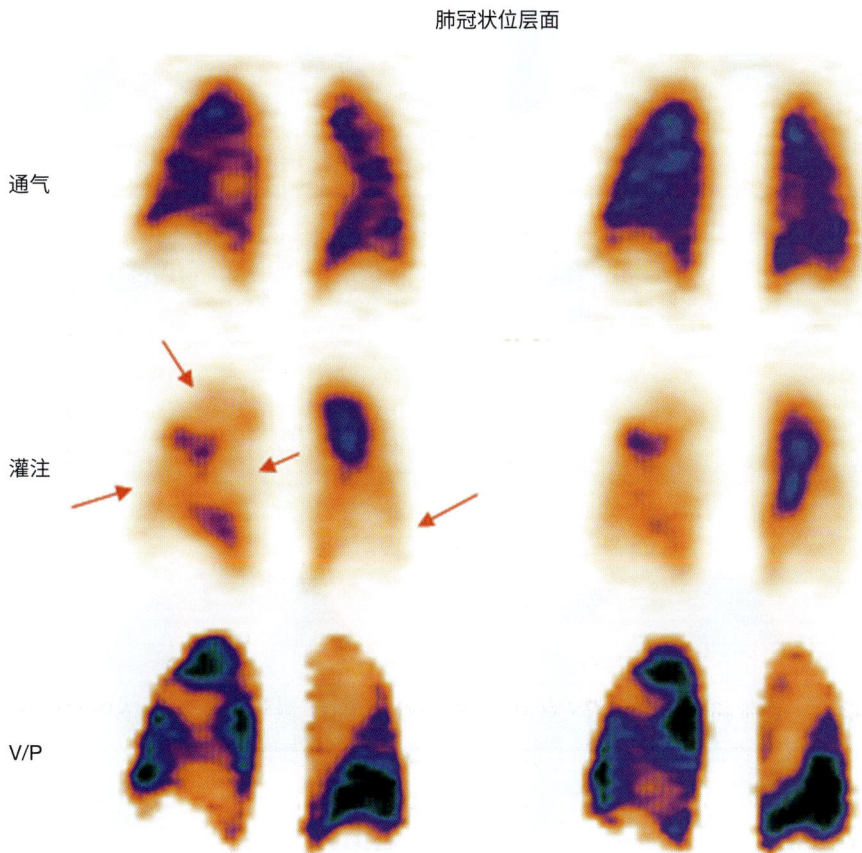

图 7.1　严重慢性阻塞性肺疾病合并大面积肺栓塞的患者。冠状切面显示通气分布不均，气溶胶在中央气道沉积，提示气道严重阻塞。相应的灌注图像（中间行）显示在通气区域（肺栓塞，红色箭头）存在多个肺段和肺叶的灌注缺损，这些缺损在 V/P 图像上清晰可见

2.1　通气闪烁扫描

可以使用放射性气体或标记的气溶胶进行通气。

理想的气溶胶颗粒粒径范围 0.1 ～ 0.5 μm。大颗粒（> 2 μm）主要通过大气道中的撞击而沉积在肺

泡中。微细的颗粒（< 1 µm）主要通过扩散最终沉积在肺泡中。放射性标记的液体气溶胶，如标记的二亚乙基三胺五乙酸酯（diethylene triamine penta-acetate，DTPA）是水溶性的，并且在吸入过程中体积会增大。因此，它们可能会导致图像中出现热点并影响解释。强制呼吸模式下的高流速和湍流会增强气道中的颗粒沉积并增加通气图像中热点的趋势，尤其是在慢性阻塞性肺疾病中。

^{99m}Tc 标记的锝气体具有粒径恒定为 0.005 ～ 0.2 µm 的疏水性颗粒。它们几乎可以作为气体渗透到肺泡水平。与其他气雾剂相比，锝气体具有优势，尤其是在慢性阻塞性肺疾病患者中（Jogi et al.，2010）。锝气体显示出显著改善阻塞性肺疾病的结果，气溶胶可以在中央气道中沉积和更好地渗透到外周，这对阻塞性肺疾病患者很重要。因此，即使在阻塞性肺疾病患者中，它也能正确诊断肺栓塞，通常推荐使用 ^{99m}Tc 标记的锝气体（图 7.2）。

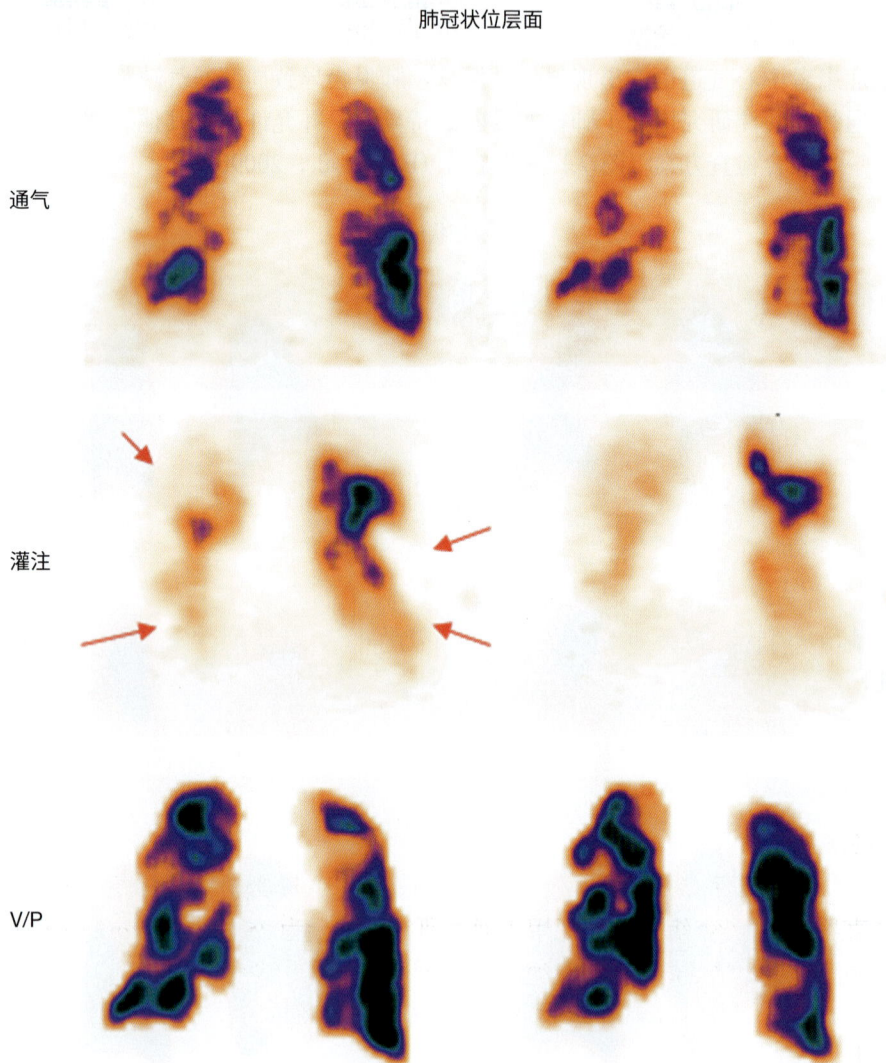

肺冠状位层面

图 7.2　严重慢性阻塞性肺疾病伴大面积肺栓塞患者（冠状切面）。通气分布不均，气溶胶中央沉积，表明气道阻塞严重。相应的灌注图像（中间行）显示通气区域（肺栓塞，红色箭头）多个节段性和肺叶灌注缺损，并在 V/P 图像上很好地进行了描绘

2.2　灌注闪烁扫描

灌注显像是通过微栓塞法实现的，放射性标记颗粒通过外周静脉注射。商业上使用的颗粒是标记了 ^{99m}Tc 的人血清白蛋白（macro aggregate of albumin，MAA）大颗粒，粒径大小为 15 ～ 100 µm，这些颗

粒会滞留在肺毛细血管和前毛细血管小动脉中。颗粒的分布准确反映了区域灌注。在进行该项研究时，一个重要的考虑因素是颗粒的数量。为了获得反映区域灌注的均匀活性分布，至少需要注射 60 000 个颗粒 (Heck and Duley，1974)。通常会注射约 400 000 个标记颗粒。考虑到肺毛细血管数量超过 2 800 亿个，前毛细血管小动脉约为 3 亿个，常规注射的颗粒只会导致肺血管的一小部分发生阻塞。然而，对于已知患有肺动脉高压、右向左心脏分流或单肺移植后的患者，通常会给予特别准备的 100 000 ～ 200 000 个颗粒。

右肺矢状位层面

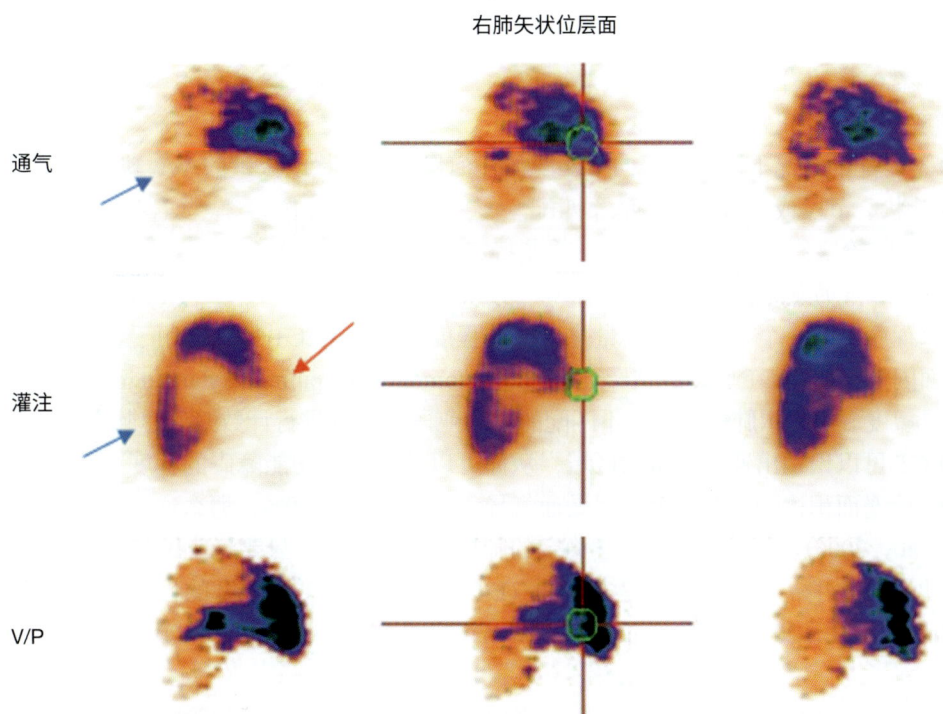

图 7.3　肺栓塞伴肺炎患者（矢状面）。中叶灌注缺损（红色箭头）。后方通气减少（蓝色箭头），灌注图像上看到条纹征（肺炎，蓝色箭头）

2.3　V/P SPECT 的执行

2.3.1　图像的采集

已经开发了一种使用双头摄像、快速有效的 V/P SPECT 临床图像采集方法 (Palmer et al.，2001)。通过使用通用准直器和 64×64 矩阵，发现用于通气研究的剂量为 25 ～ 30 MBq，用于灌注研究的剂量为 120 ～ 140 MBq。图像总采集时间约为 20 min。在检查过程中，通气和灌注采集之间，患者需要小心地保持仰卧位。患者通常能很好地耐受检查过程中的固定，即使对于大多数危重患者来说也是舒适的。对工作人员来说也更方便。

2.3.2　图像的重建

使用有序子集期望最大化 (ordered subset expectation maximization，OSEM) 算法进行迭代重建，如划分为 8 个子集并进行 2 次迭代。在处理图像时，从灌注断层图像中减去通气背景并计算归一化的 V/P 图像集（即 V/P 值）(Palmer et al.，2001)。V/P 值图像有助于识别 V/P 不匹配的情况，尤其是在中叶和舌叶中，如果通气图像没有准确勾勒出肺部轮廓，则 V/P 不匹配情况可能会被忽略。此外，V/P 值图像有助于量化肺栓塞扩展 (Elf et al.，2015；Olsson et al.，2006)。体积渲染图像如"最大密度投影"，几乎适用于所有 SPECT 系统，允许旋转 3D 视图。这种方式是另一种有价值的选择，特别是对于 V/P 变化的量化和跟踪。

2.3.3 肺栓塞的解读要点

在肺栓塞中，灌注缺损是由栓子阻碍血流引起的。由于气道没有相应的阻塞，通气保持正常，从而形成错配模式。判断灌注缺损是匹配还是错配是诊断的基础。接下来的步骤是进一步表征灌注缺损。肺动脉阻塞导致的灌注缺损应反映肺循环的分支及其经典的肺段解剖特点。肺段的缺损呈楔形，其底部位于胸膜上（图 7.1 ～图 7.3）。

2.3.4 急性肺栓塞通气或 V/P SPECT 阅片推荐的标准：

（1）肺栓塞：符合肺血管解剖的至少一个节段或两个亚段的 V/P 不匹配（底部突出到肺周围的楔形缺损）。

（2）非肺栓塞

1）符合肺解剖边界的正常灌注模式。

2）在没有不匹配的情况下匹配或反向不匹配的任何尺寸、形状或数量的 V/P 缺陷。

3）不符合叶状、节段或亚节段模式的不匹配。

（3）非诊断的肺栓塞：广泛的 V/P 异常，并非特定疾病的典型特征。

2.3.5 肺栓塞程度的量化

诊断肺栓塞程序中的一个重要步骤是量化栓塞的程度。V/P SPECT 特别适用于量化栓塞的程度，因为与替代的平面闪烁扫描和 CT 肺动脉造影（computed tomographic pulmonary angiography，CTPA）相比，它具有更高的灵敏度。对指示肺栓塞典型不匹配的段和亚段的数量进行计数并以总肺实质的百分比表示。此外，V/P SPECT 可以识别出通气异常的区域，从而可以估计总肺功能障碍的程度。有研究表明，如果那么肺栓塞患者栓塞面积达到肺的 40%，但是通气异常不超过肺的 20%，那么这类患者可以在家中安全治疗（Olsson et al.，2006）。对于血流动力学稳定的肺栓塞门诊患者，只要将使用 V/P SPECT 量化的栓塞负担纳入治疗决策算法中，门诊管理就是安全的（Elf et al.，2015）。肺栓塞的程度是肺栓塞复发的独立危险因素（Alhadad et al.，2012；Couturaud and Kearon，2008；Couturaud et al.，2015；Couturaud，2016）。

2.3.6 随访

人们对肺栓塞自然病程的研究仍较为有限。当前需要针对肺栓塞的治疗策略进行更多研究，尤其是治疗持续时间的选择及不同患者群体中药物使用差异。在制定治疗方案时，需要尤为关注小栓子问题。图 7.4 显示了一名未经治疗的小面积肺栓塞患者，其在随访 3 个月后发展为慢性肺栓塞。

使用影像对肺栓塞进行随访有以下几方面至关重要。

（1）评估治疗效果。

（2）当怀疑肺栓塞复发时区分新旧肺栓塞。

（3）解释肺栓塞后身体能力的丧失。

一些患者有反复发作肺栓塞的倾向（图 7.5a）。患者最初为小节段性肺栓塞，最初使用低分子量肝素治疗 6 个月。停止治疗 2 年后，患者出现新症状。在双侧随访扫描中观察到多个灌注缺损（图 7.5b）。患者再次开始治疗。5 个月后，在治疗期间，对照扫描显示一些再灌注，主要在左肺（图 7.5c）。然而，持续性灌注缺损（占总肺功能的 30% 以上）需要进一步治疗，可能需要终生治疗。如果没有初始和后续图像，通常无法区分新旧肺栓塞。即时成像对照提供有关进一步治疗决策的客观信息。有小栓子的有症状患者通过敏感的方法进行诊断，尤其是 V/P SPECT。

对用于随访的检查方法有以下几点要求是。

（1）适用于所有患者。

（2）低辐射剂量。

（3）高灵敏度，可以发现小的栓塞和新的栓塞。

V/P SPECT 似乎比较适合用于肺栓塞的随访，因为它能够识别小栓子和大栓子，从而可以详细研究血栓性疾病的回归或进展（Begic et al.，2011，2015b；Olsson et al.，2006）。此外，低辐射剂量使得可以重复进行检查。显然，使用相同的方法进行诊断和随访是有优势的。因此，这一领域的研究尤为重要。

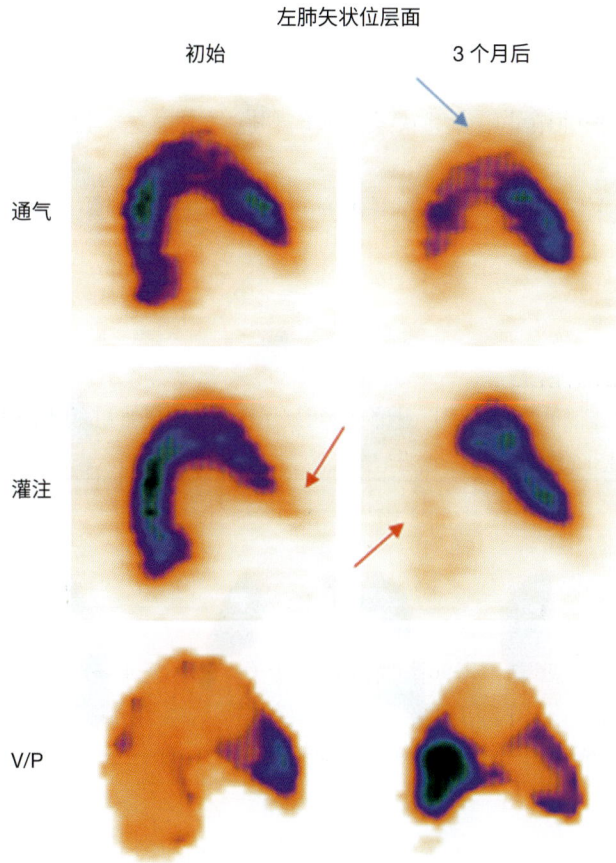

图 7.4　小面积肺栓塞患者，未治疗（矢状面）。左肺最初显示舌叶（肺栓塞）小灌注缺损。该患者未接受治疗，在 3 个月后再次接受检查。随访时，最初的灌注缺损更加显著，灌注缺损扩展到整个下叶（红色箭头）。此外，患者出现肺炎，表现为上叶通气减少（蓝色箭头）

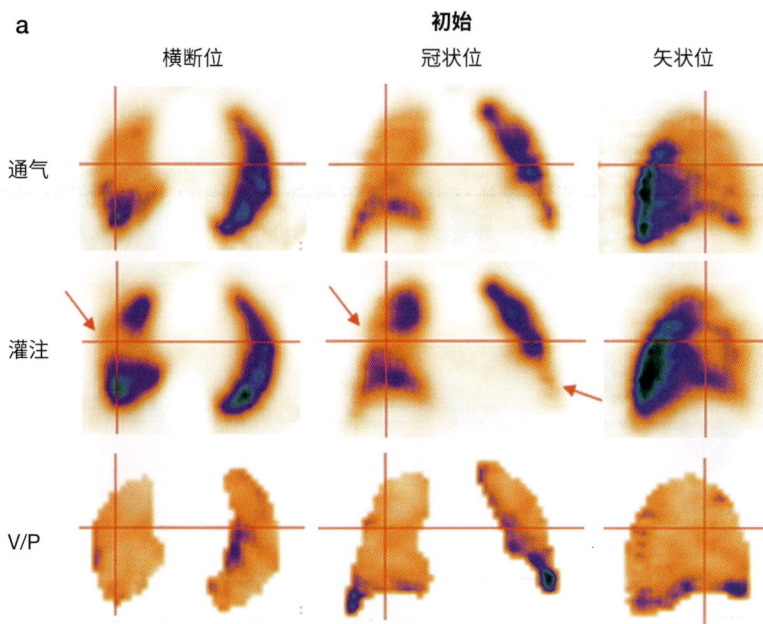

图 7.5　复发性肺栓塞患者。（a）最初，观察到节段性灌注减少（肺栓塞，红色箭头，标记在冠状和矢状位上）

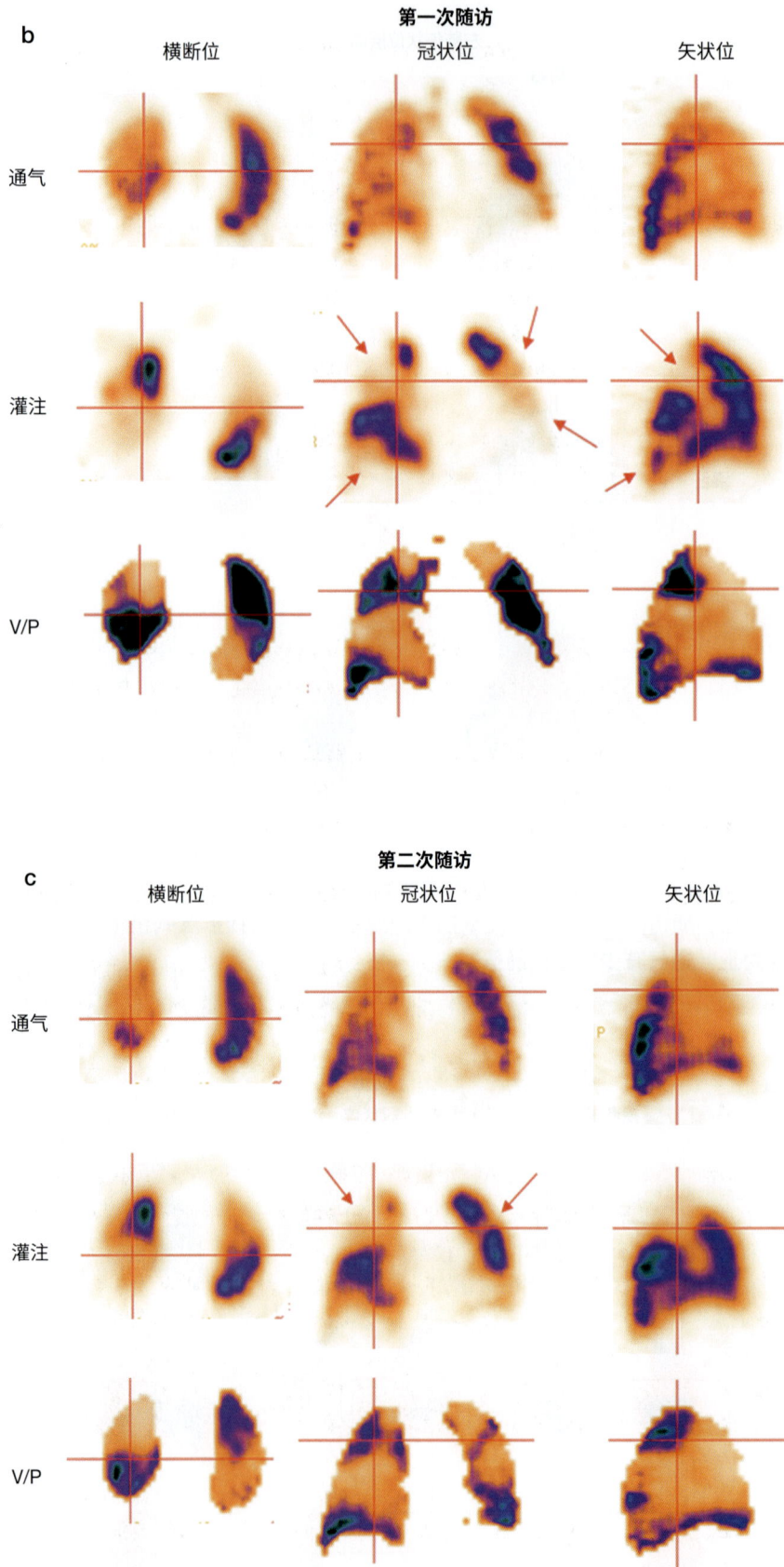

图 7.5（续）（b）停止治疗 2 年后患者出现新症状，在通气区域观察到新的大量灌注缺损（冠状位上的红色箭头）；患者再次开始治疗。（c）接受治疗 5 个月后的随访扫描显示灌注缺损（红色箭头）部分得到改善，主要发生在左肺。患者继续接受长期治疗

2.4 辐射剂量

遵循良好的临床实践，在不牺牲图像质量和诊断准确性的情况下尽量减少辐射暴露是很重要的。

根据 ICRP 报告（ICRP，1988）中的数据，使用推荐方案的 V/P SPECT 的有效剂量为 2 mSv。在对文献的系统回顾和荟萃分析中，V/P SPECT 每次正确诊断的辐射暴露量为 2.12 mSv，而 CT 肺动脉造影为 4.96 mSv（Phillips et al.，2015）。在临床常规中，据报道 CT 肺动脉造影的辐射剂量为 3.5 ～ 13.2 mSv（Bucher et al.，2016；Elbakri，2014）。一般而言，自动收集的数据将报告更高的有效剂量（＞ 5 mSv）（Smith-Bindman et al.，2017；MacGregor et al.，2015）。CT 肺动脉造影中最关键的器官是女性乳房。据报道，女性乳房吸收的辐射剂量范围为 8.6 ～ 44 mSv（Astani et al.，2014；Isidoro et al.，2017；Sabarudin et al.，2014）。管电流调制可以将乳房吸收的辐射剂量从 51.5 mSv 降低到 8.6 mSv（Sabarudin et al.，2014），但屏蔽效果较差（Revel et al.，2015）。女性乳房对 V/P SPECT 的吸收辐射剂量＜ 1 mSv（Astani et al.，2014）。V/P SPECT 和 CT 肺动脉造影时胎儿吸收的辐射剂量相似且太小，以至于它们不太可能具有临床意义（Astani et al.，2014；Isidoro et al.，2017；Gruning et al.，2016）。

3 V/P SPECT/CT 的临床应用

V/P SPECT/CT 是一种双模态影像技术。它在临床上，尤其在肿瘤疾病中的应用非常重要。V/P SPECT/CT 结合了解剖和代谢功能数据，提高了病灶检测的敏感性和特异性，有助于改善分期和治疗监测。核医学检查能够比结构性变化更早地可视化代谢功能方面的变化。配以 CT 共检查有助于纠正光子衰减，并允许形态学和功能的共显示。然而，呼吸运动等可能导致图像伪影，降低诊断准确性，胸部 V/P SPECT/CT 采集仍存在一些挑战。

近来，一些研究人员建议在疑似肺栓塞患者中，以 V/P SPECT/ 低剂量 CT 作为一线检查方法。这是基于他们进行的前瞻性研究，通过 V/P SPECT 和低剂量 CT 进行检查，并与 CT 肺动脉造影进行比较（Gutte et al.，2009）。在 81 例同步研究中，38% 的患者被诊断为肺栓塞。仅使用 V/P SPECT 时，其灵敏度为 97%，特异性为 88%。然而，合用低剂量 CT 后，灵敏度没有变化，但特异性提高到 100%。有趣的是，在仅用 V/P SPECT 检查时，18% 的患者被错误地诊断为肺栓塞（Gutte et al.，2009）。造成这种情况的原因可能是他们将所有的错配都解释为肺栓塞，而不是仅解释符合肺段性循环的错配（欧洲相关指南推荐）（Bajc et al.，2009a，b；Bajc et al.，2019）。

我们认为，对于每位疑似肺栓塞患者，在 V/P SPECT 的基础上额外进行 CT 检查存在伦理问题，因为根据我们的经验，肺栓塞的患病率约为 30%，甚至可能低至 10%（Mamlouk et al.，2010）。因此，按照临床实践建议将 V/P SPECT/CT 用于肺栓塞诊断为时尚早（Bajc et al.，2014）。在评估疑似肺栓塞患者时，CT 的使用量大幅增加，但这并未改善肺栓塞或其他具有临床意义的诊断率（Coco and O'Gurek，2012）。因此，验证 V/P SPECT/CT 并评估其益处与风险显得尤为重要（Einstein et al.，2007）。

然而，我们认为，SPECT/CT 双模态技术在某些患者群体中可能会带来影响。V/P SPECT/CT 可以为慢性阻塞性肺疾病患者提供额外的价值，其除了显示肺功能缺陷外，还能揭示肺形态学改变，尤其是在可视化小肿瘤方面。图 7.6 展示了一例慢性阻塞性肺疾病合并小肿瘤的患者（Jogi et al.，2015）。

4 其他

4.1 慢性阻塞性肺疾病

慢性阻塞性肺疾病患者合并肺栓塞的风险很高，因此经常在怀疑肺栓塞患者中发现其合并有慢性阻塞性肺疾病（Bajc et al.，2008；Begic et al.，2015a；Nasr et al.，2017）。因慢性阻塞性肺疾病急性加重住院的患者肺栓塞发生率可能高达 25%。肺栓塞占稳定期慢性阻塞性肺疾病患者死亡的 10%。与 PIOPED 研究不同的是，即使存在慢性阻塞性肺疾病，也可以通过 V/P SPECT 诊断肺栓塞（Nasr et al., 2017）（图 7.2）。

慢性阻塞性肺疾病的特点是通气普遍不均匀。气溶胶的局部沉积实际上定位了气道阻塞的位置（Jobse et al., 2012, 2013）（图 7.2、图 7.6）。气溶胶分布的不均匀程度与肺功能测试相关（Bajc et al., 2017, 2015a；Jogi et al., 2011；Norberg et al., 2014）。在健康受试者中，观察到锝气体分布均匀，且具有良好的外周渗透性，没有在大气道或小气道中积聚。V/P SPECT 的阻塞分级已经使用锝气体 V/P SPECT 进行了标准化（Bajc et al., 2015a）。

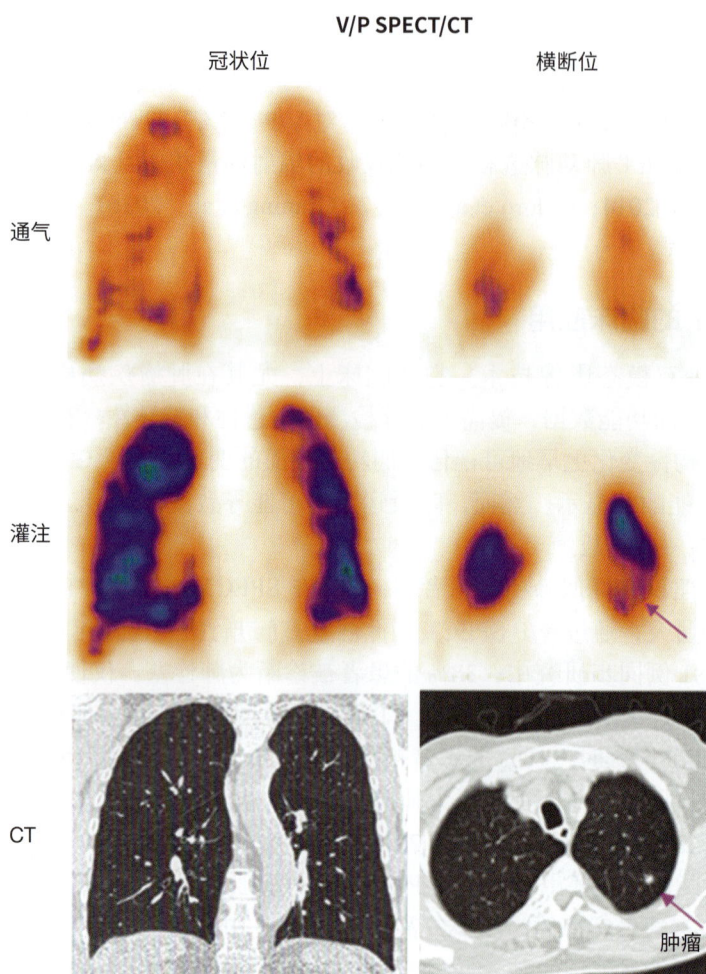

图 7.6　慢性阻塞性肺疾病伴小肿瘤患者，混合成像（冠状和横断位）。V/P SPECT 图像；最下排对应的 CT 图像。提示通气分布不均，气溶胶的局灶沉积表明小气道中的气道阻塞。在横断面 CT 图像上可以看到小肿瘤（1 cm）（紫色箭头）。在该区域观察到小的灌注缺损

1 级：轻度气道阻塞，分布略不均匀，小气道和中气道有一些锝气体沉积。仅观察到外围渗透降低的小区域。

2 级：中度气道阻塞，锝气体沉积在中气道和大气道，外周渗透减弱，最大积聚在肺中半部。

3 级：严重气道阻塞，大气道中央沉积，锝气体渗透严重受损，主要区域功能减弱或消失。

V/P SPECT 具有很高的灵敏性，可以显示许多明显健康的吸烟者肺部的阻塞模式（研究工作正在进行中）。

V/P SPECT 提供了定位通气和灌注损伤并估计总肺功能的可能性（Bajc et al., 2017）。值得注意的是，V/P SPECT 没有禁忌证，甚至可以研究非常严重疾病和呼吸困难的患者。图 7.2 显示了患有严重慢性阻塞性肺疾病和大面积肺栓塞患者的冠状位图像。

4.2 肺炎

在接受疑似肺栓塞检查的患者中，肺炎也是常见的发现（图 7.3、图 7.4）。肺炎在这里是肺部炎症的总称，通常由细菌、病毒或真菌感染引起。血液生物标志物不足以诊断肺炎，非特异性临床症状会导致诊断问题（Scherer and Chen，2016；Ewig et al.，2009）。

在肺炎中，V/P SPECT 显示的通气缺陷通常超过灌注缺损，称为反向不匹配（反向 V/P 不匹配）（Carvalho and Lavender，1989；Li et al.，1994）。沿胸膜边缘保留灌注到中央匹配缺损被识别为条纹征是肺炎的特定征兆（图 7.3）（Sostman and Gottschalk，1982）。图 7.3 显示该患者除了右肺后部肺炎外，还有中叶肺栓塞。

如果没有 SPECT 和通气图像，就无法识别肺栓塞。这组患者的自然病程和治疗价值尚不清楚。呼吸困难是这些患者的常见症状。它可能由肺炎以及肺栓塞或慢性阻塞性肺疾病引起。肺炎经常与肺栓塞并存（图 7.3、图 7.4）。在最近的一项研究中，对临床上患有肺栓塞和肺炎并进行过 V/P SPECT 的患者进行随访，证实了肺炎典型的反向不匹配或匹配 V/P 缺损（Begic et al.，2015a）。一些患者在没有任何形态学 CT 变化的情况下，肺炎的典型 V/P 缺陷会降低总肺功能。在这些临床情况下，CT 经常遗漏肺栓塞（Bajc，2005；Begic et al.，2015a），这点很重要，因为一般而言，当前的临床和核医学实践没有认识到也不使用 V/P SPECT 作为诊断或管理肺炎的潜在成像方法。

4.3 左心衰竭

由后向前区域呈现的反重力灌注分布是肺部充血的表现。其早在 1966 年便被描述（Friedman and Braunwald，1966），后来研究人员又对其进行了进一步研究（Jogi et al.，2008，2018；Pistolesi et al.，1988）。由于通气通常受影响较小，典型模式是灌注的反重力重新分布以及肺背部区域的 V/P 不匹配。这种 V/P 不匹配呈非节段性模式（不符合肺血管解剖结构），不应被误解为肺栓塞（图 7.7）。有研究发现 V/P SPECT 对心力衰竭的阳性预测值 ≥ 88%（Jogi et al.，2008）。最近，V/P SPECT 对心力衰竭诊断的能力已通过与右心导管检查的对比得到进一步证实（Jogi et al.，2018）。

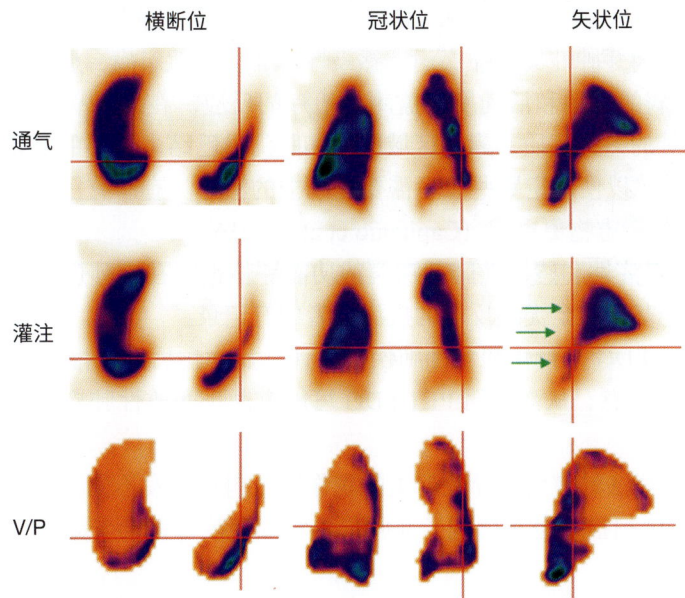

图 7.7 左心衰竭患者。在左肺矢状位层面上可见灌注的反重力再分配（绿色箭头）。通气对造成不匹配的影响较小。注意模式，它不是节段性的分布

4.4 肺功能的术前评估

肺功能评估对于制定手术方案和预测手术结果（如肺减容手术以及肺肿瘤或肺移植患者）至关重要。

此前，平面肺闪烁扫描用于此目的，使用整个肺和上中下区域从前部和后部投影的几何平均值测量通气和灌注。如今，推荐使用 V/P SPECT，因为它允许定量测量通气和灌注，从而评估区域肺功能储备。平面和断层扫描技术允许对整个肺功能进行可比较的评估。然而，V/P SPECT 在评估肺叶功能方面明显优于平面闪烁扫描（Wechalekar et al.，2019）。

与仅使用一种方法相比，V/P SPECT 和 CT 结合功能和形态学成像可以更好地识别恶性肿瘤和肺气肿（Jogi et al.，2015）。新的 V/P SPECT/CT 成像技术在预测非小细胞肺癌患者的术后肺功能（Ohno et al.，2011）以及评估化疗后的结果方面具有优势（Ma et al.，2015）。该领域具有挑战性，需要做更多的工作来进一步开发技术。

4.5 PET、PET/CT 或 PET/MRI

PET 能够利用几乎无限种类的生物化合物与正电子发射同位素（如 O、C 和 F 作为 H 的替代物）进行标记。早期研究中，PET 主要用于吸入 ^{11}CO（或 $C^{15}O$）和 ^{19}Ne 气体，以及静脉注射含 ^{13}N 的生理盐水和 $H_2^{15}O$，以测量肺区域功能的相对简单方面，如组织、血液和气体体积、血流量、V/P。近来的研究则更倾向于探索区域内皮通透性、碳水化合物利用、酶和受体结合分析以及体内药代动力学等更具挑战性的领域。

^{11}C 和 ^{18}F 可用于放射化学合成，使正电子发射器比单光子发射器（如 ^{99m}Tc）具有明显的化学优势。

此外，通常 PET 成像是使用适当的定量生物标志物对各种分子靶标和生化过程进行体内定量的方式。考虑到各种组织隔室，肺分子成像数据的量化具有挑战性。然而，研究人员正在努力研究不同的量化方法，这些方法可能有助于理解呼吸系统疾病发展中的分子变化和潜在机制（Chen et al.，2017）。

使用 ^{18}F-FDG 并结合 CT 或 MRI 的 PET 是一种被广泛采用的诊断方式，被认为是癌症成像的可选方法。除了 CT 或 MRI 上可用的结构细节外，这种混合方法还提供与葡萄糖利用相关的功能/代谢信息。恶性组织中 FDG 摄取增加与糖酵解增加和各种葡萄糖转运蛋白受体的过度表达有关。类似地，活化的炎症细胞表明葡萄糖利用增加，这是在炎症和感染（包括各种肺部疾病）过程中使用 PET/FDG 的基本原理。特别是涉及肺实质的肉芽肿性炎症性疾病，感染性和非感染性疾病，显示出非常高的 FDG 摄取。PET/FDG 可用于评估结核病的范围和活动度并监测对治疗的反应。在结节病患者中，肉芽肿病基本上可以影响任何器官，最常见的是肺实质，累及区域纵隔和肺门淋巴结。重要的是要确定炎症活动的程度（包括明确皮质类固醇水平），以便确定哪些患者需要更积极的治疗。有研究已经表明，在评估疾病活动性方面，PET/FDG 比血清学标志物更可靠（Capitanio et al.，2016）。

使用 PET/FDG 成像对炎症性和感染性肺部疾病的功能评估也已在尘肺病、囊性纤维化、朗格汉斯细胞组织细胞增生症和其他基于主要炎症反应的疾病患者中有记录。

最近，有研究使用 PET/FDG 来量化间质性肺疾病并评估疾病预后。据报道，SUV 测量值与临床指标相关并提供了独立的预后信息，从而证明 PET/FDG 可能有助于间质性肺疾病患者的监测和风险分层 (Nobashi et al.，2016)。

在癌症治疗中增加免疫疗法的使用会导致严重的副作用，包括引发不同器官组织产生炎症，这在用于监测治疗效果的 PET/FDG 扫描中经常出现。在肺部，增加免疫疗法会导致间质性肺疾病或肺炎（图 7.8）(Akella et al.，2019)。

有几种新型放射性药物可用于评估炎症。在炎症细胞中发现的靶向转运蛋白（translocator protein，TSPO）的示踪剂是 ^{11}C PK11195 以及 ^{18}F 标记的 $[^{18}F]-N-2-$氟乙基$-2-(4-(2-$甲氧基苯基）哌嗪$-1-$基$)-$嘧啶$-4-$酰胺（FEPPA）和 $[^{18}F]-N-$苯基$-N-$甲基$-2-(2-$氟乙氧基$)-5-$甲氧基苯基乙酰胺（FEDAC）。它们与巨噬细胞中丰富的苯二氮䓬样受体结合。靶向转运蛋白被认为是一种可靠的炎症标志物，研究人员进行了许多研究来调查活化巨噬细胞中靶向转运蛋白的表达。在人肺中，多种细胞高表达靶向转运蛋白，这些细胞包括支气管和细支气管上皮、肺内支气管的黏膜下腺、肺细胞和肺泡巨噬细 (Hatori et al.，2012)。靶向转运蛋白PET数据显示，慢性阻塞性肺疾病患者和哮喘患者的示踪剂摄取量高于健康志愿者，而吸烟是慢性阻塞性肺疾病的主要原因，其直接改变了靶向转运蛋白的表达。另外，间质性肺疾病中存在明显的靶向转运蛋白下调，表明靶向转运蛋白表达是一个可能以时间依赖性方式整合的动态过程。例如，诊断急性与慢性损伤 (Largeau et al.，2017) 一种方法是使用PET 并开发针对感染的新型示踪剂，如 ^{18}F-PABA (对氨基苯甲酸)，它似乎对耐甲氧西林金黄色葡萄球菌感染动物模型中的细菌成像具有高度选择性 (Zhang et al.，2018)。PET 技术还可用于 V/P 扫描，但不是传统的 V/P SPECT。PET 技术用于 V/P 扫描时可以使用镓 −68 (^{68}Ga) 标记的碳纳米粒子进行通气成像和 ^{68}Ga 标记的 MAA 进行灌注成像。有研究人员展示了 PET 示踪剂更快采集的图像质量，其有助于更准确地诊断疾病 (Hofman et al.，2011)。^{68}Ga 是一种方便的 PET 放射性核素、由发生器生产且易于使用，半衰期相对较短 (为 68 min)，为各种肺部疾病的灌注成像提供了更灵活的采集方法。尽管从后勤的角度来看，^{68}Ga V/P PET 在急性应用中的作用可能有限，但 V/P PET/CT 扫描可能会全面提高诊断性能，并且可能与临床情况相关，如肺癌患者的术前评估、放疗计划的制订或接受肺减容手术的患者的术前评估 (Le Roux et al.，2019)。

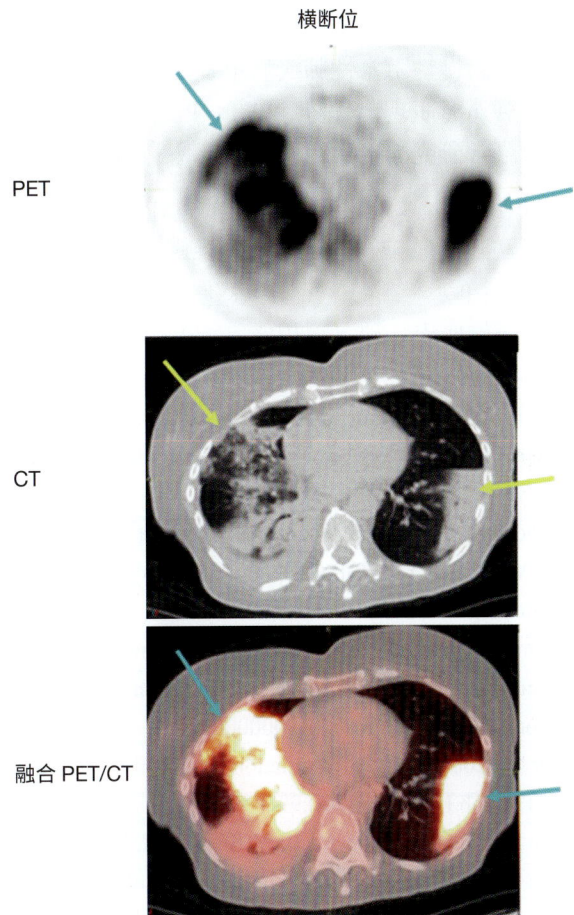

图 7.8　肺炎患者。在横断面 PET（上排）上，双侧可见高代谢活动，右侧部位更多（蓝色箭头）。在 CT 上及融合 PET/CT 图像上显示的同一区域（黄色箭头）中可以看到大面积的实变。这一发现与免疫治疗相关的肺炎表现一致

　　未来，利用 PET 进行分子成像的可能性可能包括对细胞表面特定靶点以及区域血管和肺泡通透性的研究。

5　结论

　　V/P SPECT 是推荐用于诊断肺栓塞以及许多其他影响肺功能疾病的核医学显像技术。此外，根据欧洲核医学协会的指南，V/P SPECT 应在可能的情况下优先用于诊断肺栓塞，因为它具有最高的灵敏度和准确性，并且没有禁忌证或并发症。V/P SPECT 产生的非诊断性报告极少，且辐射剂量较低。这对于育龄期女性和孕妇尤为重要 (Bajc et al.，2015b)。此外，应充分利用现代摄像系统中集成的显示功能。整体宏观解读是 V/P SPECT 阅片最重要的策略，它能够针对肺栓塞、评估其范围，并识别各种疾病典型 V/P SPECT 的其他诊断 (如肺炎、慢性阻塞性肺疾病和左心衰竭) 提供清晰的报告。

　　解读基于患者的所有相关临床信息以及所有 V/P SPECT。上述 V/P SPECT 的优点使其成为诊断、随访肺栓塞和其他心肺疾病以及术前评估肺功能的最适合技术。V/P SPECT 研究治疗效果和疾病病理生理机制的理想技术。

SPECT/CT 在诊断肺部疾病中的应用特点需要进一步验证，但在术前评估中也可能发挥重要作用；它可能为慢性阻塞性肺疾病患者提供额外的价值，通过显示功能缺陷之外的形态学变化，尤其是在可视化小肿瘤时表现出优势。PET、PET/CT 或 PET/MRI 是其他用于评估和量化肺功能及代谢变化的成像技术。最常研究的生物标志物通常是 ^{18}F-FDG，用于显示各种呼吸系统疾病中肺部炎症的活动情况。

译者：乐莹怡，孙玲麟，李强

参考文献

Akella P, Loganathan S, Jindal V, Akhtar J, Lal A (2019) Anti PD-1 immunotherapy related interstitial lung disease presenting as respiratory failure—a review with case series. Respir Med Case Rep 26:17–22. https://doi.org/10.1016/j.rmcr.2018.11.005.

Alhadad A, Miniati M, Alhadad H, Gottsater A, Bajc M (2012) The value of tomographic ventilation/perfusion scintigraphy (V/PSPECT) for follow-up and prediction of recurrence in pulmonary embolism. Thromb Res 130(6):877–881. https://doi.org/10.1016/j.thromres.2012.09.002.

Astani SA, Davis LC, Harkness BA, Supanich MP, Dalal I (2014) Detection of pulmonary embolism during pregnancy: comparing radiation doses of CTPA and pulmonary scintigraphy. Nucl Med Commun 35(7):704–711. https://doi.org/10.1097/MNM.0000000000000114.

Bajc M (2005) Value of ventilation/perfusion SPECT detecting extensive pulmonary embolism in a patient with pneumonia. Thromb Haemost 93(5):993–994.

Bajc M, Chen Y, Wang J, Li XY, Shen WM, Wang CZ et al (2017) Identifying the heterogeneity of COPD by V/P SPECT: a new tool for improving the diagnosis of parenchymal defects and grading the severity of small airways disease. Int J Chron Obstruct Pulmon Dis 12:1579–1587. https://doi.org/10.2147/COPD. S131847.

Bajc M, Maffioli L, Miniati M (2014) Good clinical practice in pulmonary embolism diagnosis: where do we stand today? Eur J Nucl Med Mol Imaging 41(2):333–336. https://doi.org/10.1007/s00259-013-2612-7.

Bajc M, Markstad H, Jarenback L, Tufvesson E, Bjermer L, Jogi J (2015a) Grading obstructive lung disease using tomographic pulmonary scintigraphy in patients with chronic obstructive pulmonary disease (COPD) and long-term smokers. Ann Nucl Med 29(1):91–99. https://doi.org/10.1007/s12149-014-0913-y.

Bajc M, Neilly JB, Miniati M, Schuemichen C, Meignan M, Jonson B (2009a) EANM guidelines for ventilation/perfusion scintigraphy: Part 1. Pulmonary imaging with ventilation/perfusion single photon emission tomography. Eur J Nucl Med Mol Imaging 36(8):1356–1370. https://doi.org/10.1007/s00259-009-1170-5.

Bajc M, Neilly JB, Miniati M, Schuemichen C, Meignan M, Jonson B (2009b) EANM guidelines for ventilation/perfusion scintigraphy: Part 2. Algorithms and clinical considerations for diagnosis of pulmonary emboli with V/P(SPECT) and MDCT. Eur J Nucl Med Mol Imaging 36(9):1528–1538. https://doi.org/10.1007/s00259-009-1169-y.

Bajc M, Olsson B, Gottsater A, Hindorf C, Jogi J (2015b) V/P SPECT as a diagnostic tool for pregnant women with suspected pulmonary embolism. Eur J Nucl Med Mol Imaging 42(8):1325–1330. https://doi.org/10.1007/s00259-015-3056-z.

Bajc M, Olsson B, Palmer J, Jonson B (2008) Ventilation/perfusion SPECT for diagnostics of pulmonary embolism in clinical practice. J Intern Med 264(4):379–387.

Bajc M, Schümichen C, Grüning T, Lindqvist A, Le Roux PY, Alatri A, Bauer RW, Dilic M, Neilly B, Verberne HJ, Delgado Bolton RC, Jonson B (2019) EANM guideline for ventilation/perfusion single-photon emission computed tomography (SPECT) for diagnosis of pulmonary embolism and beyond. Eur J Nucl Med Mol Imaging 46(12):2429–2451.

Begic A, Jogi J, Hadziredzepovic A, Kucukalic-Selimovic E, Begovic-Hadzimuratovic S, Bajc M (2011) Tomographic ventilation/perfusion lung scintigraphy in the monitoring of the effect of treatment in pulmonary embolism: serial follow-up over a 6-month period. Nucl Med Commun 32(6):508–514. https://doi.org/10.1097/MNM.0b013e328344dfd5.

Begic A, Opankovic E, Cukic V, Lindqvist A, Miniati M, Bajc M (2015a) Ancillary findings assessed by ventilation/perfusion tomography. Impact and clinical outcome in patients with suspected pulmonary embolism. Nuklearmedizin

54(5):223–230. https://doi.org/10.3413/Nukmed-0748-15-06.

Begic A, Opankovic E, Cukic V, Rustempasic M, Basic A, Miniati M et al (2015b) Impact of ventilation/perfusion single-photon emission computed tomography on treatment duration of pulmonary embolism. Nucl Med Commun 36(2):162–167. https://doi.org/10.1097/MNM.0000000000000224.

Bucher AM, Kerl MJ, Albrecht MH, Beeres M, Ackermann H, Wichmann JL et al (2016) Systematic comparison of reduced tube current protocols for high-pitch and standard-pitch pulmonary CT angiography in a large single-center population. Acad Radiol 23(5):619–627. https://doi.org/10.1016/j.acra.2016.01.003.

Capitanio S, Nordin AJ, Noraini AR, Rossetti C (2016) PET/CT in nononcological lung diseases: current applications and future perspectives. Eur Respir Rev 25(141):247–258. https://doi.org/10.1183/16000617.0051-2016.

Carvalho P, Lavender JP (1989) The incidence and etiology of the ventilation/perfusion reverse mismatch defect. Clin Nucl Med 14(8):571–576.

Chen DL, Cheriyan J, Chilvers ER, Choudhury G, Coello C, Connell M et al (2017) Quantification of lung PET images: challenges and opportunities. J Nucl Med 58(2):201–207. https://doi.org/10.2967/jnumed.116.184796.

Coco AS, O'Gurek DT (2012) Increased emergency department computed tomography use for common chest symptoms without clear patient benefits. J Am Board Fam Med 25(1):33–41. https://doi.org/10.3122/jabfm.2012.01.110039.

Couturaud F (2016) Guided duration of anticoagulation after unprovoked venous thromboembolism using D-dimer testing. Eur Respir J 47(5):1313–1314. https://doi.org/10.1183/13993003.00212-2016.

Couturaud F, Kearon C (2008) Optimum duration of anticoagulant treatment after an episode of venous thromboembolism. Rev Pneumol Clin 64(6):305–315. https://doi.org/10.1016/j.pneumo.2008.09.007.

Couturaud F, Meyer G, Mottier D (2015) Thrombophilia and the risk of recurrent venous thromboembolism--reply. JAMA 314(18):1976. https://doi.org/10.1001/jama.2015.12610.

Einstein AJ, Henzlova MJ, Rajagopalan S (2007) Estimating risk of cancer associated with radiation exposure from 64-slice computed tomography coronary angiography. JAMA 298(3):317–323. https://doi.org/10.1001/jama.298.3.317.

Elbakri IA (2014) Estimation of dose-area product-to-effective dose conversion factors for neonatal radiography using PCXMC. Radiat Prot Dosim 158(1):43–50. https://doi.org/10.1093/rpd/nct192.

Elf JE, Jogi J, Bajc M (2015) Home treatment of patients with small to medium sized acute pulmonary embolism. J Thromb Thrombolysis 39(2):166–172. https://doi.org/10.1007/s11239-014-1097-y.

Ewig S, Birkner N, Strauss R, Schaefer E, Pauletzki J, Bischoff H et al (2009) New perspectives on community-acquired pneumonia in 388 406 patients. Results from a nationwide mandatory performance measurement programme in healthcare quality. Thorax 64(12):1062–1069. https://doi.org/10.1136/ thx.2008.109785.

Friedman WF, Braunwald E (1966) Alterations in regional pulmonary blood flow in mitral valve disease studied by radioisotope scanning. A simple nontraumatic technique for estimation of left atrial pressure. Circulation 34(3):363–376.

Grunig E, Ehlken N, Hohenforst-Schmidt W, Kruger U, Kruger S, Lichtblau M et al (2014) Supportive therapy in pulmonary arterial hypertension. Dtsch Med Wochenschr 139(Suppl. 4):S136–S141. https://doi.org/10.1055/s-0034-1387453.

Gruning T, Mingo RE, Gosling MG, Farrell SL, Drake BE, Loader RJ et al (2016) Diagnosing venous thromboembolism in pregnancy. Br J Radiol 89(1062):20160021. https://doi.org/10.1259/bjr.20160021.

Gutte H, Mortensen J, Jensen CV, Johnbeck CB, von der Recke P, Petersen CL et al (2009) Detection of pulmonary embolism with combined ventilation-perfusion SPECT and low-dose CT: head-to-head comparison with multidetector CT angiography. J Nucl Med 50(12):1987–1992.

Hatori A, Yui J, Yamasaki T, Xie L, Kumata K, Fujinaga M et al (2012) PET imaging of lung inflammation with [18F] FEDAC, a radioligand for translocator protein (18 kDa). PLoS One 7(9):e45065. https://doi.org/10.1371/journal. pone.0045065.

Heck LL, Duley JW Jr (1974) Statistical considerations in lung imaging with 99mTc albumin particles. Radiology 113(3):675–679.

Hofman MS, Beauregard JM, Barber TW, Neels OC, Eu P, Hicks RJ (2011) 68Ga PET/CT ventilation-perfusion imaging for pulmonary embolism: a pilot study with comparison to conventional scintigraphy. J Nucl Med 52(10):1513–1519. https://doi.org/10.2967/jnumed.111.093344.

ICRP (1988) Radiation dose to patients from radiopharmaceuticals, publication 53. Oxford, NY, ICRP, p 121.

PIOPED Investigators (1990) Value of the ventilation/perfusion scan in acute pulmonary embolism. Results of the prospective investigation of pulmonary embolism diagnosis (PIOPED). JAMA 263(20):2753–2759.

Isidoro J, Gil P, Costa G, Pedroso de Lima J, Alves C, Ferreira NC (2017) Radiation dose comparison between V/P-SPECT and CT-angiography in the diagnosis of pulmonary embolism. Phys Med 41:93–96. https://doi.org/10.1016/j.ejmp.2017.04.026.

Jobse BN, Rhem RG, McCurry CA, Wang IQ, Labiris NR (2012) Imaging lung function in mice using SPECT/CT and per-voxel analysis. PLoS One 7(8):e42187. https://doi.org/10.1371/journal.pone.0042187.

Jobse BN, Rhem RG, Wang IQ, Counter WB, Stampfli MR, Labiris NR (2013) Detection of lung dysfunction using ventilation and perfusion SPECT in a mouse model of chronic cigarette smoke exposure. J Nucl Med 54(4):616–623. https://doi.org/10.2967/jnumed.112.111419.

Jogi J, Al-Mashat M, Radegran G, Bajc M, Arheden H (2018) Diagnosing and grading heart failure with tomographic perfusion lung scintigraphy: validation with right heart catheterization. ESC Heart Fail. https://doi.org/10.1002/ehf2.12317.

Jogi J, Ekberg M, Jonson B, Bozovic G, Bajc M (2011) Ventilation/perfusion SPECT in chronic obstructive pulmonary disease: an evaluation by reference to symptoms, spirometric lung function and emphysema, as assessed with HRCT. Eur J Nucl Med Mol Imaging 93:1344–1352. https://doi.org/10.1007/s00259-011-1757-5.

Jogi J, Jonson B, Ekberg M, Bajc M (2010) Ventilation-perfusion SPECT with 99mTc-DTPA versus technegas: a head-to-head study in obstructive and nonobstructive disease. J Nucl Med. https://doi.org/10.2967/jnumed.109.073957.

Jogi J, Markstad H, Tufvesson E, Bjermer L, Bajc M (2015) The added value of hybrid ventilation/perfusion SPECT/CT in patients with stable COPD or apparently healthy smokers. Cancer-suspected CT findings in the lungs are common when hybrid imaging is used. Int J Chron Obstruct Pulmon Dis 10:25–30. https://doi.org/10.2147/COPD.S73423.

Jogi J, Palmer J, Jonson B, Bajc M (2008) Heart failure diagnostics based on ventilation/perfusion single photon emission computed tomography pattern and quantitative perfusion gradients. Nucl Med Commun 29(8):666–673.

Kan Y, Yuan L, Meeks JK, Li C, Liu W, Yang J (2015) The accuracy of V/Q SPECT in the diagnosis of pulmonary embolism: a meta-analysis. Acta Radiol 56(5):565–572. https://doi.org/10.1177/0284185114533682.

Largeau B, Dupont AC, Guilloteau D, Santiago-Ribeiro MJ, Arlicot N (2017) TSPO PET imaging: from microglial activation to peripheral sterile inflammatory diseases? Contrast Media Mol Imaging 2017:6592139. https://doi.org/10.1155/2017/6592139.

Le Roux PY, Hicks RJ, Siva S, Hofman MS (2019) PET/CT Lung ventilation and perfusion scanning using galligas and Gallium-68-MAA. Semin Nucl Med 49(1):71–81. https://doi.org/10.1053/j.semnuclmed.2018.10.013.

Leblanc M, Leveillee F, Turcotte E (2007) Prospective evaluation of the negative predictive value of V/Q SPECT using 99mTc-Technegas. Nucl Med Commun 28(8):667–672.

Lemb M, Pohlabeln H (2001) Pulmonary thromboembolism: a retrospective study on the examination of 991 patients by ventilation/perfusion SPECT using Technegas. Nuklearmedizin 40(6):179–186.doi:01060179 [pii].

Li DJ, Stewart I, Miles KA, Wraight EP (1994) Scintigraphic appearances in patients with pulmonary infection and lung scintigrams of intermediate or low probability for pulmonary embolism. Clin Nucl Med 19(12):1091–1093.

Ma Q, Min K, Wang T, Chen B, Wen Q, Wang F et al (2015) (99m)Tc-3PRGD 2 SPECT/CT predicts the outcome of advanced nonsquamous non-small cell lung cancer receiving chemoradiotherapy plus bevacizumab. Ann Nucl Med 29(6):519–527. https://doi.org/10.1007/s12149-015-0975-5.

MacGregor K, Li I, Dowdell T, Gray BG (2015) Identifying institutional diagnostic reference levels for CT with radiation dose index monitoring software. Radiology 276(2):507–517. https://doi.org/10.1148/radiol.2015141520.

Mahdavi R, Caronia J, Fayyaz J, Panagopoulos G, Lessnau KD, Scharf SC et al (2013) Agreement between SPECT V/Q scan and CT angiography in patients with high clinical suspicion of PE. Ann Nucl Med 27(9):834–838. https://doi.org/10.1007/s12149-013-0753-1.

Mamlouk MD, vanSonnenberg E, Gosalia R, Drachman D, Gridley D, Zamora JG et al (2010) Pulmonary embolism at CT angiography: implications for appropriateness, cost, and radiation exposure in 2003 patients. Radiology 256(2):625–632. https://doi.org/10.1148/radiol.10091624.

Nasr A, Lindqvist A, Bajc M (2017) Ventilation defect typical for COPD is frequent among patients suspected for pulmonary embolism but does not prevent the diagnosis of PE by V/P SPECT (research article). EC Pulmqnol Respir Med 4(3):85–91.

Nobashi T, Kubo T, Nakamoto Y, Handa T, Koyasu S, Ishimori T et al (2016) 18F-FDG uptake in less affected lung field provides prognostic stratification in patients with interstitial lung disease. J Nucl Med 57(12):1899–1904. https://doi.org/10.2967/jnumed.116.174946.

Norberg P, Persson HL, Schmekel B, Carlsson GA, Wahlin K, Sandborg M et al (2014) Does quantitative lung SPECT detect lung abnormalities earlier than lung function tests? Results of a pilot study. EJNMMI Res 4(1):39. https://doi.org/10.1186/s13550-014-0039-1.

Ohno Y, Koyama H, Nogami M, Takenaka D, Onishi Y, Matsumoto K et al (2011) State-of-the-art radiological techniques improve the assessment of postoperative lung function in patients with non-small cell lung cancer. Eur J Radiol 77(1):97–104. https://doi.org/10.1016/j.ejrad.2009.07.024.

Olsson CG, Bitzen U, Olsson B, Magnusson P, Carlsson MS, Jonson B et al (2006) Outpatient tinzaparin therapy in pulmonary embolism quantified with ventilation/perfusion scintigraphy. Med Sci Monit 12(2):PI9–P13.

Palmer J, Bitzen U, Jonson B, Bajc M (2001) Comprehensive ventilation/perfusion SPECT. J Nucl Med 42(8):1288–1294.

Phillips JJ, Straiton J, Staff RT (2015) Planar and SPECT ventilation/perfusion imaging and computed tomography for the diagnosis of pulmonary embolism: a systematic review and meta-analysis of the literature, and cost and dose comparison. Eur J Radiol 84(7):1392–1400. https://doi.org/10.1016/j.ejrad.2015.03.013.

Pistolesi M, Miniati M, Bonsignore M, Andreotti F, Di Ricco G, Marini C et al (1988) Factors affecting regional pulmonary blood flow in chronic ischemic heart disease. J Thorac Imaging 3(3):65–72.

Reinartz P, Wildberger JE, Schaefer W, Nowak B, Mahnken AH, Buell U (2004) Tomographic imaging in the diagnosis of pulmonary embolism: a comparison between V/Q lung scintigraphy in SPECT technique and multislice spiral CT. J Nucl Med 45(9):1501–1508.

Revel MP, Fitton I, Audureau E, Benzakoun J, Lederlin M, Chabi ML et al (2015) Breast dose reduction options during thoracic CT: influence of breast thickness. AJR Am J Roentgenol 204(4):W421–W428. https://doi.org/10.2214/AJR.14.13255.

Sabarudin A, Mustafa Z, Nassir KM, Hamid HA, Sun Z (2014) Radiation dose reduction in thoracic and abdomen-pelvic CT using tube current modulation: a phantom study. J Appl Clin Med Phys 16(1):5135. https://doi.org/10.1120/jacmp.v16i1.5135.

Scherer PM, Chen DL (2016) Imaging pulmonary inflammation. J Nucl Med 57(11):1764–1770. https://doi.org/10.2967/jnumed.115.157438.

Smith-Bindman R, Wang Y, Yellen-Nelson TR, Moghadassi M, Wilson N, Gould R et al (2017) Predictors of CT radiation dose and their effect on patient care: a comprehensive analysis using automated data. Radiology 282(1):182–193. https://doi.org/10.1148/radiol.2016151391.

Sostman HD, Gottschalk A (1982) The stripe sign: a new sign for diagnosis of nonembolic defects on pulmonary perfusion scintigraphy. Radiology 142(3):737–741. https://doi.org/10.1148/radiology.142.3.7063693.

Wagner HN Jr (1964) Pulmonary scanning. Northwest Med 63:857–864.

Wechalekar K, Garner J, Gregg S (2019) Pre-surgical evaluation of lung function. Semin Nucl Med 49(1):22–30. https://doi.org/10.1053/j.semnuclmed.2018.10.011.

Zhang Z, Ordonez AA, Wang H, Li Y, Gogarty KR, Weinstein EA et al (2018) Positron emission tomography imaging with 2-[(18)F]F-p-aminobenzoic acid detects Staphylococcus aureus infections and monitors drug response. ACS Infect Dis 4(11):1635–1644. https://doi.org/10.1021/acsinfecdis.8b00182.

第八章

慢性阻塞性肺疾病患者肺功能评估

黄慧妍，李尚敏，徐俊范

(Hye Jeon Hwang，Sang Min Lee，Joon Beom Seo)

摘　要

慢性阻塞性肺疾病是一种具有多种临床和病理生理学特征的异质性疾病。临床和影像肺功能信息对于理解慢性阻塞性肺疾病的复杂病理生理改变和进展非常重要。近年来，随着 CT 和 MRI 等影像技术的进展，多种成像技术已被用于慢性阻塞性肺疾病肺功能变异的评估。定量 CT 成像客观评估患者肺气肿、气道壁变化、肺泡空气潴留和其他与肺功能相关的合并症及其严重程度。双能量 CT 成像和功能 MRI 可以通过可视化直接评估慢性阻塞性肺疾病患者的通气、灌注变化，以及 V/P 关系等，以反映肺功能的改变。这一变化与肺部细微解剖结构信息相匹配。本章我们将简要回顾肺功能成像的常用的技术，重点介绍其临床应用、局限性及其在慢性阻塞性肺疾病评估中的一些最新研究进展。

1　简介

慢性阻塞性肺疾病的特征是持续性气流受限，这种改变由反复发作的气道持续性炎症和肺泡破坏引起 (Hogg et al., 1968, 2004；Mead et al., 1967；Yanai et al., 1992)。虽然慢性阻塞性肺疾病影像学表现变异较大，可以从完全正常到重度肺气肿，但肺泡实质破坏和支气管壁增厚是慢性阻塞性肺疾病的主要 HRCT 表现。肺内也可发现缺氧性血管收缩和小肺动脉内皮功能障碍为特征的肺血管改变，以及肺气肿导致的肺血管的减少 (Barbera et al., 1994；Hale et al., 1980；Peinado et al., 1998)。此外，慢性阻塞性肺疾病患者还常伴有恶病质，如膈肌和呼吸肌肉萎缩等。这些特征性变化损害了患者的肺部呼吸 / 通气功能，包括肺泡的通气和血流量，而后者比例失衡是导致慢性阻塞性肺疾病患者动脉低氧血症（伴或不伴高碳酸血症）的重要原因 (Barbera et al., 1997；Sandek et al., 2001)。因此，慢性阻塞性肺疾病患者的肺部形态和功能变化的评估对临床治疗的指导非常重要。

目前，临床上对慢性阻塞性肺疾病的诊断和分级主要采用肺功能测试，影像学检查并不是首要推荐的检查手段。但影像学检查结果对提高医生对患者个体疾病病理和病理生理的认识非常重要，对患者肺部结构变化与肺功能异常相关性的客观评有重要意义。胸部 CT 检查是评估慢性阻塞性肺疾病患者肺部结构改变及其病理生理变化的首选检查方法。薄层容积 HRCT 已被认为是慢性阻塞性肺疾病患者肺功能异常相关性研究的重要方法之一。相对比 CT 而言，因肺内细胞组织数量少，磁场中产生信号较少，并且空气 - 组织界面的磁化率伪影导致信号衰减较快，肺部 MRI 成像一直是比较困难。随着检查技术的进步，有几种 MRI 序列可以获得肺的形态和功能图像 (Ley-Zaporozhan et al., 2008)。本章内容包括常规多层螺旋 CT 在评估肺功能方面的应用，包括肺气肿定量评估、气道壁增厚和空气潴留评估以及 MDCT 在慢性阻塞性肺疾病患者中的临床价值等。此外，本章还将介绍新的影像学成像方法，如双能量 CT 和 MRI，用以评估慢性阻塞性肺疾病患者肺的形态特征和功能，可以直接显示肺的通气、灌注和胸壁运动等。

2　CT 定量成像在慢性阻塞性肺疾病肺功能评估中的应用

2.1　肺气肿 CT 定量评估

肺气肿为终末细支气管远端气腔的异常永久性扩张。由于肺内空气成分的增加，肺气肿区域在 CT 上显示为衰减减少区，接近 −1 000 Hu 的空气密度 (Hayhurst et al., 1984)。目前，CT 是诊断肺气肿非侵入性检测的首选方法，与病理结果有较好的相关性 (Gevenois et al., 1996；Newell et al., 2004)。自 1988 年引入密度掩膜方法以来，CT 图像上的肺气肿容积可以通过计算低于一定 CT 值单位阈值的体素来客观测量 (Muller et al., 1988)。在结合宏观标本和病理微观形态计量学比较的基础上，放射专家估计肺气肿的准确 CT 阈值为 −950 ～ −970 Hu (Gevenois et al., 1995；Madani et al., 2006)，其中阈值 −950 Hu

使用最为广泛。常使用小于 −950 Hu 的低密度区百分比（the percentage of low attenuation areas less than −950，LAA$_{-950}$%）或肺气肿指数（emphysema index，EI）来评估肺气肿严重程度。有研究表明，慢性阻塞性肺疾病患者 CT 评估的肺气肿严重程度与肺功能测试的气流阻塞参数显著相关，LAA$_{-950}$% 和第 1 秒用力呼气容积百分比（percentage of predicted forced expiratory volume-one second，FEV$_1$%）之间的相关系数为 −0.43 ～ −0.67，LAA$_{-950}$% 和 FEV$_1$/FVC 之间的相关系数为 −0.49 ～ −0.76（Akira et al.，2009；Bon et al.，2009；Dransfield et al.，2007；Hesselbacher et al.，2011；Iwasawa et al.，2011；Park et al.，2008；Schroeder et al.，2013；Lee et al.，2008）。这种肺气肿定量评估方法还被证明与慢性阻塞性肺疾病患者其他状态参数有关，包括运动量（6 分钟步行试验）和多因素分级系统（body mass index，obstruction，dyspnea，exercise，BODE）指数（BODE 指数是一种综合评估慢性阻塞性肺疾病患者病情严重程度及预后风险的评分系统）（Lee et al.，2008）。据报道，这些基于密度的肺气肿严重程度 CT 定量评估与慢性阻塞性肺疾病患者死亡率之间存在相关性，而肺气肿严重程度的 CT 定量评估可以预测呼吸系统和心血管疾病的预后和死亡率以及总死亡率（Haruna et al.，2010；Johannessen et al.，2013）。此外，肺气肿的 CT 定量评估也可以测量慢性阻塞性肺疾病的恶化和预后，是慢性阻塞性肺疾病患者频繁恶化的独立预测因子（Han et al.，2011；Oh et al.，2014）（图 8.1）。另外一种肺气肿 CT 定量评估方法是百分位指数法，即在计算肺实质衰减频率直方图上给定百分位的肺实质密度。第 1 个百分位值估计与病理标本的相关性最好；然而，考虑到图像噪声和截断效应带来的伪影，第 15 个百分位数阈值目前使用最广泛（Heussel et al.，2009；Stolk et al.，2001）。与肺功能测试参数相比，第 15 百分位指数（Perc15）与 FEV$_1$% 或 FEV$_1$/FVC 的相关性较弱或中等（分别为 r = 0.09 ～ 0.62 和 r = 0.12 ～ 0.62）（Akira et al.，2009；Heussel et al.，2009；Shaker et al.，2005；Yamashiro et al.，2010a）。然而有研究显示，这个值在纵向评估中更稳定，对肺容量变化不那么敏感。据报道，Perc15 值较大的患者与肺功能测试参数下降较快有关（Mohamed Hoesein et al.，2011）。最后一种方法是评估全肺密度的平均值——MLD。它是最简单的测量方法，尤其适用于肺纤维化患者，同时也可用于肺气肿程度的评估。然而，MLD 不是一个敏感的指标，其他基于组织图的指标更常用于肺气肿的密度定量。MLD 与 % FEV$_1$ 的相关系数为 0.44 ～ 0.69，MLD 与 FEV$_1$/FVC 的相关系数为 0.56 ～ 0.76（Akira et al.，2009；Lee et al.，2008；Yamashiro et al.，2010a）。

基于 CT 密度的定量评估局限性在于该方法没有考虑模型分布的异质性、肺组织大小或异常聚集对慢性阻塞性肺疾病患者评估的影响。由于肺气肿是一种局部分布的疾病，评估肺气肿的区域分布以及量化肺气肿受累的总量很重要。要评估肺气肿的不均一性分布，最常用的定量 CT 方法是将每个肺分为上、中、下 3 个区或内、外区，计算不同肺区肺气肿范围及比值。有研究显示，肺气肿发生在肺底部比肺尖部对 FEV$_1$ 的损害更大，更影响肺功能。但肺底部肺气肿对气体交换（PaO$_2$）和肺泡－动脉氧梯度的损害较肺尖部肺气肿小（Parr et al.，2004）。肺气肿多见于肺内区而非肺外区，定量 CT 显示下肺内区的肺气肿程度与气流受限的相关性明显高于肺外区（Nakano et al.，1999）。最近，有研究已经实现了通过分割每个肺叶来客观计算各肺叶体积和肺气肿程度。

使用 CT 对慢性阻塞性肺疾病患者的肺气肿范围和形状评估也存在个体差异。评估疾病的进展除了需要对肺气肿的范围进行量化外，还需要评估肺气肿集群的大小。D 值常用来评估肺气肿集群的大小，它表示 LAA$_{-950}$% 的累积分布的对数－对数图的斜率。Mishima 等发现，与非吸烟患者相比，低衰减区密度正常的吸烟患者的 D 值较低，这表明 D 值可能是检测早期肺气肿的敏感方法（Mishima et al.，1999）。但 D 值与肺气肿的宏观和微观指标均无相关性（Madani et al.，2008）。近来，有学者提出了一种 CT 评估肺气肿空洞大小的新方法，即用一种改进的长度测量法来评估肺气肿空洞大小（Oh et al.，2017）。然而，确定测量肺气肿集群或空洞大小的最佳方法仍不成熟，还需要更多的研究来验证。

在肺部 MR 检查中，由于信号的丢失，肺气肿不容易诊断。而利用 bSSFP、体积插值屏气检查（volumetric interpolated breath-hold examination，VIBE）、HFSSTSE 和 UTE 脉冲序列可以改善 MR 信号和量化肺气肿（Rajaram et al.，2012；Ley-Zaporozhan et al.，2007b，2010；Mayo et al.，1992）。利用 UTE 脉冲序列可以对肺气肿进行定量评估（Ohno et al.，2011；Takahashi et al.，2010）。最近，使用周期性旋转重叠平行线增强重建序列（periodically rotated overlapping parallel lines with enhanced reconstruction，PROPELLER）（即螺旋桨技术）的横向 T2 加权序列可以诊断肺气肿的存在和定量评估其严重程度，PROPELLER 与低剂量胸部 CT 相关联（Meier-Schroers et al.，2018）。此外，在早期囊性纤维化肺部疾病患者中，HFSSTSE 序列可以可靠地检测到马赛克信号区域的信号强度（Leutz-Schmidt et al.，2018）。肺气肿分布的不均一性是慢性阻塞性肺疾病患者的关键特征之一。利用氧增强 MRI 有望评估肺气肿分布的区域不均一性（Fuseya et al.，2018）。

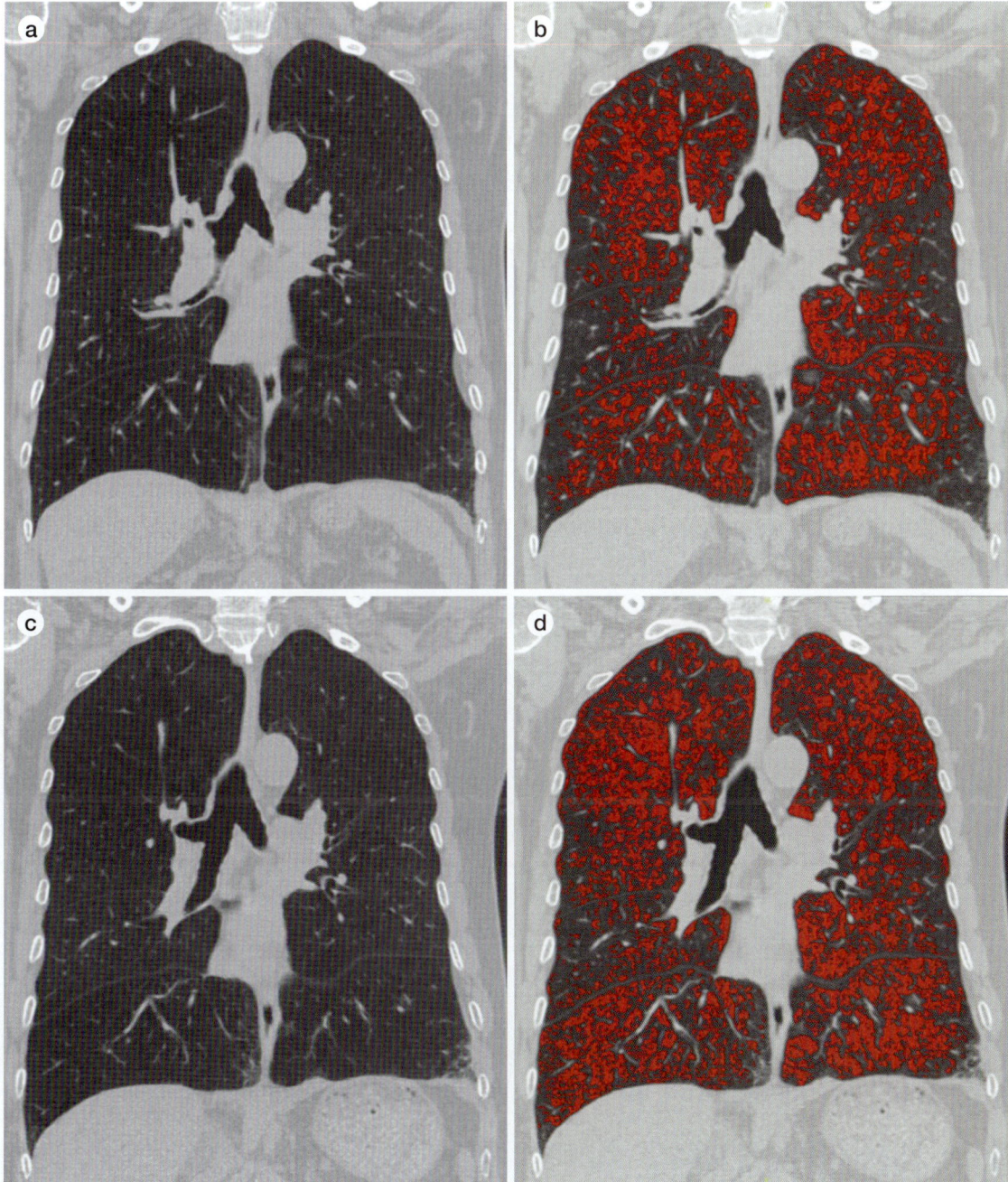

图 8.1　用 LAA_{-950}％ 对肺气肿严重程度进行 CT 测量，并对同一受试者的 LAA_{-950}％ 进行随访监测。初始 CT 图像（a）和对应的彩色编码图像（b）上测量的 LAA_{-950}％ 为 26.4%。3 年后，CT 图像（c）和对应的彩色编码图像（d）上测得的 LAA_{-950}％ 已增加到 33.5%。FEV_1 从 1.29 L 恶化至 0.69 L

2.2　大气道测量：直接测量

由 CT 扫描仪分辨率所限，慢性阻塞性肺疾病患者的气道测量最常用大气道，定位为段和亚段支气管。与小气道相比，虽然大气道的改变对气流阻塞的影响相对较小，但 CT 对大气道的评估可能有助于判断症状恶化和其他症状，并为了解小气道的改变提供参考信息（Nakano et al.，2005）。

半高全宽法（full-width half-maximum，FWHM）是目前应用最广泛的气道定量测量方法，包括绝对测量（支气管腔直径或面积、支气管壁厚度或面积、总支气管壁面积）和相对测量 [支气管管壁面积（bronchial wall area%，WA%）= 100 ×（管壁面积）/（管腔 + 管壁面积）] 等。简而言之，利用 CT 阈值（Hu）来区分气道壁和周围肺实质，计算出沿气道中心向外投射的线状射线在所有方向上的 CT 衰减值。假设气道壁的边界位于管腔内侧衰减程度达到最大值的一半处，而在实质组织侧衰减程度则达到最小值的一半处。这种方法是标准化和直接的，已经被整合到许多商业软件中，但它系统地高估了气道壁面积，尤其是在较小的气道中（Kim et al.，2008）。目前有学者开发了其他几种算法以提高计算精度，包括一种基于阈值的方法，该方法与半高全宽法相比与肺功能测试的相关性更好（Cho et al.，2015）。另外一种广泛使用的 CT 气道参数是内周长为 10 mm 的假想支气管壁面积的平方根（internal perimeter of 10 mm，Pi10）(Grydeland et al.，2009)。Pi10 可以避免因受试者之间气道大小的不同分布而可能出现的潜在偏差，并借此提供标准化的气道测量（图8.2）。通过 CT 可获得各种气道参数，包括管壁面积百分比（WA%）、管壁厚度、管壁面积、管腔直径、管腔面积和内周长。WA% 是临床研究中应用最广泛的指标，与肺生理性损害有一定的相关性（Schroeder et al.，2013；Yamashiro et al.，2010a）。据报道，WA% 的增加与 FEV_1 的降低有关，而且这种相关性在更多的外周气道中更强（$r = -0.69 \sim -0.47$）（Cho et al.，2015；Hasegawa et al.，2006；Ohno et al.，2012；Yamashiro et al.，2010b）。此外，研究发现，与吸气相 CT 测量的气道管腔面积相比，呼气相 CT 测量的第 3 ~ 5 级支气管的气道管腔面积与气流受限的相关性更强（Matsuoka et al.，2008a）。最近也有学者研究发现，定量 CT 测量的支气管壁增厚和肺气肿的严重程度与慢性阻塞性肺疾病患者症状加重的频率增加和死亡率增加独立相关，也可以用来定义主要的慢性阻塞性肺疾病的表型（Han et al.，2011）。此外，在多变量分析中，WA% 和气道峰值衰减是 % FEV_1 的独立预测因子（Yamashiro et al.，2010a）。

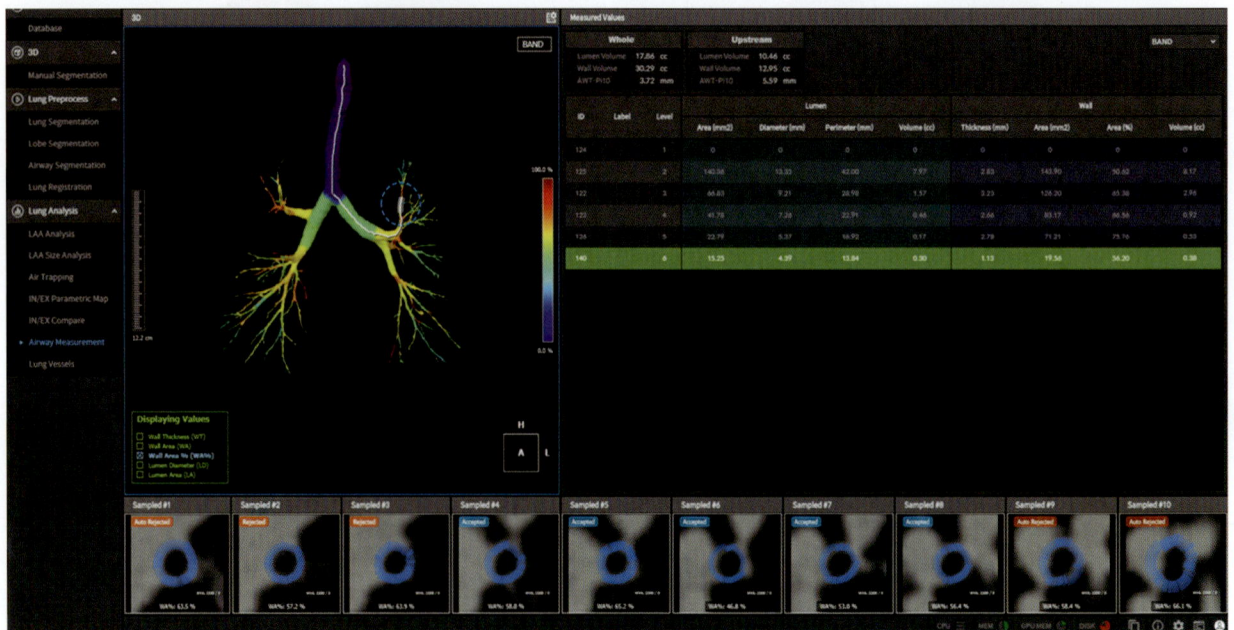

图8.2　具有 3D 容积重建的气道自动提取和气道壁厚自动定量的软件示例。一旦提取了气道并选择了气道的目标点（蓝色虚线），就会自动测量气道的多个定量参数。测得的支气管管壁面积百分比在图的下部用蓝色表示

近年来，较多学者尝试研究基于 CT 图像的气道节段计数方法，以显示慢性阻塞性肺疾病患者的气道总数（total airway count，TAC）与疾病严重程度和肺功能改变的关系。有研究证实慢性阻塞性肺疾病进展过程中，肺气肿破坏前出现了终末细支气管的大量破坏（McDonough et al.，2011）。这种小气道的改变可反映在近端气道，并可用 CT 气道总数进行量化。气道总数测量可以通过目视 CT 图像获得，也可以通过使用商用软件自动求和 CT 图像中分割的气道树中的所有气道段来获得。Diaz 等的研究发现，部分吸烟患者基于 CT 图像的气道总数与基于 CT 密度的肺气肿严重程度呈负相关，同时也是高 BODE 指数的预测因子（Diaz et al.，2010）。在最近的一份研究报告中，轻度慢性阻塞性肺疾病患者的 CT 自动定量气道总数与从不吸烟者和肺功能正常且无肺气肿的吸烟者相比显著降低。气道总数降低与肺功能下降显著且独立相关（Kirby et al.，2018）。然而，与肺气肿定量评估相比，慢性阻塞性肺疾病患者的气道测量仍存在许多技术困难和不确定性，需要进一步研究。

MRI 通常可显示扩张的中央和周围支气管，但周围支气管往往显示不佳。使用高空间分辨率的 3D VIBE 可使气道可视化（Biederer et al.，2003）。T2 加权序列可显示炎症、黏液、水肿和积液。活动性炎症可表现为液体增多，在 T2 加权序列上显示为支气管壁的高信号。对比增强 T1 加权序列上增厚支气管壁的强化与活动性炎症有关。结合 T2 加权序列和对比增强 T1 加权序列，可以在无辐射的情况下观察气道炎症（Beckmann et al.，2004）。MRI 可以很好地显示周围支气管黏液堵塞，这是由于其含水量而在 T2 加权序列上呈高信号，而在 T1 加权序列上则呈现等低信号。

2.3　小气道测量：空气潴留测量

小气道重塑是慢性阻塞性肺疾病的重要致病因素，是气流受限的最强决定因素。直径小于 2 mm 的气道是气流阻塞的主要部位。众所周知，小气道狭窄发生在慢性阻塞性肺疾病的早期，在主要的肺气肿改变发生之前。由于目前的 CT 扫描不能直接显示小气道，呼气相 CT 上是否存在空气潴留可作为评估小气道病变的间接功能评估指标。

呼气相 CT 的几个定量 CT 指标（包括 LAA% 和 MLD）用于评估空气滞留。使用胸部 CT 评估空气潴留最简单的方法之一是评估呼气相中 CT 值低于 −856 Hu 或 −850 Hu 阈值的 LAA%（$LAA_{exp-856}$% 或 $LAA_{exp-850}$%）（Lee et al.，2008）。之所以选择这个阈值，是因为它是正常充气的肺在吸气时的衰减值，其概念是正常肺在呼气时的衰减值应当高于这个数值。通过这种方法，几项研究报道了吸烟者或慢性阻塞性肺疾病患者的呼气 CT 与气流受限的关系，并发现 $LAA_{exp-850}$% 或 $LAA_{exp-856}$% 与 FEV_1/FVC 和 FEV_1% 有很高的相关性（Murphy et al.，2012；Schroeder et al.，2013）。在 Schroeder 等的一项研究中，$LAA_{exp-850}$% 与 FEV_1/FVC 和 FEV_1% 之间的相关性（r 分别为 −0.77 和 −0.84，可信）强于吸气相 CT 中 $LAA_{exp-950}$% 与 FEV_1 和 FEV_1/FVC 之间的相关性（r 分别为 −0.67 和 −0.76，可信）。然而，这种单一阈值方法的缺点是，它没有将小气道病变区的潴留空气与肺气肿区域的空气区分开；它将空气潴留和肺气肿的量化合并为一个度量标准。为了克服这一局限，通过基于密度的定量化方法，发展了气肿区外空气滞留的定量化方法（Matsuoka et al.，2007，2008b）。为了排除肺气肿区域，所有低于 −950 Hu 的体素都被排除在吸气和呼气扫描之外。因此，计算 −860 Hu 和 −950 Hu 之间的相对容积随衰减值变化的公式为相对容积变化$_{< -860\,Hu}$ (%) = 呼气相对容积$_{< -860\,Hu}$ − 吸气相对容积$_{< -860\,Hu}$。这种空气潴留测量显示了其与肺生理参数的显著相关性（$r = 0.50 \sim 0.80$）（Matsuoka et al.，2008b）。其他测量空气潴留的方法有定量呼气 CT 肺容积与吸气 CT 肺容积比值（$E/I-Ratio_{LV}$）和定量呼气 CT 与吸气 CT MLD 比值（$E/I-Ratio_{MLD}$）。$E/I-Ratio_{MLD}$ 与 BODE 指数等临床参数相关（$P < 0.001$），$E/I-Ratio_{LV}$ 与 $E/I-Ratio_{MLD}$ 呈极显著正相关（$r = 0.95$，$P < 0.05$），$E/I-Ratio_{MLD}$ 与 BODE 指数呈正相关（$P < 0.05$）（Lee et al.，2008；Yamashiro et al.，2010a）。本文还讨论了通过测量 CT 肺直方图的峰度和偏度来客观评估肺野的不均一性。呼气峰度和偏度与肺功能测试结果显著相关（Yamashiro et al.，2011）。近来为了更好地了解慢性阻塞性肺疾病患者的气流受限，在动态通气 CT 上对呼吸过程中的肺密度或气道大小进行了连续测量（Yamashiro et al.，2016）。

　　然而，这些方法是有限制的，因为没有对吸气和呼气扫描进行逐个像素的匹配。为了克服这一限制，使用变形技术开发了所谓的参数响应映射（parametric response mapping，PRM）的新方法，以执行吸气和呼气 CT 扫描的逐个像素的共同配准（Galban et al.，2012），这种方法为共同配准法（图 8.3）。在 Galban 等的一项研究中，PRM 根据正常肺组织、功能性小气道疾病或肺气肿对肺区域进行了分类，所依据的假设是，在吸气 CT 上小于 950 Hu 的肺体素是肺气肿，而在吸气 CT 上大于 950 Hu 但在呼气 CT 上小于 856 Hu 的体素代表非肺气肿功能性小气道疾病，据此提供了病变区域的空间信息（Galban et al.，2012）。已有多项研究报道了 PRM 与慢性阻塞性肺疾病临床参数如 FEV_1、FEV_1/FVC 和肺功能下降之间的关系（Bhatt et al.，2016；Galban et al.，2012）。另外一种方法为空气滞留指数法（Kim et al.，2015；Lee et al.，2016）。该方法利用联合配准的吸气和呼气 CT 图像上检测到的每个体素的差值，将密度变化较小的区域定义为空气滞留区域。有了这种方法，除了全局评估外，还可以对空气滞留进行区域评估。到目前为止，还没有与已发表的空气滞留的定量 CT 测量结果进行比较，也没有确定最佳的定量测量方法。

　　许多研究表明，定量测量的肺密度或气道与肺功能测试结果之间存在显著的相关性，吸气和呼气静态 CT 上可显示存在气流限制和空气滞留。

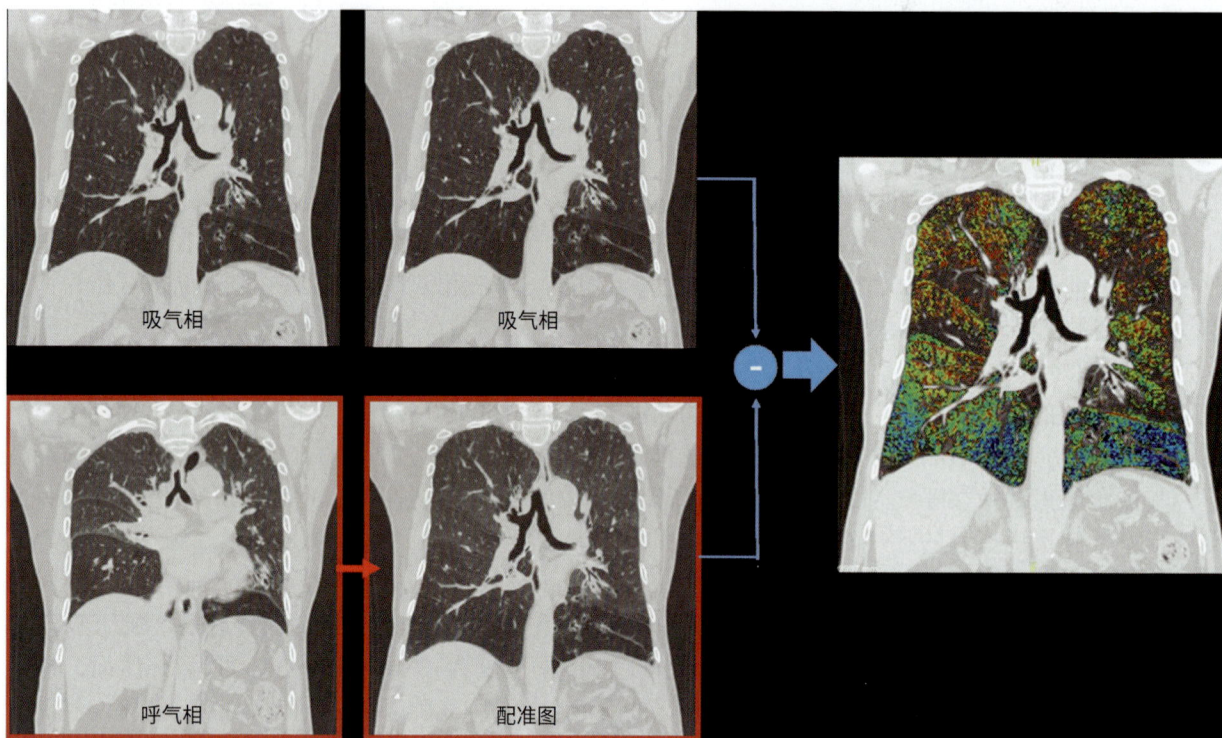

图 8.3　使用共同配准法测量空气潴留。利用图像配准技术，将呼气 CT 图像与吸气 CT 图像配准。配准后，将吸气和呼气之间的逐个体素相比较，并取得衰减变化差值。空气潴留定义为衰减变化小于预设阈值的区域，并且所有体素的密度变化可以显示在颜色编码图上。红色表示密度变化在阈值为 50 Hu 以下的体素，绿色和黄色表示变化范围在 50 ～ 100 Hu 的体素，蓝色表示变化在阈值为 100 Hu 以上的体素

2.4　慢性阻塞性肺疾病的其他合并症

2.4.1　肺血管改变

　　肺血管改变是慢性阻塞性肺疾病的肺部特征之一，导致慢性阻塞性肺疾病患者肺内皮细胞功能障碍的原因目前认为是肺气肿的程度而非气道阻塞（Barr et al.，2007）。应用定量 CT 测量肺小血管截面积（亚段水平，< 5 mm²），慢性阻塞性肺疾病患者的总横截面积与肺气肿严重程度（LAA_{-950}%）呈强相关，而与空气潴留呈弱相关（Matsuoka et al.，2010）。此外，在所有 GOLD 分期的慢性阻塞性肺疾病的受试者

中，肺气肿表型的受试者的总横截面积占全肺总面积的百分比明显低于气道显性表型受试者。最近有研究通过在容积 CT 扫描中自动分割肺血管和测量总血管体积，吸烟相关慢性阻塞性肺疾病患者早期出现远端肺小血管变形（< 5 mm²）和肺气肿区域非血管组织不成比例丢失，被认为是该类患者肺部损伤的早期改变（Estepar et al.，2013）（图 8.4）。这些结果的临床意义仍然需要进一步研究验证。也有一些关于慢性阻塞性肺疾病中异常主动脉僵硬和动脉僵硬增加的研究（Maclay et al.，2009；McAllisteret al.，2007）。MRI 研究显示，肺动脉僵硬与肺气肿和慢性阻塞性肺疾病严重程度相关（Liu et al.，2018）。

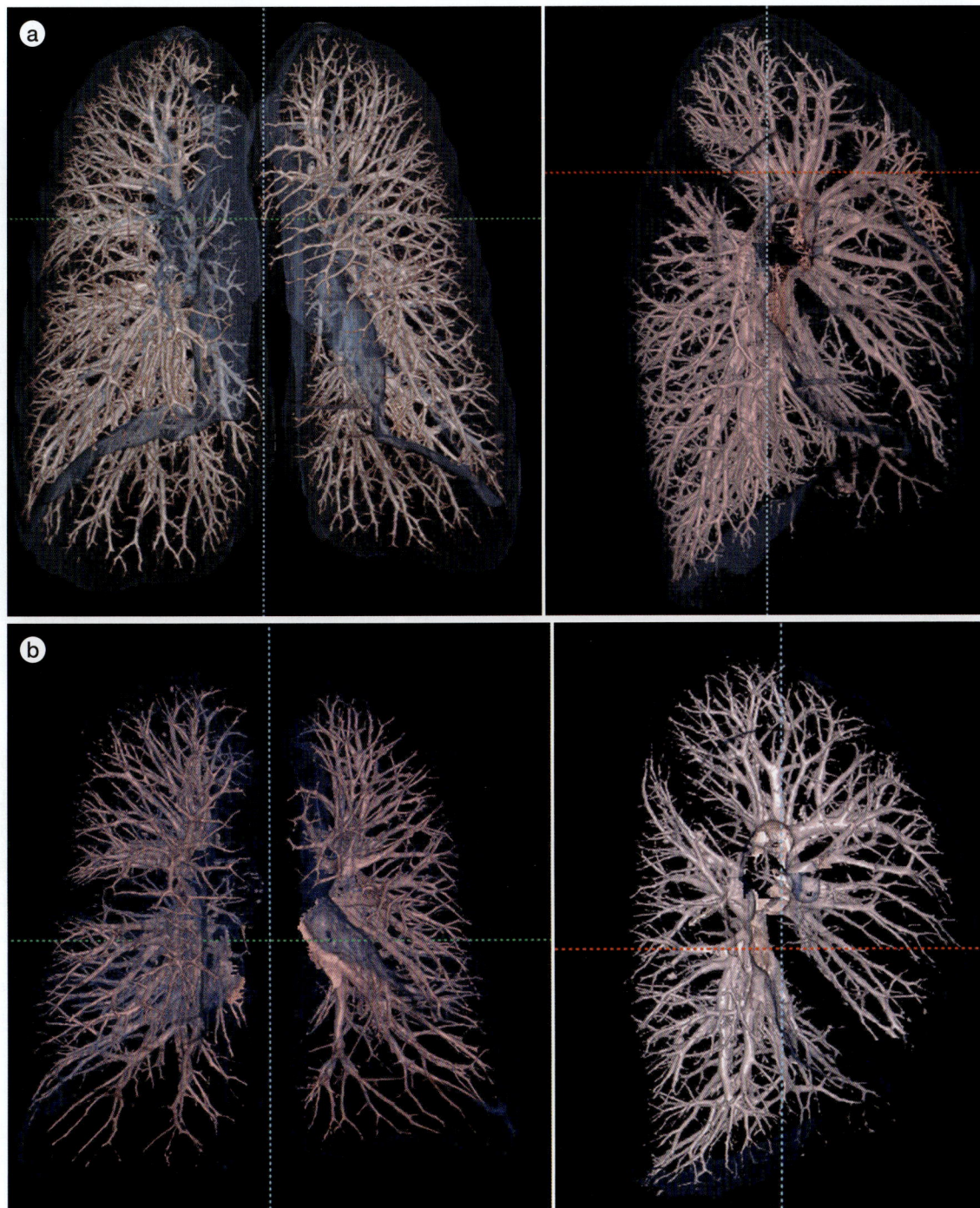

图 8.4　容积 CT 扫描中肺血管的自动分割。（a）肺功能正常的 50 岁男性患者的肺血管（冠状图像和 3D 容积图像，绿色：低密度区，红色：肺动脉，蓝色：肺静脉）；（b）慢性阻塞性肺疾病患者，67 岁男性，外周血管远端修剪和肺血管数量减少（冠状图像和 3D 容积图像，绿色：低密度区，红色：肺动脉，蓝色：肺静脉）

2.4.2　骨质疏松

骨质疏松是慢性阻塞性肺疾病患者的常见并发症，常导致椎体压缩性骨折，进而导致 FEV₁ 降低，肺活量下降。事实上，CT 上椎体骨密度的降低与肺气肿的严重程度密切相关，因为这两者有许多相似的危险因素，如低体重指数、活动减少、全身炎症和皮质类固醇的使用等（Harrison et al.，2007；Lehouck et al.，2011；Ohara et al.，2008）。目前诊断骨质疏松的金标准是腰椎和髋部双能量 X 线骨密度仪，最近定量 CT 已成为评估骨密度的一种强有力的替代方法，它基于 CT 扫描数据，使用 3D 技术提供骨小梁和骨体积评估（图 8.5）。据报道，胸部 CT 测量的胸椎骨密度降低与慢性阻塞性肺疾病病情加重和基线 PaO₂ 显著相关。慢性阻塞性肺疾病患者应重视检查骨质疏松进展情况，特别是那些有反复加重病史的患者（Kiyokawa et al.，2012）。

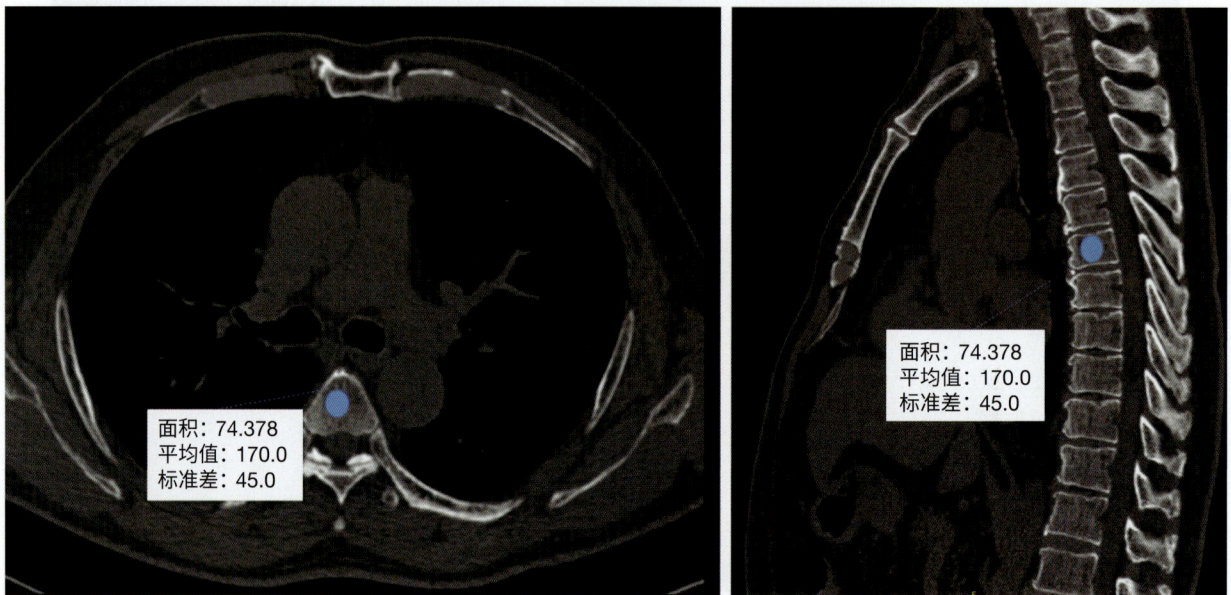

图 8.5　胸部定量 CT 可提供胸椎骨密度测量数据。CT 上椎体骨密度与肺气肿的严重程度密切相关

2.4.3　横膈膜与呼吸肌

呼吸相关的肌肉功能障碍是慢性阻塞性肺疾病的主要特点。慢性阻塞性肺疾病的过度充气使横膈膜变得更平、更短。虽然膈肌在呼吸中起主要作用，但随着慢性阻塞性肺疾病的进展，呼吸行为逐渐变得更加依赖胸肋间呼吸肌。胸部呼吸肌在肺泡通气中起着重要作用，特别是通气需求增加时。呼吸肌无力可导致慢性阻塞性肺疾病患者呼吸困难和呼吸衰竭，并与死亡率直接相关。定量 CT 测量的肋间体积和肋间衰减与 FEV₁ 及定量 CT 测量的肺气肿程度显著相关（Park et al.，2014a）。胸部肌肉量减少和肋间脂肪增加与慢性阻塞性肺疾病的恶化有关。使用 MR 动态扫描可以精确测量膈肌收缩力，以评估慢性阻塞性肺疾病患者的膈肌运动，评估治疗效果（Etlik et al.，2004）。下肺的肺气肿与膈肌扁平、胸壁运动异常和严重气流受限显著相关（Iwasawa et al.，2011）。无论正常或反常的膈肌运动都可因为严重过度充气而受限，但反常的横膈运动往往与过度充气有显著的相关性（Iwasawa et al.，2000）。

2.4.4　动脉粥样硬化

缺血性心脏病是慢性阻塞性肺疾病的常见共病。慢性阻塞性肺疾病患者更易于出现心肌梗死且更为致命，即使排除吸烟和高龄等常见危险因素，研究结果也一样（Stefan et al.，2012）。慢性阻塞性肺疾病患者的 FEV₁ 降低被认为是心血管疾病发病率和死亡率增加的危险因素（Sin et al.，2005）。换言之，慢性阻塞性肺疾病患者全身炎症可加速心血管疾病的发生，而动脉粥样硬化的程度或状态可能与慢性阻塞性肺疾病患者的肺功能损害和肺气肿有关。我们试图证实冠状动脉、胸主动脉、二尖瓣和主动脉环内钙化总量与肺气肿程度在定量 CT 和肺生理上的相关性（Chae et al.，2013）。钙化积分作为衡量全身动脉粥样硬化程度的指标，与定量 CT 上肺气肿的体积分数、FEV_1/FVC 和弥散能力有微弱的相关性但统计学意义显著，这些相关性与年龄、体重指数和吸烟量无关。动脉粥样硬化的严重程度可能与肺功能损害和肺气肿程度有关。

3　肺泡实质肺灌注和肺通气的评估

慢性阻塞性肺疾病特征性的解剖结果改变可影响肺泡气体交换和肺血管改变，肺泡通气和肺血流分布不均匀（V/P 不匹配）是导致慢性阻塞性肺疾病患者动脉低氧血症的最重要原因（Barbera et al.，1997；Sandek et al.，2001）。因此，人们试图用不同的成像方法来显示实质通气或灌注状态及解剖学评估。核素扫描、SPECT 及后续引入的体内放射性示踪剂分布的成像提供了有关通气和灌注的肺功能信息。也有人尝试使用多层螺旋 CT 来评估肺功能。然而，多层螺旋 CT 在评估实质通气或灌注方面有一定的局限性，如重复 CT 扫描和肺部图像配准错误等。新近引进的双能量 CT 可以提供慢性阻塞性肺疾病肺实质的高分辨率解剖信息，并结合解剖匹配的肺实质通气和灌注改变，只需要一次 CT 扫描即可实现。MRI 灌注成像在慢性阻塞性肺疾病中的优势是将灌注和关于实质破坏和灌注变化原因的形态学信息相结合。

3.1　肺泡实质肺灌注的评估

在慢性阻塞性肺疾病中，局部肺灌注受损是几个过程综合影响的结果：通气减少的缺氧性血管收缩，肺动脉慢性炎症导致的肺毛细血管减少，以及肺气肿破坏造成的毛细血管床丢失（Barbera et al.，2003）。此外，伴随着肺毛细血管床的减少，肺泡表面也随之破坏。因此，因为肺实质破坏的严重程度和肺灌注的改变决定了肺气肿变化对肺功能的影响，所以对慢性阻塞性肺疾病患者肺血流灌注改变的评估受到了广泛的关注。多层螺旋 CT 肺动态灌注成像可显示局部实质灌注状态。通过这项技术已经证实，与从不吸烟的受试者和 CT 图像正常的吸烟者相比，CT 上有轻微小叶中心气肿且肺活量正常的吸烟者，肺部灌注增加了区域不均一性（Alford et al.，2010）。然而，这项技术需要静脉注射碘对比剂，并在心电图门控监测下重复扫描有限的肺部区域。而双能量 CT 技术可单次扫描获得 HRCT 图像及评估肺实质破坏严重程度的解剖学信息和相对应的实质灌注功能信息（图 8.6）。Pansini 等在对 47 例有明显肺气肿的吸烟者进行研究后首次证实对比增强双能量 CT 可用于评估肺实质局部灌注改变，以及与结构破坏相匹配的局部实质灌注改变（Pansini et al.，2009）。此外，增强后的双能量 CT 可以同时用于基于密度的肺气肿定量和区域灌注评估，而不需要额外的辐射（Lee et al.，2012）。如上所述，基于 CT 密度的肺气肿严重程度的定量评估（如来自非增强 CT 图像的 $LAA_{-950}\%$）已有明确的结论，并证实与肺功能测试结果相关联（Akira et al.，2009；Dransfield et al.，2007；Hesselbacher et al.，2011；Iwasawa et al.，2011；Lee et al.，2008；Park et al.，2008；Schroeder et al.，2013）。然而，增强 CT 图像不能用于基于密度的肺气肿定量，因为此时的 CT 密度是自然实质密度和碘密度的总和。双能量 CT 技术可以将增强 CT 图像的 CT 密度减去自然实质密度 [虚拟无对比（virtual non-contrast，VNC）图像] 获得碘密度图像。Lee 等根据双能量 CT 的 VNC 图像，基于密度的量化 CT 参数的肺气肿严重程度与气流阻塞参数（$LAA_{-950}\%$ 和 $FEV_1\%$：$r = -0.47$，平均 VNC 和 $FEV_1\%$：$r = 0.41$）和根据双能量 CT 的肺血容量（pulmonary blood volume，PBV）图确定的定量灌注状态之间存在中度相关性（$LAA_{-950}\%$ 和 5 Hu 以下低碘区域的体积分数：$r = 0.48$，平均 VNC 和平均碘：$r = 0.47$）（Lee et al.，2012）。Meinel 等应用双能量 CT 增强扫描自动定量肺血容量值以评估肺气肿患者的肺血流灌注。量化的肺血容量值与临床参数相关 [全局肺血容量和 $FEV_1\%$：$r = 0.67$，全局肺血容量和 D_LCO：$r = 0.80$），也与目视或定量评估的肺气肿严重程度相关（$r = -0.46$ 或 $r = -0.63$）（Meinel et al.，2013）。使用双能量 CT 评估肺气肿的分布和解剖学匹配的灌注状态可能特别适用于肺减容手术或支气管镜肺减容术患者的靶叶选择。根据对 1 000 多名接受了肺减容手术的患者进行的国家肺气肿治疗试验，在核素扫描中肺上叶灌注低区明确后进行肺减容手术可降低上叶为主的肺气肿患者的死亡率（Chandra et al., 2010）。Park 等使用双能量 CT 代替核素扫描用于支气管镜肺减容术的靶叶选择，选择在双能量 CT 中有着最大充气和最小灌注的，且在 Chartis® 系统（Pulmonx 公司）上没有与其他肺叶的侧支通气的肺气肿肺叶作为靶叶取得了较好的效果。此外，在高分辨率双能量 CT 图像上可以成功地评估靶叶的肺裂完整性，在本研究中，只有靶叶有完整肺裂的患者才能接受支气管镜肺减容术（Park et al., 2014b）。对于支气管镜肺减容术的靶叶选择，双能量 CT 比核素扫描更有价值，因为双能量 CT 单次扫描可提供靶叶肺气肿、实质充盈状态、肺裂完整性及实质灌注状态的高分辨率信息。

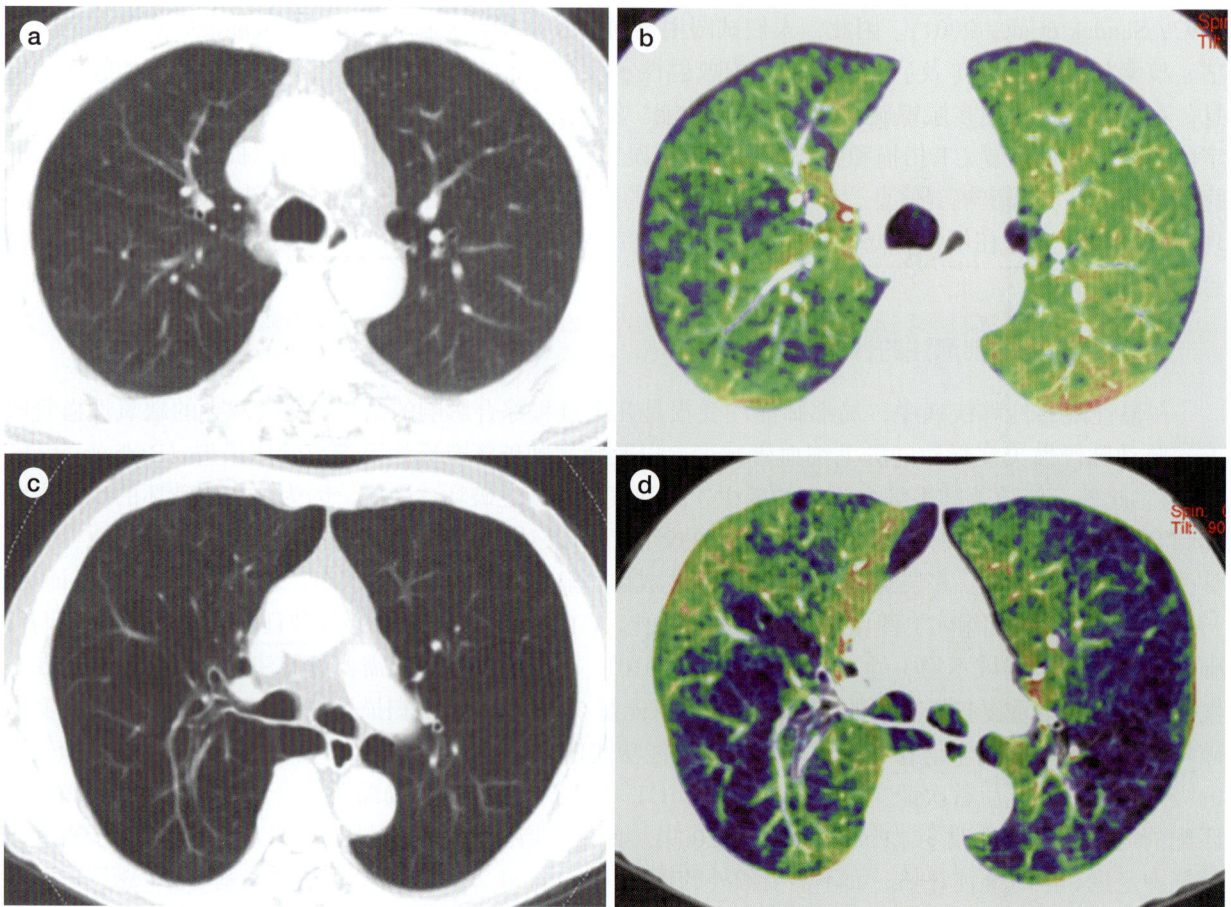

图 8.6　慢性阻塞性肺疾病患者的碘灌注断层扫描，63 岁男性轻度肺气肿患者（a，b）和 71 岁男性中度至重度肺气肿患者（c，d）。（a）常规 CT 图像显示双上叶有轻度小叶中心型肺气肿（b）在灌注图上，左上叶实质灌注均匀，右上叶呈片状不均匀灌注（c）轴位常规 CT 显示重度肺气肿（d）在灌注图上，两上叶均可见多灶性实质灌注减低区域

MRI 灌注成像对肺气肿患者血流灌注异常的检测具有很高的准确性（Sergiacomi et al., 2003；Molinari et al., 2006）。慢性阻塞性肺疾病的灌注异常通常表现为低程度的不均匀增强，特别是在重度肺气肿的区域（Morino et al., 2006），并且降低了峰值信号强度。在有严重肺气肿的慢性阻塞性肺疾病患者中，使用 3D MRI 进行灌注的目测评估与实质破坏高度一致（Ley-Zaporozhan et al., 2007a）。通过定量分析，MRI 灌注参数降低与 FEV_1/FVC 降低和 CT 肺气肿指数增加相关（Jang et al., 2008）。定量 MRI 灌注显示慢性阻塞性肺疾病患者的平均肺血流量（pulmonary blood flow，PBF）、肺血容量和平均通过时间（mean transit time，MTT）较正常志愿者降低且呈不均匀变化（图 8.7）（Ohno et al., 2004）。肺气肿的 MRI 灌注模式与 CT 表型相关。小叶中心型肺气肿表现为不均匀灌注减少，而全小叶肺气肿

则表现为灌注丧失（Bryant et al.，2015）。最近，在慢性阻塞性肺疾病患者中，自由呼吸的非对比增强灌注加权相分辨功能 MRI 显示出与动态钆增强灌注 MRI 相似的结果（Kaireit et al.，2018b）。

核素扫描和 SPECT 也能提供肺灌注的功能信息。在动物研究中，灌注 SPECT 比 HRCT 在检测弹性蛋白酶诱导的肺气肿的轻度生理改变方面更敏感（Noma et al.，1992）。此外，Suga 等已有研究表明，屏气 SPECT/CT 融合图像上的灌注异常比 CT 图像上的肺气肿指数更能显示肺部的病理生理变化（Suga et al.，2008）。如前所述，这些技术已被用于肺减容手术或支气管镜肺减容手术的靶叶选择。Chandra 等已经证明，肺减容手术只有在灌注核素显示上叶低灌注的情况下，才能降低以上叶为主的肺气肿患者的死亡率（Chandra et al.，2010）。Argula 等的研究表明，在晚期肺气肿患者中，灌注核素显像有助于选择靶叶进行支气管内瓣膜治疗，靶肺叶灌注水平较低的不均一性肺气肿患者可从支气管内瓣膜治疗中受益（Argula et al.，2013）。核素显像和 SPECT 虽然存在空间分辨率低、图像采集时间长等缺点，但因为目前有许多中心可进行这项检查，所以它们仍然被广泛应用。

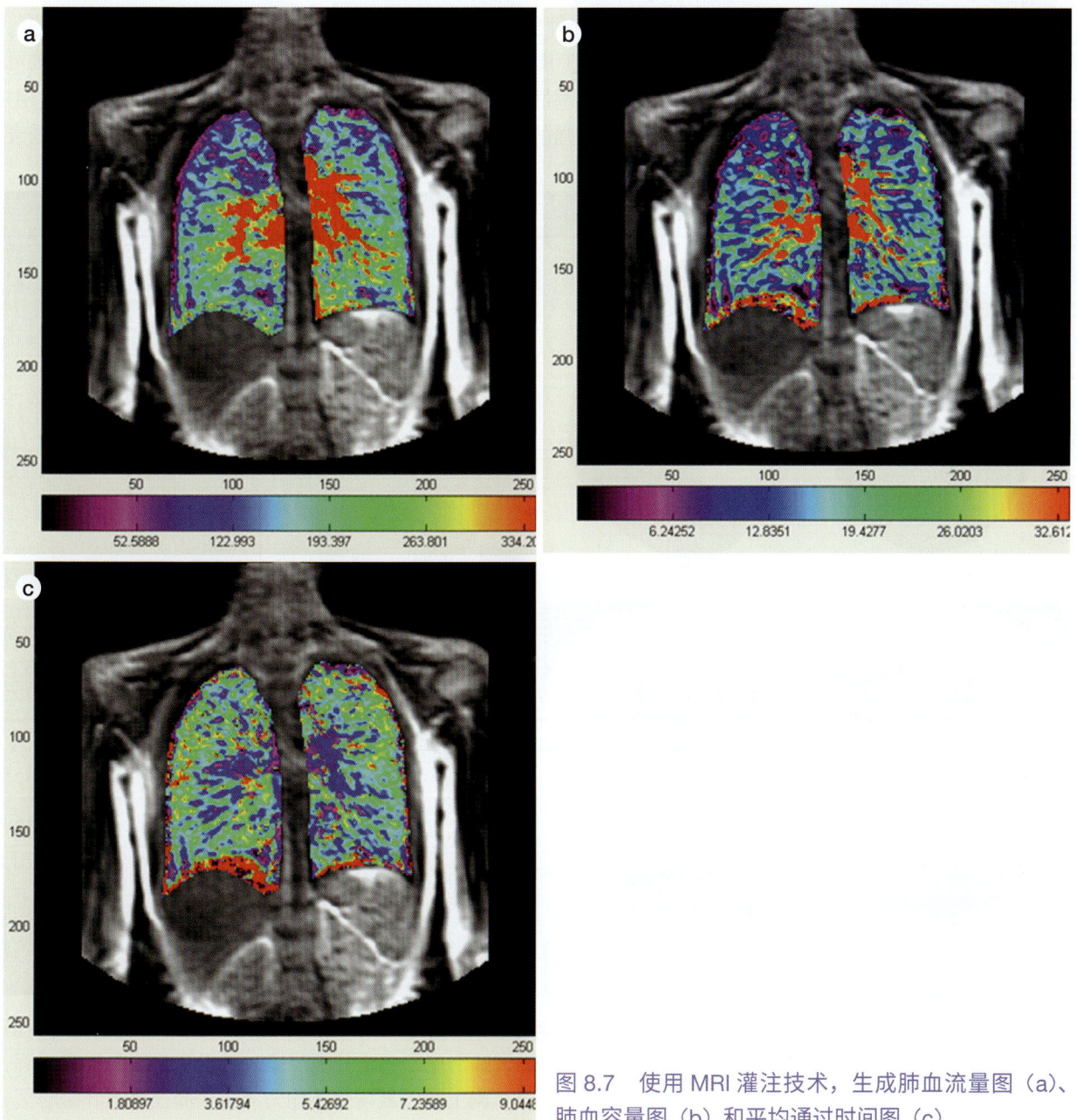

图 8.7　使用 MRI 灌注技术，生成肺血流量图（a）、肺血容量图（b）和平均通过时间图（c）

3.2 肺泡实质肺通气的评估

临床上对慢性阻塞性肺疾病严重程度的评估多以肺功能测试结果为依据。尽管肺功能测试显然很有用，但它提供的是肺功能的总体测量，从这些测量中可以推断出主要的结构和功能改变，而不能显示结构和功能异常的区域分布。常规 CT 扫描在慢性阻塞性肺疾病患者中被广泛用于评估低密度区的区域分布，但当评估为单次全吸气扫描时是有限度的，因为其只提供了结构信息。多层螺旋 CT 也可用于显示吸入不透射线气体的肺通气情况（Gur et al.，1979；Herbert et al.，1982）。氙气和氪气这两种原子序数较高的稳定气体（^{54}Xe、^{36}Kr）可以进行 CT 通气成像，根据 CT 密度变化可以测量出这些气体在肺泡腔中的浓度。然而，多层螺旋 CT 需要反复扫描才能显示肺实质 CT 密度变化的时间进程，而且配准错误和呼吸水平不同使得图像间基线肺衰减具有可变性，因此对肺通气功能的准确测量受到限制。最近，具有减影技术的 320 排多层螺旋 CT 已被提出作为执行氙气通气 CT 的另一种有用技术（Ohno et al.，2017）。

目前，双能量 CT 是应用最广泛的同时评估肺实质通气和解剖改变的 CT 成像技术（图 8.8）。Chae 等首次报道了 8 名健康志愿者和 4 名慢性阻塞性肺疾病患者的氙气通气显像和双能量 CT 的临床研究。研究人员展示了通过材料分解在常规胸部薄层 CT 图像上用彩色映射将氙气对肺实质的增强程度直接可视化（Chae et al.，2008）。Park 等对 32 例慢性阻塞性肺疾病患者行双能量 CT 双时相（进入相和排出相）氙气通气显像。进入相和排出相肺低衰减区氙增强的量化值与肺功能测试结果呈负相关，排出相肺低衰

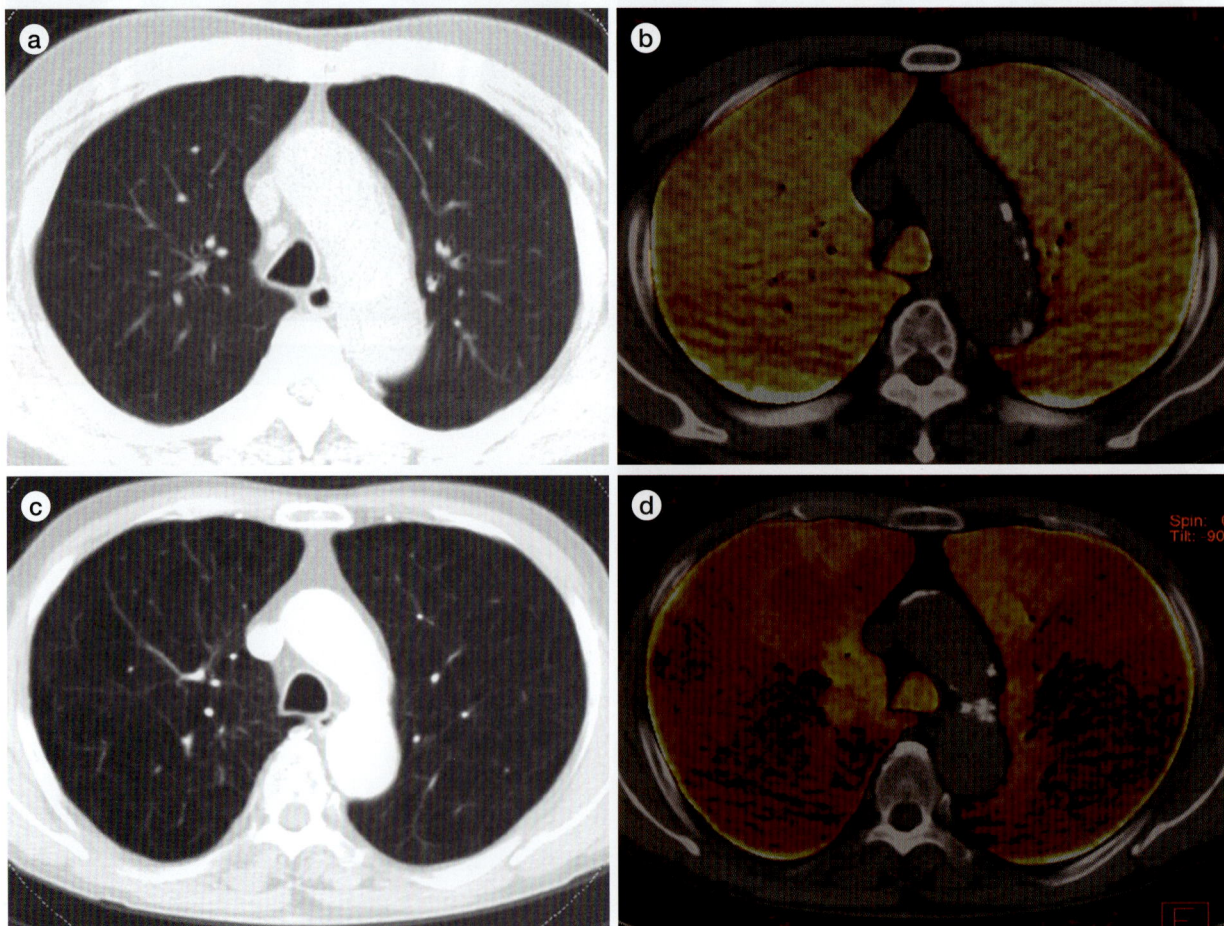

图 8.8　66 岁轻度肺气肿患者（a，b）和 71 岁中度至重度肺气肿患者（c，d）的氙气通气双能量 CT。（a）双能量 CT 在轴位常规 CT 图像上显示轻度小叶中心型肺气肿，（b）在上叶氙气通气图上显示均匀的氙增强，（c）轴位常规 CT 显示重度肺气肿，（d）在氙气通气图上，两上叶的氙增强不均匀减弱，而在两上叶中心区，氙气通气相对保持不变

减区氙增强的量化值与 FEV_1 的相关性好于基于 CT 密度的肺气肿严重程度定量（Park et al.，2010）。研究人员将氙气双相成像的肺通气异常分为 4 种类型并进行目测分析。目测分析显示，肺气肿区域在进入和排出相均表现为等衰减或高衰减，而以气道疾病为主的区域在进入相呈低衰减，在排出相呈不同程度衰减。Hachulla 等首次报道了慢性阻塞性肺疾病患者的氪气通气双能量 CT 显像。肺实质中氪的最大增强强度为 18.5Hu，低于氙气的报道，平均最大氪增强程度为 23.78 Hu。然而，这足以检测到通气异常，在正常肺和肺气肿之间具有显著的氪衰减差异（Hachulla et al.，2012）。大多数研究都采用了多次吸入氙气的方法，以获得具有足够衰减的图像，以便进行视觉和定量分析，但可能会掩盖轻度通气缺陷，而这可以在单次吸气的 ^{3}He MRI 扫描上看到。近来已经尝试了单次肺活量吸入和单次静态扫描的氙气通气双能量 CT 显像（Honda et al.，2012）。放射科医生和患者可以更容易地实施多次或单次吸入法，而没有副作用。而根据扫描方法和气体吸入方法，可评估不同的通气动力学。

　　MRI 的几种成像方法也可用于评估肺通气功能：如超极化惰性气体 MRI、氧增强 MRI 和通气加权傅里叶分析 MRI 等。用 ^{3}He 或 ^{129}Xe 气体超极化惰性气体 MRI 可获得肺通气 MRI（Bauman and Eichinger，2012；Kirby et al.，2010；Kaushik et al.，2011），气道和气腔中的 ^{3}He 或 ^{129}Xe 气体可以被可视化，用于绘制区域气流图和评估气腔中的气体扩散情况（Altes and Salerno，2004；de Lange et al.，2006）。在慢性阻塞性肺疾病 Ⅲ 期中，通气缺陷容积对短期随访期间的微小变化敏感，并且健康志愿者、健康无症状吸烟者和慢性阻塞性肺疾病患者之间的通气容积百分比有显著差异。慢性阻塞性肺疾病患者与健康人的表观扩散系数（apparent diffusion coefficient，ADC）图有区别。使用扩散加权超极化惰性气体 ^{129}Xe MRI，表观扩散系数与 FEV_1、FEV_1/FVC 和 D_LCO 显著相关（Kaushik et al.，2011）。^{3}He MRI 的通气缺陷百分比与 ^{129}Xe MRI 的通气缺陷百分比显著相关，而通气缺陷百分比与 FEV_1 呈强相关（Kirby et al.，2012）。表观扩散系数可以灵敏地测量空腔大小。慢性阻塞性肺疾病患者与不吸烟者相比，空腔增加（Swift et al.，2005）。肺气肿患者的表观扩散系数表现出区域性差异，且明显大于健康志愿者的表观扩散系数，这种差异是一致的（Salerno et al.，2002）。在没有昂贵和有限的超极化惰性气体的情况下，氧增强 MRI 被用于评估肺气肿的通气异常（Ohno et al.，2002）。氧增强 MRI 显示的局部通气改变反映局部肺功能（Ohno et al.，2002）。在重度慢性阻塞性肺疾病患者动态氧增强 MRI 检查中，FEV_1 和 D_LCO 与氧增强时程曲线的斜率和氧增强程度有很好的相关性（图 8.9）。氧增强 MRI 在评估肺气肿、用标准肺功能测试测量气流阻塞和弥散能力方面与 CT 有相关性（Ohno et al.，2008）。通气加权傅里叶分析 MRI 不需要辐射和造影剂即可定量测量局部肺通气量（Bauman et al.，2009）。自然和氧增强 T1 图显示与动态增强灌注 MRI 的肺灌注不足和慢性阻塞性肺疾病的严重程度相关（Jobst et al.，2015）。慢性阻塞性肺疾病患者 MRI 容积分数随 GOLD 分期增加而降低，并与 FEV_1、RV/TLC、FEV_1/FVC 相关（Kaireit et al.，2018a）。核素显像和 SPECT 也可用于评估肺通气功能。两种类型的吸入放射性示踪剂用于通气闪烁成像和 SPECT，分别是气态放射性同位素和放射性标记颗粒气溶胶。目前已使用 ^{81m}Kr 和 ^{133}Xe 作为气态放射性同位素，几项使用这些气态放射性同位素的研究已经证明了慢性阻塞性肺疾病患者的通气不均一性（Stavngaard et al.，2005；Suga et al.，1996）。使用了 Tc（^{99m}Tc 标记的雾化超细碳颗粒，直径约 200 nm）作为放射性标记的微粒气溶胶，可对慢性阻塞性肺疾病患者的核素显像和 SPECT 上通气的不均一性进行了可视化和量化（Cukic and Begic，2014；Xu et al.，2001）。

3.3　肺通气、肺灌注及 V/P 关系的评估

　　肺通气和肺灌注往往同时发生改变，V/P 失衡是导致慢性阻塞性肺疾病患者动脉低氧血症的重要特征。应用双能量 CT 技术可以评估肺通气和肺灌注状态以及 V/P 的关系。Thieme 等对 10 名来自麻醉重症监护病房的不同疾病患者进行了调查，报道了双能量 CT 在提供肺通气和肺灌注成像方面的潜力（Thieme et al.，2010）。Hwang 等将肺通气和肺灌注成像与双能量 CT 相结合，用于全面评估慢性阻塞性肺疾病的局部通气、灌注以及 V/P 之间的关系（Hwang et al.，2016）（图 8.10）。有研究人员发现，除了评估慢性阻塞性肺疾病患者的形态学实质异常外，这种图像技术还可用于局部肺通气、肺灌注和 V/P 关

系的目测分析评估。在目测分析中，常规 CT 图像上正常显示的肺部区域通常保留了实质灌注和通气，形成了匹配的 V/P 关系。

然而，在支气管壁增厚的区域，在保留灌注的同时，通气经常减少，导致 V/P 不匹配（反向不匹配）。在肺气肿的区域，没有明显的通气或灌注模式。此外，在此联合双能量 CT 成像中，用于通气、

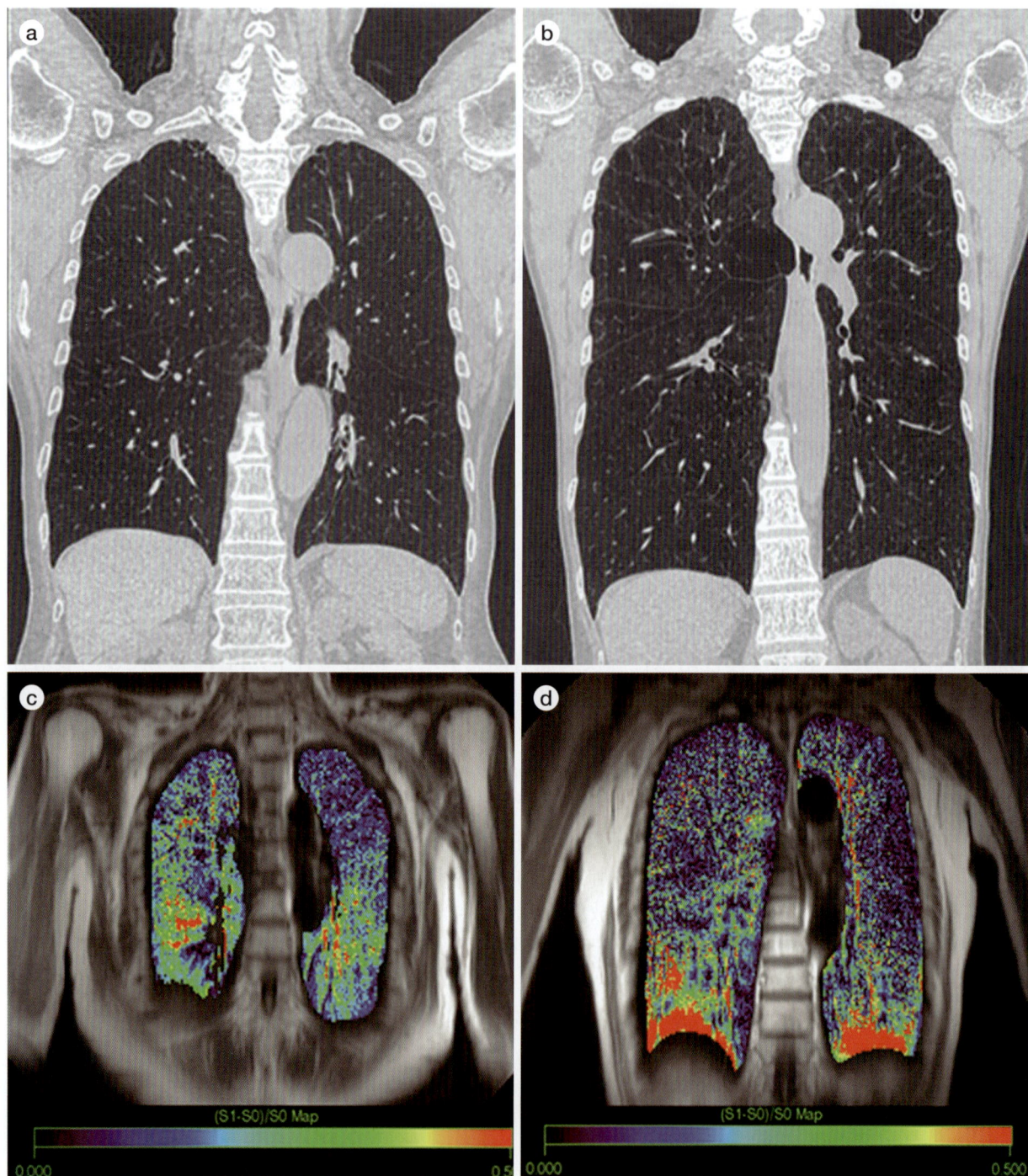

图 8.9 （a，b）75 岁女性吸烟者，轻度慢性阻塞性肺疾病。（a）薄层冠状多平面重建（multi-plane reconstruction，MPR）CT 图像显示左上肺野小叶中心型肺气肿，（b）氧增强 MRI 相对增强（RER）图显示双肺，尤其是左上肺野氧增强不均匀降低，（c，d）56 岁女性吸烟者，患有严重的慢性阻塞性肺疾病，（c）薄层冠状 MPR CT 图像显示双侧上、中肺野的全小叶肺气肿；（d）氧增强 MRI 的 RER 图显示双肺，特别是上肺野的氧增强不均匀降低）（此图由神户大学研究生院 Yoshiharu Ohno 提供）

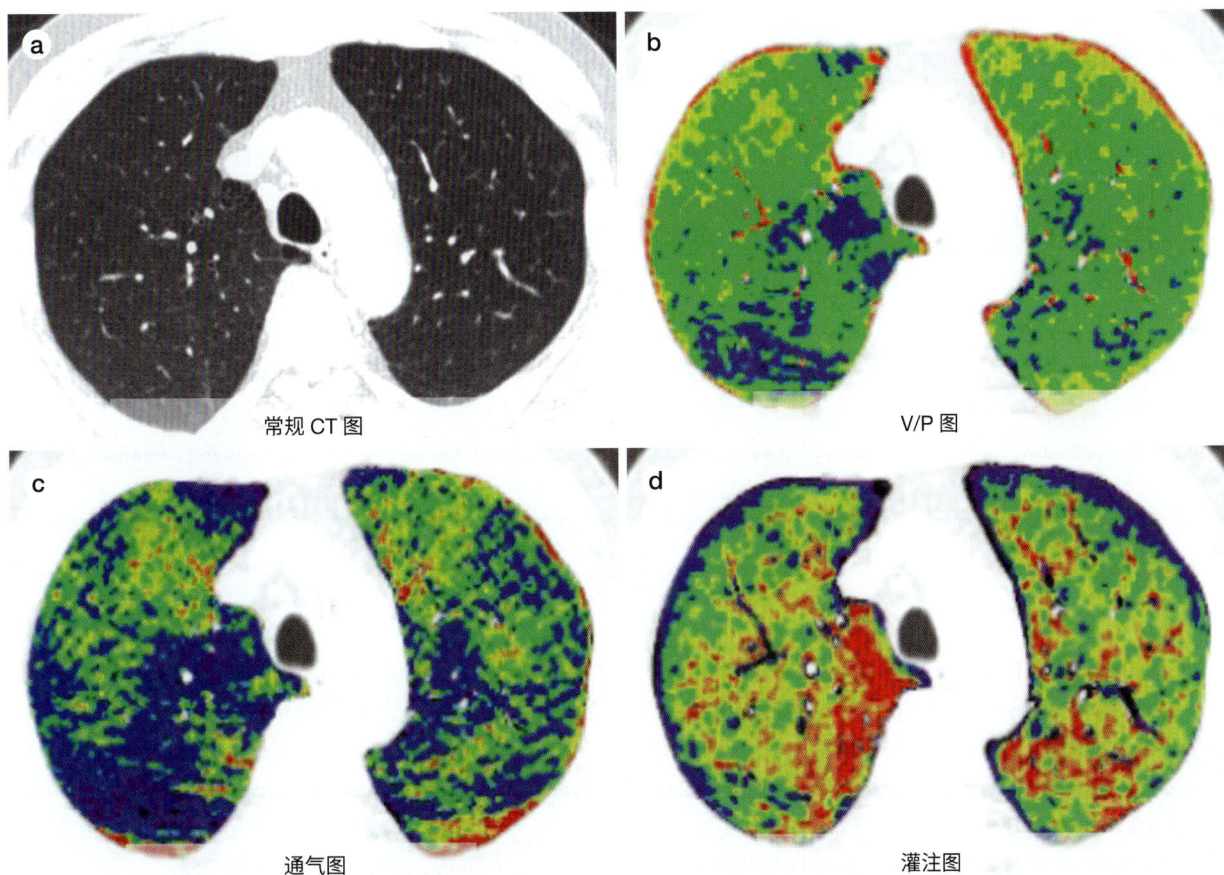

图 8.10　63 岁男性，慢性阻塞性肺疾病患者，联合肺通气和肺灌注双能量 CT 检查。结合使用双能量 CT 的氙气通气和碘灌注 CT，(a) 常规 CT 图像；(b) 颜色编码的氙气 V/P（肺血容量）图；(c) 通气图和 (d) 灌注图。肺通气、肺灌注和 V/P 失衡，结合高分辨率解剖 CT 信息，可以通过 V/P 双能量 CT 同时进行评估，(a) 在上、下肺叶，尽管在常规 CT 图像上发现全肺有轻度小叶中心型肺气肿伴轻度支气管壁增厚，但 (b ～ d) 通气和灌注变化明显，(c) 通气减少（蓝色）而 (d) 右上叶后段维持灌注（黄色和绿色），导致 V/P 不匹配（蓝色）

灌注和 V/P 关系的量化 CT 参数与肺功能测试结果显著相关。结合双能量 CT 显像，可以显示支气管镜下肺减容后慢性阻塞性肺疾病患者的功能和生理变化。在一项对 30 名接受支气管镜肺减容术的慢性阻塞性肺疾病患者的研究中，双能量 CT 显示经支气管镜肺减容术后肺通气改善和 V/P 不匹配（Lee et al.，2017）。非对比增强通气和灌注 MRI，称为傅里叶分析 MRI，使用短回波动态 SSFP 采集，随后通过使用非刚性图像配准对呼吸运动进行补偿（Hermosillo et al.，2002；Bauman et al.，2009）。呼吸和心脏频率的峰值可以通过图像时间序列的频谱分析来识别。肺实质和肺血流的变形导致局部质子密度的变化，这种变化与这些峰值的幅度有关（Suga et al.，2002）。通过图像后处理，生成通气和灌注加权图，以用于区域肺功能评估（Voskrebenzev et al.，2018）。V/P SPECT 也可以评估慢性阻塞性肺疾病患者的 V/P 失衡状态。Jogi 等已证实慢性阻塞性肺疾病患者 V/P SPECT 结果显示的肺活量肺功能与 CT 上肺气肿严重程度显著相关（Jogi et al.，2011）。Suga 等的研究表明，在形态 CT 上，SPECT 定量分析 V/P 分布比 CT 密度遮罩更能敏感地检测肺气肿。通气与灌注曲线的标准差和峰度可以作为肺气肿患者 V/P 失衡严重程度的指标（Suga et al.，2008）。使用溶解于盐水中的同位素 $^{13}N_2$ 气体的 PET 也可以评估区域通气和灌注。Brudin 等报道称，高 V/P 在以肺气肿为主的受试者中更为常见，而低 V/P 则更常见于以支气管炎为主的受试者（Brudin et al.，1992）。在先前使用 $^{13}N_2$ 生理盐水 PET 的研究中，与健康对照组相比，慢性阻塞性肺疾病患者的局部灌注异质性增加，并且慢性阻塞性肺疾病患者 V/P 的异质性更大（Vidal Melo et al.，2010）。

4 展望

应用 CT 或 MRI 对慢性阻塞性肺疾病患者进行肺功能评估的许多研究虽然取得了令人满意的结果，但目前的 GOLD 策略并没有推荐 CT 或 MRI 扫描作为慢性阻塞性肺疾病患者常规评估方法，这可能是因为相对缺乏研究。从功能成像收集的信息实际上可以改变治疗计划，预测治疗反应或预后，并最终改变慢性阻塞性肺疾病患者的预后和降低死亡率。以往的许多研究大多将定量或功能性图像参数与简单的肺功能测试结果进行比较。然而，通过对慢性阻塞性肺疾病患者治疗反应或预后的预测研究结果证实，功能肺显像的价值是很重要的，近年来，利用 CT 或 MRI 对这些问题进行了一系列研究（Loh et al.，2018；Han et al.，2011；Johannessen et al.，2013）。然而，还需要进行更多的研究来验证功能成像方法在改善慢性阻塞性肺疾病治疗反应和结果评估方面的价值。

译者：谢东，杨玮丽，李强

参考文献

Akira M, Toyokawa K, Inoue Y, Arai T (2009) Quantitative CT in chronic obstructive pulmonary disease: inspiratory and expiratory assessment. AJR Am J Roentgenol 192(1):267–272. https://doi.org/10.2214/AJR.07.3953.

Alford SK, van Beek EJ, McLennan G, Hoffman EA (2010) Heterogeneity of pulmonary perfusion as a mechanistic image-based phenotype in emphysema susceptible smokers. Proc Natl Acad Sci U S A 107(16):7485–7490. https://doi.org/10.1073/pnas.0913880107.

Altes TA, Salerno M (2004) Hyperpolarized gas MR imaging of the lung. J Thorac Imaging 19(4):250–258.

Argula RG, Strange C, Ramakrishnan V, Goldin J (2013) Baseline regional perfusion impacts exercise response to endobronchial valve therapy in advanced pulmonary emphysema. Chest 144(5):1578–1586. https://doi.org/10.1378/chest.12-2826.

Barbera JA, Peinado VI, Santos S (2003) Pulmonary hypertension in chronic obstructive pulmonary disease. Eur Respir J 21(5):892–905.

Barbera JA, Riverola A, Roca J, Ramirez J, Wagner PD, Ros D, Wiggs BR, Rodriguez-Roisin R (1994) Pulmonary vascular abnormalities and ventilation-perfusion relationships in mild chronic obstructive pulmonary disease. Am J Respir Crit Care Med 149(2 Pt 1):423–429. https://doi.org/10.1164/ajrccm.149.2.8306040.

Barbera JA, Roca J, Ferrer A, Felez MA, Diaz O, Roger N, Rodriguez-Roisin R (1997) Mechanisms of worsening gas exchange during acute exacerbations of chronic obstructive pulmonary disease. Eur Respir J 10(6):1285–1291.

Barr RG, Mesia-Vela S, Austin JH, Basner RC, Keller BM, Reeves AP, Shimbo D, Stevenson L (2007) Impaired flow-mediated dilation is associated with low pulmonary function and emphysema in ex-smokers: the Emphysema and Cancer Action Project (EMCAP) Study. Am J Respir Crit Care Med 176(12):1200–1207. https://doi.org/10.1164/rccm.200707-980OC.

Bauman G, Eichinger M (2012) Ventilation and perfusion magnetic resonance imaging of the lung. Polish J Radiol 77(1):37–46.

Bauman G, Puderbach M, Deimling M, Jellus V, Chefd'hotel C, Dinkel J, Hintze C, Kauczor HU, Schad LR (2009) Non-contrast-enhanced perfusion and ventilation assessment of the human lung by means of fourier decomposition in proton MRI. Magn Reson Med 62(3):656–664. https://doi.org/10.1002/mrm.22031.

Beckmann N, Cannet C, Zurbruegg S, Rudin M, Tigani B (2004) Proton MRI of lung parenchyma reflects allergen-induced airway remodeling and endotoxin-aroused hyporesponsiveness: a step toward ventilation studies in spontaneously breathing rats. Magn Reson Med 52(2):258–268. https://doi.org/10.1002/mrm.20127.

Bhatt SP, Terry NL, Nath H, Zach JA, Tschirren J, Bolding MS, Stinson DS, Wilson CG, Curran-Everett D, Lynch DA, Putcha N, Soler X, Wise RA, Washko GR, Hoffman EA, Foreman MG, Dransfield MT (2016) Genetic epidemiology of CI association between expiratory central airway collapse and respiratory outcomes among smokers. JAMA 315(5):498–505. https://doi.org/10.1001/jama.2015.19431.

Biederer J, Both M, Graessner J, Liess C, Jakob P, Reuter M, Heller M (2003) Lung morphology: fast MR imaging assessment with a volumetric interpolated breath-hold technique: initial experience with patients. Radiology 226(1):242–249. https://doi.org/10.1148/radiol.2261011974.

Bon JM, Leader JK, Weissfeld JL, Coxson HO, Zheng B, Branch RA, Kondragunta V, Lee JS, Zhang Y, Choi AM, Lokshin AE, Kaminski N, Gur D, Sciurba FC (2009) The influence of radiographic phenotype and smoking status on peripheral blood biomarker patterns in chronic obstructive pulmonary disease. PLoS One 4(8):e6865. https://doi.org/10.1371/journal.pone.0006865.

Brudin LH, Rhodes CG, Valind SO, Buckingham PD, Jones T, Hughes JM (1992) Regional structure-function correlations in chronic obstructive lung disease measured with positron emission tomography. Thorax 47(11):914–921.

Bryant M, Ley S, Eberhardt R, Menezes R, Herth F, Sedlaczek O, Kauczor HU, Ley-Zaporozhan J (2015) Assessment of the relationship between morphological emphysema phenotype and corresponding pulmonary perfusion pattern on a segmental level. Eur Radiol 25(1):72–80. https://doi.org/10.1007/s00330-014-3385-5.

Chae EJ, Seo JB, Goo HW, Kim N, Song KS, Lee SD, Hong SJ, Krauss B (2008) Xenon ventilation CT with a dual-energy technique of dual-source CT: initial experience. Radiology 248(2):615–624. https://doi.org/10.1148/radiol.2482071482.

Chae EJ, Seo JB, Oh YM, Lee JS, Jung Y, Lee SD (2013) Severity of systemic calcified atherosclerosis is associated with airflow limitation and emphysema. J Comput Assist Tomogr 37(5):743–749. https://doi.org/10.1097/RCT.0b013e318299f9e7.

Chandra D, Lipson DA, Hoffman EA, Hansen-Flaschen J, Sciurba FC, Decamp MM, Reilly JJ, Washko GR, National Emphysema Treatment Trial Research G (2010) Perfusion scintigraphy and patient selection for lung volume reduction surgery. Am J Respir Crit Care Med 182(7):937–946. https://doi.org/10.1164/rccm.201001-0043OC.

Cho YH, Seo JB, Kim N, Lee HJ, Hwang HJ, Kim EY, Oh SY (2015) Comparison of a new integral-based half-band method for CT measurement of peripheral airways in COPD with a conventional full-width half-maximum method using both phantom and clinical CT images. J Comput Assist Tomogr 39(3):428–436. https://doi.org/10.1097/RCT.0000000000000218.

Cukic V, Begic A (2014) Potential role of lung ventilation scintigraphy in the assessment of COPD. Acta Informatica Med 22(3):170–173. https://doi.org/10.5455/aim.2014.22.170-173.

de Lange EE, Altes TA, Patrie JT, Gaare JD, Knake JJ, Mugler JP 3rd, Platts-Mills TA (2006) Evaluation of asthma with hyperpolarized helium-3 MRI: correlation with clinical severity and spirometry. Chest 130(4):1055–1062. https://doi.org/10.1378/chest.130.4.1055.

Diaz AA, Valim C, Yamashiro T, Estepar RS, Ross JC, Matsuoka S, Bartholmai B, Hatabu H, Silverman EK, Washko GR (2010) Airway count and emphysema assessed by chest CT imaging predicts clinical outcome in smokers. Chest 138(4):880–887. https://doi.org/10.1378/chest.10-0542.

Dirksen A (2008) Monitoring the progress of emphysema by repeat computed tomography scans with focus on noise reduction. Proc Am Thorac Soc 5(9):925–928. https://doi.org/10.1513/pats.200804-033QC.

Dransfield MT, Washko GR, Foreman MG, Estepar RS, Reilly J, Bailey WC (2007) Gender differences in the severity of CT emphysema in COPD. Chest 132(2):464–470. https://doi.org/10.1378/chest.07-0863.

Estepar RS, Kinney GL, Black-Shinn JL, Bowler RP, Kindlmann GL, Ross JC, Kikinis R, Han MK, Come CE, Diaz AA, Cho MH, Hersh CP, Schroeder JD, Reilly JJ, Lynch DA, Crapo JD, Wells JM, Dransfield MT, Hokanson JE, Washko GR, Study CO (2013) Computed tomographic measures of pulmonary vascular morphology in smokers and their clinical implications. Am J Respir Crit Care Med 188(2):231–239. https://doi.org/10.1164/rccm.201301-0162OC.

Etlik O, Sakarya ME, Uzun K, Harman M, Temizoz O, Durmus A (2004) Demonstrating the effect of theophylline treatment on diaphragmatic movement in chronic obstructive pulmonary disease patients by MR-fluoroscopy. Eur J Radiol 51(2):150–154. https://doi.org/10.1016/S0720-048X(03)00210-9.

Fuseya Y, Muro S, Sato S, Tanabe N, Sato A, Tanimura K, Hasegawa K, Uemasu K, Kubo T, Kido A, Fujimoto K, Fushimi Y, Kusahara H, Sakashita N, Ohno Y, Togashi K, Mishima M, Hirai T (2018) Complementary regional heterogeneity information from COPD patients obtained using oxygen-enhanced MRI and chest CT. PLoS One 13(8):e0203273. https://doi.org/10.1371/journal.pone.0203273.

Galban CJ, Han MK, Boes JL, Chughtai KA, Meyer CR, Johnson TD, Galban S, Rehemtulla A, Kazerooni EA, Martinez FJ, Ross BD (2012) Computed tomography-based biomarker provides unique signature for diagnosis of COPD phenotypes and disease progression. Nat Med 18(11):1711–1715. https://doi.org/10.1038/nm.2971.

Gevenois PA, de Maertelaer V, De Vuyst P, Zanen J, Yernault JC (1995) Comparison of computed density and macroscopic morphometry in pulmonary emphysema. Am J Respir Crit Care Med 152:653–657.

Gevenois PA, De Vuyst P, de Maertelaer V, Zanen J, Jacobovitz D, Cosio MG, Yernault JC (1996) Comparison of computed density and microscopic morphometry in pulmonary emphysema. Am J Respir Crit Care Med 154(1):187–192. https://doi.org/10.1164/ajrccm.154.1.8680679.

Grydeland TB, Dirksen A, Coxson HO, Pillai SG, Sharma S, Eide GE, Gulsvik A, Bakke PS (2009) Quantitative computed tomography: emphysema and airway wall thickness by sex, age and smoking. Eur Respir J 34(4):858–865. https://doi.org/10.1183/09031936.00167908.

Gur D, Drayer BP, Borovetz HS, Griffith BP, Hardesty RL, Wolfson SK (1979) Dynamic computed tomography of the lung: regional ventilation measurements. J Comput Assist Tomogr 3(6):749–753.

Hachulla AL, Pontana F, Wemeau-Stervinou L, Khung S, Faivre JB, Wallaert B, Cazaubon JF, Duhamel A, Perez T, Devos P, Remy J, Remy-Jardin M (2012) Krypton ventilation imaging using dual-energy CT in chronic obstructive pulmonary disease patients: initial experience. Radiology 263(1):253–259. https://doi.org/10.1148/radiol.12111211.

Hale KA, Niewoehner DE, Cosio MG (1980) Morphologic changes in the muscular pulmonary arteries: relationship to cigarette smoking, airway disease, and emphysema. Am Rev Respir Dis 122(2):273–278. https://doi.org/10.1164/arrd.1980.122.2.273.

Han MK, Kazerooni EA, Lynch DA, Liu LX, Murray S, Curtis JL, Criner GJ, Kim V, Bowler RP, Hanania NA, Anzueto AR, Make BJ, Hokanson JE, Crapo JD, Silverman EK, Martinez FJ, Washko GR, Investigators CO (2011) Chronic obstructive pulmonary disease exacerbations in the COPDGene study: associated radiologic phenotypes. Radiology 261(1):274–282. https://doi.org/10.1148/radiol.11110173.

Harrison RA, Siminoski K, Vethanayagam D, Majumdar SR (2007) Osteoporosis-related kyphosis and impairments in pulmonary function: a systematic review. J Bone Miner Res 22(3):447–457. https://doi.org/10.1359/jbmr.061202.

Haruna A, Muro S, Nakano Y, Ohara T, Hoshino Y, Ogawa E, Hirai T, Niimi A, Nishimura K, Chin K, Mishima M (2010) CT scan findings of emphysema predict mortality in COPD. Chest 138(3):635–640. https://doi.org/10.1378/chest.09-2836.

Hasegawa M, Nasuhara Y, Onodera Y, Makita H, Nagai K, Fuke S, Ito Y, Betsuyaku T, Nishimura M (2006) Airflow limitation and airway dimensions in chronic obstructive pulmonary disease. Am J Respir Crit Care Med 173(12):1309–1315. https://doi.org/10.1164/rccm.200601-037OC.

Hayhurst MD, MacNee W, Flenley DC, Wright D, McLean A, Lamb D, Wightman AJ, Best J (1984) Diagnosis of pulmonary emphysema by computerised tomography. Lancet 2(8398):320–322.

Herbert DL, Gur D, Shabason L, Good WF, Rinaldo JE, Snyder JV, Borovetz HS, Mancici MC (1982) Mapping of human local pulmonary ventilation by xenon enhanced computed tomography. J Comput Assist Tomogr 6(6):1088–1093.

Hermosillo G, Chefd'Hotel C, Faugeras O (2002) Variational methods for multimodal image matching. Int J Comput Vision 50(3):329–343. https://doi.org/10.1023/A:1020830525823.

Hesselbacher SE, Ross R, Schabath MB, Smith EO, Perusich S, Barrow N, Smithwick P, Mammen MJ, Coxson H, Krowchuk N, Corry DB, Kheradmand F (2011) Cross-sectional analysis of the utility of pulmonary function tests in predicting emphysema in ever-smokers. Int J Environ Res Public Health 8(5):1324–1340. https://doi.org/10.3390/ijerph8051324.

Heussel CP, Herth FJ, Kappes J, Hantusch R, Hartlieb S, Weinheimer O, Kauczor HU, Eberhardt R (2009) Fully automatic quantitative assessment of emphysema in computed tomography: comparison with pulmonary function testing and normal values. Eur Radiol 19(10):2391–2402. https://doi.org/10.1007/s00330-009-1437-z.

Hogg JC, Chu F, Utokaparch S, Woods R, Elliott WM, Buzatu L, Cherniack RM, Rogers RM, Sciurba FC, Coxson HO, Pare PD (2004) The nature of smallairway obstruction in chronic obstructive pulmonary disease. N Engl J Med 350(26):2645–2653. https://doi.org/10.1056/NEJMoa032158.

Hogg JC, Macklem PT, Thurlbeck WM (1968) Site and nature of airway obstruction in chronic obstructive lung disease. N Engl J Med 278(25):1355–1360. https://doi.org/10.1056/NEJM196806202782501.

Honda N, Osada H, Watanabe W, Nakayama M, Nishimura K, Krauss B, Otani K (2012) Imaging of ventilation with dual-energy CT during breath hold after single vital-capacity inspiration of stable xenon. Radiology 262(1):262–268. https://doi.org/10.1148/radiol.11110569.

Hwang HJ, Seo JB, Lee SM, Kim N, Oh SY, Lee JS, Lee SW, Oh YM (2016) Assessment of regional xenon ventilation, perfusion, and ventilation-perfusion mismatch using dual-energy computed tomography in chronic obstructive pulmonary disease patients. Investig Radiol 51(5):306–315. https://doi.org/10.1097/RLI.0000000000000239.

Iwasawa T, Takahashi H, Ogura T, Asakura A, Gotoh T, Shibata H, Inoue T (2011) Influence of the distribution of emphysema on diaphragmatic motion in patients with chronic obstructive pulmonary disease. Jpn J Radiol 29(4):256–264. https://doi.org/10.1007/s11604-010-0552-8.

Iwasawa T, Yoshiike Y, Saito K, Kagei S, Gotoh T, Matsubara S (2000) Paradoxical motion of the hemidiaphragm in patients with emphysema. J Thorac Imaging 15(3):191–195.

Jang YM, Oh YM, Seo JB, Kim N, Chae EJ, Lee YK, Lee SD (2008) Quantitatively assessed dynamic contrast-enhanced magnetic resonance imaging in patients with chronic obstructive pulmonary disease: correlation of perfusion parameters with pulmonary function test and quantitative computed tomography. Investig Radiol 43(6):403–410. https://doi.org/10.1097/RLI.0b013e31816901ab.

Jobst BJ, Triphan SM, Sedlaczek O, Anjorin A, Kauczor HU, Biederer J, Ley-Zaporozhan J, Ley S, Wielputz MO (2015) Functional lung MRI in chronic obstructive pulmonary disease: comparison of T1 mapping, oxygen-enhanced T1 mapping and dynamic contrast enhanced perfusion. PLoS One 10(3):e0121520. https://doi.org/10.1371/journal.pone.0121520.

Jogi J, Ekberg M, Jonson B, Bozovic G, Bajc M (2011) Ventilation/perfusion SPECT in chronic obstructive pulmonary disease: an evaluation by reference to symptoms, spirometric lung function and emphysema, as assessed with HRCT. Eur J Nucl Med Mol Imaging 38(7):1344–1352. https://doi.org/10.1007/s00259-011-1757-5.

Johannessen A, Skorge TD, Bottai M, Grydeland TB, Nilsen RM, Coxson H, Dirksen A, Omenaas E, Gulsvik A, Bakke P (2013) Mortality by level of emphysema and airway wall thickness. Am J Respir Crit Care Med 187(6):602–608. https://doi.org/10.1164/rccm.201209-1722OC.

Kaireit TF, Gutberlet M, Voskrebenzev A, Freise J, Welte T, Hohlfeld JM, Wacker F, Vogel-Claussen J (2018a) Comparison of quantitative regional ventilation-weighted fourier decomposition MRI with dynamic fluorinated gas washout MRI and lung function testing in COPD patients. J Magn Reson Imaging 47(6):1534–1541. https://doi.org/10.1002/jmri.25902.

Kaireit TF, Voskrebenzev A, Gutberlet M, Freise J, Jobst B, Kauczor HU, Welte T, Wacker F, Vogel-Claussen J (2018b) Comparison of quantitative regional perfusion-weighted phase resolved functional lung (PREFUL) MRI with dynamic gadolinium-enhanced regional pulmonary perfusion MRI in COPD patients. J Magn Reson Imaging. https://doi.org/10.1002/jmri.26342.

Kaushik SS, Cleveland ZI, Cofer GP, Metz G, Beaver D, Nouls J, Kraft M, Auffermann W, Wolber J, McAdams HP, Driehuys B (2011) Diffusion-weighted hyperpolarized 129Xe MRI in healthy volunteers and subjects with chronic obstructive pulmonary disease. Magn Reson Med 65(4):1154–1165. https://doi.org/10.1002/mrm.22697.

Kim EY, Seo JB, Lee HJ, Kim N, Lee E, Lee SM, Oh SY, Hwang HJ, Oh YM, Lee SD (2015) Detailed analysis of the density change on chest CT of COPD using non-rigid registration of inspiration/expiration CT scans. Eur Radiol 25(2):541–549. https://doi.org/10.1007/s00330-014-3418-0.

Kim N, Seo JB, Song KS, Chae EJ, Kang SH (2008) Semi-automatic measurement of the airway dimension by computed tomography using the full-with-half-maximum method: a study of the measurement accuracy according to the orientation of an artificial airway. Korean J Radiol 9(3):236–242. https://doi.org/10.3348/kjr.2008.9.3.236.

Kirby M, Mathew L, Wheatley A, Santyr GE, McCormack DG, Parraga G (2010) Chronic obstructive pulmonary disease: longitudinal hyperpolarized (3)He MR imaging. Radiology 256(1):280–289. https://doi.org/10.1148/radiol.10091937.

Kirby M, Svenningsen S, Owrangi A, Wheatley A, Farag A, Ouriadov A, Santyr GE, Etemad-Rezai R, Coxson HO, McCormack DG, Parraga G (2012) Hyperpolarized 3He and 129Xe MR imaging in healthy volunteers and patients with chronic obstructive pulmonary disease. Radiology 265(2):600–610. https://doi.org/10.1148/radiol.12120485.

Kirby M, Tanabe N, Tan WC, Zhou G, Obeidat M, Hague CJ, Leipsic J, Bourbeau J, Sin DD, Hogg JC, Coxson HO, Can CCRG, Canadian Respiratory Research N, CanCold Collaborative Research Group tCRRN (2018) Total airway count on computed tomography and the risk of chronic obstructive pulmonary disease progression. Findings from a population-based study. Am J Respir Crit Care Med 197(1):56–65. https://doi.org/10.1164/rccm.201704-0692OC.

Kiyokawa H, Muro S, Oguma T, Sato S, Tanabe N, Takahashi T, Kudo M, Kinose D, Kondoh H, Kubo T, Hoshino Y, Ogawa E, Hirai T, Mishima M (2012) Impact of COPD exacerbations on osteoporosis assessed by chest CT scan. COPD 9(3):235–242. https://doi.org/10.3109/15412555.2011.650243.

Lee CW, Seo JB, Lee Y, Chae EJ, Kim N, Lee HJ, Hwang HJ, Lim CH (2012) A pilot trial on pulmonary emphysema quantification and perfusion mapping in a single-step using contrast-enhanced dual-energy computed tomography. Investig Radiol 47(1):92–97. https://doi.org/10.1097/RLI.0b013e318228359a.

Lee SM, Seo JB, Lee SM, Kim N, Oh SY, Oh YM (2016) Optimal threshold of subtraction method for quantification of air-trapping on coregistered CT in COPD patients. Eur Radiol 26(7):2184–2192. https://doi.org/10.1007/s00330-015-4070-z.

Lee SW, Lee SM, Shin SY, Park TS, Oh SY, Kim N, Hong Y, Lee JS, Oh YM, Lee SD, Seo JB (2017) Improvement in ventilation-perfusion mismatch after bronchoscopic lung volume reduction: quantitative Functional Assessment of COPD This copy belongs to 'chen04' 148 image analysis. Radiology 285(1):250–260. https://doi.org/10.1148/radiol.2017162148.

Lee YK, Oh YM, Lee JH, Kim EK, Lee JH, Kim N, Seo JB, Lee SD, Group KS (2008) Quantitative assessment of emphysema, air trapping, and airway thickening on computed tomography. Lung 186(3):157–165. https://doi.org/10.1007/s00408-008-9071-0.

Lehouck A, Boonen S, Decramer M, Janssens W (2011) COPD, bone metabolism, and osteoporosis. Chest 139(3):648–657. https://doi.org/10.1378/chest.10-1427.

Leutz-Schmidt P, Stahl M, Sommerburg O, Eichinger M, Puderbach MU, Schenk JP, Alrajab A, Triphan SMF, Kauczor HU, Mall MA, Wielputz MO (2018) Non-contrast enhanced magnetic resonance imaging detects mosaic signal intensity in early cystic fibrosis lung disease. Eur J Radiol 101:178–183. https://doi.org/10.1016/j.ejrad.2018.02.023.

Ley-Zaporozhan J, Ley S, Eberhardt R, Kauczor HU, Heussel CP (2010) Visualization of morphological parenchymal changes in emphysema: comparison of different MRI sequences to 3D-HRCT. Eur J Radiol 73(1):43–49. https://doi.org/10.1016/j.ejrad.2008.09.029.

Ley-Zaporozhan J, Ley S, Eberhardt R, Weinheimer O, Fink C, Puderbach M, Eichinger M, Herth F, Kauczor HU (2007a) Assessment of the relationship between lung parenchymal destruction and impaired pulmonary perfusion on a lobar level in patients with emphysema. Eur J Radiol 63(1):76–83. https://doi.org/10.1016/j.ejrad.2007.01.020.

Ley-Zaporozhan J, Ley S, Kauczor HU (2007b) Proton MRI in COPD. COPD 4(1):55–65. https://doi.org/10.1080/15412550701198719.

Ley-Zaporozhan J, Ley S, Kauczor HU (2008) Morphological and functional imaging in COPD with CT and MRI: present and future. Eur Radiol 18(3):510–521. https://doi.org/10.1007/s00330-007-0772-1.

Liu CY, Parikh M, Bluemke DA, Balte P, Carr J, Dashnaw S, Poor HD, Gomes AS, Hoffman EA, Kawut SM, Lima JAC, McAllister DA, Prince MA, Vogel-Claussen J, Barr RG (2018) Pulmonary artery stiffness in chronic obstructive pulmonary disease (COPD) and emphysema: The Multi-Ethnic Study of Atherosclerosis (MESA) COPD Study. J Magn Reson Imaging 47(1):262–271. https://doi.org/10.1002/jmri.25753.

Loh LC, Ong CK, Koo HJ, Lee SM, Lee JS, Oh YM, Seo JB, Lee SD (2018) A novel CT-emphysema index/FEV1 approach of phenotyping COPD to predict mortality. Int J Chron Obstruct Pulmon Dis 13:2543–2550. https://doi.org/10.2147/COPD.S165898.

Maclay JD, McAllister DA, Mills NL, Paterson FP, Ludlam CA, Drost EM, Newby DE, Macnee W (2009) Vascular dysfunction in chronic obstructive pulmonary disease. Am J Respir Crit Care Med 180(6):513–520. https://doi.org/10.1164/rccm.200903-0414OC.

Madani A, Van Muylem A, de Maertelaer V, Zanen J, Gevenois PA (2008) Pulmonary emphysema: size distribution of emphysematous spaces on multidetector CT images--comparison with macroscopic and microscopic morphometry. Radiology 248(3):1036–1041. https://doi.org/10.1148/radiol.2483071434.

Madani A, Zanen J, de Maertelaer V, Gevenois PA (2006) Pulmonary emphysema: objective quantification at multi-detector row CT–comparison with macroscopic and microscopic morphometry. Radiology 238:1036–1043.

Matsuoka S, Kurihara Y, Yagihashi K, Hoshino M, Nakajima Y (2008a) Airway dimensions at inspiratory and expiratory multisection CT in chronic obstructive pulmonary disease: correlation with airflow limitation. Radiology 248(3):1042–1049. https://doi.org/10.1148/radiol.2491071650.

Matsuoka S, Kurihara Y, Yagihashi K, Hoshino M, Watanabe N, Nakajima Y (2008b) Quantitative assessment of air trapping in chronic obstructive pulmonary disease using inspiratory and expiratory volumetric MDCT. AJR Am J Roentgenol 190(3):762–769. https://doi.org/10.2214/AJR.07.2820.

Matsuoka S, Kurihara Y, Yagihashi K, Nakajima Y (2007) Quantitative assessment of peripheral airway obstruction on paired expiratory/inspiratory thin-section computed tomography in chronic obstructive pulmonary disease with emphysema. J Comput Assist Tomogr 31(3):384–389. https://doi.org/10.1097/01.rct.0000243457.00437.10.

Matsuoka S, Washko GR, Dransfield MT, Yamashiro T, San Jose Estepar R, Diaz A, Silverman EK, Patz S, Hatabu H (2010) Quantitative CT measurement of cross-sectional area of small pulmonary vessel in COPD: correlations with emphysema and airflow limitation. Acad Radiol 17(1):93–99. https://doi.org/10.1016/j.acra.2009.07.022.

Mayo JR, MacKay A, Muller NL (1992) MR imaging of the lungs: value of short TE spin-echo pulse sequences. AJR Am J Roentgenol 159(5):951–956. https://doi.org/10.2214/ajr.159.5.1414805.

McAllister DA, Maclay JD, Mills NL, Mair G, Miller J, Anderson D, Newby DE, Murchison JT, Macnee W (2007) Arterial stiffness is independently associated with emphysema severity in patients with chronic obstructive pulmonary disease. Am J Respir Crit Care Med 176(12):1208–1214. https://doi.org/10.1164/rccm.200707-1080OC.

McDonough JE, Yuan R, Suzuki M, Seyednejad N, Elliott WM, Sanchez PG, Wright AC, Gefter WB, Litzky L, Coxson HO, Pare PD, Sin DD, Pierce RA, Woods JC, McWilliams AM, Mayo JR, Lam SC, Cooper JD, Hogg JC (2011) Small-airway obstruction and emphysema in chronic obstructive pulmonary disease. N Engl J Med 365(17):1567–1575. https://doi.org/10.1056/NEJMoa1106955.

Mead J, Turner JM, Macklem PT, Little JB (1967) Significance of the relationship between lung recoil and maximum expiratory flow. J Appl Physiol 22(1):95–108. https://doi.org/10.1152/jappl.1967.22.1.95.

Meier-Schroers M, Sprinkart AM, Becker M, Homsi R, Thomas D (2018) Quantitative and qualitative assessment of pulmonary emphysema with T2-weighted PROPELLER MRI in a high-risk population compared to low-dose CT. Rofo 190(8):733–739. https://doi.org/10.1055/a-0577-5619.

Meinel FG, Graef A, Thieme SF, Bamberg F, Schwarz F, Sommer WH, Helck AD, Neurohr C, Reiser MF, Johnson TR (2013) Assessing pulmonary perfusion in emphysema: automated quantification of perfused blood volume in dual-energy CTPA. Investig Radiol 48(2):79–85. https://doi.org/10.1097/RLI.0b013e3182778f07.

Mishima M, Hirai T, Itoh H, Nakano Y, Sakai H, Muro S, Nishimura K, Oku Y, Chin K, Ohi M, Nakamura T, Bates JH, Alencar AM, Suki B (1999) Complexity of terminal airspace geometry assessed by lung computed tomography in normal subjects and patients with chronic obstructive pulmonary disease. Proc Natl Acad Sci U S A 96(16):8829–8834.

Mohamed Hoesein FA, de Hoop B, Zanen P, Gietema H, Kruitwagen CL, van Ginneken B, Isgum I, Mol C, van Klaveren RJ, Dijkstra AE, Groen HJ, Boezen HM, Postma DS, Prokop M, Lammers JW (2011) CT-quantified emphysema in male heavy smokers: association with lung function decline. Thorax 66(9):782–787. https://doi.org/10.1136/thx.2010.145995.

Molinari F, Fink C, Risse F, Tuengerthal S, Bonomo L, Kauczor HU (2006) Assessment of differential pulmonary blood flow using perfusion magnetic resonance imaging: comparison with radionuclide perfusion scintigraphy. Investig Radiol 41(8):624–630. https://doi.org/10.1097/01.rli.0000225399.65609.45.

Morino S, Toba T, Araki M, Azuma T, Tsutsumi S, Tao H, Nakamura T, Nagayasu T, Tagawa T (2006) Noninvasive assessment of pulmonary emphysema using dynamic contrast-enhanced magnetic resonance imaging. Exp Lung Res 32(1–2):55–67. https://doi.org/10.1080/01902140600691548.

Muller NL, Staples CA, Miller RR, Abboud RT (1988) "Density mask". An objective method to quantitate emphysema using computed tomography. Chest 94(4):782–787.

Murphy K, Pluim JP, van Rikxoort EM, de Jong PA, de Hoop B, Gietema HA, Mets O, de Bruijne M, Lo P, Prokop M, van Ginneken B (2012) Toward automatic regional analysis of pulmonary function using inspiration and expiration thoracic CT. Med Phys 39(3):1650–1662. https://doi.org/10.1118/1.3687891.

Nakano Y, Sakai H, Muro S, Hirai T, Oku Y, Nishimura K, Mishima M (1999) Comparison of low attenuation areas on computed tomographic scans between inner and outer segments of the lung in patients with chronic obstructive pulmonary disease: incidence and contribution to lung function. Thorax 54(5):384–389.

Nakano Y, Wong JC, de Jong PA, Buzatu L, Nagao T, Coxson HO, Elliott WM, Hogg JC, Pare PD (2005) The prediction of small airway dimensions using computed tomography. Am J Respir Crit Care Med 171(2):142–146. https://doi.org/10.1164/rccm.200407-874OC.

Newell JD Jr, Hogg JC, Snider GL (2004) Report of a workshop: quantitative computed tomography scanning in longitudinal studies of emphysema. Eur Respir J 23(5):769–775.

Noma S, Moskowitz GW, Herman PG, Khan A, Rojas KA (1992) Pulmonary scintigraphy in elastase-induced emphysema in pigs. Correlation with high-resolution computed tomography and histology. Investig Radiol 27(6):429–435.

Oh SY, Lee M, Seo JB, Kim N, Lee SM, Lee JS, Oh YM (2017) Size variation and collapse of emphysema holes at inspiration and expiration CT scan: evaluation with modified length scale method and image co-registration. Int J Chron Obstruct Pulmon Dis 12:2043–2057. https://doi.org/10.2147/COPD.S130081.

Oh YM, Sheen SS, Park JH, Jin UR, Yoo JW, Seo JB, Yoo KH, Lee JH, Kim TH, Lim SY, Yoon HI, Lee JS, Lee SD (2014) Emphysematous phenotype is an independent predictor for frequent exacerbation of COPD. Int J Tuberc Lung Dis 18(12):1407–1414. https://doi.org/10.5588/ijtld.14.0205.

Ohara T, Hirai T, Muro S, Haruna A, Terada K, Kinose D, Marumo S, Ogawa E, Hoshino Y, Niimi A, Chin K, Mishima M (2008) Relationship between pulmonary emphysema and osteoporosis assessed by CT in patients with COPD. Chest 134(6):1244–1249. https://doi.org/10.1378/chest.07-3054.

Ohno Y, Hatabu H, Murase K, Higashino T, Kawamitsu H, Watanabe H, Takenaka D, Fujii M, Sugimura K (2004) Quantitative assessment of regional pulmonary perfusion in the entire lung using three-dimensional ultrafast dynamic contrast-enhanced magnetic resonance imaging: preliminary experience in 40 subjects. J Magn Reson Imaging 20(3):353–365. https://doi.org/10.1002/jmri.20137.

Ohno Y, Hatabu H, Takenaka D, Adachi S, Van Cauteren M, Sugimura K (2001) Oxygen-enhanced MR ventilation imaging of the lung: preliminary clinical experience in 25 subjects. AJR Am J Roentgenol 177(1):185–194. https://doi.org/10.2214/ajr.177.1.1770185.

Ohno Y, Hatabu H, Takenaka D, Van Cauteren M, Fujii M, Sugimura K (2002) Dynamic oxygen-enhanced MRI reflects diffusing capacity of the lung. Magn Reson Med 47(6):1139–1144. https://doi.org/10.1002/mrm.10168.

Ohno Y, Iwasawa T, Seo JB, Koyama H, Takahashi H, Oh YM, Nishimura Y, Sugimura K (2008) Oxygen-enhanced magnetic resonance imaging versus computed tomography: multicenter study for clinical stage classification of smoking-related chronic obstructive pulmonary disease. Am J Respir Crit Care Med 177(10):1095–1102. https://doi.org/10.1164/rccm.200709-1322OC.

Ohno Y, Koyama H, Yoshikawa T, Matsumoto K, Aoyama N, Onishi Y, Takenaka D, Matsumoto S, Nishimura Y, Sugimura K (2012) Comparison of capability of dynamic O(2)-enhanced MRI and quantitative thin-section MDCT to assess COPD in smokers. Eur J Radiol 81(5):1068–1075. https://doi.org/10.1016/j.ejrad.2011.02.004.

Ohno Y, Koyama H, Yoshikawa T, Matsumoto K, Takahashi M, Van Cauteren M, Sugimura K (2011) T2* measurements of 3-T MRI with ultrashort TEs: capabilities of pulmonary function assessment and clinical stage classification in smokers. AJR Am J Roentgenol 197(2):W279–W285. https://doi.org/10.2214/AJR.10.5350.

Ohno Y, Yoshikawa T, Takenaka D, Fujisawa Y, Sugihara N, Kishida Y, Seki S, Koyama H, Sugimura K (2017) Xenon-enhanced CT using subtraction CT: basic and preliminary clinical studies for comparison of its efficacy with that of dual-energy CT and ventilation SPECT/CT to assess regional ventilation and pulmonary functional loss in smokers. Eur J Radiol 86:41–51. https://doi.org/10.1016/j.ejrad.2016.10.035.

Pansini V, Remy-Jardin M, Faivre JB, Schmidt B, Dejardin-Bothelo A, Perez T, Delannoy V, Duhamel A, Remy J (2009) Assessment of lobar perfusion in smokers according to the presence and severity of emphysema: preliminary experience with dual-energy CT angiography. Eur Radiol 19(12):2834–2843. https://doi.org/10.1007/s00330-009-1475-6.

Park EA, Goo JM, Park SJ, Lee HJ, Lee CH, Park CM, Yoo CG, Kim JH (2010) Chronic obstructive pulmonary disease: quantitative and visual ventilation pattern analysis at xenon ventilation CT performed by using a dual-energy technique. Radiology 256(3):985–997. https://doi.org/10.1148/radiol.10091502.

Park MJ, Cho JM, Jeon KN, Bae KS, Kim HC, Choi DS, Na JB, Choi HC, Choi HY, Kim JE, Shin HS (2014a) Mass and fat infiltration of intercostal muscles measured by CT histogram analysis and their correlations with COPD severity. Acad Radiol 21(6):711–717. https://doi.org/10.1016/j.acra.2014.02.003.

Park TS, Hong Y, Lee JS, Lee SM, Seo JB, Oh YM, Lee SD, Lee SW (2014b) Efficacy of bronchoscopic lung volume reduction by endobronchial valves in patients with heterogeneous emphysema: report on the first Asian cases. J Korean Med Sci 29(10):1404–1410. https://doi.org/10.3346/jkms.2014.29.10.1404.

Park YS, Seo JB, Kim N, Chae EJ, Oh YM, Lee SD, Lee Y, Kang SH (2008) Texture-based quantification of pulmonary emphysema on high-resolution computed tomography: comparison with density-based quantification and correlation with pulmonary function test. Investig Radiol 43(6):395–402. https://doi.org/10.1097/RLI.0b013e31816901c7.

Parr DG, Stoel BC, Stolk J, Stockley RA (2004) Pattern of emphysema distribution in alpha1-antitrypsin deficiency influences lung function impairment. Am J Respir Crit Care Med 170(11):1172–1178. https://doi.org/10.1164/rccm.200406-761OC.

Peinado VI, Barbera JA, Ramirez J, Gomez FP, Roca J, Jover L, Gimferrer JM, Rodriguez-Roisin R (1998) Endothelial dysfunction in pulmonary arteries of patients with mild COPD. Am J Phys 274(6 Pt 1):L908–L913.

Rajaram S, Swift AJ, Capener D, Telfer A, Davies C, Hill C, Condliffe R, Elliot C, Hurdman J, Kiely DG, Wild JM (2012) Lung morphology assessment with balanced steady-state free precession MR imaging compared with CT. Radiology 263(2):569–577. https://doi.org/10.1148/radiol.12110990.

Salerno M, de Lange EE, Altes TA, Truwit JD, Brookeman JR, Mugler JP 3rd (2002) Emphysema: hyperpolarized helium 3 diffusion MR imaging of the lungs compared with spirometric indexes--initial experience. Radiology 222(1):252–260. https://doi.org/10.1148/radiol.2221001834.

Sandek K, Bratel T, Hellstrom G, Lagerstrand L (2001) Ventilation-perfusion inequality and carbon dioxide sensitivity in hypoxaemic chronic obstructive pulmonary disease (COPD) and effects of 6 months of long-term oxygen treatment (LTOT). Clin Physiol 21(5):584–593.

Schroeder JD, McKenzie AS, Zach JA, Wilson CG, Curran-Everett D, Stinson DS, Newell JD Jr, Lynch DA (2013) Relationships between airflow obstruction and quantitative CT measurements of emphysema, air trapping, and airways in subjects with and without chronic obstructive pulmonary disease. AJR Am J Roentgenol 201(3):W460–W470. https://doi.org/10.2214/AJR.12.10102.

Sergiacomi G, Sodani G, Fabiano S, Manenti G, Spinelli A, Konda D, Di Roma M, Schillaci O, Simonetti G (2003) MRI lung perfusion 2D dynamic breath-hold technique in patients with severe emphysema. In Vivo 17(4):319–324.

Shaker SB, Maltbaek N, Brand P, Haeussermann S, Dirksen A (2005) Quantitative computed tomography and aerosol morphometry in COPD and alpha1-antitrypsin deficiency. Eur Respir J 25(1):23–30. https://doi.org/10.1183/09031936.04.00075304.

Sin DD, Wu L, Man SF (2005) The relationship between reduced lung function and cardiovascular mortality: a population-based study and a systematic review of the literature. Chest 127(6):1952–1959. https://doi.org/10.1378/chest.127.6.1952.

Stavngaard T, Sogaard LV, Mortensen J, Hanson LG, Schmiedeskamp J, Berthelsen AK, Dirksen A (2005) Hyperpolarized 3He MRI and 81mKr SPECT in chronic obstructive pulmonary disease. Eur J Nucl Med Mol Imaging 32(4):448–457. https://doi.org/10.1007/s00259-004-1691-x.

Stefan MS, Bannuru RR, Lessard D, Gore JM, Lindenauer PK, Goldberg RJ (2012) The impact of COPD on management and outcomes of patients hospitalized with acute myocardial infarction: a 10-year retrospective observational study. Chest 141(6):1441–1448. https://doi.org/10.1378/chest.11-2032.

Stolk J, Dirksen A, van der Lugt AA, Hutsebaut J, Mathieu J, de Ree J, Reiber JH, Stoel BC (2001) Repeatability of lung density measurements with low-dose computed tomography in subjects with alpha-1-antitrypsin deficiency-associated emphysema. Investig Radiol 36(11):648–651.

Suga K, Kawakami Y, Iwanaga H, Hayashi N, Seto A, Matsunaga N (2008) Assessment of anatomic relation between pulmonary perfusion and morphology in pulmonary emphysema with breath-hold SPECT-CT fusion images. Ann Nucl Med 22(5):339–347. https://doi.org/10.1007/s12149-007-0137-5.

Suga K, Nishigauchi K, Kume N, Koike S, Takano K, Tokuda O, Matsumoto T, Matsunaga N (1996) Dynamic pulmonary SPECT of xenon-133 gas washout. J Nucl Med 37(5):807–814.

Suga K, Ogasawara N, Okada M, Tsukuda T, Matsunaga N, Miyazaki M (2002) Lung perfusion impairments in pulmonary embolic and airway obstruction with noncontrast MR imaging. J Appl Physiol 92(6):2439–2451. https://doi.org/10.1152/japplphysiol.00900.2001.

Swift AJ, Wild JM, Fichele S, Woodhouse N, Fleming S, Waterhouse J, Lawson RA, Paley MN, Van Beek EJ (2005) Emphysematous changes and normal variation in smokers and COPD patients using diffusion 3He MRI. Eur J Radiol 54(3):352–358. https://doi.org/10.1016/j.ejrad.2004.08.002.

Takahashi M, Togao O, Obara M, van Cauteren M, Ohno Y, Doi S, Kuro-o M, Malloy C, Hsia CC, Dimitrov I (2010) Ultra-short echo time (UTE) MR imaging of the lung: comparison between normal and emphysematous lungs in mutant mice. J Magn Reson Imaging 32(2):326–333. https://doi.org/10.1002/jmri.22267.

Thieme SF, Hoegl S, Nikolaou K, Fisahn J, Irlbeck M, Maxien D, Reiser MF, Becker CR, Johnson TR (2010) Pulmonary ventilation and perfusion imaging with dual-energy CT. Eur Radiol 20(12):2882–2889. https://doi.org/10.1007/s00330-010-1866-8.

van Beek EJ, Dahmen AM, Stavngaard T, Gast KK, Heussel CP, Krummenauer F, Schmiedeskamp J, Wild JM, Sogaard LV, Morbach AE, Schreiber LM, Kauczor HU (2009) Hyperpolarised 3He MRI versus HRCT in COPD and normal volunteers: PHIL trial. Eur Respir J 34(6):1311–1321. https://doi.org/10.1183/09031936.00138508.

Vidal Melo MF, Winkler T, Harris RS, Musch G, Greene RE, Venegas JG (2010) Spatial heterogeneity of lung perfusion assessed with (13)N PET as a vascular biomarker in chronic obstructive pulmonary disease. J Nucl Med 51(1):57–65. https://doi.org/10.2967/jnumed.109.065185.

Voskrebenzev A, Gutberlet M, Klimes F, Kaireit TF, Schonfeld C, Rotarmel A, Wacker F, Vogel-Claussen J (2018) Feasibility of quantitative regional ventilation and perfusion mapping with phase-resolved functional lung (PREFUL) MRI in healthy volunteers and COPD, CTEPH, and CF patients. Magn Reson Med 79(4):2306–2314. https://doi.org/10.1002/mrm.26893.

Xu J, Moonen M, Johansson A, Gustafsson A, Bake B (2001) Quantitative analysis of inhomogeneity in ventilation SPET. Eur J Nucl Med 28(12):1795–1800. https://doi.org/10.1007/s002590100649.

Yanai M, Sekizawa K, Ohrui T, Sasaki H, Takishima T (1992) Site of airway obstruction in pulmonary disease: direct measurement of intrabronchial pressure. J Appl Physiol (1985) 72(3):1016–1023. https://doi.org/10.1152/jappl.1992.72.3.1016.

Yamashiro T, Matsuoka S, Bartholmai BJ, San Jose Estepar R, Ross JC, Diaz A, Murayama S, Silverman EK, Hatabu H, Washko GR (2010a) Collapsibility of lung volume by paired inspiratory and expiratory CT scans: correlations with lung function and mean lung density. Acad Radiol 17(4):489–495. https://doi.org/10.1016/j.acra.2009.11.004.

Yamashiro T, Matsuoka S, Estepar RS, Bartholmai BJ, Diaz A, Ross JC, Murayama S, Silverman EK, Hatabu H, Washko GR (2011) Kurtosis and skewness of density histograms on inspiratory and expiratory CT scans in smokers. COPD 8(1):13–20. https://doi.org/10.3109/15412555.2010.541537.

Yamashiro T, Matsuoka S, Estepar RS, Dransfield MT, Diaz A, Reilly JJ, Patz S, Murayama S, Silverman EK, Hatabu H, Washko GR (2010b) Quantitative assessment of bronchial wall attenuation with thin-section CT: an indicator of airflow limitation in chronic obstructive pulmonary disease. AJR Am J Roentgenol 195(2):363–369. https://doi.org/10.2214/AJR.09.3653.

Yamashiro T, Moriya H, Tsubakimoto M, Matsuoka S, Murayama S (2016) Continuous quantitative measurement of the proximal airway dimensions and lung density on four-dimensional dynamic-ventilation CT in smokers. Int J Chron Obstruct Pulmon Dis 11:755–764. https://doi.org/10.2147/COPD.S100658.

第九章

哮喘的结构 – 功能成像：气道反应性与通气生物标志物

安德里亚·L.巴克，瑞秋·L.艾迪，汉娜·亚瑞姆科，米兰达·柯比，格雷斯·帕拉加
(Andrea L. Barker，Rachel L. Eddy，Hannah Yaremko，Miranda Kirby，Grace Parraga)

摘　要

哮喘是一种异质性慢性气道疾病，其特征是炎症、气道高反应性和重塑及异常的黏液分泌等，这些都会阻碍气流。哮喘患者常出现难以预测的严重呼吸困难和喘息症状，这极大地降低了患者的生活质量和运动能力，同时增加了医疗资源的支出以及工作和学习的缺勤率。由于肺功能检查（如肺活量测定法）的局限性，尽管研究已经持续数十年，直接识别哮喘症状、治疗反应及慢性恶化的病理状态仍然非常困难，甚至几乎不可能。

活体成像具有同时、无创、重复测量哮喘气道结构和功能的潜力，特别是肺结构－功能成像在研究环境中已被开发并评估，应用广泛，包括患者表型分型、治疗决策、疗效评估和长期监测。然而，尽管医学成像方法有潜力改善哮喘结局，其在哮喘患者临床护理中的作用却微乎其微甚至可以忽略不计。

为了弥合这一知识和医疗差距，我们总结了解剖学和功能性成像方法在哮喘患者中的潜在应用。本章重点介绍了包括氙增强双能 CT、利用 ^{18}F-FDG 葡萄糖、^{13}NN 和 ^{18}F-(±)iNOS 的 PET 成像、光学相干断层扫描（optical coherence tomography，OCT），以及一系列 MRI 技术（如傅里叶分解 ^{1}H MRI、4D MRI，以及吸入气体包括 O_2、^{19}F、^{3}He、^{129}Xe 的应用）。肺部成像在哮喘患者中提供的新颖且临床相关的信息现已可以用于个性化护理，从而改善哮喘患者结局，同时减少医疗成本和资源使用。

1　简介

哮喘是一种慢性炎症性气道疾病，其特征表现为呼吸困难、胸闷、喘息和咳嗽。尽管重症哮喘仅占所有哮喘患者的 5%～10%，却占据近 50% 的哮喘相关医疗费用 [全球哮喘防治创议（*Global Initiative for Asthma*，GINA）2006（Bateman et al.，2008）]。为了降低哮喘的患者负担和哮喘相关医疗花费，亟需针对哮喘尤其是重症哮喘开发新的更敏感的评估和处理方法。本章重点介绍哮喘患者的胸部成像应用，及其在哮喘患者临床分型、评估及处理中当前的和潜在的价值，针对肺结构功能的肺成像技术的成像手段、生物标志物、优势、不足及目前应用的总结见表 9.1。胸部影像技术及其测量手段可单独或混合应用，从而更好地了解哮喘和进行个体化治疗，以降低花费和改善预后。此外，近期一些关于哮喘患者医学成像方法和测量手段的综述（Castro et al.，2011；Teague et al.，2014；Trivedi et al.，2017；Ash and Diaz，2017；Eddy et al.，2017），提供了其应用潜力的相关指导，尤其针对重症哮喘。

表 9.1　针对肺结构功能的肺成像技术的成像手段、生物标志物、优势、不足及目前应用的总结

	成像手段	生物标志物	优势	不足	目前应用
结构	CT 常规	结构异常：气道壁增厚，管壁面积，管腔面积，气胸，空气潴留	高空间分辨率，临床可用性高，不需要特殊设备或气体	辐射暴露限制频繁应用，无功能信息	临床肺成像金标准，除外其他疾病
	CT Xe	通气缺损	可用于动态或静态采集	辐射暴露，吸入氙气导致增加氧饱和度下降的风险	仅用于科研
	OCT	结构性气道壁改变	可用于动态监测患者治疗反应	需要支气管镜，对运动敏感	仅用于科研
功能	PET ^{18}F-FDG	中性粒细胞作为炎症标记	已用于临床，定量炎症的无创方法	放射性示踪剂暴露，低分辨率	临床肿瘤成像，科研
	PET ^{18}F-(±)iNOS	iNOS 作为炎症标记	无创	放射性示踪剂暴露	仅用于科研
	PET ^{13}NN	氮气冲洗测定肺灌注，通气缺损，空气潴留	通气和灌注信息	放射性示踪剂暴露，低分辨率	仅用于科研

（续表）

	成像手段	生物标志物	优势	不足	目前应用
结构/功能	MRI	^{1}H	中性粒细胞作为炎症标记	已用于临床，无创	结构信息较 CT 少，低分辨率，可用性有限	临床和科研
		^{3}He	通气缺损	目前评估通气缺损最佳方法	^{3}He 资源有限，需要特定设备	科研
		^{129}Xe	通气缺损	信号更好，图像可显示更多细节	非常昂贵，需要极化器，取代氧	临床和科研
		^{19}F	静态通气，动态洗出时间	通气的动态评估，不需要极化器	气体昂贵	仅用于科研
		FD^{1}H	通气缺损	分析呼吸和心率，可自由呼吸采集，快速 3D 评估	低分辨率	仅用于科研
		特定通气 ^{1}H	肺灌注和通气缺损	不需要屏气或控制呼吸，不需要特定昂贵设备	较超极化惰性气体 MRI 分辨率低，需要特定算法	仅用于科研

注：CT，计算机体层摄影；O_2，氧气；OCT，光学相干断层扫描；^{18}F-FDG，^{18}F－氟代脱氧葡萄糖；^{18}F(±)NOS，^{18}F－标记一氧化氮合酶；iNOS，诱生型一氧化氮合酶；^{13}NN，放射标记氮（同位素）；^{1}H，氢质子；^{3}He，氦－3（同位素）；^{129}Xe，氙－129（同位素）；^{19}F，氟－19（同位素）；FD，傅里叶分析。

2 胸部 X 线和 CT

胸部 X 线和 CT 是评估呼吸系统疾病的重要工具。对于哮喘患者而言，X 线用于检测结构异常，如气胸和纵隔气肿（Scoggin et al.，1977；White et al.，1991；Afessa et al.，2001），CT 则一般用来排除导致不可控哮喘症状的其他并发症，包括上呼吸道和喉部疾病（Chung et al.，2014）。HRCT 的不断发展，为显示和评估哮喘气道提供了新方法。

CT 扫描可以在患者可接受的辐射剂量（总剂量 1.5 ～ 10 mSv）下，快速获取 3D、高分辨率的肺实质、血管和气道图像，对哮喘患者的科研评估具有很大潜力（Ambrose and Hounsfield，1973；Grenier et al.，1996；Goddard et al.，1982）。已经开发很多商用软件平台用于胸部 CT 容积的半自动或全自动定量分析，如 Pulmonary Workstation^R 和 Apollo^R（VIDA Diagnostics Inc，Coralville，IA，USA）、Thoracic VCAR（General Electric Healthcare，Milwaukee，WI，USA）、Pulmo3D（Fraunhofer MEVIS，Bremen，Germany）、Pulmonary module（Mimics Innovation Suite，Materialise，Leuven，Belgium）、SLICER 胸部成像平台（Brigham and Women's Hospital，Boston，MA，USA）、肺部分析软件包（University of Iowa）、FLUIDD（FLUIDDA nv，Kontich，Belgium）和 Pulmonary Toolkit（Github repository：https://github.com/tomdoel/pulmonarytoolkit）等，部分已获得批准用于科研和临床（如 Apollo^R 和 Thoracic VCAR）。

哮喘主要是气道病变，胸部 CT 广泛用于评估哮喘患者气道形态和结构的研究。如图 9.1 所示，对大气道进行 3D 分割，可测量气道壁厚度、管壁面积和管腔面积，对 1 ～ 6 级支气管均能可靠量化（Tschirren et al.，2005）。CT 研究显示，在可测量的气道，哮喘患者气道壁厚度大于健康对照（Grenier et al.，1996；Okazawa et al.，1996；Awadh et al.，1998；Niimi et al.，2000；Kasahara et al.，2002；Siddiqui et al.，2009；Gupta et al.，2010），而 CT 测量的气道壁厚度与哮喘的病程和严重程度（Niimi et al.，2000；Little et al.，2002；Aysola et al.，2008）、气流受限程度（Niimi et al.，2000；Kasahara et al.，2002；Aysola et al.，2008；Gono et al.，2003；Gupta et al.，2010）、气道高反应性（Niimi et al.，2003；Aysola et al.，2008；Siddiqui et al.，2009）、中性粒细胞气道炎症（Gupta et al.，2010）及活检气道上皮厚度（Aysola et al.，2008）显著相关。CT 气道测量还可对哮喘进行疗效评估，包括深吸气（Brown et al.，2001）、醋甲胆碱（Okazawa et al.，1996）、皮质醇吸入（Lee et al.，2004；Niimi et al.，2004；Kurashima et al.，2008）及抗白介素 -13 的治疗。

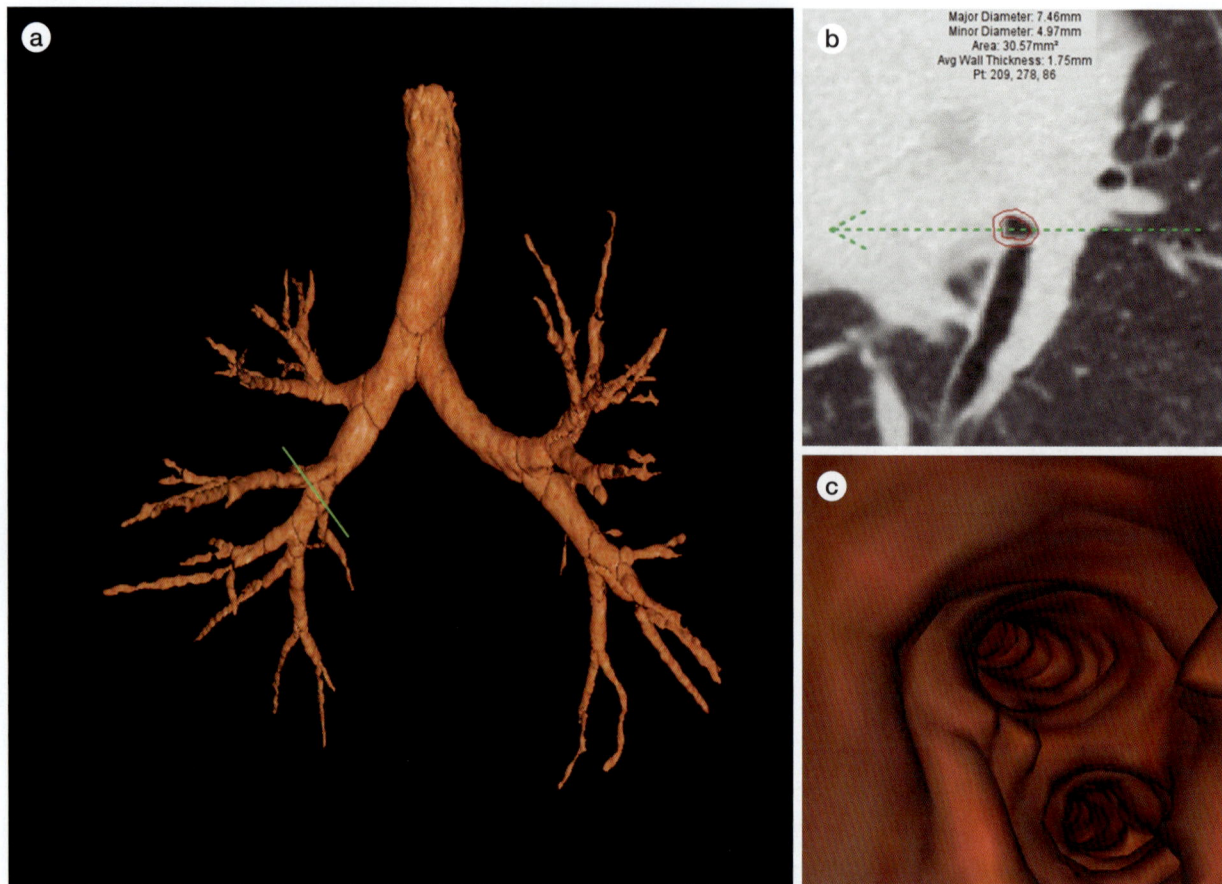

图 9.1　显示肺段气道壁厚度的 CT 气道树重建（a）；气道壁厚度和管腔面积可应用 CT 测定（b），并提供气道和肺实质的结构信息；图 c 显示气道树及 4 级和 5 级段支气管的管壁厚度和内表面

CT 可以直接评估中央气道，但由于患者的辐射剂量限制，临床 CT 的空间分辨率仅能满足管径 > 2 mm 气道的测量，即无法直接测量小气道。小气道阻塞的功能结果却可在呼气相图像进行量化，评估肺密度低于 -856 Hu 的区域或"空气滞留"。图 9.2 为 3 例哮喘患者彩色编码肺叶后显示的 CT 低密度簇（low attenuating cluster，LAC），以及阈值 $\leqslant$ -856 Hu 和 $\leqslant$ -950 Hu 的情况。LAC_{850} 表示空气滞留，哮喘患者在 CT 上表现为呼气相透亮区的范围明显大于健康对照（Newman et al.，1994；Beigelman-Aubry et al.，2002），并与哮喘严重程度（Mitsunobu et al.，2001；Ueda et al.，2006）、气流受限程度（Newman et al.，1994；Gono et al.，2003；Ueda et al.，2006；Busacker et al.，2009）及恶化速度（Tunon-de-Lara et al.，2007）相关。CT "空气滞留"也可用于显示治疗反应（Goldin et al.，1999；Zeidler et al.，2006；Tunon-de-Lara et al.，2007），这与重症监护治疗需求相关（Washko et al.，2012；Busacker et al.，2009；Tunon-de-Lara et al.，2007）。

除了气道病变，哮喘患者还存在肺血管的改变（Harkness et al.，2015）。但哮喘患者肺血管的检查大多仅限于临床前研究和不应用影像的小队列研究。一项应用 CT 进行量化评估的最新研究显示，哮喘患者外周肺血管减少，并与疾病严重程度和恶化速度相关（Ash et al.，2018）。

总之，来自常规 CT 的哮喘结构生物标志物不仅可无创、灵敏地反映疾病特征，而且可用于衡量治疗反应和识别新的治疗靶点（如肺血管）。一项研究对一系列 CT 生物标志物进行了聚类分析，并确定了可代表特定临床表型的 4 类不同 CT 表现类型（Choi et al., 2017）。CT 为定量分析哮喘的强有力的工具，目前已广泛应用于临床，标准采集方案仅需要几秒至几分钟，随着自动化图像分析平台的出现，还可控制机构间和个体间差异（Choi et al., 2014；Choi et al., 2015）。

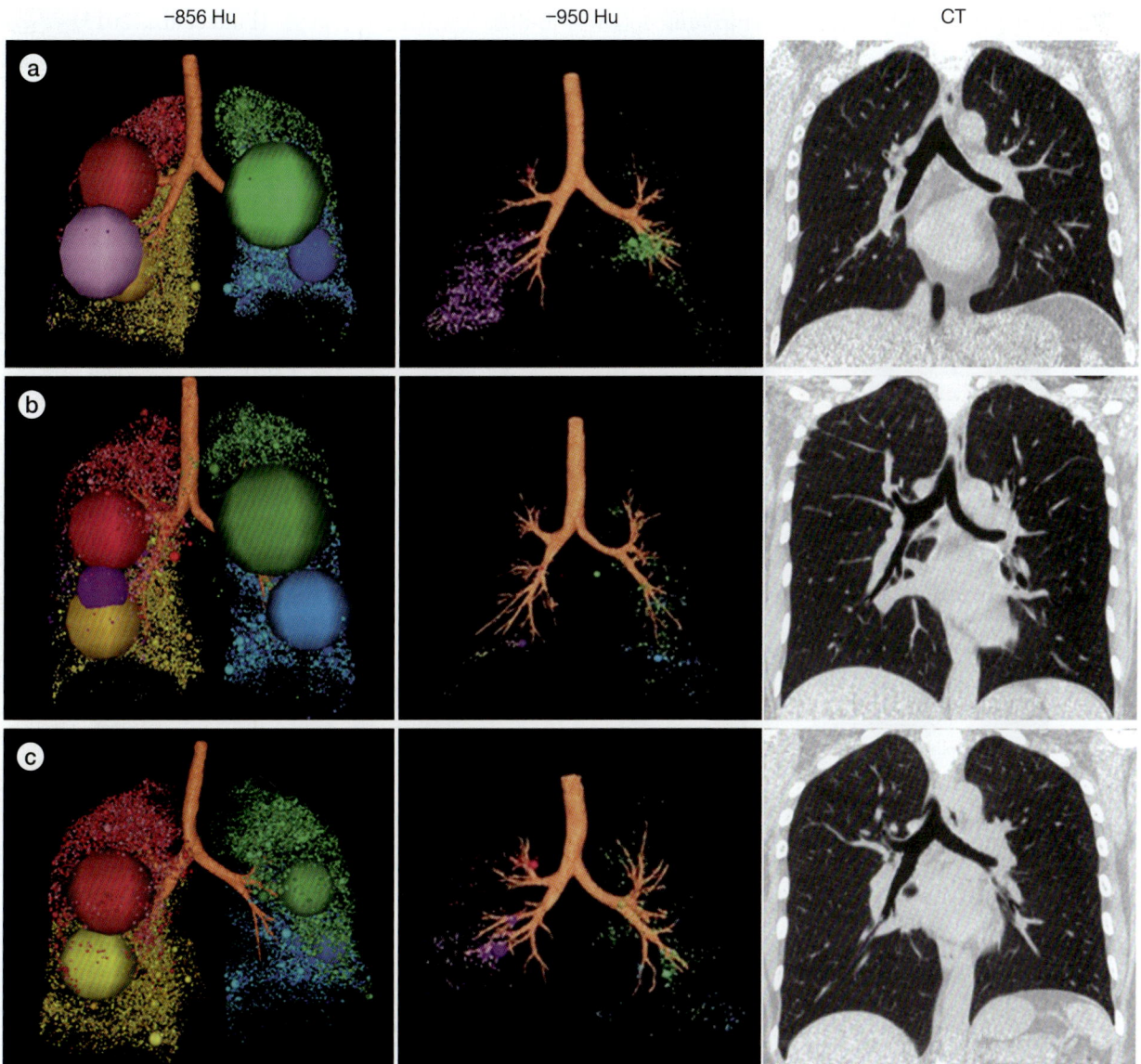

图 9.2　−856 Hu 和 −950 Hu 阈值的 CT 3D 低密度簇。这些图像显示 3 例不同哮喘患者的 CT 低密度簇。两个阈值（−856 Hu 和 −950 Hu）分别用于深呼气（功能余气量）和深吸气（肺总容量）相，CT 图像取自功能余气量加 1 L。这一技术用于空气潴留的 CT 定量

2.1　双能量 CT

双能量 CT 最早出现于 20 世纪 70 年代（Chiro et al., 1979），但最近才通过氙气吸入（Kong et al., 2014）用于肺功能成像（Ko et al., 2012；Lu et al., 2012）。同时，采集不同管电压（高和低能量）的图像，应用物质分离获取氙气分布图，从而区分氙气与肺实质和空气。静态双能量 CT 图像是在洗入相患者吸入氙气和氧气混合气体 2 ~ 3 min 后进行吸气后屏气采集，而动态双能量 CT 图像是在洗入相和洗出相均进行采集（Tajik et al., 2002）。通气双能量 CT，包括静态（Chae et al., 2010a）和动态（Jung et al., 2013），可显示哮喘患者肺通气缺损，并与肺功能检查（Chae et al., 2010b）、哮喘控制和哮喘症状

（Jung et al.，2013；Park et al.，2014）相关。此外，双能量 CT 肺通气缺损范围可对醋甲胆碱（Kim et al.，2012；Park et al.，2012）及支气管扩张剂（Goo and Y u，2011；Kim et al.，2012）治疗产生反应。双能量 CT 还可定量评估灌注和 V/P 不匹配（Hwang et al.，2017），但尚未在哮喘患者中开展研究。图 9.3 显示了评估猪的肺和中央及外周气道的氙增强双能量 CT 通气图像。这种获取肺部高分辨率静态和动态图像的能力，为采用单一成像手段评估局部气道壁异常和通气关系提供了机会（Fuld et al.，2013）。

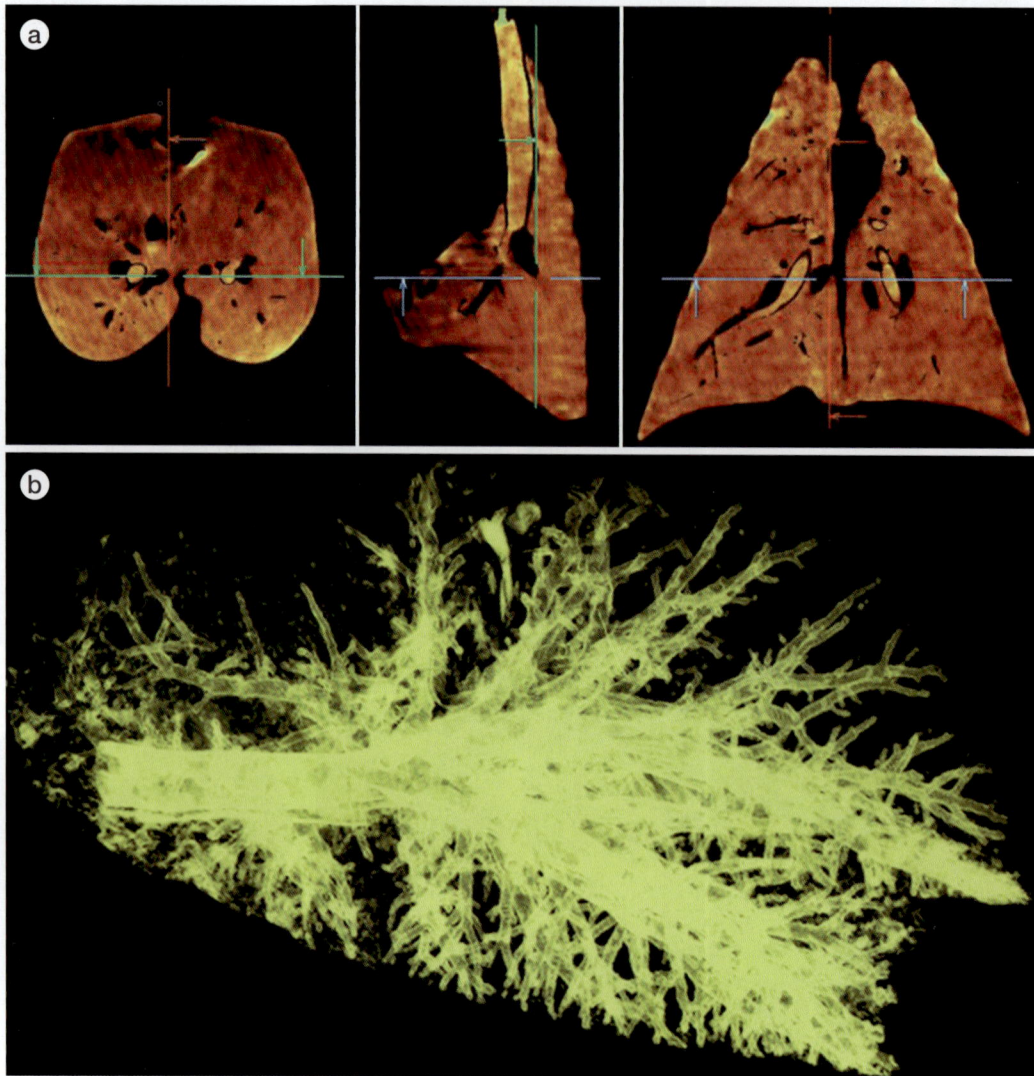

图 9.3　肺的氙增强 CT 图像。猪的氙增强 CT 图像（a）自左至右为肺的横轴位、矢状位和冠状位像；（b）中央和直径约 2 mm 外周气道 [此图经许可引自 Wolters Kluwer：Investigative Radiology，Matthew Fuld，Ahmed Halaweish，John Newell et al.，Optimization of Dual-Energy Xenon-Computed Tomography for Quantitative Assessment of Regional Pulmonary Ventilation，48(9)：629–637；https://doi.org/10.1097/RLI.0b013e31828ad647，2013]

2.2　挑战

如表 9.1 所示，辐射暴露限制了 CT 在患者纵向监测或治疗反应评估方面的应用，尤其对于儿童。常规 CT 仅提供结构信息，而氙气吸入双能量 CT 则可提供功能信息。与静态屏气成像相比，动态双能量 CT 可提供更多与生理相关的通气数据，但其辐射剂量也更高。氙增强双能量 CT 存在一定局限性，氙气的麻醉特性及强化所需浓度下吸入可引起呼吸抑制（Remy-Jardin et al.，2014；Park et al.，2010；

Goo et al.，2010；Fuld et al.，2013）。为了避免这一问题，可在检查前吸入氧气，检查过程中通常吸入氙气 / 氧气体积比为 30/70 的混合气体（Goo et al.，2011；Fuld et al.，2013）。氙气并非常规使用，氪气或氙氪混合气体已被建议作为其临床替代（Chon et al.，2007；Hachulla et al.，2012）。氪双能量 CT 尚未对哮喘患者开展前瞻性的评估，仅有一例病例报告中应用 [81m]Kr 闪烁显像显示运动性哮喘的治疗反应（Takahashi et al.，2000）。但是由于其生成临床相关信息所需的复杂采集过程和计算方法，氪增强双能量 CT 仅限在专门的医疗中心应用。

3　光学相干断层成像

　　光学相干断层成像（optical coherence tomography，OCT）是一种微创的支气管镜成像方法，通过光纤导管应用红外线提供 3D、近组织学分辨率的表层气道壁图像（Hariri et al.，2013）。应用 OCT 可直接测量气道，并且测量只受 OCT 探头大小的限制，因此可以获得小气道（直径＜ 2 mm）的图像（Coxson and Lam，2009）。相对于健康对照，哮喘患者 OCT 测量的气道腔缩小（Williamson et al.，2011），同一研究中，OCT 还在不同气道压力下测量气道腔，以获取气道顺应性的功能性指标。另一项研究显示，OCT 不仅可显示支气管热成形术的治疗反应，还可能用于治疗前分型（Kirby et al.，2015）。图 9.4 为 2 例哮喘患者支气管热成形术（bronchial thermoplasty，BT）术前和术后 2 个时间点的 OCT 图像，以及两种不同气道表型的治疗反应差异。在对于支气管热成形术敏感的患者中（患者 B），随时间推移，可见平滑肌减少。

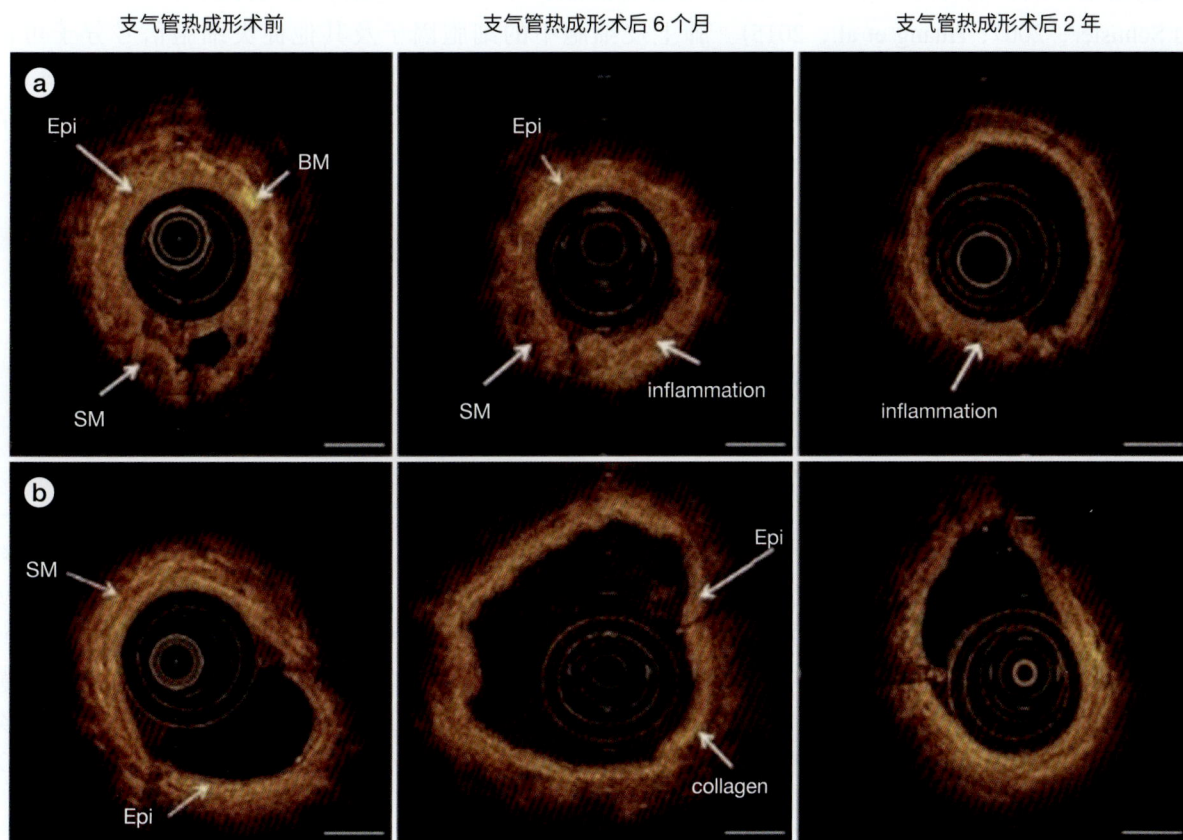

图 9.4　2 例哮喘患者支气管热成形术前后的气道 OCT 图像。这一方法可用于评价治疗的有效性，如支气管热成形术前后。Epi，上皮组织；BM，基底膜；SM，平滑肌；collagen，胶原蛋白；inflammation，炎症 [此图经许可改编自 © ERS 2018. European Respiratory Journal 46(3)859–862；https://doi.org/10.1183/09031936.00016815 Published 31 August 2015]

挑战

OCT 在哮喘评估中的应用仅限于少数研究。尽管 OCT 气道成像是一种微创的支气管镜检查方法，仍需要局部麻醉和镇静，限制了其在轻中度哮喘常规评估中的应用。

4 PET

PET 示踪剂可用于识别特定代谢或生化通路的活动（Bailey and Willowson，2014；Wolf and Fowler，1995；Harris and Schuster，2007），并已用于评估肺灌注、肺通气及肺部炎症（Schuster，2007）。

4.1 ^{18}F-FDG

^{18}F-FDG 可识别代谢活跃组织，是临床上最常用的 PET 示踪剂。有研究建议将 FDG PET 作为肺部炎症的生物标志物（Chen and Schuster，2006），有专家认为肺内 FDG 信号升高的主要来源是中性粒细胞（Chen and Schuster，2006），但另一项研究提示 FDG 是嗜酸性粒细胞性炎症的生物标志物（Harris et al.，2011）。支气管镜过敏原激发试验后，FDG 信号也会增加（Taylor et al.，1996；Harris et al.，2011）。揭示哮喘患者 FDG 摄取的机制还需要未来进一步的人体研究。

4.2 诱发型一氧化氮合酶

诱发型一氧化氮合酶（inducible nitric oxide synthase，iNOS）是追踪肺部炎症的另一靶点（Harris and Schuster，2007；Huang et al.，2015）。肺上皮细胞中的细胞因子及其他促炎细胞信号分子可使 iNOS 表达上调（Guo et al.，1995）。如图 9.5 所示，^{18}F（±）NOS 可检测 iNOS 的存在（Huang et al.，2015），因其在炎症情况下不会仅存在于在水肿的气道内，从而可用这种外源性对比剂评估肺部炎症情况（Huang et al.，2015）。

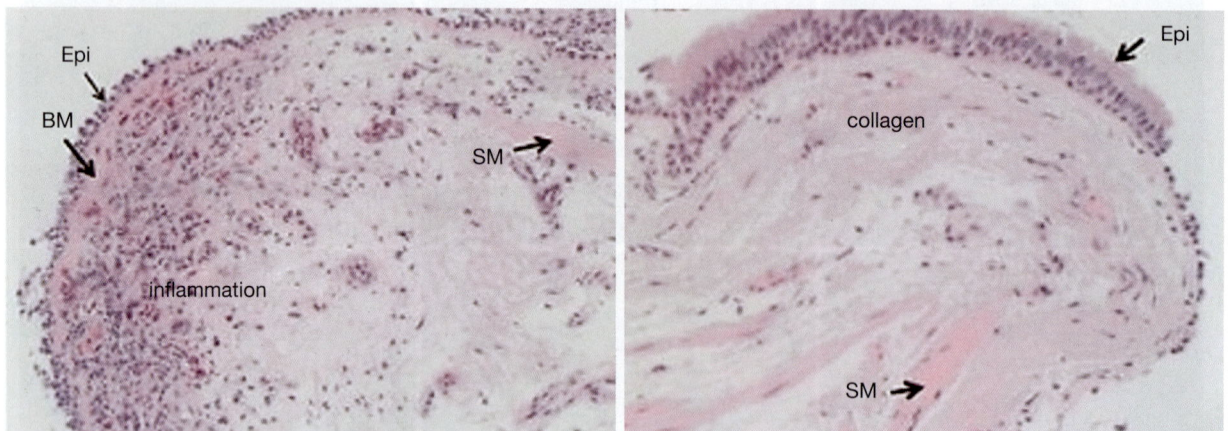

图 9.5 2 例哮喘患者的支气管活检组织学样本。这些图像显示支气管热成形术 6 个月后 2 例哮喘患者的组织机化。Epi，上皮组织；BM，基底膜；SM，平滑肌；collagen，胶原蛋白；inflammation，炎症 [此图经许可改编自 © ERS 2018. European Respiratory Journal 46(3)859–862；https://doi.org/10.1183/09031936.00016815 Published 31 August 2015]

4.3 ^{13}NN

^{13}NN 可通过团注法或吸入法用于测量通气、灌注及 V/P 不匹配。对于团注法，^{13}NN 穿过肺泡膜，滞留在非通气区或气体捕获而导致通气性缺陷的区域，而在通气良好的肺区域，^{13}NN 会迅速被清除。对于

吸入法，示踪剂则无法到达通气不良的区域。团注情况下，哮喘患者通气不良区可在醋甲胆碱诱导支气管收缩后被识别（Venegas et al.，2005b），这在一名哮喘患者经过清除（示踪剂）和深度吸气后的情况中显示于图9.6。另一项研究也应用 ^{13}NN 显示了灌注再分布避开肺通气不良区（Harris et al.，2006）。

使用 PET 的分子成像技术为改善哮喘的管理和治疗提供了机会，因其可早期检测炎症表型，定量炎症通路活动和评估旨在减缓炎症及相关组织损伤进展的治疗方法的反应。PET 还可用于阐明哮喘的病理生理学机制，以改进临床前研究的疾病动物模型（Venegas et al.，2005a；Schuster，2007）。

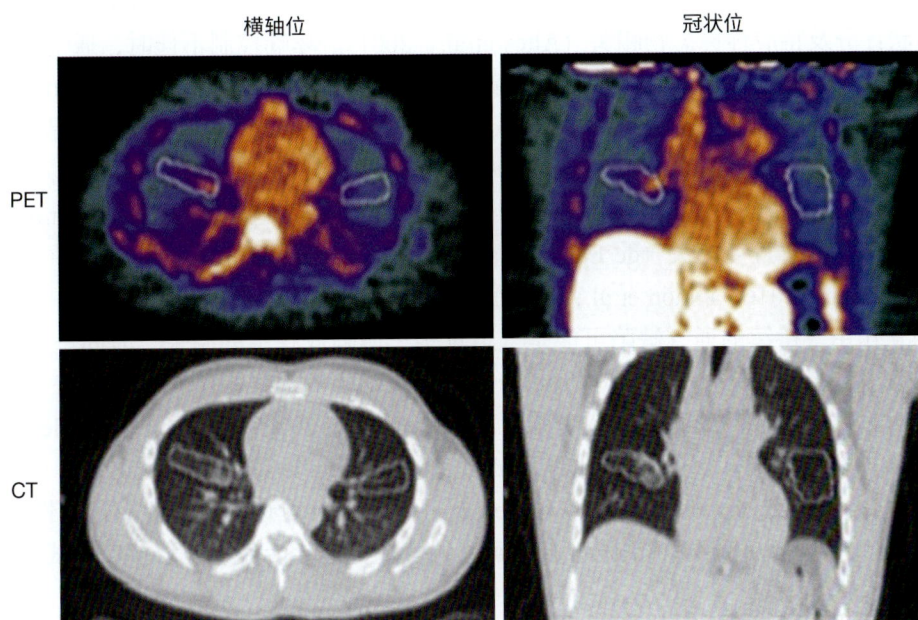

图 9.6　应用 ^{18}F－（±）iNOS 示踪剂的肺内标记 iNOS 表达的 PET 图像。这一标志物可用于识别哮喘的炎症区域以表明其肺内和气道分布（此图经 Elsevier 许可引自 European Journal of Radiology，86，Delphine L Chen，Mark L Schiebler，Min Mo Goo，JR Van Beek，PET imaging approaches for inflammatory lung diseases: Current concepts and future directions，371-76，Copyright，2017）

4.4　挑战

尽管这些研究结果有前景，但是 ^{13}NN、^{18}F（±）iNOS 和 ^{18}F-FDG-PET 的临床和研究应用仍旧受限，其中部分原因是 PET 的普及性不高、空间分辨率有限以及辐射的存在（Trivedi et al.，2017；Schuster，2007；Huang et al.，2015）。

5　MRI

传统的肺部 ^{1}H MRI 面临技术和方法上的挑战。例如，肺部质子密度低，以及众多气体－组织界面会导致磁场不均匀性（Bergin et al.，1993）。自 Mayo 和 Mueller 在 20 多年前首次展示短回波时间肺 ^{1}H MRI 以来，MRI 在可获取信息的类型和质量方面取得了诸多创新（Mayo，1994）。过去 25 年中的一些进展包括：使用肺部超极化惰性气体 ^{3}He 和 ^{129}Xe MRI、吸入 ^{19}F MRI 以及基于 ^{1}H 的方法，如基于 ^{1}H 傅里叶分解 MRI（Fourier decomposition MRI，FDMRI）、氧增强 MRI 和用于测量特定通气功能的 ^{1}H MRI。

5.1　超极化惰性气体 MRI

超极化惰性气体 MRI 最早被研究超极化惰性气体 ^{129}Xe 信号的研究组提出（Albert et al.，1994），而首次使用吸入式 ^{3}He 描述哮喘中通气异质性的研究发表于 2001 年（Altes et al.，2001）。自此，大量超极化惰性气体 MRI 研究均证实哮喘患者吸入气体分布的空间不均匀性（Altes et al.，2001；de Lange et al.，2006；de Lange et al.，2007；de Lange et al.，2009；Tzeng et al.，2009；Samee et al.，2003；Fain et al.，2008；Ebner et al.，2017；Costella et al.，2012）。现在普遍认为，通气不均是哮喘的一个重要特征，目前已有关于这的综述（Teague et al.，2014；Trivedi et al.，2017；Eddy et al.，2017）。通气缺损定义为超极化惰性气体信号缺失区，并可量化为通气缺陷百分比，即通气缺陷容积占胸腔容积比例（Kirby et al.，2012；He et al.，2014）。图 9.7 显示了与健康对照相比，哮喘患者通气缺陷的不同模式，这可能是致病因素差异的结果。哮喘患者的通气缺陷百分比与哮喘患者的临床特征如药物需求、气道病理、疾病严重程度、症状评分及特应性标志物相关（Altes et al.，2001）。哮喘控制不佳时，通气缺陷百分比上升（Svenningsen et al.，2016）。局灶性通气缺损在量和空间上与气道壁增厚和管腔变窄相关，并可能缘于气道重构、平滑肌功能障碍和炎症（Svenningsen et al.，2014b）。通气缺陷百分比随病情严重程度（de Lange et al.，2006）、气流受限（de Lange et al.，2006；Samee et al.，2003；de Lange et al.，2007；Fain et al.，2008；Ebner et al.，2017）、呼吸困难（Costella et al.，2012）和气道阻力（Costella et al.，2012）加重而增加，直接与哮喘严重程度相关（de Lange et al.，2006），并可预测成人患者生活质量和疾病控制程度（Svenningsen et al.，2016；Simon et al.，2012）。多个 MRI 时间点可用来量化空间、时间和气道高反应性之间的相互作用。持续的通气缺陷可能是气道重构、塌陷或狭窄的结果，时间 - 空间分布图可确定哮喘治疗靶点（Svenningsen et al.，2014a）。与其他手段确定的通气缺陷类似，MRI 通气缺陷对醋甲胆碱（Samee et al.，2003；de Lange et al.，2007；Costella et al.，2012）、运动试验（Niles et al.，2013；Kruger et al.，2014）以及支气管扩张剂（Altes et al.，2001；Svenningsen et al.，2013）、口服孟鲁司特（Kruger et al.，2014）甚至支气管热成形术（Thomen et al.，2015）均有反应。超极化惰性气体 MRI 有助于识别高恶化风险的患者，基于通气缺陷分布明确哮喘表型，指导治疗并作为新疗法试验的中间节点方面应继续研究和改进。

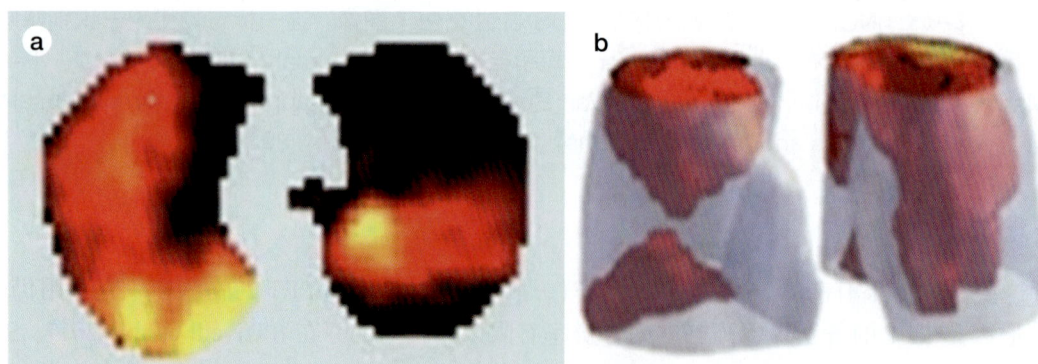

图 9.7　团注 ^{13}NN 示踪剂以测定哮喘中氮洗出的 PET 图像。肺横轴位（a）和 3D 重建（b）显示洗出相后同位素的存在，提示通气水平低 [此图经许可引自 Springer Nature：Nature，Self-organized patchiness in asthma as a prelude to catastrophic shifts. Jose G. Venegas，Tilo Winkler，Guido Musch，Marcos F. Vidal Melo，Dominick Layfield et al.，434(7034)：777-781；https://doi.org/10.1038/nature03490，Copyright，2005]

5.2　氟化气体吸入 MRI

惰性 ^{19}F 气体也可作为 MRI 吸入性对比剂，用于量化静态和动态通气（Halaweish and Charles，2014；Halaweish et al.，2013；Gutberlet et al.，2018；Couch et al.，2014），^{19}F 气体主要包括 CF_4、SF_6、C_2F_6 和 C_3F_8。^{19}F 明显比 ^{3}He 和 ^{129}Xe 价格低廉，且不需要极化。此外，患者的肺和吸入氧气对氟化气体的 T1 没有很大影响（与超极化惰性气体相比），因此可将氟化气体与氧气混合以提高患者安全性。这点非常重要，因为目前的成像方案中患者需要吸入 5～7 次氟化混合气体以使肺部气体浓度接近稳定状态，然后在图像采集期间屏气，使肺内保有 1 L 的混合气体（Halaweish et al.，2013；Couch et al.，2013）。

在 ^{19}F 吸入 MRI 的一项最近研究显示，与健康对照相比，哮喘患者气体分布不均匀性升高（Couch et al.，2013）。

目前为止，哮喘中的大多数超极化惰性气体应用仅限于 ^{3}He。^{3}He 气体存量有限（Shea and Morgan，2010），因此非常昂贵，从而限制了其临床上的广泛应用。^{129}Xe 气体存量则多得多，可以克服这些限制。虽然 ^{129}Xe 气体以往只被批准用于科研，但最近已在英国被批准使用，这可能有助于超极化惰性气体 MRI 的临床转化。尽管如此，超极化惰性气体 MRI 需要专门设备，而这些设备仅限于世界范围内少数专业中心。最后，生成 MRI 图像的屏气采集模式需要长达 20 s 的屏气，这对严重哮喘患者和小儿患者来说很困难（Cadman et al.，2013）。^{19}F 可以克服上述挑战，但其仍受到复杂采集方案的限制。在将 MRI 通气成像应用于哮喘的临床管理和治疗之前，必须解决这些限制问题。

为了克服超极化惰性气体 MRI 临床应用的一些限制，最近开发出了自由呼吸 ^{1}H MRI。自由呼吸技术如傅里叶分析、氧增强和特异性通气 MRI，可提供活体肺灌注和通气的特定信息，而不需要稀有且昂贵的对比剂或采用屏气扫描。

5.3　基于 ^{1}H 的 FDMRI

2009 年，FDMRI 被开发，这是一种应用快速质子 MRI 的非对比增强肺通气和灌注评估方法（Bauman et al.，2009）。FDMRI 在自由呼吸下采集一系列图像，并经形变配准生成通气和（或）灌注图。对呼吸中肺实质扩张和收缩所致的信号变化进行基于体素的快速傅里叶变换。通过分别绘制呼吸和心率频率下的信号图，可以生成通气和灌注加权图像。图 9.8 所示 FDMRI 通气加权成像和 ^{3}He 吸入 MRI 的空间关系，表明这两种技术所提供的功能信息相似。在哮喘患者中，FDMRI 还对醋甲胆碱和支气管扩张剂引起的通气改变敏感（Capaldi et al.，2017）。这种方法可用来识别缺少组织的低质子密度区（Gutberlet et al.，2018），以及水肿或液体浸润的高质子密度区（Kaireit et al.，2018；Fain et al.，2010）。未来的研究将着眼于展开这项技术的临床应用，并缩短 3D 灌注和通气评估所需的时间（Bauman et al.，2009）。

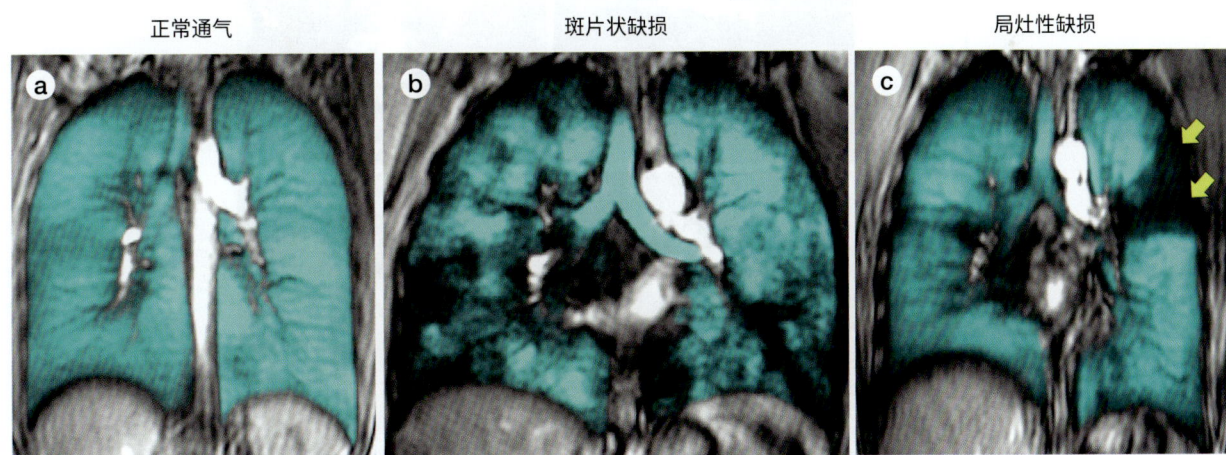

图 9.8　^{3}He MRI 的通气分布。健康志愿者（a）和 2 例哮喘患者的通气图显示不同的功能性通气缺损类型：斑片状缺损（b）和局灶性缺损（c）

5.4　氧增强 ^{1}H MRI 成像

氧增强 ^{1}H MRI 提供了另一种评估肺功能的方法，用于评估患者的局部通气情况（Edelman et al.，1996），依赖氧气的顺磁性生成通气图像。肺内 O_2 浓度不同可导致肺组织中质子 T1 弛豫时间改变，因此可在呼吸纯氧时测定并直接与自由呼吸室内空气时的 T1 加权 ^{1}H 图像进行比较。氧增强 MRI 的优点是临床上氧气这种对比剂很容易获得。哮喘患者氧增强 MRI 研究表明，氧增强比与肺功能检查和疾病严重程度相关（Ohno et al.，2011；Ohno et al.，2014）。此外，氧增强 MRI 具有治疗效果评估的潜力

(Ohno et al.，2014)。氧增强 MRI 还可用于测定特异性通气（Sa et al.，2010；Sa et al.，2014；Geier et al.，2018），但这项技术还未应用于哮喘患者。

5.5 ^{1}H MRI 特异性通气

近来，自由呼吸 ^{1}H MRI 又衍生出特异性通气技术来定量全肺功能。将自由呼吸图像按呼吸相排列并进行内插，从而将其归类为吸气相或呼气相，通过基于体素内信号强度变化配准吸气和呼气容积，在不使用外源对比剂（如以上的氧增强 ^{1}H MRI）情况下生成基于体素的特异性通气图。无论是对于健康志愿者还是哮喘患者，都利用这一技术与超极化惰性气体 ^{3}He MRI 进行了比较（Capaldi et al.，2018），得出两者在空间和定量方面的一致性，哮喘患者特异性通气较健康志愿者更差，MRI 和容积描记生成的特异性通气结果有很强的相关性，以上结果见图 9.9、图 9.10。

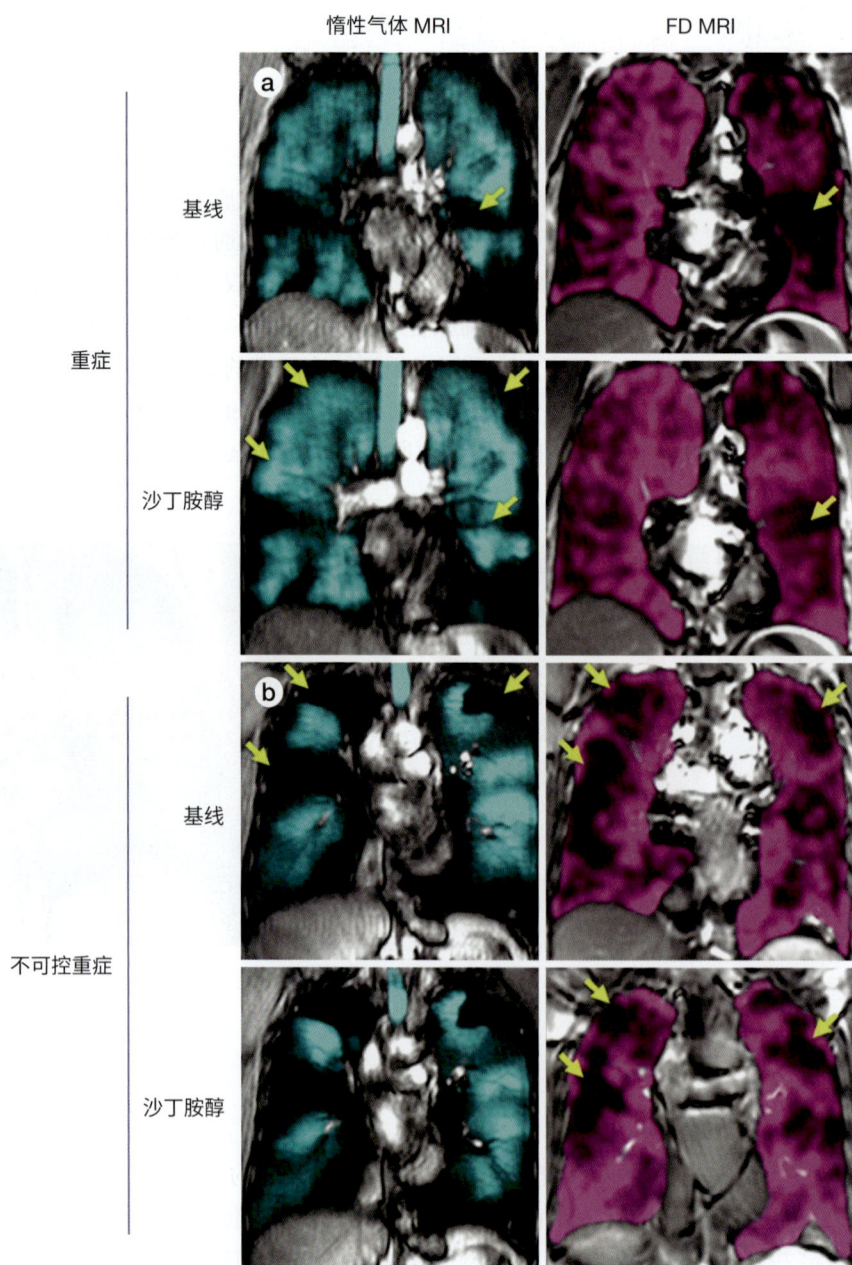

图 9.9　FDMRI 和超极化惰性气体 MRI 比较。比较了两例分别有重症（a）和不可控重症（b）哮喘患者支气管扩张剂使用前后的超极化惰性气体 MRI 和 FD ^{1}H MRI 图像

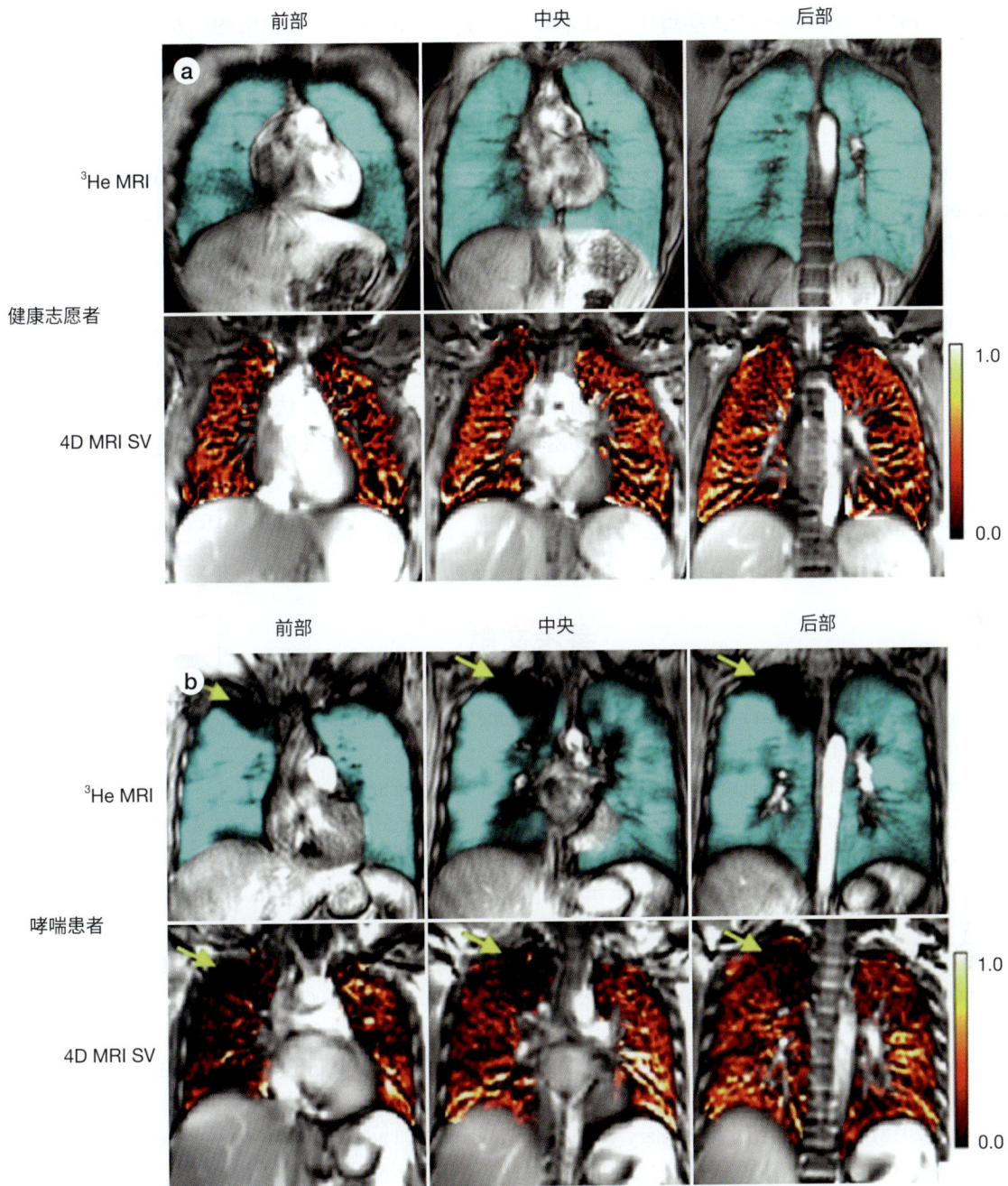

图 9.10　健康志愿者（a）和哮喘患者（b）肺的 ^{1}H 自由呼吸特异性通气和 ^{3}He MRI 图像。开发自由呼吸 ^{1}H MRI 序列定量肺内特异性通气是实现功能性肺成像临床应用的重要步骤。SV，特异性通气

5.6　挑战

尽管傅里叶分析、氧增强和特异性通气 MRI 均具有无创和自由呼吸成像的特点，但均受限于生成功能信息所需的复杂后处理过程（Capaldi et al., 2017；Bauman et al., 2009；Kaireit et al., 2018）。将这些技术整合入临床工作流程需要自动化的商用图像后处理流程和软件包的开发。

6　展望

尽管肺成像提供了微创和无创性的局部肺结构或功能异常评估，目前这些方法在哮喘的临床管理中

作用得很少。特定哮喘成像和评估方法在哮喘药物开发方面的作用和潜力很明确，却未被重视（Castro et al.，2011；Ash and Diaz，2017）。例如，联合应用 CT 和 MRI 有助于明确气道形态与功能异常间的关系（Schuster，2007；Fain et al.，2008；Svenningsen et al.，2014a），这些测量方法可在新疗法的临床试验或个体化治疗中提供帮助。此外，计算机化肺模型与活体成像测量结合研究，有助于更好理解哮喘中气道狭窄、气道阻塞和肺生物力学的复杂机制（Venegas et al.，2005b；Tgavalekos et al.，2003；Tgavalekos et al.，2005；Tgavalekos et al.，2007；Campana et al.，2009）。

与患者预后相关的生物标志物可用作新疗法临床试验中的中间终点，这无疑推动并加速了静态屏气和自由呼吸肺部成像方法及测量的开发。特别是使用 CT 和 MRI 的混合模式研究，已经揭示了异常气道结构与功能之间的关系，并为开发成像"特征"（即与特定疾病和患者相关的成像生物标志物组合）打开了大门，这些特征可以用于定义哮喘患者的表型（Schuster，2007；Trivedi et al.，2017）。

目前在哮喘患者中前瞻性规划和策略性使用成像技术，依赖于这些方法在常规临床和临床研究中的开发、应用和优化。只有这样，医学成像测量的潜力才能被充分挖掘，其新颖且临床相关的信息才能用于个性化护理，从而改善哮喘患者的预后。

译者：周玉容，吴林玉，许茂盛

参考文献

Afessa B, Morales I, Cury JD (2001) Clinical course and outcome of patients admitted to an ICU for status asthmaticus. Chest 120(5):1616–1621.

Albert MS, Cates GD, Driehuys B, Happer W, Saam B, Springer CS Jr, Wishnia A (1994) Biological magnetic resonance imaging using laser-polarized 129Xe. Nature 370(6486):199–201. https://doi.org/10.1038/370199a0.

Altes TA, Powers PL, Knight-Scott J, Rakes G, Platts-Mills TA, de Lange EE, Alford BA, Mugler JP 3rd, Brookeman JR (2001) Hyperpolarized 3He MR lung ventilation imaging in asthmatics: preliminary findings. J Magn Reson Imaging 13(3):378–384.

Ambrose J, Hounsfield G (1973) Computerized transverse axial tomography. Br J Radiol 46(542):148–149.

Ash SY, Diaz AA (2017) The role of imaging in the assessment of severe asthma. Curr Opin Pulm Med 23(1):97–102. https://doi.org/10.1097/mcp.0000000000000341.

Ash SY, Rahaghi FN, Come CE, Ross JC, Colon AG, Cardet-Guisasola JC, Dunican EM, Bleecker ER, Castro M, Fahy JV, Fain SB, Gaston BM, Hoffman EA, Jarjour NN, Mauger DT, Wenzel SE, Levy BD, San Jose Estepar R, Israel E, Washko GR (2018) Pruning of the pulmonary vasculature in asthma. The severe asthma research program (SARP) cohort. Am J Respir Crit Care Med 198(1):39–50. https://doi.org/10.1164/rccm.201712-2426OC.

Awadh N, Muller NL, Park CS, Abboud RT, FitzGerald JM (1998) Airway wall thickness in patients with near fatal asthma and control groups: assessment with high resolution computed tomographic scanning. Thorax 53(4):248–253.

Aysola RS, Hoffman EA, Gierada D, Wenzel S, Cook-Granroth J, Tarsi J, Zheng J, Schechtman KB, Ramkumar TP, Cochran R, Xueping E, Christie C, Newell J, Fain S, Altes TA, Castro M (2008) Airway remodeling measured by multidetector CT is increased in severe asthma and correlates with pathology. Chest 134(6):1183–1191. https://doi.org/10.1378/chest.07-2779.

Bailey DL, Willowson KP (2014) Quantitative SPECT/CT: SPECT joins PET as a quantitative imaging modality. Eur J Nucl Med Mol Imaging 41(Suppl 1):S17–S25. https://doi.org/10.1007/s00259-013-2542-4.

Bateman ED, Hurd SS, Barnes PJ, Bousquet J, Drazen JM, FitzGerald JM, Gibson P, Ohta K, O'Byrne P, Pedersen SE, Pizzichini E, Sullivan SD, Wenzel SE, Zar HJ (2008) Global strategy for asthma management and prevention: GINA executive summary. Eur Respir J 31(1):143–178. https://doi.org/10.1183/09031936.00138707.

Bauman G, Puderbach M, Deimling M, Jellus V, Chefd'hotel C, Dinkel J, Hintze C, Kauczor HU, Schad LR (2009) Non-contrast-enhanced perfusion and ventilation assessment of the human lung by means of fourier decomposition in proton

MRI. Magn Reson Med 62(3):656–664. https://doi.org/10.1002/ mrm.22031.

Beigelman-Aubry C, Capderou A, Grenier PA, Straus C, Becquemin MH, Similowski T, Zelter M (2002) Mild intermittent asthma: CT assessment of bronchial cross-sectional area and lung attenuation at controlled lung volume. Radiology 223(1):181–187. https://doi.org/10.1148/radiol.2231010779.

Bergin CJ, Glover GM, Pauly J (1993) Magnetic resonance imaging of lung parenchyma. J Thorac Imaging 8(1):12–17.

Brightling CE, Nordenmark LH, Jain M, Piper E, She D, Braddock M, Colice G, Tornling G (2016) Effect of anti-IL-13 treatment on airway dimensions in severe asthma. Am J Respir Crit Care Med 194(1):118–120. https://doi.org/10.1164/ rccm.201511-2224LE.

Brown RH, Scichilone N, Mudge B, Diemer FB, Permutt S, Togias A (2001) High-resolution computed tomographic evaluation of airway distensibility and the effects of lung inflation on airway caliber in healthy subjects and individuals with asthma. Am J Respir Crit Care Med 163(4):994–1001. https://doi.org/10.1164/ajrccm.163.4.2007119.

Busacker A, Newell JD Jr, Keefe T, Hoffman EA, Granroth JC, Castro M, Fain S, Wenzel S (2009) A multivariate analysis of risk factors for the air-trapping asthmatic phenotype as measured by quantitative CT analysis. Chest 135(1):48–56. https://doi.org/10.1378/chest.08-0049.

Cadman RV, Lemanske RF Jr, Evans MD, Jackson DJ, Gern JE, Sorkness RL, Fain SB (2013) Pulmonary 3He magnetic resonance imaging of childhood asthma. J Allergy Clin Immunol 131(2):369–376 e361-365. https://doi.org/10.1016/ j.jaci.2012.10.032.

Campana L, Kenyon J, Zhalehdoust-Sani S, Tzeng YS, Sun Y, Albert M, Lutchen KR (2009) Probing airway conditions governing ventilation defects in asthma via hyperpolarized MRI image functional modeling. J Appl Physiol (Bethesda, Md : 1985) 106(4):1293–1300. https://doi.org/10.1152/japplphysiol.91428.2008.

Capaldi DPI, Sheikh K, Eddy RL, Guo F, Svenningsen S, Nair P, McCormack DG, Parraga G (2017) Free-breathing functional pulmonary MRI: response to bronchodilator and Bronchoprovocation in severe asthma. Acad Radiol 24:1268. https://doi.org/10.1016/j.acra.2017.04.012.

Capaldi DPI, Eddy RL, Svenningsen S, Guo F, Baxter JSH, McLeod AJ, Nair P, McCormack DG, Parraga G (2018) Free-breathing pulmonary MR imaging to quantify regional ventilation. Radiology 287(2):693–704. https://doi.org/10.1148/ radiol.2018171993.

Castro M, Fain SB, Hoffman EA, Gierada DS, Erzurum SC, Wenzel S (2011) Lung imaging in asthmatic patients: the picture is clearer. J Allergy Clin Immunol 128(3):467–478. https://doi.org/10.1016/j.jaci.2011.04.051.

Chae EJ, Seo JB, Lee J (2010a) Xenon ventilation imaging using dual-energy computed tomography in asthmatics: initial experience. Investig Radiol 45:354.

Chae EJ, Seo JB, Lee J, Kim N, Goo HW, Lee HJ, Lee CW, Ra SW, Oh YM, Cho YS (2010b) Xenon ventilation imaging using dual-energy computed tomography in asthmatics: initial experience. Investig Radiol 45(6):354–361. https://doi. org/10.1097/RLI.0b013e3181dfdae0.

Chen DL, Schuster DP (2006) Imaging pulmonary inflammation with positron emission tomography: a biomarker for drug development. Mol Pharm 3(5):488–495. https://doi.org/10.1021/mp060050w.

Chiro GD, Brooks RA, Kessler RM, Johnston GS, Jones AE, Herdt JR, Sheridan WT (1979) Tissue signatures with dual-energy computed tomography. Radiology 131(2):521–523. https://doi.org/10.1148/131.2.521.

Choi S, Hoffman EA, Wenzel SE, Castro M, Lin CL (2014) Improved CT-based estimate of pulmonary gas trapping accounting for scanner and lung-volume variations in a multicenter asthmatic study. J Appl Physiol (Bethesda, Md : 1985) 117(6):593–603. https://doi.org/10.1152/japplphysiol.00280.2014.

Choi S, Hoffman EA, Wenzel SE, Castro M, Fain SB, Jarjour NN, Schiebler ML, Chen K, Lin CL (2015) Quantitative assessment of multiscale structural and functional alterations in asthmatic populations. J Appl Physiol (Bethesda, Md : 1985) 118(10):1286–1298. https://doi.org/10.1152/japplphysiol.01094.2014.

Choi S, Hoffman EA, Wenzel SE, Castro M, Fain S, Jarjour N, Schiebler ML, Chen K, Lin CL, National Heart L, Blood Institute's Severe Asthma Research P (2017) Quantitative computed tomographic imaging-based clustering differentiates asthmatic subgroups with distinctive clinical phenotypes. J Allergy Clin Immunol 140:690. https://doi.org/10.1016/ j.jaci.2016.11.053.

Chon D, Beck KC, Simon BA, Shikata H, Saba OI, Hoffman EA (2007) Effect of low-xenon and krypton supplementation on signal/noise of regional CT-based ventilation measurements. J Appl Physiol (Bethesda, Md : 1985) 102(4):1535–1544. https://doi.org/10.1152/japplphysiol.01235.2005.

Chung KF, Wenzel SE, Brozek JL, Bush A, Castro M, Sterk PJ, Adcock IM, Bateman ED, Bel EH, Bleecker ER, Boulet LP, Brightling C, Chanez P, Dahlen SE, Djukanovic R, Frey U, Gaga M, Gibson P, Hamid Q, Jajour NN, Mauad T, Sorkness RL, Teague WG (2014) International ERS/ATS guidelines on definition, evaluation and treatment of severe asthma. Eur Respir J 43(2):343–373. https://doi.org/10.1183/09031936.00202013.

Costella S, Kirby M, Maksym GN, McCormack DG, Paterson NA, Parraga G (2012) Regional pulmonary response to a methacholine challenge using hyperpolarized (3)He magnetic resonance imaging. Respirology (Carlton, Vic) 17(8):1237–1246. https://doi.org/10.1111/j.1440-1843.2012.02250.x.

Couch MJ, Ball IK, Li T, Fox MS, Littlefield SL, Biman B, Albert MS (2013) Pulmonary ultrashort echo time 19F MR imaging with inhaled fluorinated gas mixtures in healthy volunteers: feasibility. Radiology 269(3):903–909. https://doi.org/10.1148/radiol.13130609.

Couch MJ, Ball IK, Li T, Fox MS, Ouriadov AV, Biman B, Albert MS (2014) Inert fluorinated gas MRI: a new pulmonary imaging modality. NMR Biomed 27(12):1525–1534. https://doi.org/10.1002/nbm.3165.

Coxson HO, Lam S (2009) Quantitative assessment of the airway wall using computed tomography and optical coherence tomography. Proc Am Thorac Soc 6(5):439–443. https://doi.org/10.1513/pats.200904-015AW.

Ebner L, He M, Virgincar RS, Heacock T, Kaushik SS, Freemann MS, McAdams HP, Kraft M, Driehuys B (2017) Hyperpolarized 129Xenon magnetic resonance imaging to quantify regional ventilation differences in mild to moderate asthma: a prospective comparison between semiautomated ventilation defect percentage calculation and pulmonary function tests. Investig Radiol 52(2):120–127. https://doi.org/10.1097/rli.0000000000000322.

Eddy RL, Svenningsen S, Kassay A, McCormack DG, Nair P, Parraga G (2017) This is what asthma looks like: review of new and emerging functional imaging methods and results. Can J Respir Crit Care Sleep Med 2:1–14. https://doi.org/10.1080/24745332.2017. 1393637.

Edelman RR, Hatabu H, Tadamura E, Li W, Prasad PV (1996) Noninvasive assessment of regional ventilation in the human lung using oxygen-enhanced magnetic resonance imaging. Nat Med 2(11):1236–1239.

Fain SB, Gonzalez-Fernandez G, Peterson ET, Evans MD, Sorkness RL, Jarjour NN, Busse WW, Kuhlman JE (2008) Evaluation of structure-function relationships in asthma using multidetector CT and hyperpolarized He-3 MRI. Acad Radiol 15(6):753–762. https://doi.org/10.1016/j.acra.2007.10.019.

Fain S, Schiebler ML, McCormack DG, Parraga G (2010) Imaging of lung function using hyperpolarized helium-3 magnetic resonance imaging: review of current and emerging translational methods and applications. J Magn Reson Imaging 32(6):1398–1408. https://doi.org/10.1002/jmri.22375.

Fuld MK, Halaweish AF, Newell JD Jr, Krauss B, Hoffman EA (2013) Optimization of dual-energy xenon-computed tomography for quantitative assessment of regional pulmonary ventilation. Investig Radiol 48(9):629–637. https://doi.org/10.1097/RLI.0b013e31828ad647.

Geier ET, Neuhart I, Theilmann RJ, Prisk GK, Sa RC (2018) Spatial persistence of reduced specific ventilation following methacholine challenge in the healthy human lung. J Appl Physiol (Bethesda, Md : 1985) 124(5):1222–1232. https://doi.org/10.1152/japplphysiol.01032.2017.

Global Initiative for Asthma (GINA) (2006) Global Strategy for Asthma Management and Prevention: Revised 2006.

Goddard PR, Nicholson EM, Laszlo G, Watt I (1982) Computed tomography in pulmonary emphysema. Clin Radiol 33(4):379–387.

Goldin JG, Tashkin DP, Kleerup EC, Greaser LE, Haywood UM, Sayre JW, Simmons MD, Suttorp M, Colice GL, Vanden Burgt JA, Aberle DR (1999) Comparative effects of hydrofluoroalkane and chlorofluorocarbon beclomethasone dipropionate inhalation on small airways: assessment with functional helical thin-section computed tomography. J Allergy Clin Immunol 104(6):S258–S267.

Gono H, Fujimoto K, Kawakami S, Kubo K (2003) Evaluation of airway wall thickness and air trapping by HRCT in asymptomatic asthma. Eur Respir J 22(6):965–971.

Goo HW, Yu J (2011) Redistributed regional ventilation after the administration of a bronchodilator demonstrated on xenon-inhaled dual-energy CT in a patient with asthma. Korean J Radiol 12(3):386–389. https://doi.org/10.3348/kjr.2011.12.3.386.

Goo HW, Yang DH, Hong SJ, Yu J, Kim BJ, Seo JB, Chae EJ, Lee J, Krauss B (2010) Xenon ventilation CT using dual-source and dual-energy technique in children with bronchiolitis obliterans: correlation of xenon and CT density values with pulmonary function test results. Pediatr Radiol 40(9):1490–1497. https://doi.org/10.1007/s00247-010-1645-3.

Goo HW, Yang DH, Kim N, Park SI, Kim DK, Kim EA (2011) Collateral ventilation to congenital hyperlucent lung lesions assessed on xenon-enhanced dynamic dual-energy CT: an initial experience. Korean J Radiol 12(1):25–33. https://doi.org/10.3348/kjr.2011.12.1.25.

Grenier P, Mourey-Gerosa I, Benali K, Brauner MW, Leung AN, Lenoir S, Cordeau MP, Mazoyer B (1996) Abnormalities of the airways and lung parenchyma in asthmatics: CT observations in 50 patients and inter- and intraobserver variability. Eur Radiol 6(2):199–206.

Guo FH, De Raeve HR, Rice TW, Stuehr DJ, Thunnissen FB, Erzurum SC (1995) Continuous nitric oxide synthesis by inducible nitric oxide synthase in normal human airway epithelium in vivo. Proc Natl Acad Sci U S A 92(17):7809–7813.

Gupta S, Siddiqui S, Haldar P, Entwisle JJ, Mawby D, Wardlaw AJ, Bradding P, Pavord ID, Green RH, Brightling CE (2010) Quantitative analysis of high-resolution computed tomography scans in severe asthma subphenotypes. Thorax 65(9):775–781. https://doi.org/10.1136/thx.2010.136374.

Gutberlet M, Kaireit TF, Voskrebenzev A, Lasch F, Freise J, Welte T, Wacker F, Hohlfeld JM, Vogel-Claussen J (2018) Free-breathing dynamic (19)F gas MR imaging for mapping of regional lung ventilation in patients with COPD. Radiology 286(3):1040–1051. https://doi.org/10.1148/radiol.2017170591.

Hachulla AL, Pontana F, Wemeau-Stervinou L, Khung S, Faivre JB, Wallaert B, Cazaubon JF, Duhamel A, Perez T, Devos P, Remy J, Remy-Jardin M (2012) Krypton ventilation imaging using dual-energy CT in chronic obstructive pulmonary disease patients: initial experience. Radiology 263(1):253–259. https://doi.org/10.1148/radiol.12111211.

Halaweish AF, Charles HC (2014) Physiorack: an integrated MRI safe/conditional, gas delivery, respiratory gating, and subject monitoring solution for structural and functional assessments of pulmonary function. J Magn Reson Imaging 39(3):735–741. https://doi.org/10.1002/jmri.24219.

Halaweish AF, Moon RE, Foster WM, Soher BJ, McAdams HP, MacFall JR, Ainslie MD, MacIntyre NR, Charles HC (2013) Perfluoropropane gas as a magnetic resonance lung imaging contrast agent in humans. Chest 144(4):1300–1310. https://doi.org/10.1378/chest.12-2597.

Hariri LP, Applegate MB, Mino-Kenudson M, Mark EJ, Medoff BD, Luster AD, Bouma BE, Tearney GJ, Suter MJ (2013) Volumetric optical frequency domain imaging of pulmonary pathology with precise correlation to histopathology. Chest 143(1):64–74. https://doi.org/10.1378/chest.11-2797.

Harkness LM, Ashton AW, Burgess JK (2015) Asthma is not only an airway disease, but also a vascular disease. Pharmacol Ther 148:17–33. https://doi.org/10.1016/j.pharmthera.2014.11.010.

Harris RS, Schuster DP (2007) Visualizing lung function with positron emission tomography. J Appl Physiol (Bethesda, Md : 1985) 102(1):448–458. https://doi.org/10.1152/japplphysiol.00763.2006.

Harris RS, Winkler T, Tgavalekos N, Musch G, Melo MF, Schroeder T, Chang Y, Venegas JG (2006) Regional pulmonary perfusion, inflation, and ventilation defects in bronchoconstricted patients with asthma. Am J Respir Crit Care Med 174(3):245–253. https://doi.org/10.1164/rccm.200510-1634OC.

Harris RS, Venegas JG, Wongviriyawong C, Winkler T, Kone M, Musch G, Vidal Melo MF, de Prost N, Hamilos DL, Afshar R, Cho J, Luster AD, Medoff BD (2011) 18F-FDG uptake rate is a biomarker of eosinophilic inflammation and airway response in asthma. J Nucl Med 52(11):1713–1720. https://doi.org/10.2967/jnumed.110.086355.

He M, Kaushik SS, Robertson SH, Freeman MS, Virgincar RS, McAdams HP, Driehuys B (2014) Extending semiautomatic ventilation defect analysis for hyperpolarized (129)Xe ventilation MRI. Acad Radiol 21(12):1530–1541. https://doi.org/10.1016/j.acra.2014.07.017.

Huang HJ, Isakow W, Byers DE, Engle JT, Griffin EA, Kemp D, Brody SL, Gropler RJ, Miller JP, Chu W, Zhou D, Pierce RA, Castro M, Mach RH, Chen DL (2015) Imaging pulmonary inducible nitric oxide synthase expression with PET. J Nucl Med 56(1):76–81. https://doi.org/10.2967/jnumed.114.146381.

Hwang HJ, Hoffman EA, Lee CH, Goo JM, Levin DL, Kauczor HU, Seo JB (2017) The role of dual-energy computed tomography in the assessment of pulmonary function. Eur J Radiol 86:320–334. https://doi.org/10.1016/j.ejrad.2016.11.010.

Jung JW, Kwon JW, Kim TW, Lee SH, Kim KM, Kang HR, Park HW, Lee CH, Goo JM, Min KU, Cho SH (2013) New insight into the assessment of asthma using xenon ventilation computed tomography. Ann Allergy Asthma Immunol 111(2):90–95. e92. https://doi.org/10.1016/j.anai.2013.04.019.

Kaireit TF, Gutberlet M, Voskrebenzev A, Freise J, Welte T, Hohlfeld JM, Wacker F, Vogel-Claussen J (2018) Comparison of quantitative regional ventilation-weighted fourier decomposition MRI with dynamic fluorinated gas washout MRI and lung function testing in COPD patients. J Magn Reson Imaging 47(6):1534–1541. https://doi.org/10.1002/jmri.25902.

Kasahara K, Shiba K, Ozawa T, Okuda K, Adachi M (2002) Correlation between the bronchial subepithelial layer and whole airway wall thickness in patients with asthma. Thorax 57(3):242–246.

Kim WW, Lee CH, Goo JM, Park SJ, Kim JH, Park EA, Cho SH (2012) Xenon-enhanced dual-energy CT of patients with asthma: dynamic ventilation changes after methacholine and salbutamol inhalation. AJR Am J Roentgenol 199(5):975–981. https://doi.org/10.2214/ajr.11.7624.

Kirby M, Heydarian M, Svenningsen S, Wheatley A, McCormack DG, Etemad-Rezai R, Parraga G (2012) Hyperpolarized 3He magnetic resonance functional imaging semiautomated segmentation. Acad Radiol 19(2):141–152. https://doi.org/10.1016/j.acra.2011.10.007.

Kirby M, Ohtani K, Lopez Lisbona RM, Lee AM, Zhang W, Lane P, Varfolomeva N, Hui L, Ionescu D, Coxson HO, MacAulay C, FitzGerald JM, Lam S (2015) Bronchial thermoplasty in asthma: 2-year follow-up using optical coherence tomography. Eur Respir J 46(3):859–862. https://doi.org/10.1183/09031936.00016815.

Ko JP, Brandman S, Stember J, Naidich DP (2012) Dual-energy computed tomography: concepts, performance, and thoracic applications. J Thorac Imaging 27(1):7–22. https://doi.org/10.1097/RTI.0b013e31823fe0e9.

Kong X, Sheng HX, Lu GM, Meinel FG, Dyer KT, Schoepf UJ, Zhang LJ (2014) Xenon-enhanced dual-energy CT lung ventilation imaging: techniques and clinical applications. AJR Am J Roentgenol 202(2):309–317. https://doi.org/10.2214/ajr.13.11191.

Kruger SJ, Niles DJ, Dardzinski B, Harman A, Jarjour NN, Ruddy M, Nagle SK, Francois CJ, Sorkness RL, Burton RM, Munoz del Rio A, Fain SB (2014) Hyperpolarized Helium-3 MRI of exercise-induced bronchoconstriction during challenge and therapy. J Magn Reson Imaging 39(5):1230–1237. https://doi.org/10.1002/jmri.24272.

Kurashima K, Kanauchi T, Hoshi T, Takaku Y, Ishiguro T, Takayanagi N, Ubukata M, Sugita Y (2008) Effect of early versus late intervention with inhaled corticosteroids on airway wall thickness in patients with asthma. Respirology (Carlton, Vic) 13(7):1008–1013. https://doi.org/10.1111/j.1440-1843.2008.01384.x.

de Lange EE, Altes TA, Patrie JT, Gaare JD, Knake JJ, Mugler JP 3rd, Platts-Mills TA (2006) Evaluation of asthma with hyperpolarized helium-3 MRI: correlation with clinical severity and spirometry. Chest 130(4):1055–1062. https://doi.org/10.1378/chest.130.4.1055.

de Lange EE, Altes TA, Patrie JT, Parmar J, Brookeman JR, Mugler JP 3rd, Platts-Mills TA (2007) The variability of regional airflow obstruction within the lungs of patients with asthma: assessment with hyperpolarized helium-3 magnetic resonance imaging. J Allergy Clin Immunol 119(5):1072–1078. https://doi.org/10.1016/j.jaci.2006.12.659.

de Lange EE, Altes TA, Patrie JT, Battiston JJ, Juersivich AP, Mugler JP 3rd, Platts-Mills TA (2009) Changes in regional airflow obstruction over time in the lungs of patients with asthma: evaluation with 3He MR imaging. Radiology 250(2):567–575. https://doi.org/10.1148/radiol.2502080188.

Lee YM, Park JS, Hwang JH, Park SW, Uh ST, Kim YH, Park CS (2004) High-resolution CT findings in patients with near-fatal asthma: comparison of patients with mild-to-severe asthma and normal control subjects and changes in airway abnormalities following steroid treatment. Chest 126(6):1840–1848. https://doi.org/10.1378/chest.126.6.1840.

Little SA, Sproule MW, Cowan MD, Macleod KJ, Robertson M, Love JG, Chalmers GW, McSharry CP, Thomson NC (2002) High resolution computed tomographic assessment of airway wall thickness in chronic asthma: reproducibility and relationship with lung function and severity. Thorax 57(3):247–253.

Lu GM, Zhao Y, Zhang LJ, Schoepf UJ (2012) Dual-energy CT of the lung. AJR 199:S40.

Mayo JR (1994) Magnetic resonance imaging of the chest. Where we stand. Radiol Clin N Am 32(4):795–809.

Mitsunobu F, Mifune T, Ashida K, Hosaki Y, Tsugeno H, Okamoto M, Harada S, Takata S, Tanizaki Y (2001) Influence of age and disease severity on high resolution CT lung densitometry in asthma. Thorax 56(11):851–856.

Newman KB, Lynch DA, Newman LS, Ellegood D, Newell JD Jr (1994) Quantitative computed tomography detects air trapping due to asthma. Chest 106(1):105–109.

Niimi A, Matsumoto H, Amitani R, Nakano Y, Mishima M, Minakuchi M, Nishimura K, Itoh H, Izumi T (2000) Airway wall thickness in asthma assessed by computed tomography. Relation to clinical indices. Am J Respir Crit Care Med 162(4 Pt 1):1518–1523. https://doi.org/10.1164/ajrccm.162.4.9909044.

Niimi A, Matsumoto H, Takemura M, Ueda T, Chin K, Mishima M (2003) Relationship of airway wall thickness to airway sensitivity and airway reactivity in asthma. Am J Respir Crit Care Med 168(8):983–988. https://doi.org/10.1164/rccm.200211-1268OC.

Niimi A, Matsumoto H, Amitani R, Nakano Y, Sakai H, Takemura M, Ueda T, Chin K, Itoh H, Ingenito EP, Mishima M (2004) Effect of short-term treatment with inhaled corticosteroid on airway wall thickening in asthma. Am J Med 116(11):725–731. https://doi.org/10.1016/j.amjmed.2003.11.026.

Niles DJ, Kruger SJ, Dardzinski BJ, Harman A, Jarjour NN, Ruddy M, Nagle SK, Francois CJ, Fain SB (2013) Exercise-induced bronchoconstriction: reproducibility of hyperpolarized 3He MR imaging. Radiology 266(2):618–625. https://doi.org/10.1148/radiol.12111973.

Ohno Y, Koyama H, Matsumoto K, Onishi Y, Nogami M, Takenaka D, Matsumoto S, Sugimura K (2011) Oxygen-enhanced MRI vs. quantitatively assessed thin-section CT: pulmonary functional loss assessment and clinical stage classification of asthmatics. Eur J Radiol 77(1):85–91. https://doi.org/10.1016/j.ejrad.2009.06.027.

Ohno Y, Nishio M, Koyama H, Seki S, Yoshikawa T, Matsumoto S, Obara M, van Cauteren M, Sugimura K (2014) Asthma: comparison of dynamic oxygen-enhanced MR imaging and quantitative thin-section CT for evaluation of clinical treatment. Radiology 273(3):907–916. https://doi.org/10.1148/ radiol.14132660.

Okazawa M, Muller N, McNamara AE, Child S, Verburgt L, Pare PD (1996) Human airway narrowing measured using high resolution computed tomography. Am J Respir Crit Care Med 154(5):1557–1562. https://doi.org/10.1164/ajrccm.154.5.8912780.

Park EA, Goo JM, Park SJ, Lee HJ, Lee CH, Park CM, Yoo CG, Kim JH (2010) Chronic obstructive pulmonary disease: quantitative and visual ventilation pattern analysis at xenon ventilation CT performed by using a dual-energy technique. Radiology 256(3):985–997. https://doi.org/10.1148/radiol.10091502.

Park SJ, Lee CH, Goo JM, Kim JH, Park EA, Jung JW, Park HW, Cho SH (2012) Quantitative analysis of dynamic airway changes after methacholine and salbutamol inhalation on xenon-enhanced chest CT. Eur Radiol 22(11):2441–2450. https://doi.org/10.1007/s00330-012-2516-0.

Park HW, Jung JW, Kim KM, Kim TW, Lee SH, Lee CH, Goo JM, Min KU, Cho SH (2014) Xenon ventilation computed tomography and the management of asthma in the elderly. Respirology (Carlton, Vic) 19(3):389–395. https://doi.org/10.1111/resp.12242.

Remy-Jardin M, Faivre JB, Pontana F, Molinari F, Tacelli N, Remy J (2014) Thoracic applications of dual energy. Semin Respir Crit Care Med 35(1):64–73. https://doi.org/10.1055/s-0033-1363452.

Sa RC, Cronin MV, Henderson AC, Holverda S, Theilmann RJ, Arai TJ, Dubowitz DJ, Hopkins SR, Buxton RB, Prisk GK (2010) Vertical distribution of specific ventilation in normal supine humans measured by oxygen-enhanced proton MRI. J Appl Physiol (Bethesda, Md : 1985) 109(6):1950–1959. https://doi.org/10.1152/japplphysiol.00220.2010.

Sa RC, Asadi AK, Theilmann RJ, Hopkins SR, Prisk GK, Darquenne C (2014) Validating the distribution of specific ventilation in healthy humans measured using proton MR imaging. J Appl Physiol (Bethesda, Md : 1985) 116(8):1048–1056. https://doi.org/10.1152/japplphysiol.00982.2013.

Samee S, Altes T, Powers P, de Lange EE, Knight-Scott J, Rakes G, Mugler JP 3rd, Ciambotti JM, Alford BA, Brookeman JR, Platts-Mills TA (2003) Imaging the lungs in asthmatic patients by using hyperpolarized helium-3 magnetic resonance: assessment of response to methacholine and exercise challenge. J Allergy Clin Immunol 111(6):1205–1211.

Schuster DP (2007) The opportunities and challenges of developing imaging biomarkers to study lung function and disease. Am J Respir Crit Care Med 176(3):224–230. https://doi.org/10.1164/rccm.200703-462PP.

Scoggin CH, Sahn SA, Petty TL (1977) Status asthmaticus. A nine-year experience. JAMA 238(11):1158–1162.

Shea DA, Morgan D (2010) The helium-3 shortage: Supply, demand, and options for congress. Congressional Research Service, Library of Congress.

Siddiqui S, Gupta S, Cruse G, Haldar P, Entwisle J, McDonald S, Whithers PJ, Hainsworth SV, Coxson HO, Brightling C (2009) Airway wall geometry in asthma and nonasthmatic eosinophilic bronchitis. Allergy 64(6):951–958. https://doi.org/10.1111/j.1398-9995.2009.01951.x.

Simon BA, Kaczka DW, Bankier AA, Parraga G (2012) What can computed tomography and magnetic resonance imaging tell us about ventilation? J Appl Physiol (Bethesda, MD: 1985) 113(4):647–657. https://doi.org/10.1152/japplphysiol.00353.2012.

Svenningsen S, Kirby M, Starr D, Leary D, Wheatley A, Maksym GN, McCormack DG, Parraga G (2013) Hyperpolarized (3) He and (129) Xe MRI: differences in asthma before bronchodilation. J Magn Reson Imaging 38(6):1521–1530. https://doi.org/10.1002/jmri.24111.

Svenningsen S, Guo F, Kirby M, Choy S, Wheatley A, McCormack DG, Parraga G (2014a) Pulmonary functional magnetic resonance imaging: asthma temporal-spatial maps. Acad Radiol 21(11):1402–1410. https://doi.org/10.1016/j.acra.2014.08.002.

Svenningsen S, Kirby M, Starr D, Coxson HO, Paterson NA, McCormack DG, Parraga G (2014b) What are ventilation defects in asthma? Thorax 69(1):63–71. https://doi.org/10.1136/thoraxjnl-2013-203711.

Svenningsen S, Nair P, Guo F, McCormack DG, Parraga G (2016) Is ventilation heterogeneity related to asthma control? Eur Respir J 48(2):370–379. https://doi.org/10.1183/13993003.00393-2016.

Tajik JK, Chon D, Won C, Tran BQ, Hoffman EA (2002) Subsecond multisection CT of regional pulmonary ventilation. Acad Radiol 9(2):130–146.

Takahashi N, Ishibashi Y, Murakami Y, Shimizu H, Ohta Y, Asanuma T, Katoh H, Sano K, Shimada T (2000) Beneficial effect of combination therapy with ozagrel and pranlukast in exercise-induced asthma demonstrated by krypton-81 m ventilation scintigraphy--a case report. Ann Acad Med Singap 29(6):766–769.

Taylor IK, Hill AA, Hayes M, Rhodes CG, O'Shaughnessy KM, O'Connor BJ, Jones HA, Hughes JM, Jones T, Pride NB, Fuller RW (1996) Imaging allergen-invoked airway inflammation in atopic asthma with [18F]-fluorodeoxyglucose and positron emission tomography. Lancet (London, England) 347(9006):937–940.

Teague WG, Tustison NJ, Altes TA (2014) Ventilation heterogeneity in asthma. J Asthma 51(7):677–684. https://doi.org/10.3109/02770903.2014.914535.

Tgavalekos NT, Venegas JG, Suki B, Lutchen KR (2003) Relation between structure, function, and imaging in a three-dimensional model of the lung. Ann Biomed Eng 31(4):363–373.

Tgavalekos NT, Tawhai M, Harris RS, Musch G, Vidal-Melo M, Venegas JG, Lutchen KR (2005) Identifying airways responsible for heterogeneous ventilation and mechanical dysfunction in asthma: an image functional modeling approach. J Appl Physiol (Bethesda, Md : 1985) 99(6):2388–2397. https://doi.org/10.1152/japplphysiol.00391.2005.

Tgavalekos NT, Musch G, Harris RS, Vidal Melo MF, Winkler T, Schroeder T, Callahan R, Lutchen KR, Venegas JG (2007) Relationship between airway narrowing, patchy ventilation and lung mechanics in asthmatics. Eur Respir J 29(6):1174–1181. https://doi.org/10.1183/09031936.00113606.

Thomen RP, Sheshadri A, Quirk JD, Kozlowski J, Ellison HD, Szczesniak RD, Castro M, Woods JC (2015) Regional ventilation changes in severe asthma after bronchial thermoplasty with (3)He MR imaging and CT. Radiology 274(1):250–259. https://doi.org/10.1148/radiol.14140080.

Trivedi A, Hall C, Hoffman EA, Woods JC, Gierada DS, Castro M (2017) Using imaging as a biomarker for asthma. J Allergy Clin Immunol 139(1):1–10. https://doi.org/10.1016/j.jaci.2016.11.009.

Tschirren J, Hoffman EA, McLennan G, Sonka M (2005) Intrathoracic airway trees: segmentation and airway morphology analysis from low-dose CT scans. IEEE Trans Med Imaging 24(12):1529–1539.

Tunon-de-Lara JM, Laurent F, Giraud V, Perez T, Aguilaniu B, Meziane H, Basset-Merle A, Chanez P (2007) Air trapping in mild and moderate asthma: effect of inhaled corticosteroids. J Allergy Clin Immunol 119(3):583–590. https://doi.org/10.1016/j.jaci.2006.11.005.

Tzeng YS, Lutchen K, Albert M (2009) The difference in ventilation heterogeneity between asthmatic and healthy subjects quantified using hyperpolarized 3He MRI. J Appl Physiol (Bethesda, Md : 1985) 106(3):813–822. https://doi.org/10.1152/japplphysiol.01133.2007.

Ueda T, Niimi A, Matsumoto H, Takemura M, Hirai T, Yamaguchi M, Matsuoka H, Jinnai M, Muro S, Chin K, Mishima M (2006) Role of small airways in asthma: investigation using high-resolution computed tomography. J Allergy Clin Immunol 118(5):1019–1025.

Venegas JG, Schroeder T, Harris S, Winkler RT, Melo MF (2005a) The distribution of ventilation during bronchoconstriction is patchy and bimodal: a PET imaging study. Respir Physiol Neurobiol 148(1–2):57–64. https://doi.org/10.1016/j.resp.2005.05.023.

Venegas JG, Winkler T, Musch G, Vidal Melo MF, Layfield D, Tgavalekos N, Fischman AJ, Callahan RJ, Bellani G, Harris RS (2005b) Self-organized patchiness in asthma as a prelude to catastrophic shifts. Nature 434(7034):777–782. https://doi.org/10.1038/nature03490.

Washko GR, Parraga G, Coxson HO (2012) Quantitative pulmonary imaging using computed tomography and magnetic resonance imaging. Respirology (Carlton, Vic) 17(3):432–444. https://doi.org/10.1111/j.1440-1843.2011.02117.x.

White CS, Cole RP, Lubetsky HW, Austin JH (1991) Acute asthma. Admission chest radiography in hospitalized adult patients. Chest 100(1):14–16.

Williamson JP, McLaughlin RA, Noffsinger WJ, James AL, Baker VA, Curatolo A, Armstrong JJ, Regli A, Shepherd KL, Marks GB, Sampson DD, Hillman DR, Eastwood PR (2011) Elastic properties of the central airways in obstructive lung diseases measured using anatomical optical coherence tomography. Am J Respir Crit Care Med 183(5):612–619. https://doi.org/10.1164/rccm.201002-0178OC.

Wolf AP, Fowler JS (1995) Positron emission tomography. Biomedical research and clinical application. Neuroimaging Clin N Am 5(1):87–101.

Zeidler MR, Kleerup EC, Goldin JG, Kim HJ, Truong DA, Simmons MD, Sayre JW, Liu W, Elashoff R, Tashkin DP (2006) Montelukast improves regional air-trapping due to small airways obstruction in asthma. Eur Respir J 27(2):307–315. https://doi.org/10.1183/09031936.06.00005605.

第十章
肺囊性纤维化的功能评估

马克·O. 维尔普茨

(Mark O. Wielpütz)

摘 要

囊性纤维化（cystic fibrosis，CF）是白种人中最常见的早期致命性遗传病。上皮细胞离子运输缺陷导致气道产生高度黏稠的分泌物，这是出生后形成慢性炎症的基础。大多数西方国家实施新生儿筛查，以便在亚临床阶段进行早期治疗。当使用肺活量测定的肺功能正常时，影像学在疾病监测中发挥出越来越重要的作用。最初，评分系统被用于量化囊性纤维化的肺部异质性结构变化，现在基于肺部病理生理学的功能技术对其进行了补充。使用CT和MRI的功能技术可以细分为非对比剂技术和对比剂依赖技术。前者应用肺信号的生理变化来计算肺通气和灌注图像。后者利用外源性可注射和挥发性对比剂来诱导与肺功能相关的信号变化。一些功能技术，如配准吸气－呼气CT和4D灌注MRI已被证明具有临床意义和稳定性，并正在发展成为疾病活动无创监测的成像终点。早期的小样本前瞻性临床试验中记录了肺功能稳定时这些技术对疾病进展及治疗疗效检测的灵敏性。

1 简介

囊性纤维化是白人中最常见的早发致死性遗传病，呈常染色体隐性遗传模式（Mall and Hartl，2014；Kerem et al.，1989）。上皮氯离子通道囊性纤维化跨膜传导调节因子（CFTR）的缺陷，导致气道、汗腺和胃肠腺体的电解质失衡及随后的液体稳态失调，从而使这些腺体产生高度黏稠的分泌物（Mall and Boucher，2014；Mall，2008）。除了腹部表现外，肺部疾病的发病率和死亡率主导了疾病的进程，需要加强医疗关注（Mall and Boucher，2006；Dodge et al.，2007；Kerem et al.，1992）。具体而言，整个气管支气管树的黏液栓会阻碍气体的进出，且程度不同，为反复感染和气道及肺实质的慢性炎症奠定了基础（Mall and Hartl，2014）。

以下两项重大进展改善了患者的情况，同时也增加了对肺疾病进程成像的需求。首先，常规护理的大幅改进使得西方国家的囊性纤维化患者寿命延长至50岁甚至50岁以上（Dodge et al.，2007；Stern et al.，2008）。重要的是，最近一种全新的药物被引入医学领域，这种药物可以修复CFTR的残余活性，并在某些CFTR基因型中恢复接近正常的通道传导（Davies et al.，2013；Graeber et al.，2015；Ratjen et al.，2017）。其次，大多数西方国家将筛查计划纳入新生儿常规筛查的一部分，旨在通过尽早开始治疗来预防或至少延缓不可逆的肺损伤（Sommerburg et al.，2010，2015；Mall et al.，2016；Ramsey et al.，2012）。因此，囊性纤维化患者需要医疗关注的寿命范围在两个方向上都得到了延长，既涵盖了婴儿期，又延伸到老年期。由于护理的改进，许多囊性纤维化患者目前在更长的时间内保持正常的FEV_1。结合婴儿期的早期诊断，这意味着肺功能检测（如以往几十年中那样）不再是疾病活动和疗效的充分标志（Kerem et al.，1992），成像用于评估无症状婴儿和肺功能保存良好的成人的疾病严重程度变得越来越重要。

气道阻塞通过缺氧性肺血管收缩（hypoxic pulmonary vasoconstriction，HPV）的机制导致血管收缩（Euler-Liljestrand反射）（Hopkins et al.，2012）。局部气道梗阻（所谓"空气潴留"）主要阻塞空气流出，伴有局部的过度充气，局部血容量的减少引起了明显的肺组织成分变化，横断面成像可以捕捉到这一点。通过呼吸动作以及气体或对比剂增强采集到相关图像。因此，除了直接通气显像外，缺氧性肺血管收缩是气道疾病灌注显像的最重要依据，因为灌注显像可以作为通气显像的一面"镜子"。

另外，关于囊性纤维化值得关注的一个重要方面是患者常因急性肺部感染而致临床状况的突然恶化。许多研究将其作为模型来检测影像技术对治疗引起的变化的灵敏度。囊性纤维化患者每年都可能发生几次肺部病情恶化，并因此导致疾病快速进展，但关于囊性纤维化相关性肺部感染的定义并没有很确切，但是我们可以从以前的研究中总结出来。主要标准为痰液改变（数量、颜色）、咯血（新发/量增多）、新发/加重的呼吸困难、发热、不适、疲劳或嗜睡，肺功能较先前记录值下降10%或以上，影像学提示肺部感染的改变（肺实变）（Rosenfeld et al.，2012；Fuchs et al.，1994）。

本章旨在阐述 CT 和 MRI 中用于囊性纤维化患者的最重要的功能成像技术。现有的多种功能性技术，总体而言，可分为两类：一类是需要使用外源性对比剂（吸入式、注射式）来产生代表肺功能信号的技术；另一类则是通过精心设计的采集和后处理技术，直接从生理性的呼吸和心动周期中推断出此类信号的技术。其中一些技术已经越过了可行性研究领域，进入了病理生理学和临床研究，有时甚至进入了常规的患者护理诊疗流程。对于 CT 而言，这显然是指吸气－呼气配对 CT。对于 MRI 而言，对比增强灌注 MRI 和超极化惰性气体 MRI 是最稳定并被广泛应用的技术。阅读本章后，读者应该认识到，除了高分辨率的结构成像，囊性纤维化还特别受益于临床常规和研究中的功能成像技术。读者如想了解侧重结构成像方面的囊性纤维化综述，也可以参考其他专著和书籍（Wielpütz et al.，2016；Nagle et al.，2017）。

2 CT

本章讨论的 CT 技术大多不依赖对比剂。到目前为止，碘灌注 CT 和氙增强 CT 的双能量技术还没有被广泛应用于肺囊性纤维化的功能评估。

2.1 气道变化的量化

2.1.1 评分

在过去的 10 年中，一些作者建议限制扫描层数以降低辐射暴露，特别是对于患有囊性纤维化的幼儿（Sly et al.，2009；O'connor et al.，2010）。然而，重建层厚 ≤ 1.5 mm 的多层螺旋 CT 对形态变化的灵敏度最高。此外，基于软件的气道、血管和肺叶的分割后处理依赖于高体积分辨率。因此，尽管尚无有效的临床指南，但在功能评估方面，应优先采用各向同性螺旋 CT 而不是增量 CT（Kauczor et al.，2011；Mott et al.，2013）。这些数据集不仅可以对随访检查、多平面重构和最大密度投影（maximum intensity projections，MIP）进行准确对比，以更好地识别气道改变，而且还可以使用先进的软件工具对数据进行专门的后处理（Kauczor et al.，2011；Wielpütz et al.，2013b，2016）。

评分系统里关于结构变化的主要指标有气道壁增厚、支气管扩张、黏液阻塞、实变以及马赛克征、空气潴留和肺气肿（Hansell et al.，2008）。X线、CT 和 MRI 的评分系统试图以不同的方式捕捉这些变化，这些变化在囊性纤维化患者之间及其单个肺中分布不均，并具有数值，这些数值代表病变数量的异常以及病灶位置。对肺囊性纤维化的不同气道和实质病理进行数值评估，以量化肺囊性纤维化异常的区域和程度，这些数值（总分、综合评分）越高，患者的肺部受到的影响就越严重。为了使这些评分系统具有预后价值，通常需要肺功能检查进行交叉验证，肺功能检查仍然是囊性纤维化的主要预后指标，本章稍后将对此进行讨论。一些病变（如气道壁增厚、黏液阻塞、实变或空气潴留）被认为是潜在可逆的，因为通过适当的治疗、黏液迁移及炎症好转后，这些病变会发生相应的变化。其他表现如支气管扩张（广泛）或肺气肿、肺叶破坏和支气管动脉扩张则被认为是不可逆肺损伤和功能丧失（表 10.1）。

表 10.1　囊性纤维化的影像特征

潜在可逆	不可逆
黏液阻塞	支气管扩张
气道壁增厚	肺气肿
实变	支气管动脉扩张
马赛克征	小叶破坏
空气潴留	

可视化评分系统已从最初的胸部 X 线（如 Chrispin-Norman 评分、Brasfield 评分、Wisconsin 评分）（Chrispin and Norman，1974；Brasfield et al.，1979；Weatherly et al.，1993；Benden et al.，2005）发展到 CT（如 Bhalla 评分、Helbich 评分、Brody 评分）（Bhalla et al.，1991；Helbich et al.，1999；Brody et al.，2005a），再到最近的 MRI（Eichinger 评分）（Eichinger et al.，2012）。这些评分可以进行半定量的统计评估，有助于随访和治疗监测。一种更先进的方法是把选定的 CT 图像分成多个方格，每个方格与肺病理

——对应，从而形成对疾病严重程度的半自动评分（PRAGMA-CF 系统）（Rosenow et al.，2015）。与 X 线胸片相比，CT 与肺功能检查的结果相关性更高，这表明横断面成像提供了更精确的分级（Demirkazik et al.，2001）。而使用评分的主要发现是，CT 评分被证明在发现轻微的疾病进展方面优于肺功能检查（De Jong et al.，2006；Brody et al.，2005b）。显然，囊性纤维化的异常在不同患者和同一患者不同部位的分布非常不均匀，从而导致的肺活量测定异常（主要是预测 FEV_1%），因此 CT 评分仅反映疾病严重的总体程度。功能相对正常的肺组织可代偿病变受损的肺组织，导致病变容易被忽视直至肺发生更严重的损伤。这是使用断层成像来分级囊性纤维化疾病活动度的基础，也是影像学与肺活量学相关研究的主要收获。

2.1.2 基于软件的量化评估的初始步骤

因为可视化评分有些烦琐，并且受制于阅片者间和阅片者主观差异的影响（Terheggen-Lagro et al.，2003；Brody et al.，2006；Eichinger et al.，2012），似乎需要一种全自动计算方法，以更精确、可重复和客观地定量分析图像信息（Kauczor et al.，2011；Wielpütz et al.，2016）。作为一种软件支持的评分形式，现已开发出 PRAGMA-CF 系统，该系统在断层图像上使用网格覆盖分块，以便为气道变化的定位和量化提供基础（Rosenow et al.，2015）。通过生成非增强薄层 CT 数据集和基于肺叶的定量后处理直接量化气道变化（图 10.1）。成像生物标志物，如壁厚或气道直径、空气潴留和肺气肿（Wielpütz et al.，2013b，c）可以被推算出来，但为了避免用户间相互影响和产生偏倚，大量的自动化是必要的（Wielpütz et al.，2013b）。

成像数据的量化过程包括几个步骤，而各向同性 HRCT 是一个先决条件。首先，需要所谓的分割，这基本上意味着解剖结构被尽可能精确地识别和标注（图 10.1）。在某些情况下，为了将来自同一患者的多个 CT 数据集从空间上对齐到同一解剖框架，常会直接比较涉及相同解剖位置的体素信息，还会采用配准过程，如吸气和呼气 CT 或纵向研究（Weinheimer et al.，2018）（图 10.2）。基于人工智能的算法可能有助于这些过程，作者建议针对这个复杂的问题参考其他的独立文献。这些计算步骤的目的是从图像中分离连贯的肺解剖，以便对大小、形态、密度和推断变量（如密度直方图的峰度等）进行定量测量。对于气道管腔的分析，需要确定气道壁的相关情况。为此，要计算出一条中心线，该中心线必须精确地穿过已分割的气道管腔的中心（图 10.1）。随后以这些中心线为依据获得垂直于气道的横断位图和沿着气道走行的气道冠状位图。这些密度剖面是检测气道壁的基础，其边缘传统上采用半高全宽法或通过现代的无参数积分基础方法（pfIBM）来确定（Weinheimer et al.，2008，2009，2011，2017）。Weinheimer 等的研究证明，使用先进的算法可以测量直径小于 2 mm 的气道，可接受误差率约在 5% 内（Weinheimer et al.，2008，2009）。当气道的内外壁边缘从图像数据中提取出来后，可以得出定量的气道度量。关于气道的定量测量已有大量文献，通常使用重叠但大多不同的变量，如气道壁厚、气道直径、气道腔面积或腔内直径、相对壁厚、壁密度等。这些测量可以按气道生成分开进行，这不可避免地导致对气道树进行多次测量，使得测量数值与临床数据、疾病严重程度或治疗效果的相关性变得相当复杂。一些研究人员建议使用所谓的 Pi10，通常意味着气道壁厚度在几个级别的气道中取平均值，并将其标准化为"虚拟"直径为 10 毫米的气道（Grydeland et al.，2009），但其在囊性纤维化中使用较少。以类似的方式将肺叶从分割出的肺部图像中分离出来（图 10.2）。添加肺叶信息可能会增强定量气道度量的价值，因为这可以更好地实现区域性的过程区分，并与肺实质进行相关分析（见下文）（Konietzke et al.，2018）。

气道尺寸的量化有一定的局限性，部分与空气潴留的量化重叠。这些局限性可以分为 CT 采集和重建技术、患者自身的差异和软件间的差异。显然，只有在临床 CT 扫描图像上可见的气道才可以通过常规的后处理进行量化。所获得的 CT 分辨率对于气道测量的精度至关重要（Zach et al.，2012），选择合适的肺视野和层厚明显影响肺重建效果。对于现代 CT 扫描仪，使用相同的扫描仪，辐射剂量和迭代重建对气道定量指标的影响极小（Mets et al.，2012；Leutz-Schmidt et al.，2017）。另外，不同扫描仪型号和厂家之间的差异是显著的，特别是对于肺气肿和空气潴留分析所需的肺密度测量（Zach et al.，2012）。这一点非常重要，因为每个机构都使用自己的扫描方案，随访时同一患者使用不同的扫描仪器，这不利于定量指标的严格标准化和可重复性（Kuo et al., 2016）。目前，建议使用相同的扫描仪和方案进行个体内和个体间的比较（Kauczor et al., 2011）。

为了减少呼吸力度和充气程度的影响，Robinson 等建议使用实时肺活量测定，以便在最佳充气水平触发扫描（Robinson et al., 2001，2003；Salamon et al., 2017）。值得注意的是，使用专用的 MRI 兼容肺活量计，也可以触发 MRI 扫描（Eichinger et al., 2007；Tetzlaff et al., 2008；Ciet et al., 2014）。另一种方法是将气道指标与肺容量标准化，从而考虑到吸气深度的细微差异。然而，标准化也可能减少实际疾病的影响，从而抵消量化疾病严重程度的意图，因为不同的疾病严重程度可能会改变肺活量和过度通气。

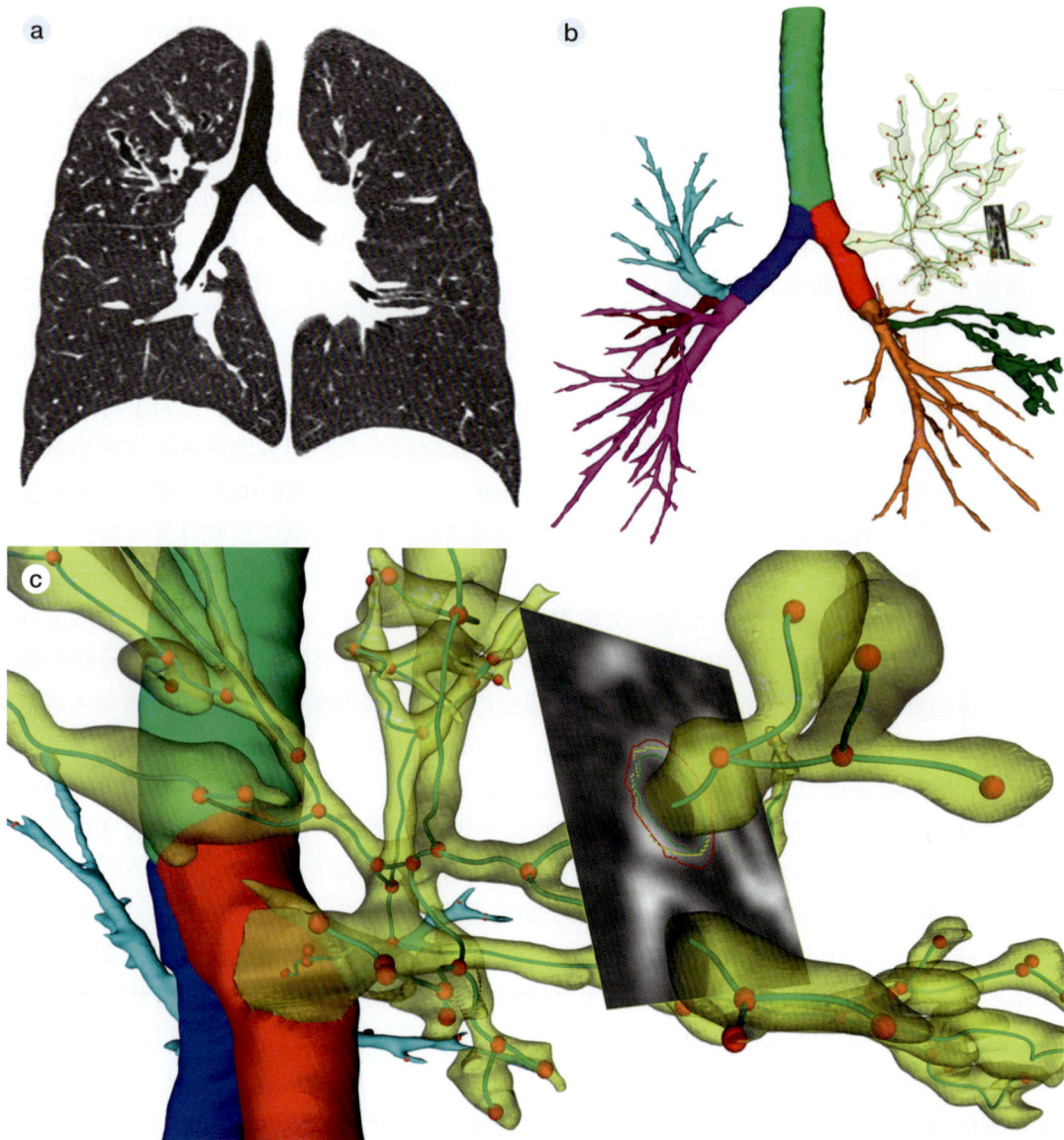

图 10.1　气道分割。（a）一名轻微疾病的学龄期囊性纤维化患者的冠状位 CT，注意右上叶支气管扩张；（b）气道通过基于体素密度的区域生长算法进行分割，从气管腔内自动检测的起点延伸。分割成功后，通常涵盖了从气道树到第 8～10 级气道，气道树被骨架化，并计算出一条中心线，这条线精确地运行在气道腔的中心，代表气道轴线，（c）放大图显示每个气道段中心线的走向，分支点是分叉出下一级气道的位置，被突出显示，二次重建可生成一个垂直于中心线的像面，这为气道壁几何形状的检测和测量提供了基础。分段的气道壁外周和内周分别用红色和绿色表示。可见葡萄状支气管扩张气道段（此图由海德堡大学 O. Weinheimer 和斯坦福大学的 Terry E. Robinson 提供）

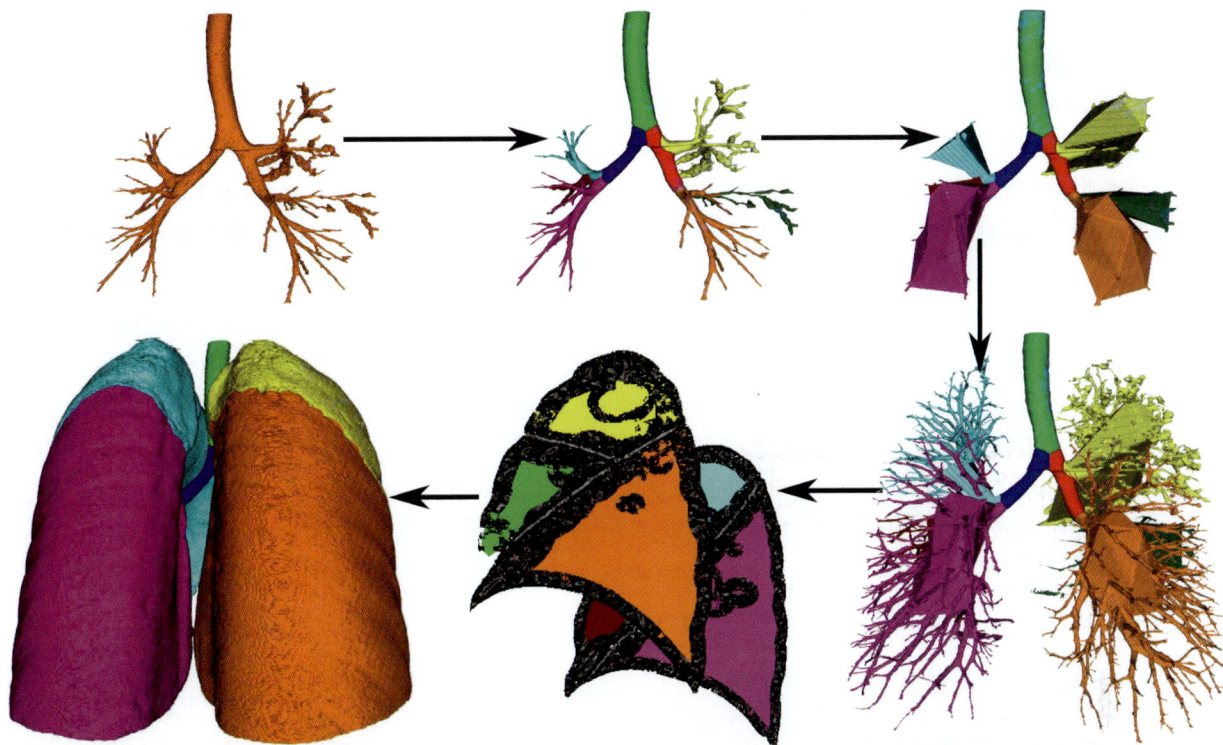

图 10.2　肺叶分割。在分割气管支气管树后，对每个叶支气管进行标注，并对随后的段和亚段气道进行标记。然后，根据亚段气道形成轮廓。在迭代过程中，每个叶的脉管系统被分割并随后添加到肺主体中。通过周围的脉管系统检测到叶间裂，并将其添加到肺叶信息中。通过分水岭变化算法，最终完成肺叶分割（此图经许可引自 Konietzke et al. PLoS One 2018 13(4)：e0194557）

为了校准 CT 扫描仪，Robinson 等和其他研究人员用已知精确尺寸的模拟气道进行了仿真测量。这种仿真的扫描可以作为定量软件测量的标准（Robinson et al.，2009）。Guo 等设计了一个小尺寸的模体，它可以对每个患者进行扫描，它包含校准到特定直径、厚度和密度的导管和海绵，作为后处理（个人交流）的内部标准。这些步骤需要标准化定量 CT——类似于实验医学中的质控——以获得成像生物标志物，以证实预后和治疗决策。值得注意的是，RSNA "QIBA" 倡议作为一个国际联盟正在为此共同努力（Sieren et al.，2016；Chen-Mayer et al.，2017）。最后，需要指出的是，如果没有算法的标准化，量化相同参数的软件之间的差异是导致测量差异性的主要因素（Lim et al.，2016；Wielpütz et al.，2014a），因此，目前需要使用相同的软件进行定量 CT。

2.1.3　肺纤维化定量气道指标的应用及其与肺功能检查的相关性

量化气道尺寸的算法大多在仿真研究中得到验证（Weinheimer et al.，2008，2017），有的算法通过猪肺的组织学验证（Achenbach et al.，2012）。随后，对于慢性阻塞性肺疾病和哮喘的相关研究要早于囊性纤维化，定量 CT 中气道壁增厚与肺活量测定（Hasegawa et al.，2006；Niimi et al.，2000；Achenbach et al.，2008）以及与患者组织学测量的壁厚度也有相关性（Aysola et al.，2008），进一步增加了将气道指标作为定量且可重复生物标志物的验证基础。在慢性阻塞性肺疾病和哮喘中，糖皮质激素和支气管扩张剂对气道量化尺寸的显著影响也可以被观察到（Niimi et al.，2004；Hasegawa et al.，2009）。

在囊性纤维化中，Montaudon 等使用高斯拉普拉斯（Laplacian of Gaussian）算法对 16 例患者（平均年龄 27.4 岁，年龄范围 21 ～ 44 岁）在有限数量的假定有代表性的气道上，半自动测量支气管壁和管腔面积，发现可视化评分系统和肺活量测定具有良好的相关性（Montaudon et al.，2007a，b）。然而，为了量化全部可见气道树、减少用户间相互影响以提高效率，并避免不同阅片者产生的主观差异，我们需要全自动方法。使用这种自动化方法，Wielpütz 等将囊性纤维化患者的气道分割至第 11 级，并描述了与健康对照组（11 名儿童和 22 名成人）相比，14 名学龄儿童和 23 名成年囊性纤维化患者的气道直径和气道壁在所有级别气道中均显著增加。在成人囊性纤维化患者中，第 5 级气道总气道直径与 FEV% 的相关系数 $r = -0.86$，但在患有囊性纤维化的学龄儿童和健康对照组中总气道直径与 FEV% 则不相关（Wielpütz et al.，2013b）。最近，Kuo 等通过肺动脉直径比较法，将气道划分为支气管正常型和支气管扩张型，后者作为一种内部标准形式（Kuo et al.，2017a），反映了 Fleischner 术语体系的相关内容（Hansell et al.，2008）。该研究显示，与对照组相比，在 ARREST-CF 队列中，对患有囊性纤维化的儿童（平均年龄 2.9 岁，年龄范围 0 ～ 5 岁）的 12 次扫描中，平均气道与动脉比值增加（Kuo et al.，2017b）。然而，这种方法在气道尺寸的计算中引入了另一个潜在变异性的因素，因为血管系统本身可能显示出实质性的个体内部变异性（如充气水平、缺氧血管收缩、水合作用）（Kuo et al.，2017a）。脉管系统的分割本身也受到与气道分割无关的变化的影响。需要记住的是，Fleischner 术语在定义支气管扩张时有些武断，主要用于临床的可视化诊断。另一种方法是使用锥形或支气管扩张指数，这种方法考虑到了正常气道从内到外逐渐减小的口径。Weinheimer 等的研究表明，36 例轻度囊性纤维化学龄儿童的 144 次 CT 扫描中，支气管扩张指数与可视化 Brody 支气管扩张评分（r^2 为 0.25 ～ 0.41）存在中度相关性（Weinheimer et al.，2017）。作为一种新颖的方法，在用于教学或培训等情况时，完全分割的数据集也可以用作 3D 打印的模板，从而从实际患者获得肺模型（Mirza et al.，2018）。

2.2 利用 CT 进行的通气和灌注成像

2.2.1 非对比剂依赖相关技术

2.2.1.1 马赛克征

肺功能变化最常见的征象可能是马赛克征，不需要特定采集技术也能在 CT 上看到这种病变（Stern et al.，1995；Hansell，2001；Hansell et al.，2008）。马赛克征表现为多个边界清晰的异常透亮区与周围磨玻璃影（ground-glass opacity，GGO）形成黑白相间马赛克样图像。通常，次级小叶是这些区域中最小的单位，它可以被认为是肺中最小的功能单位（Webb et al.，1988）。认识到这一点很重要，因为这也与捕捉肺功能变化所需的空间分辨率有关。次级肺小叶的直径为 10 ～ 25 mm（Kauczor and Wielpütz，2018）。值得注意的是，马赛克征和周围磨玻璃影本身也只是临床 CT 分辨率有限的结果，因为 CT 上一个给定的肺的体素单位代表着一个区域内空气、间质（包括肺泡壁、淋巴组织、结缔组织）和血液的混合密度，这些成分中某个成分的改变都将影响整体体素的衰减。然而，马赛克征的特异性是有限的，因为上述成分在病理条件下都可能受到影响，因此马赛克征的出现可能有多种原因（Stern et al.，1995）。马赛克征中的周围磨玻璃影实际上可能代表这个区域的疾病，因为这个区域空气被其他给定体素取代了，如间质性肺炎和纤维化，或者肺出血部分填充了肺泡腔。如果马赛克征是肺功能改变的结果，"黑色"部分实际上代表了该体素内因血液减少和空气含量增加而导致的肺部病变。另外，原发性血管改变如肺栓塞或慢性血栓栓塞性肺动脉高压，继发性血管改变如在有空气潴留的情况下需要与缺氧性肺血管收缩诱导的低灌注伴过度充气相鉴别，以及囊性纤维化也是这种情况，这是本章要讨论的内容。除了过度充气和缺氧性肺血管收缩引起的高透亮影外，囊性纤维化患者中可能存在类似于慢性阻塞性肺疾病的不可逆性肺气肿，需要从功能上与可能的可逆性空气潴留区分开来（Esterly and Oppenheimer，1968；Wielpütz et al.，2013c；Mets et al.，2015）。现在已经开始通过运用屏气采集吸气和呼气相的 CT 来区分这些因素。

2.2.1.2 配准吸气 - 呼气屏气 CT

如上所述的 CT 体素衰减是局部组织的平均值，这是因为 CT 分辨率目前还无法分辨细微肺泡结构。空气部分或全部从肺中排出将会增加体素的密度，使其密度升高（实变）。只要部分空气保留在体素中，它就会（在多数中）显示周围磨玻璃影衰减。可利用这一机制额外采集呼气 CT，然后采集吸气 CT 进行比较。由于局部潴留的空气不能呼出，这种病变区肺组织在呼气 CT 不能像正常肺组织那样密度增高。因此，建议使用非对比剂增强的配准吸气 - 呼气 CT 来鉴别气道疾病引起的马赛克征与其他非气道相关性疾病，如血管疾病或间质性肺疾病（Stern et al.，1995），因此对于囊性纤维化患者，也用这一方案行功能 CT 采集（图 10.3）。对于不能合作的儿童，CT 扫描有时需要镇静，或者即使是自由呼吸的儿童，也需要高螺距模式的扫描仪提供几乎没有伪影的图像。然而，要对不合作的儿童进行配准吸气－呼气扫描，通常需要麻醉、插管和控制通气（Sly et al.，2013），这个原因将此类试验限制在了研究中。马赛克征和空气潴留也是 CT 评分系统（例如，Helbich 评分和 Brody 评分以及 PRADMA-CF 评分系统）的一部分（Helbich et al.，1999；Brody et al.，2005a；Rosenow et al.，2015），尽管 Helbich 评分允许在吸气 CT 上对马赛克征评分。

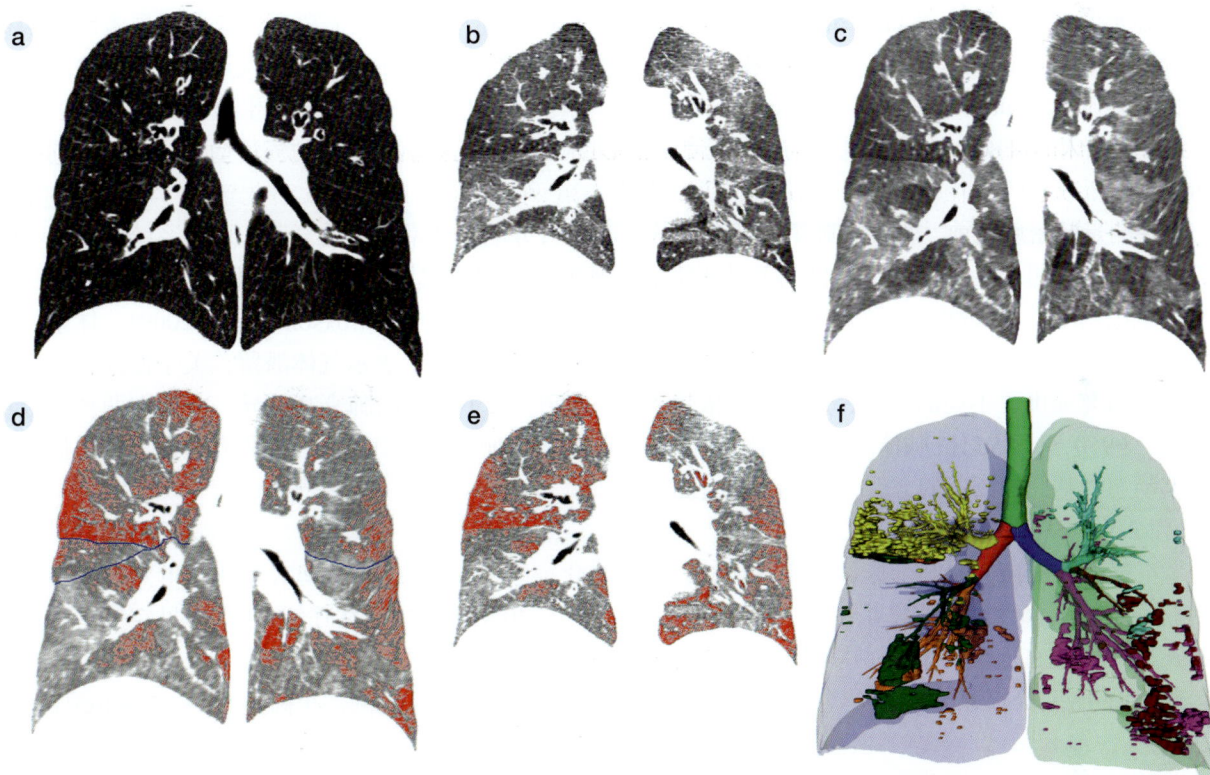

图 10.3　空气潴留定量配准（a）和（b）显示一对来自学龄期囊性纤维化患者的配准吸气－呼气 CT，在冠状位上可以见到相对轻微的病变（c），将呼气像素值变形匹配到吸气数据集的空间框架中，但保留像素密度信息。空气潴留可以通过基于可变阈值的匹配后呼气与吸气像素密度的比较来量化，并显示为匹配后融合图像（d），非匹配后融合图像（e）的呼气相图。叶间裂在（d）中有高亮线显示，在（f）中用于空气潴留体积渲染图像的肺叶分割（此图由海德堡大学 O. Weinheimer、密歇根大学 Craig J. Galbán、密歇根大学 Ann Arbor 和斯坦福大学 Terry E. Robinson 提供）

影响呼气 CT 空气潴留检测的几个因素：

1. 呼气屏气的深度和稳定性（Ley-Zaporozhan et al.，2017；Wielpütz et al.，2014b）　气管后膜的位置被认为是一种方便的可视标记。它向前弯曲代表患者呼气。向后弯时，患者很可能在做一个 Valsalva 动作。Kongstad 等的研究表明，在配准吸气－呼气 CT 扫描采集过程中控制肺活量会产生更大的平均肺密度差异，从而使空气潴留更加明显（Kongstad et al.，2013）。

2. 层厚　推荐使用多层螺旋 CT 薄层扫描。例如，重建层厚 ≤ 1.5 mm，因为厚层扫描会遮盖马赛克征（Kuczor et al.，2011）。但最小密度投影（如层厚 5 ～ 10 mm）有助于马赛克的显示，因为此时气道和血管被抑制，肺实质的衰减可以更清楚地被观察到。同样，定量后处理需要体积数据集。

3. 辐射剂量　肺组织的 CT 值与所使用的剂量设定值有关，这在慢性阻塞性肺疾病肺气肿的研究中得到了很好的验证（Zaporozhan et al.，2006；Yuan et al.，2007；Zach et al.，2012）。然而，先前的研究也表明，低剂量 CT 对空气潴留的检测并非不利因素（Bankier et al.，2007，2008；Kuczor et al.，2011）。因此，我们建议吸气和呼气采集应用相同的曝光和重建参数，可以选择低剂量扫描和迭代重建，特别是在计划进行基于定量软件后处理的情况下。

2.2.2 空气潴留的定量后处理

对于基于软件的肺密度测定中空气潴留的量化（图 10.3），也有类似前文所述的关于气道量化指标方面的条件和限制（见上文）。由 X 射线管、探测器或图像重建算法的设计不同而导致的扫描仪校准错误和供应商间差异也会影响肺密度测量（Coxson，2013）。此外，体重指数或肺体积等个体差异同样会影响肺密度测定（Zach et al.，2012；Coxson，2013）。条件允许的话，也需要考虑成像时患者的吸烟状况（Zach et al.，2012，2016；Jobst et al.，2018）。此外，软件本身显示肺气肿和气道分析算法之间也有很大差异（Wielpütz et al.，2014a；Lim et al.，2016）。尽管上述因素从图像数据生成定量信息的过程中产生的差异相当细微，但它们通常与所报道的肺气肿纵向变化或有临床意义的气道壁指标变化在同一数量级内。

在测量肺密度之前，需要对肺组织及潜在的肺叶进行分割。通常，大的气道和血管系统被排除在肺分割之外，这可能会被较大的软件间差异所影响。密度测量法首次用于量化慢性阻塞性肺疾病肺气肿，根据组织病理学相关性定义了 −950 Hu 的阈值（Gevenois et al.，1996；Coxson et al.，2009）。体素低于此阈值的被认为是肺气肿，而对于气体滞留的定义则不太明确。为了表示气体滞留，关于慢性阻塞性肺疾病的研究提出了不同的指标，这些研究依赖于吸气和呼气 CT 之间的肺衰减差异，或者在两种呼吸状态下，−950 ～ −856 Hu 肺体积的相对比（Matsuoka et al.，2007，2008）。此外，研究还提出了根据呼气深度动态调整此类阈值的方法（Goris et al.，2003）。

2.2.3 空气潴留的临床意义

空气潴留被认为是肺部影像最先发现的囊性纤维化征象之一。Sly 等在澳大利亚新生儿筛查确诊的 57 例机械通气囊性纤维化婴儿（平均年龄 3.6 个月）中，有 40 例（66.7%）在呼气 CT 上可见空气潴留（Sly et al.，2009）。在这个群体中，这个征象甚至比支气管扩张（18.6%）或支气管壁增厚（45%）更常见。在学龄前，Ramsey 等报道了 85% 的患者有空气潴留，在学龄患者中这一比例甚至高达 94%（Ramsey et al.，2016）。

2.2.4 空气潴留的变异性

人们对空气潴留量随时间的变化知之甚少。与支气管扩张相反，它可能被认为是一种潜在的可逆性异常。Sly 团队使用视觉评分研究 127 名婴儿初次（3 个月大时）CT 检查资料，发现气体滞留总体发生率为 68.0%，在年度随访（至 3 岁）CT 中相对稳定（69.2%）（Sly et al.，2013）。在此期间，气体滞留的平均范围评分从 2.59±2.68 略微增加至 3.35±3.32。Mott 等在对 143 名患有囊性纤维化的学龄前儿童的研究中（最初 CT 检查时的平均年龄为 2 岁，区间为 0.97 ～ 3.24 岁）也报道了非常相似的结果（Mott et al.，2012）。

综上所述，研究表明"空气潴留"在出生后的疾病病程早期就已存在，并且在儿童和学龄期患者中发病率很高。然而，这些研究没有具体分析空气潴留的区域分布和严重程度的变化，而只是报告了全肺数据。最近，在一项使用内部软件应用可变形配准的研究中，Loeve 等评估了 30 名患有囊性纤维化的学龄儿童（平均年龄 11.9 岁，年龄范围 5 ～ 17 岁）的空气潴留的区域，并在 CT 扫描上量化了稳定的、消失的和新出现的空气潴留区域（Loeve et al.，2015）。研究人员发现，在这组人中平均空气潴留量没有改变（大约占肺总面积的 9%），但个体自身的差异很大。其报道的稳定空气潴留面积的中位数为 3.0%，消失的空气潴留面积的中位数为 5.0%，新出现的空气潴留面积的中位数为 7.0%，空气潴留面积具有较高的自发变异性。因此，定量气体滞留在 CT 上的自发区域变化需要进一步研究，并在使用气体滞留作为研究终点时予以考虑，如作为对照组。重要的是，少数研究已证明在用抗生素治疗肺部感染加重的患者后，区域气体滞留有所减少，这进一步支持了部分可逆性的假设（Davis et al.，2007；Sheikh et al.，2015a）。

2.2.5　与肺功能检查的相关性

空气潴留是囊性纤维化气流受限的重要原因。这已通过所有年龄段的不同肺功能检查的相关性得到了证实。在婴儿和不合作的幼儿中，示踪剂气体冲洗方法（多次呼吸冲洗）最近已经被采用，可通过该方法计算出肺清除指数（lung clearance index，LCI）。简而言之，示踪气体通过紧凑的口罩或面罩在几次潮气呼吸中进入肺然后在稳定状态下停止吸入示踪气体，测量示踪气体从呼出的空气中完全排出的时间。空气潴留区域会导致排出时间更长和更高的肺清除指数（Subbarao et al.，2013；Stahl et al.，2014，2018a）。Ramsey 等采用这种方法研究 42 名婴儿（0～2 岁）、39 名学龄前儿童（3～6 岁）和 38 名学龄儿童（7～16 岁）的肺清除指数与胸部 CT 评分（PRAGMA-CF 系统）的相关性，并与 72 名健康对照组进行了比较（Ramsey et al.，2016）。有趣的是，在这 3 组人中，空气潴留的患病率从 58% 上升到 85%～94%。与异常肺清除指数的符合率随着患病率的升高而下降，分别为 65%、60% 和 56%（$\kappa = 0.3$），但这仅适用于婴儿，而不适用于学龄前儿童或学龄儿童。因此，在较大年龄组中，气体滞留对异常肺清除指数的预测价值较低，这可能有多种原因。一方面，气体滞留的发生率从出生开始就非常高（若大多数患者都呈气体滞留阳性，则限制了其相关性分析）。另一方面，随着年龄增长，诸如支气管扩张等更多的结构性改变可能会累积，从而对肺功能下降的影响更为显著。此外，还有一种理论认为，完全闭塞的气道根本不会导致肺清除指数增加，因为示踪气体无法首先进入闭塞的气道进行冲洗。

2.2.6　与结构性肺疾病的相关性

CT 显示的空气潴留与较大的可见气道的变化之间的实际相关性被研究得很少。有人推测，更严重的空气潴留可能意味着特定肺部区域的炎症更严重，这也可能导致可见气道更广泛扩张和管壁增厚。然而，这种相关性尚未在区域层面上进行研究。Sly 等仅报道了在新生儿筛查确诊的囊性纤维化婴儿中，空气潴留是 CT 检查时发生支气管扩张的一个危险因素（这些危险因素包括胎粪性肠梗阻、呼吸道症状等），但没有考虑区域因素。小气道病变（空气潴留）与大气道改变（支气管扩张、管壁增厚）在空间上，特别是时间上的相关性有待进一步研究。

2.2.7　空气潴留与肺气肿的鉴别

定量后处理也可以识别肺部低衰减区域内的肺气肿（Gevenois et al.，1996），吸气 CT 的阈值通常为 −950 Hu，此阈值标准主要来源于慢性阻塞性肺疾病的研究（Coxson et al.，2009；Jobst et al.，2018；Heussel et al.，2009）。组织学上，在一些关于囊性纤维化的研究中发现有些囊性纤维化患者同时存在肺气肿（Esterly and Oppenheimer，1968；Bedrossian et al.，1976；Sobonya and Taussig，1986），但很少有研究关注影像研究。因此，肺气肿被纳入 Helbich 评分系统中（Helbich et al.，1999），但其对疾病严重程度的总体贡献尚不清楚。最近，Wielpütz 等提出肺气肿在患有囊性纤维化的学龄儿童中越来越常见，并且大约 13 岁开始便可以检测到肺气肿（Wielpütz et al.，2013c）。在本研究中，研究人员还发现肺气肿指数与 $FEV_1\%$ 呈负相关（相关系数 $r = -0.66$，$P < 0.05$）。这些发现后来被 Mets 等证实，他们将肺移植患者移植肺定量 CT 与组织病理学相关联，报道肺气肿指数与患者年龄（$r = 0.45$，$P = 0.045$）和组织学评分（$r = 0.49$，$P = 0.03$）密切相关（Mets et al.，2015）。

其他动态技术

在慢性阻塞性肺疾病中，慢性支气管炎可引起大气道的动态不稳定性，导致气管和主支气管在呼气时产生塌陷（气管支气管软化症），这种疾病无法通过肺活量检查和静态 CT 检查诊断，但支气管镜检查和动态 CT 技术则可以发现这类疾病（Boiselle and Ernst，2003；Baroni et al.，2005；Wielpütz et al.，2014b）。以此类推，软骨软化导致的动态不稳定也被怀疑存在于囊性纤维化中。McDermott 等开展了唯一一项通过二维电影 CT（2D+t）对囊性纤维化气管管腔进行评估的研究，他们证实接受检查的 40 名患有囊性纤维化的成年人（平均年龄 28 岁，年龄范围 18～54 岁）中，有 24 人（69%）存在气管支气管软化症，其诊断标准是用力呼气时管腔缩小 50% 以上（Mcdermott et al.，2009）。然而，这与 FEV1% 或 Bhalla CT 评分无关，因此临床相关性尚不清楚。

2.3 CT 作为临床试验的终点

当 CT 被用作评估治疗效果的工具时，通常通过评分系统将气体滞留的变化与结构性改变结合进行分级。最初的一些研究利用抗生素治疗肺部感染加重的患者作为模型来测试 CT 的敏感性，通常以一个月为时间框架。有趣的是，早在 1997 年，Shah 等就在吸气 CT 上描述了阻塞减少和支气管壁变薄，但没有发现马赛克征的可逆性 (Shah et al., 1997)。Brody 等采用 1 ~ 10 mm 递增的层厚对 8 例儿童 (平均年龄 12.7 岁，年龄范围 5 ~ 16 岁) 进行吸气 CT 过度充气的评估，对接受抗生素治疗肺部感染加重的患者 15 次住院情况进行吸气 CT 上的过度充气评分 (本例中的镶嵌样表现)。尽管整体 Brody 评分显著下降，但过度充气 (在本例中为马赛克征) 并没有得到改善 (Brody et al., 1999)。Robinson 等在对抗生素治疗前后 (15 天为 1 个周期) 的 17 例受试者 (年龄 17.3 岁 ±7.2 岁) 在采用肺活量计控制下进行吸气和两种不同呼气水平的扫描发现，黏液阻塞这一现象是可逆的，但空气潴留并未见明显可逆 (Robinson et al., 2001)。Davis 等只扫描了 3 个选定的呼气层面和容积吸气 CT，并报告了在 13 名患有肺部感染加重的学龄前儿童 (平均年龄 17 个月，年龄范围 2 ~ 44 个月) 中，包括 Brody 评分的其他标准在内，过度充气评分平均下降了 3.9 ($P < 0.01$) (Davis et al., 2007)。第一个使用 CT 对 10 名成人 (平均年龄 20.9 岁，年龄波动范围 4 ~ 10 年) 的新疗法进行疗效评估的研究显示，治疗 1 年后 Brody CT 评分总体得到改善，但遗憾的是研究人员没有将马赛克征或空气潴留纳入评分 (Sheikh et al., 2015b)。到目前为止，唯一使用定量后处理来评估与治疗相关的变化的研究是由 Robinson 等进行的。2005 年，Robinson 对 25 名 6 ~ 18 岁学龄儿童及青少年在吸入 rhDNase 治疗 1 年余前后，用定制软件对肺活量控制条件下的吸气和呼气 CT 上的空气潴留进行了定量研究。这项前瞻性双盲和安慰剂对照研究发现，与安慰剂组中空气潴留增加相比，治疗组在 3 个月和 12 个月后的几个空气潴留指数都有所下降 (Robinson et al., 2005)。

3 MRI

3.1 气道变化的量化

使用常规脉冲序列的 MRI 可显示囊性纤维化中的结构性肺部疾病 (支气管扩张、管壁增厚、黏液阻塞、实变等)，这与 CT 显示的结果是相似的。Vendor 独立方案 (Puderbach et al., 2007b；Biederer et al., 2012a，b) 是为患有囊性纤维化的婴幼儿和学龄前儿童设计的多中心标准化囊性纤维化肺疾病功能评估胸部 MRI 方案，这一方案近期有望实现 (Wielpütz et al., 2018b)，并且可以进一步扩展为在成人中运用基于模体的方法 (Triphan et al., 2018)。MRI 的优势在于 T1 和 T2 加权显像的组合具有更高组织分辨率。例如，MRI 结合静脉注射对比剂可以区分炎性壁增厚和气道腔黏液充盈 (Wielpütz et al., 2013a，2016；Nagle et al., 2017)。这在 CT 上是做不到的 (Wielpütz et al., 2013b，2016)。然而，MRI 的信噪比和分辨率略低于 CT，因此，对于囊性纤维化肺的结构性变化的自动定量后处理不如多探测器 CT，部分原因是 MRI 在囊性纤维化的成像中通常由多个 2D 序列组成，这些序列重叠但具有不同的信号属性和分辨率。到目前为止，已经实现了基于 MRI 数据集的全肺自动分割 (Kohlmann et al., 2015)，但没有实现对较大的气道或实质异常的自动分割。

采用 UTE 的新序列技术提高了分辨率，这可能会为利用自动化软件工具对结构性肺部疾病进行量化提供进一步的潜力，然而这一点在未来仍有待进一步阐明 (Dournes et al., 2015，2016；Wielpütz et al., 2018a；Roach et al., 2016)。目前，囊性纤维化肺的结构异常最常使用 2012 年发布的专用 MRI 评分系统进行量化，该评分系统还包括如下所述的灌注异常评分项目 (Eichinger et al., 2012；Wielpütz et al., 2014c；Wielpütz and Mall, 2015，2017；Stahl et al., 2017；Renz et al., 2015)。该评分项目采用 3 分制，根据肺叶 (舌叶作为单独的肺叶处理) 对疾病表现进行评级，与 CT 评分相当。重要的是，胸部 MRI 评分已经对照胸部 X 线（Puderbach et al.，2007b；Wielpütz et al.，2014c）、CT（Puderbach et al.，2007a，b）和肺清除指数（Stahl et al.，2017）进行了验证，并在多个研究中心得到应用（Wielpütz et al.，2018b）。

3.2　利用 MRI 进行的通气和灌注成像

3.2.1　非对比相关技术

3.2.1.1　马赛克征

与 CT 一样，在 50 例婴幼儿和学龄前儿童囊性纤维化（平均年龄 3.5 岁 ±1.4 岁，年龄范围 0～6 岁）中，1.5T MRI 在呼吸门控 T2 加权序列（如 T2 HFSSTSE、西门子扫描仪）上也可观察到马赛克征，与增强灌注成像（$\kappa = 0.58$）呈中度相关（Leutz-Schmidt et al.，2018）（图 10.4）。在另一项对年龄稍大群体（中位年龄 21 岁，波动范围 6～56 岁）使用重 T2 加权螺旋桨 MRI（T2 BLADE、西门子扫描仪）的研究中，研究人员没有发现 MRI 空气潴留与 CT 空气潴留有很好的相关性（Ciet et al.，2015）。这很可能是由于这种序列类型只能产生有限的实质信号，以及受检者为年龄稍大人群所致。也有可能是，马赛克征在成对的吸气和呼气 MRI 中也可以被增强，因为 MRI 信号在呼气时也会增加（Bankier et al.，2004），但在囊性纤维化的相关研究中尚未提到这种情况。

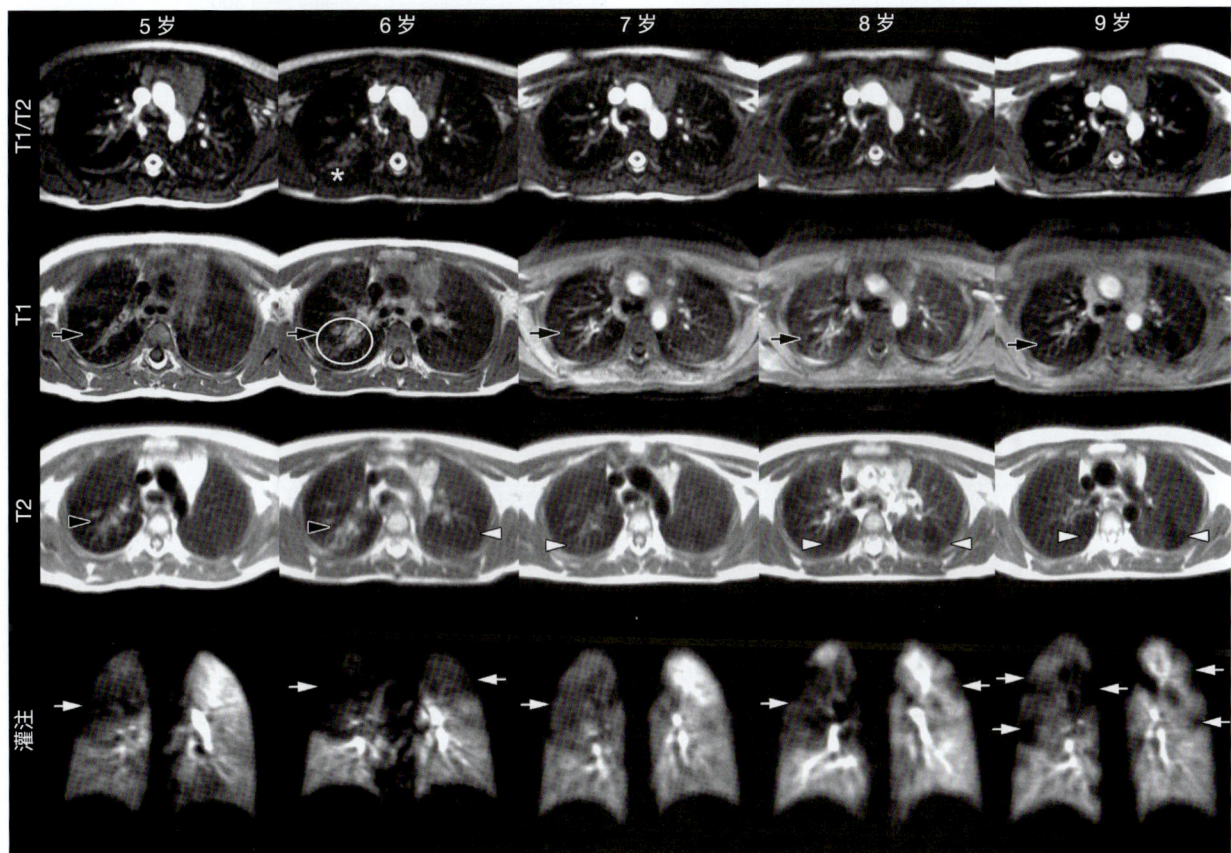

图 10.4　MRI 年度监测中灌注异常的变化。一位囊性纤维化的女性患者参加了我们的监测成像计划，我们每年对其进行例行随访。不可逆性支气管扩张（黑色箭头）从 5 岁开始出现在右肺上叶。这些气道在 5 岁和 6 岁时出现黏液阻塞（黑色箭头），此种情况是可逆的。在该区域周围以及左肺上叶，T2（白色箭头）上可见类似于 CT 上的马赛克征的实质信号减少，随时间的推移其严重程度不同。各年龄段均可检测到灌注异常（白色箭头），但严重程度明显不同。值得注意的是，灌注异常也与 T2 信号减低的区域相关。在 6 岁时，受试者出现肺部恶化，影像表现为右上叶实变（圆圈）并伴有邻近胸膜反应（星号）和更严重的灌注异常。治疗 1 年后，黏液阻塞、实变和灌注异常得到缓解。注意灌注异常随时间的变化 [此图经 Thieme 许可转载，版权所有 © 2016 Georg Thieme Verlag. FromWielpütz M. O. et al.，Rofo. 2016 Sep；188(9)：834–845]

3.2.1.2　傅里叶分析 MRI 及与其密切相关的方法

呼吸周期和心脏搏动会导致肺实质微小但周期性的信号改变，基于此已经衍生出其他的方法。Bauman 及其研究团队提出，使用高时间分辨率（116/ms）的快速稳态自由进动序列（fast steady-state free precession sequences，fSSFP），每层采集时间少于 1 min 就足以生成具有足够信息的数据集以执行图像配准和随后的傅里叶分析，以便提取呼吸和心率频率处的体素信号峰值（Bauman et al.，2009）。借此可以组成通气和灌注加权图（图 10.5），这些结果已经在猪模型中根据金标准超极化 ^{3}He MRI 通气和基于钆的 4D 灌注 MRI 得到验证（Bauman et al.，2013b），在健康的志愿者中也证实了该研究有良好的重复性（Lederlin et al.，2013）。分割灌注图的视觉和自动化定量也在 34 例囊性纤维化患者中通过 4D 灌注 MRI 验证（中位年龄 4 岁，范围 0～30 岁）（Bauman et al.，2013a）。重要的是，这项技术可以在自由呼吸时采集图像，不需要受试者做呼吸动作。

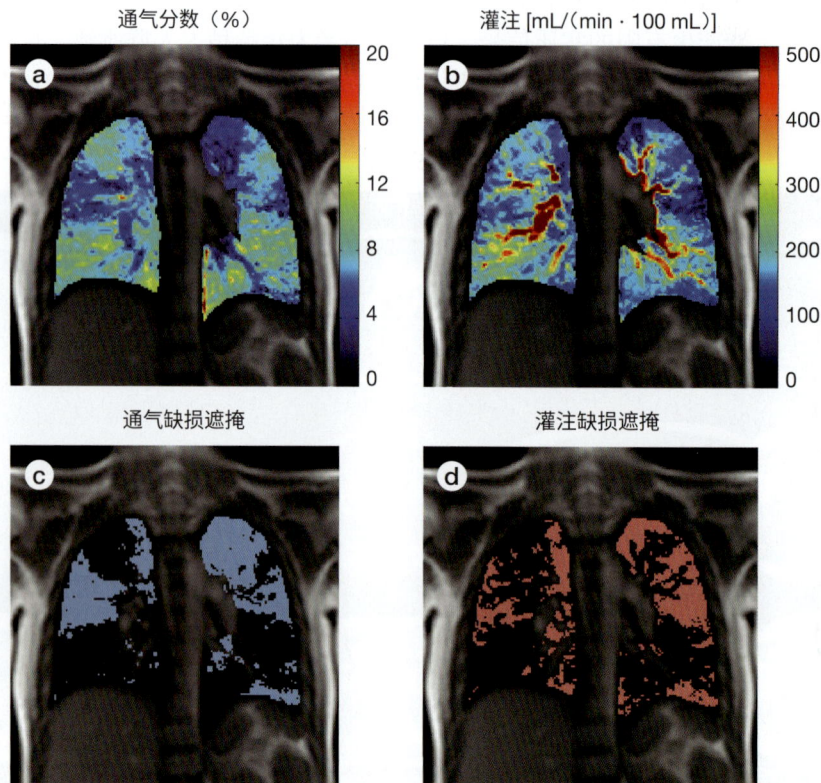

图 10.5　16 岁囊性纤维化女性患者功能性矩阵束 – 分解 MRI 示例。通气分数图（a）和灌注图（b）显示两肺信号值降低的几个区域。部分通气和灌注受损的区域（c）和灌注（d）在形态学图像上显示遮掩（此图由瑞士巴塞尔大学医院的 Grzegorz Bauman 和瑞士伯尔尼大学小岛医院的 Philipp Latzin 提供）

使用超快速稳态自由进动序列（ultra-fast steady-state free precession sequences，ufSSFP）可以缩短采集时间，将扫描范围扩展到全肺覆盖，并改善信号以减少重复次数（Bieri，2013）。通过 5 次自发屏气，即使是肺气肿患者的低质子肺，也可以计算基于呼吸状态之间像素方向信号差异的通气加权图（Pusterla et al.，2016）。这种方法的缺点是会丢失灌注信息。到目前为止，没有囊性纤维化的相关研究数据。

矩阵束分解是傅里叶分析的改进，基于 ufSSFP 的方法已经在一项对 40 名学龄期囊性纤维化患者（中位年龄 12 岁，波动范围 6～18 岁）和 12 名健康对照者的研究中得到应用，这项研究对研究人群进行了氮气多次呼吸冲洗的肺功能测试。Nyilas 等的团队证实了肺清除指数与局部通气（$r=0.76$）和血流灌注异常（$r=0.85$）有很好的相关性。此外，肺清除指数与 MRI 形态学评分的相关系数高达 0.81（Nyilas et al.，2017；Bauman and Bieri，2017）。值得注意的是，该方法还能够计算血液到达时间。如果这一数据在婴儿和学龄前儿童中也能得到证实，它将为基于质子成像的非对比剂依赖的综合形态和功能 MRI 开辟一条新的前景。另外，这种方法已经在原发性纤毛运动障碍中获得了类似成功（Nyilas et al.，2018）。相位分辨功能性肺 MRI 是基于扰相梯度回波序列，而不是基于稳态自由进动序列（steady-state free precession sequences，SSFP）序列，时间分辨率为 288 ～ 324 ms。它的目标是重建一个完整的呼吸和心脏循环（Voskrebenzev et al.，2018）。到目前为止，ufSSFP 在囊性纤维化中的应用尚未开展。

3.2.1.3　动脉自旋标记

动脉自旋标记（arterial spin labelling，ASL）已被引入脑灌注成像，并随后在肺中得到应用。它是基于来自血液的信号已经饱和的情况下，"标记的"质子从成像平面外流入肺某层面的原理（Mai and Berr，1999）。到目前为止，它在囊性纤维化中的应用非常有限。Schraml 等在 2012 年报道了初步结果，他们发现，在 33 名儿童囊性纤维化患者（年龄 13 岁 ±5 岁）中，固有的定量动脉自旋标记技术与 $FEV_1\%$ 的下降有很好的相关性，$r = 0.84$（Schraml et al.，2012）。

3.2.1.4　相位对比 MRI

另外一种在过去 10 年中很少使用的方法是相位对比 MRI，它用于量化囊性纤维化患者胸腔中血管的血流动力学。由于慢性炎症和持续的缺氧性血管收缩以及组织损害，囊性纤维化患者的肺血管系统中的血压可能会升高，并可能引起肺动脉高压。2009 年，Wolf 等用相位对比 MRI 测量了 48 名囊性纤维化患者（中位年龄 16 岁，范围 10 ～ 45 岁）平均血流和加速时间，与健康志愿者相比，囊性纤维化组的平均血流和加速时间减少（Wolf et al.，2009）。尽管研究人员没有进行有创的相关测量，但血流减少在放射学上更严重的囊性纤维化患者中似乎更明显，这支持了囊性纤维化引发肺动脉高压的假设。然而，这项研究忽略了另一个潜在的更重要的方面，即全身支气管动脉流向肺的侧支血流增加，在晚期囊性纤维化肺部疾病中血管扩张，容易发生危及生命的肺出血。在这种情况下，肺动脉血流减少，但全身动脉流量增加。Ley 等研究了 10 例囊性纤维化患者（平均年龄 29 岁 ±6 岁）的血流动力学，并观察到整体肺动脉干血流减少，而升主动脉的平均血流有增加的趋势（Ley et al.，2005）。重要的是，即使在这个相对小样本的囊性纤维化患者组中，MRI 测量的分流量（即肺和体血流量之差）也显著增加，从 0.1 L/min±0.4 L/min 增加到 1.3 L/min±1.7 L/min。

3.2.2　对比剂依赖相关技术

3.2.2.1　钆增强 4D 灌注 MRI

肺功能成像最可靠和最常用的 MRI 技术是钆增强 4D 灌注 MRI（图 10.4）（Risse and Bauman，2016）。这一技术采用了具有视图共享和并行成像的扰相梯度回波匙孔序列。例如，该序列在 1.2 mm×1.7 mm 的空间分辨率和 5 mm 的层厚下采集冠状面上全肺组织时实现了高达 1.5/s 的时间分辨率的研究（Ley et al.，2004；Fink et al.，2005b；Eichinger et al.，2006，2012；Risse et al.，2011；Wielpütz et al.，2014c，2018b，2019；Stahl et al.，2017）。通过高压注射器以 1.5 ～ 5 mL/s 的速度向患者注射钆对比剂，然后根据患者的年龄再追加生理盐水。钆对比剂的剂量取决于患者的体重，在正常成人中，2 mL 的钆对比剂就足以进行灌注成像。重要的是，要注意系列序列采集应在开始注射对比剂前约 5 s 开始，共进行 35 次全肺采集。通过这种方法，该技术有足够的时间在对比剂到达扫描部位之前测量基础解剖结构。这种序列类型的关键是，在采集过程中大部分 k 空间中心被重新采样（对比度），而外围的重新采样（解剖学、分辨率）所需的时间很少（Griswold et al.，2002；Fink et al.，2005a）。有两个生理学因素支持这一方法。首先，肺的最小功能单位，即次级小叶的大小足以大于所用序列的空间分辨率，确保可以观察到微小的灌注变化。其次，在序列采集期间仅与对比剂相关的变化可以确定，这是匙孔方法的优势所在。时间分辨率和测量时间足以监测对比剂第一次（以及第二次）通过肺和大血管系统。团注时间长度足以实现至少一个序列肺组织的均匀最大强化，同时足以观察与肺灌注动力学相关的时间变化（参见"3.2.2.2　4D 灌注 MRI 的量化"）。作为简单可视化的基本后处理技术，应跟踪正常肺组织的信号时程，并从肺信号最高的序列中减去对比剂增强前的序列信号。灰度编码通常被认为足以用于常规成像。这些减影灌注图可以轻易识别灌注异常并进行半定量，因为解剖学背景被抑制，对比度增强更明显（Wielpütz et al.，2016）。

通过应用这项技术，健康人的肺部通常表现出从婴儿期到成年期的整个肺组织完全均匀的强化表现（Wielpütz et al.，2014c；Ley et al.，2004；Ley-Zaporozhan et al.，2011）。通常情况下，囊性纤维化患者减影灌注图可以观察到腹侧向背侧增强，这是由于仰卧位时肺的重力依赖区在生理上有更高的灌注（图10.6）（Hopkins et al.，2007，2012）。在囊性纤维化患者中，轻度表现为较小的混杂信号或较大的楔形灌注异常，而更严重的表现为更大区域甚至整个肺叶的灌注异常（Eichinger et al.，2012；Wielpütz et al.，2013a，2014c，2016，2018b；Stahl et al.，2017）。在肺叶不张或有浸润性病变的情况下，由于炎症反应，血流灌注也可能相对增加。这项技术已用于多中心研究，还没有用于囊性纤维化的其他功能成像中（Wielpütz et al.，2018b）。

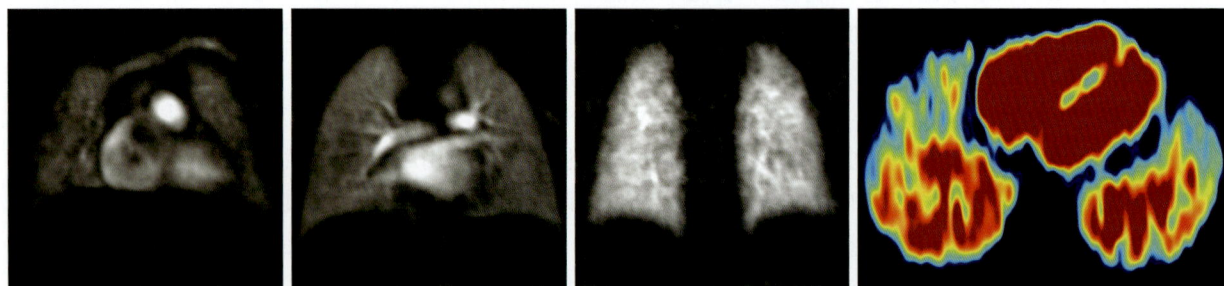

图 10.6 囊性纤维化患者正常肺灌注的减影灌注图。仰卧位时，因重力作用，血流灌注典型地表现为从腹侧到背侧提高。心脏水平的彩色编码轴向重建也清楚地显示了这种梯度

3.2.2.2 4D 灌注 MRI 的量化

到目前为止，灌注异常仍使用 Eichinger 等 2012 年发表的专用 MRI 评分系统进行半定量。然而，减影灌注图的缺点是完全忽略了灌注异常的时间成分。例如，Risse 等使用专门的后处理，不但确定了囊性纤维化中总体灌注减少的区域，而且还显示哪些肺部区域将显示灌注信号的延迟峰值（Risse et al.，2011）。这一发现在支气管动脉扩张的情况下显得更有价值，支气管动脉扩张经常发生在晚期囊性纤维化肺部疾病中，通常在持续广泛灌注不足的肺部区域（在肺动脉期）。有人推测，这种峰值信号的延迟是由于支气管动脉的血流供应增加（增加了体循环），炎症过程也可能导致肺血管对钆的通透性增加。因此，需要进一步的研究来支持这一假说（图10.7）。

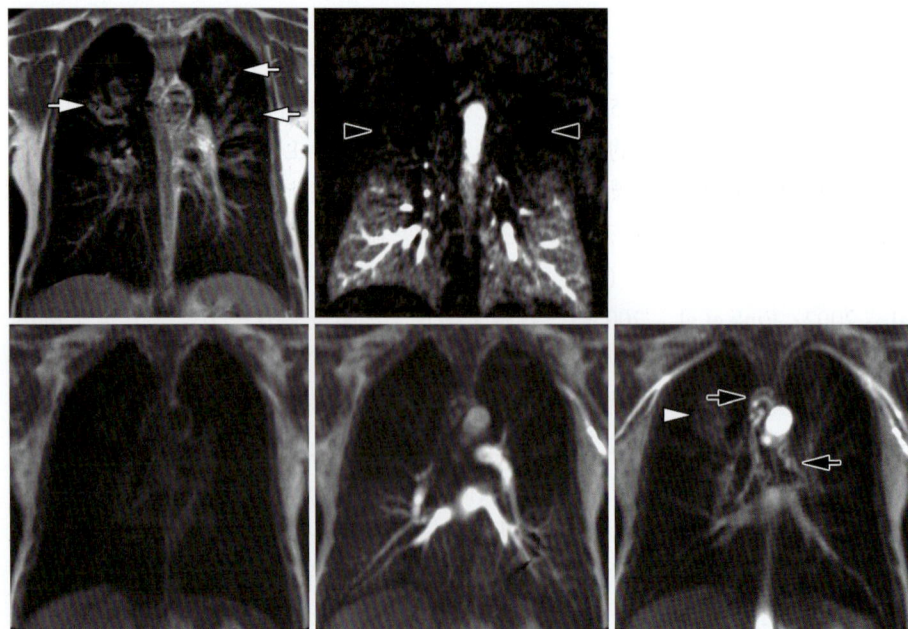

图 10.7 灌注 MRI 动态肺信号改变可识别延迟灌注区域。在这例男性囊性纤维化患者中，肺上叶有广泛的支气管扩张（白色箭头），减影灌注图显示肺动脉相上叶完全失灌注（黑色箭头）。动态灌注序列显示系统动脉期右肺上叶有延迟强化区域（白色箭头）。注意支气管动脉扩张（黑色箭头）

　　基于对比剂稀释理论，利用灌注 MRI 过程中的时间变化可计算每毫升肺容积的平均通过时间及肺血流量（Roberts，1997；Nikolaou et al.，2004；Ley-Zaporozhan et al.，2011；Kohlmann et al.，2015；Ter-Karapetyan et al.，2018），肺血容量可通过肺血流量与平均通过时间之比得出。这些方法在评估肺功能方面有很高的潜在价值，但遗憾的是使用时限制较多，因此阻碍了其在呼吸道疾病中的更广泛应用。首先，与 CT 的情况不同，基于钆的对比剂的剂量－信号关系不是线性的，因此线性输入函数所需的肺动脉干中信号的测量可能是错误的，然后转化为肺部的错误灌注值（Puderbach et al.，2008）。虽然在健康志愿者中证实了 24 h 内肺灌注测量的短期重复性；但是，在慢性阻塞性肺疾病患者中，重复性要低得多，甚至在第一次注射后 24 h 也会受到血管内残余对比剂的影响，并且可能受到肺部炎症区残余对比剂的影响（Ley-Zaporozhan et al.，2011；Ter-Karapetyan et al.，2018）。尽管如此，灌注 MRI 评分目前为止仍然是疾病定量的基础（Eichinger et al.，2012）。

3.2.2.3　血流灌注异常的变异性

　　针对学龄前儿童和青少年的独立研究表明，囊性纤维化患者在急性肺部感染加重阶段的灌注异常比临床稳定阶段更普遍且更广泛（Wielpütz et al.，2014c；Stahl et al.，2017）。例如，在 10 名学龄前儿童中，肺部感染加重阶段的灌注评分为 6.0 ± 1.0，而 40 名临床稳定阶段儿童的灌注评分为 3.5 ± 2.3（$P < 0.01$）。此外，患者经抗生素治疗后，灌注评分降低到平均 2.0 ± 1.0（$P < 0.05$）（Wielpütz et al.，2014c）。后一项发现尤其重要，因为支持了这一假设，即在有效的治疗下，囊性纤维化肺的灌注异常作为一种功能障碍是可逆的（图 10.8）（Wielpütz et al.，2014c；Stahl et al.，2017）。因此，可以想象，囊性纤维化的血流灌注异常会随着疾病的进展和常规护理表现出一定的变化（Wielpütz et al.，2016）（图 10.4）。到目前为止，对于这些变化随时间的自发个体内变异知之甚少，需要进一步研究来具体探讨这一现象在囊性纤维化患者中的表现。至少对于慢性阻塞性肺疾病来说，已经证明灌注异常在 24 h 内是可逆的（Jobst et al.，2015b）。最近，有研究表明，在 15 名临床稳定的成人囊性纤维化患者中，灌注 MRI 在 1 个月后可重复进行（Wielpütz et al.，2019）。

3.2.2.4　血流灌注异常与结构性肺疾病的相关性

　　在一项对 50 名患有稳定期肺部疾病的婴幼儿和学龄前儿童的研究中，血流灌注异常与囊性纤维化导致肺的不同结构异常相关。在检测到的灌注异常中，只有大约 20% 与同一肺叶的结构性疾病有关，这表明灌注 MRI 对小气道疾病的检测有额外的价值（Wielpütz et al.，2014c）。这种关联可能类似于使用呼气 CT 检测小气道阻塞，尽管在囊性纤维化患者中没有将这两种方法进行直接对比。

3.2.2.5　血流灌注异常与肺功能测试的相关性

　　到目前为止，关于质子灌注 MRI 和肺功能测试的相关性的数据还很有限。最近的研究重点集中在早期囊性纤维化上，在这一阶段，肺功能测试结果通常是正常的，而影像学可以显示明显病变。与前述 CT 研究类似，对 97 例临床表现稳定的婴幼儿至学龄儿童（年龄 0.2 ～ 21.1 岁）的肺清除指数测量和灌注 MRI 进行了研究（Stahl et al.，2017）。在这项研究中，研究人员发现灌注 MRI 与年龄呈中度相关（$r = 0.35$），与肺清除指数呈中度至良好相关（$r = 0.45$ 和 $r = 0.74$）。此外，在肺部病情严重和慢性铜绿假单胞菌感染的情况下，MRI 评分更差，这表明疾病的严重程度更高。

3.2.2.6　灌注异常与钆增强 MRA

　　多时相 MRA 技术是一种公认的研究胸腔血管系统如胸主动脉和肺血管的方法（Tsuchiya et al.，2018）。它也可以直接显示扩张的支气管动脉（图 10.7）（Hopkins et al.，2012），但临床标准仍然以 CT 血管造影来规划急诊手术（Wielpütz et al.，2016；Remy-Jardin et al.，2004）。

3.2.2.7　氧增强 MRI 和 T1 mapping

　　T1 弛豫时间的直接测量，即所谓的 T1 mapping，本身并不依赖于外源性对比剂的应用。组织 T1 弛豫时间一直被认为是一个常数，它的测量不受扫描仪的影响，在本质上是定量的。然而有趣的是，肺体素含有来自空气、肺组织和血液的不同质子成分，每种成分都直接受到环境的影响。Triphan 等通过使用 UTE 序列，在不同的回波时间测量 T1 弛豫时间，得到了不同的结果，而且似乎根据回波时

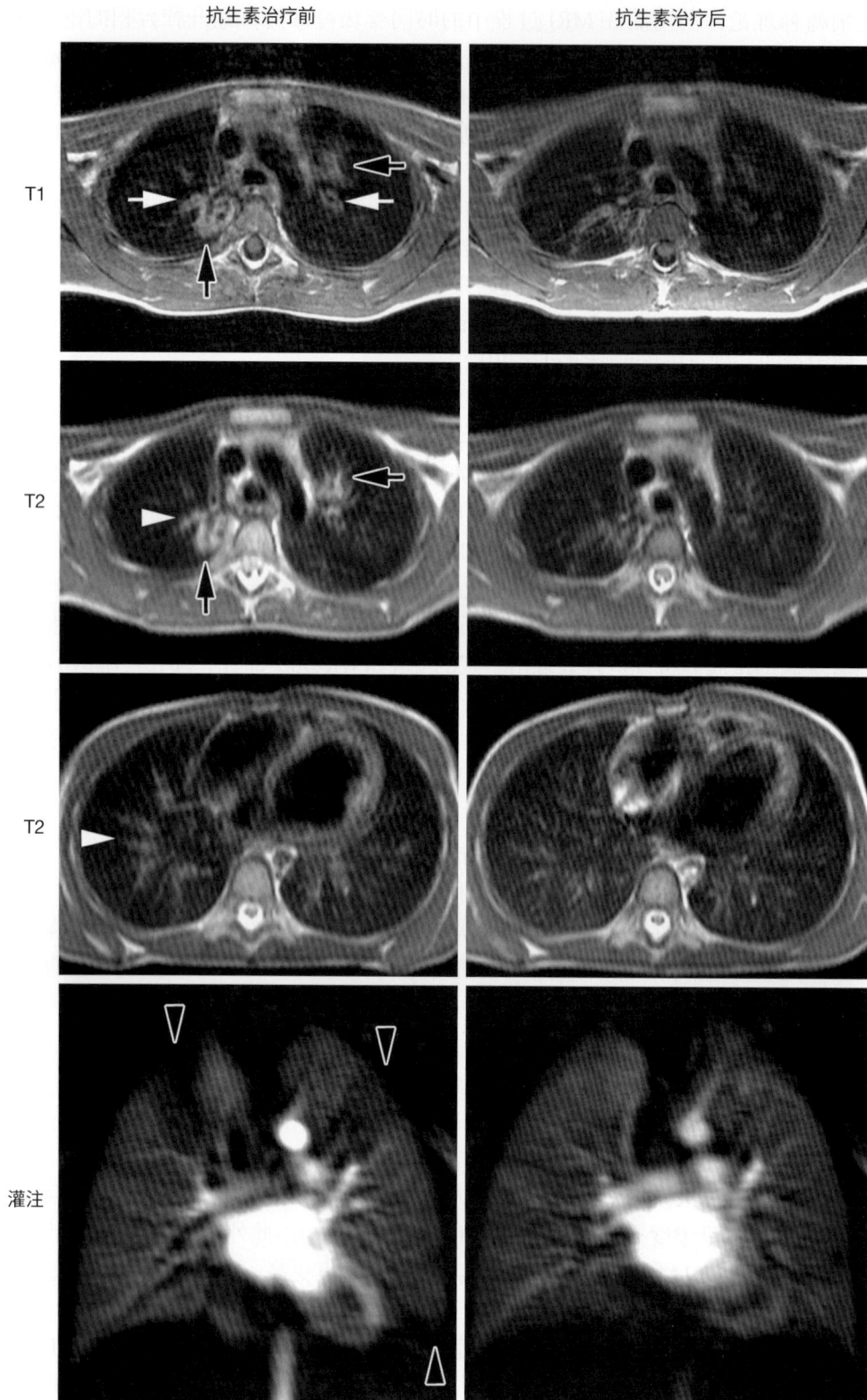

图 10.8　早期肺囊性纤维化急性加重期在抗生素治疗前后的 MRI 表现。1 例 6 岁囊性纤维化患者急性加重期肺部 MRI 和静脉注射抗生素后 1 个月的肺部典型 MRI 研究。抗生素治疗前的 MRI 检查显示广泛的对比剂增强的气道壁增厚（白色箭头）和上下肺叶 T2 加权序列（白色箭头）上高信号的黏液阻塞。两肺上叶均有实变（黑色箭头）。减影灌注图（黑色箭头）显示楔形灌注异常。抗生素治疗后，气道壁增厚和强化，黏液阻塞和实变明显减少。大多数灌注障碍都得到了解决，并且恢复了更均匀的灌注。经美国胸科学会许可转载，版权所有 ©2019 美国胸科学会（此图经许可引自 Wielpütz M O，et al.，2014c）

间的采集不同，可以提供"肺组织加权"或更"血液加权"的 T1 弛豫时间（图 10.9）（Triphan et al.，2015）。T1 弛豫时间可能与使用可视化评分的肺灌注相关（Jobst et al.，2015a），这支持了 T1 信号部分来源于肺血成分的假设。Donnola 等以 6 名健康志愿者为对照，研究了 8 例成年囊性纤维化患者较长回声时间（0.84 ms）（更多的血液加权）时的 T1 与灌注 MRI 的相关性。在区域位置分析中，囊性纤维化患者 T1 与 FEV$_1$%（$r = 0.46 \sim 0.68$，$p = 0.1 \sim 0.008$）和定量灌注 MRI（$r = 0.56 \sim 0.71$，$p = 0.05 \sim 0.005$）呈中度相关。

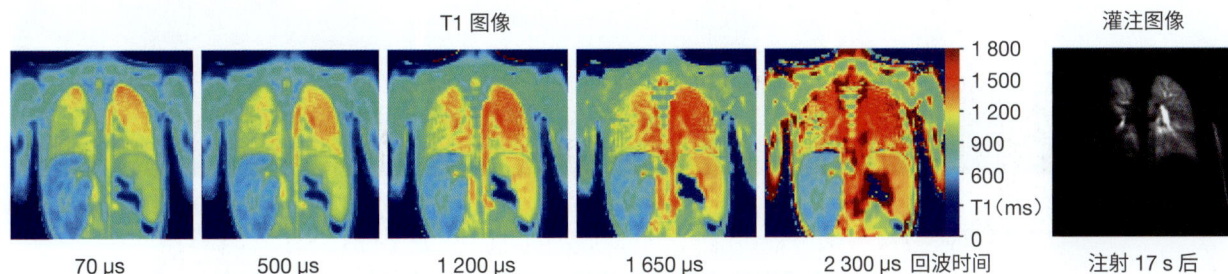

图 10.9 使用超短回波的 T1 mapping。1 例 13 岁男性囊性纤维化患者的 T1 图像和减影灌注图像。T1 图像是用像素参数拟合的 5 次回波时间从反转恢复多回波 2D UTE 测量中计算出来的。灌注图像用 1.5/s 时间分辨率的匙孔序列生成，显示注射对比剂后减去基线图像的减影图像。注意灌注异常的区域与 T1 降低的区域非常匹配（此图由海德堡大学 Simon M.F. Triphan 提供）

T1 mapping 通常与氧增强结合使用，主要用 FLASH 脉冲序列采集。溶解于肺组织和静脉中的氧因其顺磁性导致其附近区域 T1 弛豫时间缩短，从而为氧增强 MRI 奠定了基础。最好的采集方法是直接测量 T1 弛豫时间而不是使用 T1 加权成像（Kauczor and Wielpütz，2018），建议通过面罩吸入纯氧至少 5 min 以在通气的肺区达到最佳效果。尽管这种方法的应用似乎非常容易，但在囊性纤维化患者中能获得的数据却很少，主要是因为超极化惰性气体 MRI 比其他对比剂依赖技术可能产生的病变信号更强。2004 年，Jakob 等描述了 5 名囊性纤维化患者（年龄范围 13 ~ 34 岁）在基线（室内空气）时肺内 T1 气体不均匀分布，并根据在不同吸入氧气浓度下的 T1 值测量计算了氧传递函数（在更多的病变肺部区域也降低）（Jakob et al.，2004）。基线和氧合后 T1 值降低似乎与基于钆的灌注 MRI 检测到的灌注障碍相符。Stadler 研究了 T1 值在吸气和呼气中的变化，还观察到患病的囊性纤维化肺在吸氧后 T1 值降低显著减少（Stadler et al.，2007）。正如在慢性阻塞性肺疾病中所描述的，似乎室温空气中 T1 值降低的区域对吸入氧气的量也减少，这可能反映了阻塞肺区域的灌注减少导致 T1 值降低，从而限制了氧增强。自从这些开创性研究以来，关于氧增强 MRI 的研究成果发表相对较少。直到最近，威斯康星州研究小组的 Zha 等使用超短回波序列证实了氧增强质子 MRI 在 25 名囊性纤维化患者（年龄范围 10 ~ 55 岁）中提供的信息类似于更具挑战的 ^{3}He 通气 MRI。有研究人员报道，氧增强 MRI 的通气缺陷百分比比 ^{3}He MRI 平均低 5%，这些测量结果高度相关（$r = 0.79$）（Zha et al.，2019）。同时，在健康志愿者中结合 ufSSFP 也进行了氧增强研究，但囊性纤维化的相关数据暂缺（Pusterla et al.，2018）。

3.2.2.8 超极化惰性气体肺通气 MRI

超极化惰性气体肺通气 MRI 可能是囊性纤维化中最常用的肺通气 MRI 技术，尽管所需的硬件条件非常昂贵（Donnelly et al.，1999）。目前对通气异常进行量化的标准是计算通气缺陷百分比，这是基于阈值，并需要事先从解剖背景中分割出肺组织（图 10.10）。除了来自静态屏气采集的通气缺陷百分比计算外，Horn 等还介绍了用于测量流入和流出延迟的动态技术，但这在囊性纤维化研究中很少关注（Horn et al.，2014）。

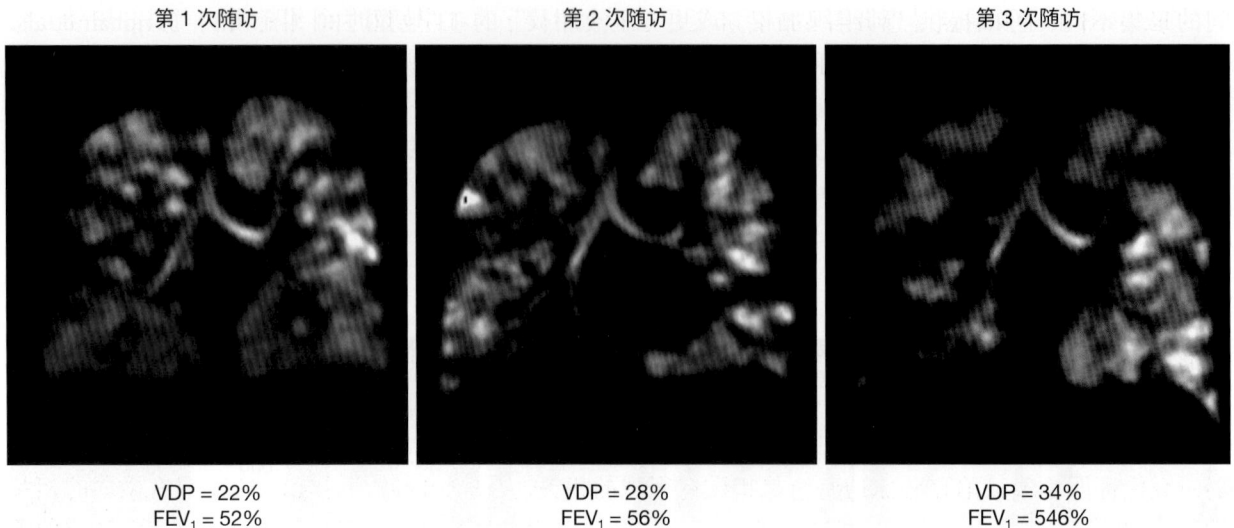

第 1 次随访　　　　　　　第 2 次随访　　　　　　　第 3 次随访

VDP = 22%　　　　　　VDP = 28%　　　　　　VDP = 34%
FEV$_1$ = 52%　　　　　FEV$_1$ = 56%　　　　　FEV$_1$ = 546%

图 10.10　纵向 ^{3}He MRI。1 例肺功能障碍的成年囊性纤维化患者的超极化 ^{3}He MRI 的随访检查。通气缺陷百分比（VDP）是通过使用信号值阈值来量化通气障碍的肺部区域而从分割的肺体积得出的，随着每次 MRI 检查而降低。请注意，尽管通气功能在视觉上和定量上均出现病变加重，FEV$_1$ 在第 2 次随访时仍略有增加（此图由谢菲尔德大学的 J. Wild 提供）

1999 年，Donnelly 等使用 ^{3}He MRI 和初步的质子肺部图像对 4 名囊性纤维化患者的通气异常进行了研究（Donnelly et al.，1999）。随后，关于 ^{3}He MRI 的研究致力于将研究发现与囊性纤维化肺部疾病的既定影像学指标进行比较。2006 年，McMahon 通过视觉评分验证了 8 名处于临床稳定阶段的囊性纤维化患者的 ^{3}He MRI，并将研究结果与囊性纤维化（Bhalla 评分系统）和肺功能检查进行对比（Mcmahon et al.，2006）。研究发现，^{3}He MRI 的通气异常与形态学异常（如支气管扩张、支气管壁增厚、黏液堵塞、大疱和实变）在单变量模型中显著相关（$r = -0.95 \sim -0.80$），而与马赛克灌注（仅限于吸气囊性纤维化）相关性较低（$r = 0.37$）（Mcmahon et al.，2006）。随后，van Beek 等在对 18 名囊性纤维化患者（年龄 5 ~ 7 岁）的研究中发现，^{3}He MRI 评分与两种不同的胸片评分仅轻度相关，这表明胸片可能不足以捕捉 MRI 上可见的微妙疾病（Van Beek et al.，2007）。两位研究人员还发现，与 FEV$_1$% 的相关性分别为 $r = 0.86$ 和 $r = -0.41$（Mcmahon et al.，2006；Van Beek et al.，2007）。

另有两项研究使用 ^{3}He MRI 监测囊性纤维化治疗效果。Woodhouse 等首次评估了 5 名囊性纤维化患者（年龄范围 6 ~ 15 岁）30 min 内 ^{3}He MRI 的即刻重复性（Woodhouse et al.，2009）。随后，研究人员检测了 9 名囊性纤维化患者（年龄范围 5 ~ 15 岁）在 1 个疗程的胸部物理治疗前后的通气异常情况，并检测到通气量有增加的趋势。Bannier 等对 10 例囊性纤维化患者（年龄 8 ~ 16 岁）在胸部物理治疗 20 min 前后进行了 ^{3}He MRI 检查，肺功能正常时能够检测到通气功能障碍。然而，他们未能用 ^{3}He MRI 显示出对疗效的反应（Bannier et al.，2010）。值得注意的是，该模型的治疗效果不明显，且样本量小，因此难以显示阳性结果。在另一项研究中，运用支气管扩张剂治疗而不是物理治疗使囊性纤维化中通气障碍明显小幅度减少（Mentore et al.，2005）。^{129}Xe 的相关研究（见下文）证实肺部疾病病变加重可能会导致更明显的变化。

为了评估中期可重复性，5 名囊性纤维化患者每周接受 4 次 ^{3}He MRI 检查，显示检测到的通气障碍具有良好的一致性（O'sullivan et al.，2014）。Paulin 等使用 ^{3}He MRI 对 5 名患者进行了 4 年多的跟踪调查，并描述了在 FEV$_1$ 相对稳定时通气缺陷百分比有加重的趋势（Paulin et al.，2014）。Sheffield 团队最近发表了一项在更大范围内使用 ^{3}He MRI 进行的纵向研究，对象是 14 名囊性纤维化儿童（平均年龄 10.3 岁 ±2.3 岁）。平均通气缺陷百分比从 $4.37\% \pm 1.89\%$ 增加到 $10.8\% \pm 4.62\%$（Smith et al.，2018）（图 10.10）。值得注意的是，在这个队列中，FEV$_1$% 保持稳定，肺清除指数轻度增加，但 VDP 显著增加。

^{3}He MRI 的主要缺点是患者需要配合屏气，这看似阻碍了其在早期囊性纤维患者，尤其是婴幼儿患者中的应用，它可能是这方面最有用的检测临床前期肺部表现的方法。为此，Altes 等在 7 名未服用镇静剂的 4 岁儿童（≤ 4 岁，其中 3 位为囊性纤维化患者）中进行了 ^{3}He MRI，证明了在这个有挑战性的年龄组中该方法可行且图像质量足以用于后续图像定量分析（Altes et al.，2017b）。尽管如此，^{3}He MRI 仍面临患者队列招募困难以及多中心可用性有限的问题。

^{3}He 气体价格昂贵，因此越来越多地使用 ^{129}Xe 气体替代（图 10.11）。初步研究表明，它的麻醉潜力在一组学龄儿童中是可控的（Walkup et al.，2016），而且它提供的图像信息可能相当于静态 ^{3}He MRI（Stewart et al.，2018）。在 11 名轻度囊性纤维化患者（年龄 8 ～ 16 岁，FEV$_1$% > 70%）中，^{129}Xe 检测到通气障碍，即使在 FEV$_1$% 正常的亚组中，平均通气缺陷百分比也有 15.4%（Thomen et al.，2017）。因此，当 FEV$_1$% 未提示严重病变时，上述检查作为早期肺囊性纤维化诊断可能是可行的。Kanhere 等的研究进一步支持了这一点，他们在一项 18 名参与者（年龄范围为 8 ～ 17 岁，10 名囊性纤维化患者）的研究中证明通气缺陷百分比与肺清除指数有很强的相关性（r^2 = 0.88），但与 FEV$_1$% 只有微弱的相关性（r^2 = 0.31）（Kanhere et al.，2017）。Rayment 团队最近使用 ^{129}Xe MRI 评估了 15 名肺部感染加重的囊性纤维化患者（年龄范围 8 ～ 18 岁）对抗生素治疗的疗效，并指出，与 FEV$_1$% 和肺清除指数相比，通气缺陷百分比有更明显的改善，平均为 42.1%（Rayment et al.，2019）。然而，在没有平行的形态学成像对照的前提下，这种改善的原因，有可能是黏液阻塞、肺不张，也有可能是浸润性病变。溶解相 ^{129}Xe MRI 在测量肺弥散能力的附加潜力迄今尚未在囊性纤维化中研究应用。

作为超极化惰性气体 MRI 的替代方法，氟化气体可作为吸入性对比剂。尤其是 SF$_6$ 很有研究价值（Schreiber et al.，2001；Gutberlet et al.，2018），因为它也是用于肺清除指数测量的示踪气体，但在囊性纤维化中的应用尚未开展。

3.3　MRI 作为临床试验的终点

正如前文提到的，4D 灌注 MRI 和 ^{129}Xe MRI 能够在学龄前儿童和青少年群体急性肺部感染加重时检测抗生素治疗的效果（Wielpütz et al.，2014c；Stahl et al.，2017；Rayment et al.，2019）。抗生素治疗效果检测是一种用于检测临床治疗相关变化的相对较强的生理信号。例如，FEV$_1$ 也能够监测这种临床状态下的治疗效果。更具挑战的情况是，短期内治疗效果不明显的早期肺部疾病，其基线状态下仅可发现有限的结构和功能损伤。从另一方面来讲，这可能进一步突显影像学的巨大潜力，因为在早期肺疾病诊断和新疗法应用的情况下，囊性纤维化患者的 FEV$_1$ 通常会在较长时间内保持正常，对治疗的调整不敏感（而影像学则可以显示差异）。

到目前为止，唯一在多中心环境下得到验证的 MRI 技术是 4D 灌注 MRI（Wielpütz et al.，2018b；Triphan et al.，2018）。这些之前研究中参与的研究中心随后参与了首次以形态学 MRI 为主要终点的研究。由于对婴儿使用钆对比剂的相关限制规定，灌注 MRI 当时并不包括在 MRI 方案中，对于新生儿筛查，以吸入等渗盐水和高渗盐水作为其预防性治疗，但仅靠形态学 MRI 是不能区分等渗盐水和高渗盐水的（Stahl et al.，2018b）。

最近，超极化 ^{3}He MRI 已被用在具有 G551D CFTR 突变的小样本（青少年和成年人）研究中进行的单中心二期临床试验中评估 ivacaftor 的疗效（Altes et al.，2017a；Wielpütz and Mall，2017）。根据该试验量化方法，治疗 4 周后，8 名囊性纤维化患者的 ^{3}He MRI 总通气障碍较基线减少 12.8%（P = 0.008）（Altes et al.，2017a）。在超过 48 周的长期治疗组中，完成这项研究的 8 名患者的总通气障碍的减少幅度很小，只有 9.0%。停止治疗后，通气障碍恢复到正常水平。遗憾的是，这项开创性研究没有对照组。

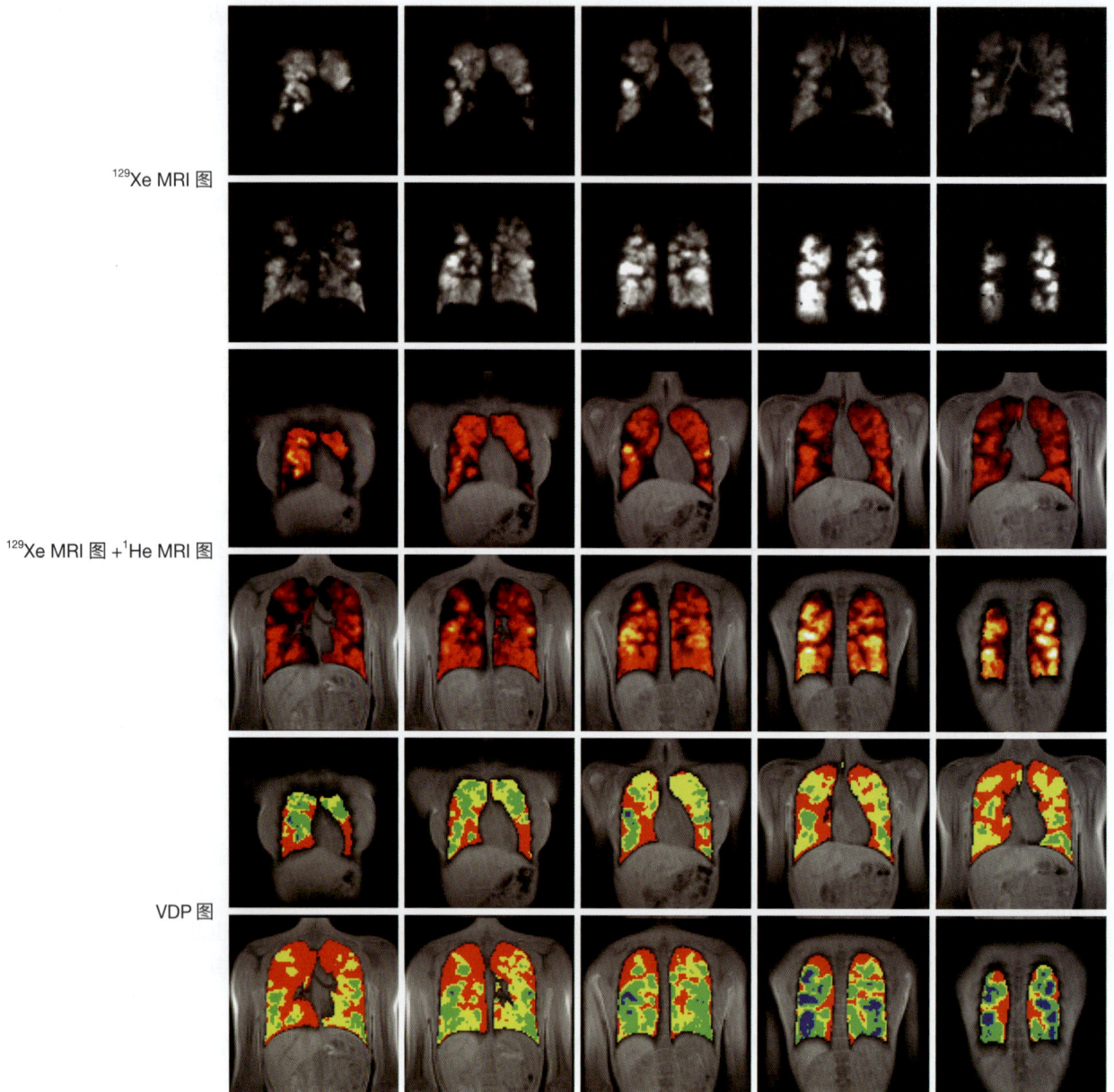

图 10.11 一例 17 岁女性囊性纤维化患者的超极化 ^{129}Xe MRI。$FEV_1\%$ 为 100%，为正常，但余气量增加 196%。用力呼气，然后吸入 1 L 含 450 mL ^{129}Xe 的混合气体后采集图像。图中显示了彩色编码的 ^{129}Xe MRI 和 ^{1}H MRI 叠加的解剖背景图（顶行）和通气缺陷百分比（VDP）图（底行）。后者用红色表示通气障碍，用黄色表示轻度通气障碍，用绿色表示正常通气，用蓝色表示过度通气（此图由汉诺威医院的 J. Vogel-Claussen 和 A. Kern 提供）

4 结论

未来 10 年，放射学将面临越来越多的由新生儿筛查发现的囊性纤维化患者，由于有了新的治疗方案，这些患者可以在更长时间内保持正常的肺功能。因此，当肺活量检查不再有用时，需要新的成像方法来重复无创性地监测疾病活动。CT 和 MRI 断层成像在婴儿期筛查亚临床型囊性纤维化方面具有重要价值。此外，在使用抗生素和其他强作用药物的初步治疗研究中，功能性 CT 和 MRI 技术也显示出良好的结果。在所有的功能性技术中，4D 灌注 MRI 是迄今应用最广泛、最为可靠的技术。可以预期的是，新的非对比剂依赖技术将进入临床领域，从而避免注射钆。在接下来的几年里，我们将看到那些将成为监测治疗效果的终点最有效的技术，特别是能够用于有效监测慢性疾病的细微改变，以取代肺功能检查。

译者：谢东，周玉容，朱修良，李强

参考文献

Achenbach T, Weinheimer O, Biedermann A et al (2008) MDCT assessment of airway wall thickness in COPD patients using a new method: correlations with pulmonary function tests. Eur Radiol 18: 2731–2738.

Achenbach T, Weinheimer O, Brochhausen C et al (2012) Accuracy of automatic airway morphometry in computed tomography-correlation of radiological-pathological findings. Eur J Radiol 81:183–188.

Altes TA, Johnson M, Fidler M et al (2017a) Use of hyperpolarized helium-3 MRI to assess response to ivacaftor treatment in patients with cystic fibrosis. J Cyst Fibros 16:267–274.

Altes TA, Meyer CH, Mata JF et al (2017b) Hyperpolarized helium-3 magnetic resonance lung imaging of non-sedated infants and young children: a proof-of-concept study. Clin Imaging 45:105–110.

Aysola RS, Hoffman EA, Gierada D et al (2008) Airway remodeling measured by multidetector CT is increased in severe asthma and correlates with pathology. Chest 134:1183–1191.

Bankier AA, O'donnell CR, Boiselle PM (2008) Quality initiatives. Respiratory instructions for CT examinations of the lungs: a hands-on guide. Radiographics 28:919–931.

Bankier AA, O'donnell CR, Mai VM et al (2004) Impact of lung volume on MR signal intensity changes of the lung parenchyma. J Magn Reson Imaging 20:961–966.

Bankier AA, Schaefer-Prokop C, De Maertelaer V et al (2007) Air trapping: comparison of standard-dose and simulated low-dose thin-section CT techniques. Radiology 242:898–906.

Bannier E, Cieslar K, Mosbah K et al (2010) Hyperpolarized 3He MR for sensitive imaging of ventilation function and treatment efficiency in young cystic fibrosis patients with normal lung function. Radiology 255:225–232.

Baroni RH, Feller-Kopman D, Nishino M et al (2005) Tracheobronchomalacia: comparison between end-expiratory and dynamic expiratory CT for evaluation of central airway collapse. Radiology 235:635–641.

Bauman G, Bieri O (2017) Matrix pencil decomposition of time-resolved proton MRI for robust and improved assessment of pulmonary ventilation and perfusion. Magn Reson Med 77:336–342.

Bauman G, Puderbach M, Deimling M et al (2009) Non-contrast-enhanced perfusion and ventilation assessment of the human lung by means of fourier decomposition in proton MRI. Magn Reson Med 62:656–664.

Bauman G, Puderbach M, Heimann T et al (2013a) Validation of Fourier decomposition MRI with dynamic contrast-enhanced MRI using visual and automated scoring of pulmonary perfusion in young cystic fibrosis patients. Eur J Radiol 82:2371–2377.

Bauman G, Scholz A, Rivoire J et al (2013b) Lung ventilation-and perfusion-weighted Fourier decomposition magnetic resonance imaging: in vivo validation with hyperpolarized 3He and dynamic contrast-enhanced MRI. Magn Reson Med 69:229–237.

Bedrossian CW, Greenberg SD, Singer DB et al (1976) The lung in cystic fibrosis. A quantitative study including prevalence of pathologic findings among different age groups. Hum Pathol 7:195–204.

Benden C, Wallis C, Owens CM et al (2005) The Chrispin-Norman score in cystic fibrosis: doing away with the lateral view. Eur Respir J 26:894–897.

Bhalla M, Turcios N, Aponte V et al (1991) Cystic fibrosis: scoring system with thin-section CT. Radiology 179:783–788.

Biederer J, Beer M, Hirsch W et al (2012a) MRI of the lung (2/3). Why ... when ... how? Insights Imaging 3:355–371.

Biederer J, Mirsadraee S, Beer M et al (2012b) MRI of the lung (3/3)-current applications and future perspectives. Insights Imaging 3:373–386.

Bieri O (2013) Ultra-fast steady state free precession and its application to in vivo H morphological and functional lung imaging at 1.5 T. Magn Reson Med 70(3):657–663.

Boiselle PM, Ernst A (2003) State-of-the-art imaging of the central airways. Respiration 70:383–394.

Brasfield D, Hicks G, Soong S et al (1979) The chest roentgenogram in cystic fibrosis: a new scoring system. Pediatrics 63:24–29.

Brody AS, Kosorok MR, Li Z et al (2006) Reproducibility of a scoring system for computed tomography scanning in cystic fibrosis. J Thorac Imaging 21:14–21.

Brody AS, Molina PL, Klein JS et al (1999) High-resolution computed tomography of the chest in children with cystic fibrosis: support for use as an outcome surrogate. Pediatr Radiol 29:731–735.

Brody AS, Sucharew H, Campbell JD et al (2005a) Computed tomography correlates with pulmonary exacerbations in children with cystic fibrosis. Am J Respir Crit Care Med 172:1128–1132.

Brody AS, Tiddens HA, Castile RG et al (2005b) Computed tomography in the evaluation of cystic fibrosis lung disease. Am J Respir Crit Care Med 172:1246–1252.

Chen-Mayer HH, Fuld MK, Hoppel B et al (2017) Standardizing CT lung density measure across scanner manufacturers. Med Phys 44:974–985.

Chrispin AR, Norman AP (1974) The systematic evaluation of the chest radiograph in cystic fibrosis. Pediatr Radiol 2:101–105.

Ciet P, Serra G, Bertolo S et al (2015) Assessment of CF lung disease using motion corrected PROPELLER MRI: a comparison with CT. Eur Radiol 26(3):780–787.

Ciet P, Wielopolski P, Manniesing R et al (2014) Spirometer-controlled cine magnetic resonance imaging used to diagnose tracheobronchomalacia in paediatric patients. Eur Respir J 43:115–124.

Coxson HO (2013) Sources of variation in quantitative computed tomography of the lung. J Thorac Imaging 28:272–279.

Coxson HO, Mayo J, Lam S et al (2009) New and current clinical imaging techniques to study chronic obstructive pulmonary disease. Am J Respir Crit Care Med 180:588–597.

Davies JC, Wainwright CE, Canny GJ et al (2013) Efficacy and safety of ivacaftor in patients aged 6–11 years with cystic fibrosis with a G551D mutation. Am J Respir Crit Care Med 187:1219–1225.

Davis SD, Fordham LA, Brody AS et al (2007) Computed tomography reflects lower airway inflammation and tracks changes in early cystic fibrosis. Am J Respir Crit Care Med 175:943–950.

De Jong PA, Lindblad A, Rubin L et al (2006) Progression of lung disease on computed tomography and pulmonary function tests in children and adults with cystic fibrosis. Thorax 61:80–85.

Demirkazik FB, Ariyurek OM, Ozcelik U et al (2001) High resolution CT in children with cystic fibrosis: correlation with pulmonary functions and radiographic scores. Eur J Radiol 37:54–59.

Dodge JA, Lewis PA, Stanton M et al (2007) Cystic fibrosis mortality and survival in the UK: 1947–2003. Eur Respir J 29:522–526.

Donnelly LF, Macfall JR, Mcadams HP et al (1999) Cystic fibrosis: combined hyperpolarized 3He-enhanced and conventional proton MR imaging in the lung--preliminary observations. Radiology 212:885–889.

Dournes G, Grodzki D, Macey J et al (2015) Quiet Ssubmillimeter MR imaging of the lung is feasible with a PETRA sequence at 1.5 T. Radiology 276(1):258–265.

Dournes G, Menut F, Macey J et al (2016) Lung morphology assessment of cystic fibrosis using MRI with ultra-short echo time at submillimeter spatial resolution. Eur Radiol 26(11):3811–3820.

Eichinger M, Optazaite D-E, Kopp-Schneider A et al (2012) Morphologic and functional scoring of cystic fibrosis lung disease using MRI. Eur J Radiol 81:1321–1329.

Eichinger M, Puderbach M, Fink C et al (2006) Contrast-enhanced 3D MRI of lung perfusion in children with cystic fibrosis--initial results. Eur Radiol 16:2147–2152.

Eichinger M, Puderbach M, Smith HJ et al (2007) Magnetic resonance-compatible-spirometry: principle, technical evaluation and application. Eur Respir J 30:972–979.

Esterly JR, Oppenheimer EH (1968) Cystic fibrosis of the pancreas: structural changes in peripheral airways. Thorax 23:670–675.

Fink C, Ley S, Kroeker R et al (2005a) Time-resolved contrast-enhanced three-dimensional magnetic resonance angiography of the chest: combination of parallel imaging with view sharing (TREAT). Investig Radiol 40:40–48.

Fink C, Ley S, Risse F et al (2005b) Effect of inspiratory and expiratory breathhold on pulmonary perfusion: assessment by pulmonary perfusion magnetic resonance imaging. Investig Radiol 40:72–79.

Fuchs HJ, Borowitz DS, Christiansen DH et al (1994) Effect of aerosolized recombinant human DNase on exacerbations of respiratory symptoms and on pulmonary function in patients with cystic fibrosis. The Pulmozyme Study Group. N Engl J Med 331:637–642.

Gevenois PA, De Vuyst P, De Maertelaer V et al (1996) Comparison of computed density and microscopic morphometry in pulmonary emphysema. Am J Respir Crit Care Med 154:187–192.

Goris ML, Zhu HJ, Blankenberg F et al (2003) An automated approach to quantitative air trapping measurements in mild cystic fibrosis. Chest 123:1655–1663.

Graeber SY, Hug MJ, Sommerburg O et al (2015) Intestinal current measurements detect activation of mutant CFTR in patients with cystic fibrosis with the G551D mutation treated with ivacaftor. Am J Respir Crit Care Med 192:1252–1255.

Griswold MA, Jakob PM, Heidemann RM et al (2002) Generalized autocalibrating partially parallel acquisitions (GRAPPA). Magn Reson Med 47:1202–1210.

Grydeland TB, Dirksen A, Coxson HO et al (2009) Quantitative computed tomography: emphysema and airway wall thickness by sex, age and smoking. Eur Respir J 34:858–865.

Gutberlet M, Kaireit TF, Voskrebenzev A et al (2018) Free-breathing dynamic (19)F gas MR imaging for mapping of regional lung ventilation in patients with COPD. Radiology 286:1040–1051.

Hansell DM (2001) Small airways diseases: detection and insights with computed tomography. Eur Respir J 17:1294–1313.

Hansell DM, Bankier AA, Macmahon H et al (2008) Fleischner society: glossary of terms for thoracic imaging. Radiology 246:697–722.

Hasegawa M, Makita H, Nasuhara Y et al (2009) Relationship between improved airflow limitation and changes in airway calibre induced by inhaled anticholinergic agents in COPD. Thorax 64:332–338.

Hasegawa M, Nasuhara Y, Onodera Y et al (2006) Airflow limitation and airway dimensions in chronic obstructive pulmonary disease. Am J Respir Crit Care Med 173:1309–1315.

Helbich TH, Heinz-Peer G, Eichler I et al (1999) Cystic fibrosis: CT assessment of lung involvement in children and adults. Radiology 213:537–544.

Heussel CP, Herth FJ, Kappes J et al (2009) Fully automatic quantitative assessment of emphysema in computed tomography: comparison with pulmonary function testing and normal values. Eur Radiol 19:2391–2402.

Hopkins SR, Henderson AC, Levin DL et al (2007) Vertical gradients in regional lung density and perfusion in the supine human lung: the Slinky effect. J Appl Physiol 103:240–248.

Hopkins SR, Wielpütz MO, Kauczor H-U (2012) Imaging lung perfusion. J Appl Physiol 113:328–339.

Horn FC, Deppe MH, Marshall H et al (2014) Quantification of regional fractional ventilation in human subjects by measurement of hyperpolarized 3He washout with 2D and 3D MRI. J Appl Physiol 116:129–139.

Jakob PM, Wang T, Schultz G et al (2004) Assessment of human pulmonary function using oxygen-enhanced T(1) imaging in patients with cystic fibrosis. Magn Reson Med 51:1009–1016.

Jobst BJ, Triphan SM, Sedlaczek O et al (2015a) Functional lung MRI in chronic obstructive pulmonary disease: comparison of T1 mapping, oxygen-enhanced T1 mapping and dynamic contrast enhanced perfusion. PLoS One 10:e0121520.

Jobst BJ, Weinheimer O, Trauth M et al (2018) Effect of smoking cessation on quantitative computed tomography in smokers at risk in a lung cancer screening population. Eur Radiol 28(2):807–815.

Jobst BJ, Wielpütz MO, Triphan SMF et al (2015b) Morpho-functional 1H-MRI of the lung in COPD: short-term test-retest reliability. PLoS One 10:e0137282.

Kanhere N, Couch MJ, Kowalik K et al (2017) Correlation of lung clearance index with hyperpolarized (129) Xe magnetic resonance imaging in pediatric subjects with cystic fibrosis. Am J Respir Crit Care Med 196:1073–1075.

Kauczor H-U, Wielpütz MO (2018) MRI of the lung. Springer, Berlin, Heidelberg.

Kauczor HU, Wielpütz MO, Owsijewitsch M et al (2011) Computed tomographic imaging of the airways in COPD and asthma. J Thorac Imaging 26:290–300.

Kerem B, Rommens JM, Buchanan JA et al (1989) Identification of the cystic fibrosis gene: genetic analysis. Science 245:1073–1080.

Kerem E, Reisman J, Corey M et al (1992) Prediction of mortality in patients with cystic fibrosis. N Engl J Med 326:1187–1191.

Kohlmann P, Strehlow J, Jobst B et al (2015) Automatic lung segmentation method for MRI-based lung perfusion studies of patients with chronic obstructive pulmonary disease. Int J Comput Assist Radiol Surg 10:403–417.

Kongstad T, Buchvald FF, Green K et al (2013) Improved air trapping evaluation in chest computed tomography in children with cystic fibrosis using real-time spirometric monitoring and biofeedback. J Cyst Fibros 12:559–566.

Konietzke P, Weinheimer O, Wielpütz MO et al (2018) Validation of automated lobe segmentation on paired inspiratory-expiratory chest CT in 8-14 year-old children with cystic fibrosis. PLoS One 13:e0194557.

Kuo W, De Bruijne M, Petersen J et al (2017a) Diagnosis of bronchiectasis and airway wall thickening in children with cystic fibrosis: objective airway-artery quantification. Eur Radiol 27:4680–4689.

Kuo W, Kemner-Van De Corput MP, Perez-Rovira A et al (2016) Multicentre chest computed tomogra- phy standardisation in children and adolescents with cystic fibrosis: the way forward. Eur Respir J 47:1706–1717.

Kuo W, Soffers T, Andrinopoulou ER et al (2017b) Quantitative assessment of airway dimensions in young children with cystic fibrosis lung disease using chest computed tomography. Pediatr Pulmonol 52:1414–1423.

Lederlin M, Bauman G, Eichinger M et al (2013) Functional MRI using Fourier decomposition of lung signal: reproducibility of ventilation- and perfusion-weighted imaging in healthy volunteers. Eur J Radiol 82:1015–1022.

Leutz-Schmidt P, Stahl M, Sommerburg O et al (2018) Non-contrast enhanced magnetic resonance imaging detects mosaic signal intensity in early cystic fibrosis lung disease. Eur J Radiol 101:178–183.

Leutz-Schmidt P, Weinheimer O, Jobst BJ et al (2017) Influence of exposure parameters and iterative reconstruction on automatic airway segmentation and analysis on MDCT-An ex vivo phantom study. PLoS One 12:e0182268.

Ley S, Fink C, Puderbach M et al (2004) Contrast-enhanced 3D MR perfusion of the lung: application of parallel imaging technique in healthy subjects. Rofo 176:330–334.

Ley S, Puderbach M, Fink C et al (2005) Assessment of hemodynamic changes in the systemic and pulmonary arterial circulation in patients with cystic fibrosis using phase-contrast MRI. Eur Radiol 15:1575–1580.

Ley-Zaporozhan J, Ley S, Mews J et al (2017) Changes of emphysema parameters over the respiratory cycle during free breathing: preliminary results using respiratory gated 4D-CT. COPD 14:597–602.

Ley-Zaporozhan J, Molinari F, Risse F et al (2011) Repeatability and reproducibility of quantitative whole-lung perfusion magnetic resonance imaging. J Thorac Imaging 26:230–239.

Lim HJ, Weinheimer O, Wielpütz MO et al (2016) Fully automated pulmonary lobar segmentation: influence of different prototype software programs onto quantitative evaluation of chronic obstructive lung disease. PLoS One 11:e0151498.

Loeve M, Rosenow T, Gorbunova V et al (2015) Reversibility of trapped air on chest computed tomography in cystic fibrosis patients. Eur J Radiol 84:1184–1190.

Mai VM, Berr SS (1999) MR perfusion imaging of pulmonary parenchyma using pulsed arterial spin labeling techniques: FAIRER and FAIR. J Magn Reson Imaging 9:483–487.

Mall M, Boucher RC (2006) Pathogenesis of pulmonary disease in cystic fibrosis. In: Bush A, Alton EWFW, Davies JC, Griesenbach U, Jaffe A (eds) Cystic fibrosis in the 21st century. Karger, Basel, pp 116–121.

Mall MA (2008) Role of cilia, mucus, and airway surface liquid in mucociliary dysfunction: lessons from mouse models. J Aerosol Med Pulm Drug Deliv 21:13–24.

Mall MA, Boucher RC (2014) Pathophysiology of cystic fibrosis lung disease. In: Mall MA, Elborn S (eds) Cystic fibrosis. European Respiratory Society, Sheffield, pp 1–13.

Mall MA, Hartl D (2014) CFTR: cystic fibrosis and beyond. Eur Respir J 44:1042–1054.

Mall MA, Stahl M, Graeber SY et al (2016) Early detection and sensitive monitoring of CF lung disease: prospects of improved and safer imaging. Pediatr Pulmonol 51:S49–S60.

Matsuoka S, Kurihara Y, Yagihashi K et al (2008) Quantitative assessment of air trapping in chronic obstructive pulmonary disease using inspiratory and expiratory volumetric MDCT. AJR Am J Roentgenol 190:762–769.

Matsuoka S, Kurihara Y, Yagihashi K et al (2007) Quantitative assessment of peripheral airway obstruction on paired expiratory/inspiratory thin-section computed tomography in chronic obstructive pulmonary disease with emphysema. J Comput Assist Tomogr 31:384–389.

Mcdermott S, Barry SC, Judge EP et al (2009) Tracheomalacia in adults with cystic fibrosis: determination of prevalence and severity with dynamic cine CT. Radiology 252:577–586.

Mcmahon CJ, Dodd JD, Hill C et al (2006) Hyperpolarized 3helium magnetic resonance ventilation imaging of the lung in cystic fibrosis: comparison with high resolution CT and spirometry. Eur Radiol 16: 2483–2490.

Mentore K, Froh DK, De Lange EE et al (2005) Hyperpolarized HHe 3 MRI of the lung in cystic fibrosis: assessment at baseline and after bronchodilator and airway clearance treatment. Acad Radiol 12:1423–1429.

Mets OM, Roothaan SM, Bronsveld I et al (2015) Emphysema is common in lungs of cystic fibrosis lung transplantation patients: a histopathological and computed tomography study. PLoS One 10:e0128062.

Mets OM, Willemink MJ, De Kort FP et al (2012) The effect of iterative reconstruction on computed tomography assessment of emphysema, air trapping and airway dimensions. Eur Radiol 22:2103–2109.

Mirza AA, Robinson TE, Gifford K et al (2018) 3D Printing and the cystic fibrosis lung. J Cyst Fibros 17:153–178.

Montaudon M, Berger P, Cangini-Sacher A et al (2007a) Bronchial measurement with three-dimensional quantitative thin-section CT in patients with cystic fibrosis. Radiology 242:573–581.

Montaudon M, Berger P, De Dietrich G et al (2007b) Assessment of airways with three-dimensional quantitative thin-section CT: in vitro and in vivo validation. Radiology 242:563–572.

Mott LS, Park J, Gangell CL et al (2013) Distribution of early structural lung changes due to cystic fibrosis detected with chest computed tomography. J Pediatr 163(243–248):e241–e243.

Mott LS, Park J, Murray CP et al (2012) Progression of early structural lung disease in young children with cystic fibrosis assessed using CT. Thorax 67:509–516.

Nagle SK, Puderbach M, Eichinger M et al (2017) Magnetic resonance imaging of the lung: cystic fibrosis. In: Kauczor H, Wielpütz M (eds) MRI of the lung, 2nd edn. Springer, New York.

Niimi A, Matsumoto H, Amitani R et al (2000) Airway wall thickness in asthma assessed by computed tomography. Relation to clinical indices. Am J Respir Crit Care Med 162:1518–1523.

Niimi A, Matsumoto H, Amitani R et al (2004) Effect of short-term treatment with inhaled corticosteroid on airway wall thickening in asthma. Am J Med 116:725–731.

Nikolaou K, Schoenberg SO, Brix G et al (2004) Quantification of pulmonary blood flow and volume in healthy volunteers by dynamic contrast-enhanced magnetic resonance imaging using a parallel imaging technique. Investig Radiol 39:537–545.

Nyilas S, Bauman G, Pusterla O et al (2018) Structural and functional lung impairment in primary ciliary dyskinesia. Assessment with magnetic resonance imaging and multiple breath washout in comparison to spirometry. Ann Am Thorac Soc 15:1434–1442.

Nyilas S, Bauman G, Sommer G et al (2017) Novel magnetic resonance technique for functional imaging of cystic fibrosis lung disease. Eur Respir J 50:1701464.

O'connor OJ, Vandeleur M, Mcgarrigle AM et al (2010) Development of low-dose protocols for thin-section CT assessment of cystic fibrosis in pediatric patients. Radiology 257:820–829.

O'sullivan B, Couch M, Roche JP et al (2014) Assessment of repeatability of hyperpolarized gas MR ventilation functional imaging in cystic fibrosis. Acad Radiol 21:1524–1529.

Paulin GA, Svenningsen S, Jobse BN et al (2014) Differences in hyperpolarized He ventilation imaging after 4 years in adults with cystic fibrosis. J Magn Reson Imaging 273:887À96.

Puderbach M, Eichinger M, Gahr J et al (2007a) Proton MRI appearance of cystic fibrosis: comparison to CT. Eur Radiol 17:716–724.

Puderbach M, Eichinger M, Haeselbarth J et al (2007b) Assessment of morphological MRI for pulmonary changes in cystic fibrosis (CF) patients: comparison to thin-section CT and chest x-ray. Investig Radiol 42:715–724.

Puderbach M, Risse F, Biederer J et al (2008) In vivo Gd-DTPA concentration for MR lung perfusion measurements: assessment with computed tomography in a porcine model. Eur Radiol 18:2102–2107.

Pusterla O, Bauman G, Bieri O (2018) Three-dimensional oxygen-enhanced MRI of the human lung at 1.5T with ultra-fast balanced steady-state free precession. Magn Reson Med 79:246–255.

Pusterla O, Bauman G, Wielputz MO et al (2016) Rapid 3D in vivo 1H human lung respiratory imaging at 1.5T using ultra-fast balanced steady-state free precession. Magn Reson Med 78(3):1059–1069.

Ramsey BW, Banks-Schlegel S, Accurso FJ et al (2012) Future directions in early cystic fibrosis lung disease research: an NHLBI workshop report. Am J Respir Crit Care Med 185:887–892.

Ramsey KA, Rosenow T, Turkovic L et al (2016) Lung clearance index and structural lung disease on computed tomography in early cystic fibrosis. Am J Respir Crit Care Med 193:60–67.

Ratjen F, Hug C, Marigowda G et al (2017) Efficacy and safety of lumacaftor and ivacaftor in patients aged 6-11 years with cystic fibrosis homozygous for F508del-CFTR: a randomised, placebo-controlled phase 3 trial. Lancet Respir Med 5:557–567.

Rayment JH, Couch MJ, Mcdonald N et al (2019) Hyperpolarised (129)Xe MRI to monitor treatment response in children with cystic fibrosis. Eur Respir J 53(5):1802188.

Remy-Jardin M, Bouaziz N, Dumont P et al (2004) Bronchial and nonbronchial systemic arteries at multi-detector row CT angiography: comparison with conventional angiography. Radiology 233:741–749.

Renz DM, Scholz O, Bottcher J et al (2015) Comparison between magnetic resonance imaging and computed tomography of the lung in patients with cystic fibrosis with regard to clinical, laboratory, and pulmonary functional parameters. Investig Radiol 50:733–742.

Risse F, Bauman G (2016) MR Perfusion in the lung. In: Kauczor H-U, Wielpütz MO (eds) MRI of the lung, 2nd edn. Springer, Heidelberg.

Risse F, Eichinger M, Kauczor HU et al (2011) Improved visualization of delayed perfusion in lung MRI. Eur J Radiol 77:105–110.

Roach DJ, Cremillieux Y, Fleck RJ et al (2016) Ultrashort echo-time magnetic resonance imaging is a sensitive method for the evaluation of early cystic fibrosis lung disease. Ann Am Thorac Soc 13:1923–1931.

Roberts TP (1997) Physiologic measurements by contrast-enhanced MR imaging: expectations and limitations. J Magn Reson Imaging 7:82–90.

Robinson TE, Goris ML, Zhu HJ et al (2005) Dornase alfa reduces air trapping in children with mild cystic fibrosis lung disease: a quantitative analysis. Chest 128:2327–2335.

Robinson TE, Leung AN, Northway WH et al (2001) Spirometer-triggered high-resolution computed tomography and pulmonary function measurements during an acute exacerbation in patients with cystic fibrosis. J Pediatr 138:553–559.

Robinson TE, Leung AN, Northway WH et al (2003) Composite spirometric-computed tomography outcome measure in early cystic fibrosis lung disease. Am J Respir Crit Care Med 168:588–593.

Robinson TE, Long FR, Raman P et al (2009) An airway phantom to standardize CT acquisition in multicenter clinical trials. Acad Radiol 16:1134–1141.

Rosenfeld M, Ratjen F, Brumback L et al (2012) Inhaled hypertonic saline in infants and children younger than 6 years with cystic fibrosis: the ISIS randomized controlled trial. JAMA 307:2269–2277.

Rosenow T, Oudraad MC, Murray CP et al (2015) PRAGMA-CF. A quantitative structural lung disease computed tomography outcome in young children with cystic fibrosis. Am J Respir Crit Care Med 191:1158–1165.

Salamon E, Lever S, Kuo W et al (2017) Spirometer guided chest imaging in children: It is worth the effort! Pediatr Pulmonol 52:48–56.

Schraml C, Schwenzer NF, Martirosian P et al (2012) Non-invasive pulmonary perfusion assessment in young patients with cystic fibrosis using an arterial spin labeling MR technique at 1.5 T. MAGMA 25:155–162.

Schreiber WG, Eberle B, Laukemper-Ostendorf S et al (2001) Dynamic (19)F-MRI of pulmonary ventilation using sulfur hexafluoride (SF(6)) gas. Magn Reson Med 45:605–613.

Shah RM, Sexauer W, Ostrum BJ et al (1997) High-resolution CT in the acute exacerbation of cystic fibrosis: evaluation of acute findings, reversibility of those findings, and clinical correlation. AJR Am J Roentgenol 169:375–380.

Sheikh SI, Long FR, Flucke R et al (2015a) Changes in pulmonary function and controlled ventilation-high resolution CT of chest after antibiotic therapy in infants and young children with cystic fibrosis. Lung 193:421–428.

Sheikh SI, Long FR, Mccoy KS et al (2015b) Computed tomography correlates with improvement with ivacaftor in cystic fibrosis patients with G551D mutation. J Cyst Fibros 14:84–89.

Sieren JP, Newell JD Jr, Barr RG et al (2016) SPIROMICS protocol for multicenter quantitative computed tomography to phenotype the lungs. Am J Respir Crit Care Med 194:794–806.

Sly PD, Brennan S, Gangell C et al (2009) Lung disease at diagnosis in infants with cystic fibrosis detected by newborn screening. Am J Respir Crit Care Med 180:146–152.

Sly PD, Gangell CL, Chen L et al (2013) Risk factors for bronchiectasis in children with cystic fibrosis. N Engl J Med 368:1963–1970.

Smith L, Marshall H, Aldag I et al (2018) Longitudinal assessment of children with mild cystic fibrosis using hyperpolarized gas lung magnetic resonance imaging and lung clearance index. Am J Respir Crit Care Med 197:397–400.

Sobonya RE, Taussig LM (1986) Quantitative aspects of lung pathology in cystic fibrosis. Am Rev Respir Dis 134:290–295.

Sommerburg O, Hammermann J, Lindner M et al (2015) Five years of experience with biochemical cystic fibrosis newborn screening based on IRT/PAP in Germany. Pediatr Pulmonol 50:655–664.

Sommerburg O, Lindner M, Muckenthaler M et al (2010) Initial evaluation of a biochemical cystic fibrosis newborn screening by sequential analysis of immunoreactive trypsinogen and pancreatitis-associated protein (IRT/PAP) as a strategy that does not involve DNA testing in a Northern European population. J Inherit Metab Dis 33:S263–S271.

Stadler A, Stiebellehner L, Jakob PM et al (2007) Quantitative and o(2) enhanced MRI of the pathologic lung: findings in emphysema, fibrosis, and cystic fibrosis. Int J Biomed Imaging 2007:23624.

Stahl M, Graeber SY, Joachim C et al (2018a) Three-center feasibility of lung clearance index in infants and preschool children with cystic fibrosis and other lung diseases. J Cyst Fibros 17:249–255.

Stahl M, Joachim C, Blessing K et al (2014) Multiple breath washout is feasible in the clinical setting and detects abnormal lung function in infants and young children with cystic fibrosis. Respiration 87:357–363.

Stahl M, Wielpütz MO, Graeber SY et al (2017) Comparison of lung clearance index and magnetic resonance imaging for assessment of lung disease in children with cystic fibrosis. Am J Respir Crit Care Med 195:349–359.

Stahl M, Wielputz MO, Ricklefs I et al (2018b) Preventive inhalation of hypertonic saline in infants with cystic fibrosis (PRESIS): a randomized, double-blind, controlled study. Am J Respir Crit Care Med.

Stern EJ, Müller NL, Swensen SJ et al (1995) CT mosaic pattern of lung attenuation: etiologies and terminology. J Thorac Imaging 10:294–297.

Stern M, Wiedemann B, Wenzlaff P (2008) From registry to quality management: the German Cystic Fibrosis Quality Assessment project 1995–2006. Eur Respir J 31:29–35.

Stewart NJ, Chan HF, Hughes PJC et al (2018) Comparison of (3) He and (129) Xe MRI for evaluation of lung microstructure and ventilation at 1.5T. J Magn Reson Imaging 8:632–642.

Subbarao P, Stanojevic S, Brown M et al (2013) Lung clearance index as an outcome measure for clinical trials in young children with cystic fibrosis. A pilot study using inhaled hypertonic saline. Am J Respir Crit Care Med 188:456–460.

Ter-Karapetyan A, Triphan SMF, Jobst BJ et al (2018) Towards quantitative perfusion MRI of the lung in COPD: the problem of short-term repeatability. PLoS One 13:e0208587.

Terheggen-Lagro S, Truijens N, Van Poppel N et al (2003) Correlation of six different cystic fibrosis chest radiograph scoring systems with clinical parameters. Pediatr Pulmonol 35:441–445.

Tetzlaff R, Eichinger M, Schobinger M et al (2008) Semiautomatic assessment of respiratory motion in dynamic MRI--comparison with simultaneously acquired spirometry. Rofo 180:961–967.

Thomen RP, Walkup LL, Roach DJ et al (2017) Hyperpolarized 129Xe for investigation of mild cystic fibrosis lung disease in pediatric patients. J Cyst Fibros 16:275–282.

Triphan SMF, Biederer J, Burmester K et al (2018) Design and application of an MR reference phantom for multicentre lung imaging trials. PLoS One 13.

Triphan SMF, Jobst BJ, Breuer FA et al (2015) Echo time dependence of observed T1 in the human lung. J Magn Reson Imaging 42:610–616.

Tsuchiya N, Van Beek EJ, Ohno Y et al (2018) Magnetic resonance angiography for the primary diagnosis of pulmonary embolism: a review from the international workshop for pulmonary functional imaging. World J Radiol 10:52–64.

Van Beek EJ, Hill C, Woodhouse N et al (2007) Assessment of lung disease in children with cystic fibrosis using hyperpolarized 3-Helium MRI: comparison with Shwachman score, Chrispin-Norman score and spirometry. Eur Radiol 17:1018–1024.

Voskrebenzev A, Gutberlet M, Klimes F et al (2018) Feasibility of quantitative regional ventilation and perfusion mapping with phase-resolved functional lung (PREFUL) MRI in healthy volunteers and COPD, CTEPH, and CF patients. Magn Reson Med 79:2306–2314.

Walkup LL, Thomen RP, Akinyi TG et al (2016) Feasibility, tolerability and safety of pediatric hyperpolarized (129)Xe magnetic resonance imaging in healthy volunteers and children with cystic fibrosis. Pediatr Radiol 46:1651–1662.

Weatherly MR, Palmer CG, Peters ME et al (1993) Wisconsin cystic fibrosis chest radiograph scoring system. Pediatrics 91:488–495.

Webb WR, Stein MG, Finkbeiner WE et al (1988) Normal and diseased isolated lungs: high-resolution CT. Radiology 166:81–87.

Weinheimer O, Achenbach T, Bletz C et al (2008) About objective 3-d analysis of airway geometry in computerized tomography. IEEE Trans Med Imaging 27:64–74.

Weinheimer O, Achenbach T, Düber C (2009) Fully automated extraction of airways from CT scans based on self-adapting region growing. In: Brown M, De Bruijne B, Van Ginneken B, Kiraly AP, Kuhnigk JM, Lorenz C, Mcclelland JR, Mori K, Reeves AP, Reinhardt J (eds) Proceedings of Second International Workshop on Pulmonary Image Analysis (in conjunction with MICCAI) 2009.

Weinheimer O, Achenbach T, Heussel CP et al (2011) Automatic lung segmentation in MDCT images. Fourth Int Workshop Pulmon Image Analysis 2011:241–255.

Weinheimer O, Hoff BA, Fortuna AB et al (2018) Influence of inspiratory/expiratory CT registration on quantitative air trapping. Acad Radiol.

Weinheimer O, Wielpütz MO, Konietzke P, et al. 2017. Fully automated lobe-based airway taper index calculation in a low dose MDCT CF study over 4 time-points. Medical Imaging 2017: Image Processing.

Wielpütz MO, Bardarova D, Weinheimer O et al (2014a) Variation of densitometry on computed tomography in COPD-- influence of different software tools. PLoS One 9:e112898.

Wielpütz MO, Eberhardt R, Puderbach M et al (2014b) Simultaneous assessment of airway instability and respiratory dynamics with low-dose 4D-CT in chronic obstructive pulmonary disease: a technical note. Respiration 87:294–300.

Wielpütz MO, Eichinger M, Biederer J et al (2016) Imaging of cystic fibrosis lung disease and clinical interpretation. Rofo 188:834–845.

Wielpütz MO, Eichinger M, Puderbach M (2013a) Magnetic resonance imaging of cystic fibrosis lung disease. J Thorac Imaging 28:151–159.

Wielpütz MO, Eichinger M, Wege S et al (2019) Mid-term reproducibility of chest MRI in adults with clinically stable cystic fibrosis and chronic obstructive pulmonary disease. Am J Respir Crit Care Med 200(1):103–107.

Wielpütz MO, Eichinger M, Weinheimer O et al (2013b) Automatic airway analysis on multidetector computed tomography in cystic fibrosis: correlation with pulmonary function testing. J Thorac Imaging 28:104–113.

Wielpütz MO, Mall MA (2015) Imaging modalities in cystic fibrosis: emerging role of MRI. Curr Opin Pulm Med 21:609–616.

Wielpütz MO, Mall MA (2017) MRI accelerating progress in functional assessment of cystic fibrosis lung disease. J Cyst Fibros 16:165–167.

Wielpütz MO, Puderbach M, Kopp-Schneider A et al (2014c) Magnetic resonance imaging detects changes in structure and perfusion, and response to therapy in early cystic fibrosis lung disease. Am J Respir Crit Care Med 189:956–965.

Wielpütz MO, Triphan SMF, Ohno Y et al (2018a) Outracing lung signal decay - potential of ultrashort echo time MRI. Rofo 191:415–423.

Wielpütz MO, Von Stackelberg O, Stahl M et al (2018b) Multicentre standardisation of chest MRI as radiation-free outcome measure of lung disease in young children with cystic fibrosis. J Cyst Fibros 17:518–527.

Wielpütz MO, Weinheimer O, Eichinger M et al (2013c) Pulmonary emphysema in cystic fibrosis detected by densitometry on chest multidetector computed tomography. PLoS One 8:e73142.

Wolf T, Anjorin A, Posselt H et al (2009) MRI-based flow measurements in the main pulmonary artery to detect pulmonary arterial hypertension in patients with cystic fibrosis. Rofo 181:139–146.

Woodhouse N, Wild JM, Van Beek EJ et al (2009) Assessment of hyperpolarized 3He lung MRI for regional evaluation of interventional therapy: a pilot study in pediatric cystic fibrosis. J Magn Reson Imaging 30:981–988.

Yuan R, Mayo JR, Hogg JC et al (2007) The effects of radiation dose and CT manufacturer on measurements of lung densitometry. Chest 132:617–623.

Zach JA, Newell JD Jr, Schroeder J et al (2012) Quantitative computed tomography of the lungs and airways in healthy nonsmoking adults. Invest Radiol 47:596–602.

Zach JA, Williams A, Jou SS et al (2016) Current smoking status is associated with lower quantitative CT measures of emphysema and gas trapping. J Thorac Imaging 31:29–36.

Zaporozhan J, Ley S, Weinheimer O et al (2006) Multi-detector CT of the chest: influence of dose onto quantitative evaluation of severe emphysema: a simulation study. J Comput Assist Tomogr 30:460–468.

Zha W, Nagle SK, Cadman RV et al (2019) Three-dimensional isotropic functional imaging of cystic fibrosis using oxygen-enhanced MRI: comparison with hyperpolarized (3)He MRI. Radiology 290:229–237.

第十一章
肺静脉血栓栓塞的功能评估

埃德温·J. R. 范比克，安德鲁·J. 斯威夫特

(Edwin J. R. van Beek，Andrew J. Swift)

摘　要

肺静脉血栓栓塞仍然是临床医最常见、存在致命风险的疾病之一，估计每年1万人中有7例被诊断为该病。尽管大多数入院患者最终都能存活下来，但仍有疾病复发、发生急性并发症（如肺梗死和继发感染）的风险，而且治疗也有引起出血的风险。

虽然形态学评估是诊断疾病的关键，但根据有或没有血流动力学受损将患者细分同样重要，因为这将影响治疗策略的制定。因此，对肺静脉血栓栓塞患者肺循环和心脏功能的评估越来越被认为是改善初始和长期预后的重要步骤。

本章将重点介绍如何诊断肺静脉血栓栓塞，以及如何将形态学评估与疾病严重程度的功能分类联系起来。

1　简介

肺静脉血栓栓塞（pulmonary venous thromboembolism）是经常需要考虑的诊断，大量的患者需要接受检查。之所以有这样的检查需求，主要是因为急性肺静脉血栓栓塞存在潜在的致命性并发症（在急性首发事件发生后，多达30%的患者会出现这种情况），治疗存在风险（每年的抗凝治疗中，出血性并发症的发生率高达7%），以及疾病复发可能导致更严重的肺血管疾病，包括慢性血栓栓塞性肺动脉高压（发生率高达5%的患者）。据估计，肺静脉血栓栓塞是脑卒中和心肌梗死之后心血管疾病致死的第三大原因。

肺静脉血栓栓塞常与潜在的疾病相关，这些疾病增加了血栓性疾病的风险。其中一些是暂时性风险，如从创伤或手术康复的患者，而其他一些可能是终身性的，如恶性肿瘤或有潜在血栓倾向的患者。这些因素通常决定了临床怀疑度，可能会影响诊断途径，治疗选择和结果。在所有情况下，准确诊断或排除肺静脉血栓栓塞至关重要。

近年来，人们越来越意识到，仅仅确诊肺栓塞可能不足为患者制定合适的治疗方案。多年来，急性肺静脉血栓栓塞事件的血流动力学反应对患者预后有直接影响，与维持血流动力学稳定的患者相比，血流动力学不稳定的患者需要更积极的溶栓治疗。重要的是，要认识到心肺储备发挥着重要作用。与年老体弱的患者相比，较年轻、健康的患者更有可能在较严重的肺血栓栓塞中存活下来。病情较重的患者更有可能在治疗后出现肺血栓不完全消退的情况，这就增加了他们罹患肺动脉高压的风险。因此，我们不仅需要有关肺血栓形态分布的信息，还需要深入了解肺血栓对患者个人的影响。

本章将描述影像学对肺静脉血栓栓塞的诊断能力，并将详细介绍如何评估肺静脉血栓栓塞的严重性和功能影响。重点将放在肺部核素显像、CT和MRI上。

2　肺血栓栓塞的诊断

肺血栓栓塞的诊断通常很烦琐，需要综合临床评估（包括病史、心电图和胸片）、血液检查（如血浆D-二聚体），以及各种影像诊断方法（从超声心动图和下肢静脉超声到CT、MRI和创伤性较小的肺血管造影）（Konstantinides et al.，2014）。最重要的是要迅速做出准确的诊断，以便开始适当的治疗，或者有足够的确定性排除诊断，以避免使用抗凝剂（因其有潜在的出血副作用）。

临床肺静脉血栓栓塞怀疑度较低的患者若血浆D-二聚体水平正常，则可以排除肺血栓栓塞的诊断（Konstantinides et al.，2014）。其他排除疾病的方法包括正常的灌注显像、CT肺血管造影和有创导管肺血管造影。

对于肺血栓栓塞的诊断，必须使用心脏超声、CT、MRI或血管造影等工具来直接可视化血栓栓塞。其他一些检查如下肢超声显示深静脉血栓形成，可间接支持诊断。

传统上，肺部显像技术被用于评估疑似肺血栓栓塞（van Beek et al.，1993）。图 11.1 显示了其排除临床高度怀疑的肺血栓栓塞的能力，但是阳性预测值有待提高，高达 50% 的患者需要进行额外的诊断测试。结合分辨率更高的成像技术如 CT 进行解剖相关性检查，仅稍微提高了诊断准确性。然而，在大多数医院，由于肺部显像技术不是全天 24 h 可用，而且 CT 肺血管造影在检测肺静脉血栓栓塞上有额外的替代价值，肺部显像技术不再是首选的检查。

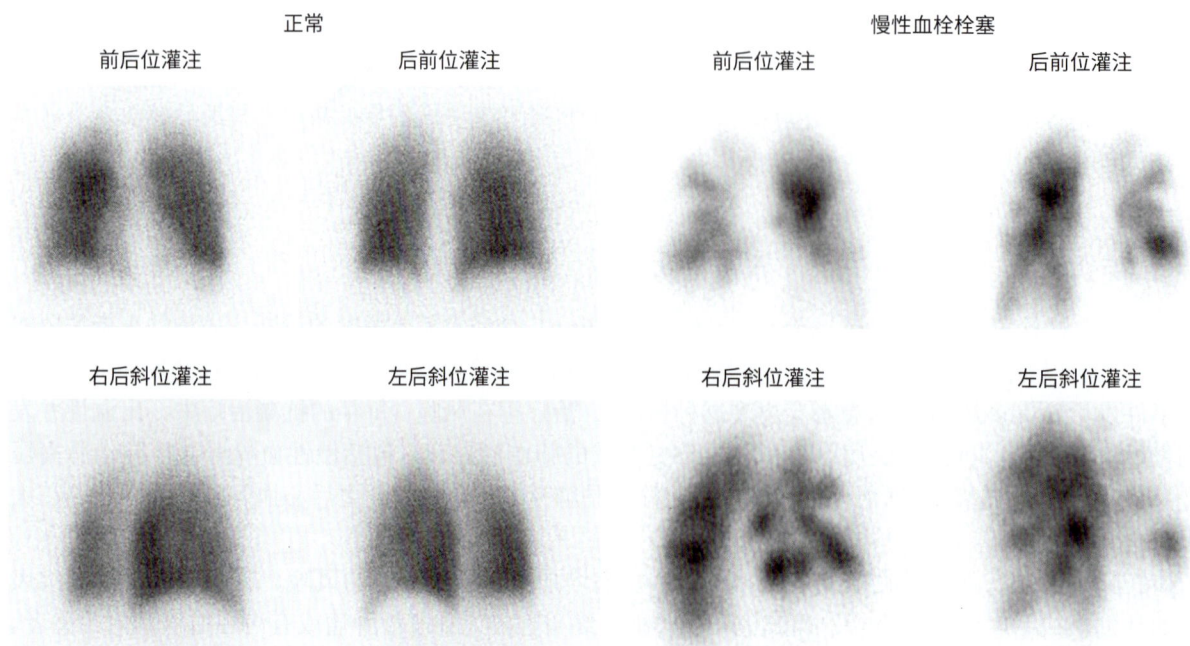

图 11.1　正常研究中，^{99m}Tc 和 ^{81m}Kr 肺灌注显像的 6 个截面图

在过去几十年里，CT 肺动脉造影的使用显著增加，导致总体阳性结果逐渐减少，同时也导致诊断出更多较小的（可能在临床上不重要的）肺栓塞。目前已经开发了用于 CT 肺动脉造影的计算机辅助诊断系统，旨在避免观察者之间的差异（Hochhegger et al.，2014），并特别有助于检测较小的肺栓塞。其中一些系统已经进入了临床领域（Maizlin et al.，2007；Schoepf et al.，2007；Dewailly et al.，2010；Kligerman et al.，2014）。

在临床实践中，不应低估 CT 肺动脉造影的各种技术条件的影响，包括心电图门控与非门控、双能量成像的使用以及图像质量。有研究表明，计算机辅助诊断系统对这些影响不太敏感，能够准确检测 97% 的周围肺栓塞（Dewailly et al.，2010）。

MRA 也显示出良好的应用前景。早期研究已表明其在中央和叶段肺栓塞诊断方面的准确性高（Meaney et al.，1997；Oudkerk et al.，2002），近年来，随着更快速 MRA 技术的应用，MRA 作为一线检查手段的可行性得到了验证（Nagle et al.，2016）。此外，MR 灌注成像也已用于功能性评估，并在急性和慢性肺栓塞的评估中展现出潜在价值（Johns et al.，2017a，b）。

3　急性肺血栓栓塞疗效评估

3.1　肺灌注显像

肺灌注显像是通过输注 ^{99m}Tc、吸入不同的气体（^{131}Xe、^{133}Xe、^{81m}Kr）或颗粒（^{99m}Tc－碳颗粒）来确定肺部灌注和通气情况（van Beek et al.，1993）的技术，见图 11.1。尽管 CT 肺动脉造影已成为急性肺栓塞诊断工作中的主力工具，但肺部显像技术仍在怀疑急性肺栓塞患者的诊断中发挥作用（Koukouraki et al.，2018）。众所周知，在诊断准确性和辐射剂量方面，SPECT 显像优于平面显像，是灌注评估的参考标准（Gutte et al.，2010；Kan et al.，2015；Phillips et al.，2015）。一项系统回顾和荟萃分析表明，V/P SPECT 显像对肺栓塞的诊断非常有用，具有 96% 的敏感性和 87% 的特异性（Kan et al.，2015）。最初的一项 PIOPED，将 V/P 扫描分为高概率、中概率、低概率和不定性 4 种情况（Webber et al.，1990）。修改后的 PIOPED Ⅱ 标准标准将研究分为高概率、非常低概率、正常和非诊断性 4 种情况。与先前的方法相比，修改后的 PIOPED Ⅱ 和急性肺栓塞诊断的前瞻性研究（prospective investigative study of acute pulmonary embolism diagnosis，PISAPED）标准的非诊断性结果较少，提高了诊断效率（Sostman et al.，2008；Parker et al.，2012）。

在临床实践中，SPECT 通常被保留为结果不确定或 CT 肺动脉造影有禁忌证患者的二线检查。现在已有研究提出的一种 SPECT/CT 整合技术被认为是一种有前途的方法，它具有出色的诊断准确性和经济适用性，而且误诊或漏诊情况最少（Toney et al.，2017）。对于孕妇，如果 CT 肺血管造影和 SPECT 都可用，那么 SPECT 可能是首选的方法，因为它对乳房组织辐射剂量较低，且胎儿剂量与 CT 肺动脉造影相似。然而，这种选择通常依赖于患者胸片正常的情况下仅进行灌注显像。

正电子发射断层扫描

$^{15}O-$ 水正电子发射断层扫描（$^{15}O-H_2O$ PET）被视为组织血流评估的参考标准，因为它可以精确地以每毫升肺容积的方式进行定量评估（Schuster et al.，1995）。最近，该方法通过对测量肺组织密度进行补偿来优化测量结果，从而更好将其与实际肺部区域血流相关联（Matsunaga et al.，2017）。有研究表明，$^{15}O-H_2O$ PET 评估血流比以前认为的更加均匀，这对于通过非侵入性方法评估肺部血流具有潜在意义。

目前，这种方法因为辐射问题，还没有广泛应用于临床，也不提倡将其应用于临床。然而，这可能是一个有用的方法，可以用其来验证非侵入性测量方法，如基于 CT 或 MR 的肺部灌注，应该采用这种技术来进行假设验证。

3.2　CT

CT 肺动脉造影是识别和排除急性肺栓塞的最优技术，通常是疑似急性肺栓塞患者的首选诊断成像方法。CT 肺动脉造影广泛可用，高性价比，并且在患者的临床诊断中得到充分确认。辐射剂量需要着重考虑，需要采取措施来优化剂量，近年来随着现代扫描仪和迭代重建的使用，CT 肺动脉造影的辐射剂量已大大减少（表 11.1）（Pontana et al.，2015）。

急性肺栓塞在 CT 肺动脉造影中表现为充盈缺损，CT 肺动脉造影可以对血栓的严重程度进行评估，并评估它们的分布（Mastora et al.，2003）。此外，对肺部的检查可能会显示出肺实质的相关特征，如镶嵌灌注模式或肺梗死，这些特征具有重要的预后意义（Atasoy et al.，2015）。

表 11.1　CT 肺血管造影及 CT 肺灌注的对比

	CT 肺血管造影	CT 肺灌注
	64 层螺旋 CT	320 层螺旋 CT
屏气	是	是
旋转时间（s）	0.5	0.5
准直	64 × 1.25 mm	320 × 0.5 mm
螺距（cm）	3	Z 轴覆盖 16
层面厚度（mm）	0.6	0.5
管电压（kVp）	100	100
管电流（mA）	70	100（50 mAs）
迭代重建	是	是
矩阵	512 × 512	512 × 512
对比剂量（浓度）	100 mL（320 mgI/mL）	70 mL（400 mgI/mL）
注射速率（mL/s）	4	9
扫描延迟	自动	3 s
重复扫描	不	11 s，间隔 1.5 s
剂量－长度乘积（mGy·cm）	270	540
有效剂量（$k = 0.014$）（mSv）	< 3.0	7.56

双能量 CT 使用两个不同的能量水平来创建两个不同 X 射线谱的数据集。双能量 CT 可通过构建肺实质内的碘分布图来评估肺部灌注情况 (Thieme et al., 2010)。与传统的 CT 肺动脉造影相比，基于双能量 CT 肺动脉造影不仅显示了血栓和相关的形态信息，还同时提供了与碘图相关肺灌注相关的功能信息 (Thieme et al., 2012)。然而，最近一项对 1 035 名患者进行的 1 144 份 CT 研究中 147 份 (约 12.8%) 发现了肺栓塞 (Weidman et al., 2018)。双能量 CT 相对于标准 CT 肺动脉造影的补充检查显示，在 1144 份研究中检测到额外的 27 份血栓，涉及 11 名患者 (约占总患者数的 1%)，因此，增值效果较小，尽管该技术能够更好地从非阻塞性血栓中显示阻塞性血栓。

利用 (半) 自动化的计算机辅助诊断系统进一步研究了 CT 的诊断潜力。一项研究旨在将全自动计算机辅助诊断检测到的肺栓塞的严重程度 / 范围与 557 名已证实有肺栓塞但没有基础心肺疾病的患者的右心衰竭发展相关联 (Li et al., 2017)，该研究比较了肺栓塞的总负荷与右心室之比 (作为右心负荷的参数)，展示了显著的相关性。放射科医生的报告时间从 15 min 减少到不到 5 min。

最近有人提出，机器学习可能被用来准确预测肺栓塞的存在，而不需要任何影像学 (Rucco et al., 2015)。在一项包含 1 427 名有肺栓塞风险的患者的研究中，他们提取了 28 个诊断性特征，这些特征被纳入了一个神经网络中，能够在 94% 的病例中预测出肺栓塞患者。尽管这可能有助于更好地识别肺栓塞风险患者，但它不会对肺栓塞的诊断过程有所帮助。

尽管存在用于识别肺栓塞的多种临床计算机辅助诊断系统，但它们在进入常规临床工作负荷方面受到了不少限制。部分原因可能是先进的 CT 系统具有出色的诊断质量，或者易于通过构建碘图等方式可视化血栓。重要的是要认识到各种因素对这些计算机辅助诊断系统性能的影响，这些因素包括 CT 扫描仪的类型、扫描层厚以及不同经验水平的放射科医生的实践情况等。目前，机器学习技术在肺栓塞方面的作用尚不明确，但这是一个有前景的研究领域。

3.2.1 心脏评估和右心劳损

CT 可以识别右心室应变的征象 (图 11.2)。最常用的测量是右心室与左心室直径比 (RV/LV)；这个参数一直是急性肺栓塞后早期死亡的强烈预测因子 (Ghaye et al., 2006)。RV/LV 是一种简单、实用且可重复的评估右心应变的方法 (Ende-Verhaar et al., 2017)；此外，一致的研究结果显示，测量右心室应变对预后的价值大于测量肺动脉血栓负荷的指标 (Osman and Abdeldayem, 2018)。已有研究证明，正常的 RV/LV 结合标准临床预测因子可很有信心地排除右心应变和与肺栓塞相关的短期死亡 (Kumamaru et al., 2016a，b)。此外，在急性肺栓塞的预后评估中，结合考虑 CT 肺动脉造影、心脏超声和血清学如肌钙蛋白，可提高多模态方法的效果 (Carroll et al., 2018)。RV/LV 的自动计算已经有人进行了检验，其可以节省报告者进行测量的时间，尽管在许多情况下仍然需要手动调整勾画边界 (Kumamaru et al., 2016a，b)。一项旨在将自动分割的心腔容积与肺栓塞患者的预后相关联的研究采用了不同的方法 (Aviram et al., 2016)。因此，尽管这个软件工具并没有直接可视化肺栓塞，但它被应用为预测死亡的指标。在 756 例连续入组的患者中，成功进行心腔体积分割的患者有 636 例 (成功率 84%)，并且与死亡率相关 (其中 84 例患者在确诊肺栓塞后 30 天内死亡)。最具预测性的标志是左心房容积降低至 62 mL 或更小，其使死亡风险增加了 2.4 倍。有人推测并认为，较小的左心房是由血管阻塞和高肺血管阻力以及左心前负荷 / 充盈的减小引起的 (Aviram et al., 2016)。

3.2.2 肺灌注

如今，由于辐射剂量的限制，CT 灌注并不推荐用来评估肺血管。然而，随着更快的 CT 系统的引入，这些系统可以覆盖更大的体积并采用了剂量减少措施，如迭代重建，CT 灌注模式已得到了开发，并在测试研究中取得了成功 (图 11.3) (Mirsadraee et al., 2015)。在一项涉及 26 名患者的研究中，对急性肺栓塞患者抗凝治疗 3 ~ 6 个月后进行了影像检查，结果显示 17 名患者存在明显的灌注异常，即使在 CT 肺动脉造影未显示血栓的情况下也是如此 (图 11.4) (Mirsadraee et al., 2016)。此外，对比度衰减的时间曲线显示全身循环已经取代了肺循环，从而使受影响的肺继续保持活性。在随访影像中，没有患者表现出右心室扩张 (Mirsadraee et al., 2016)。

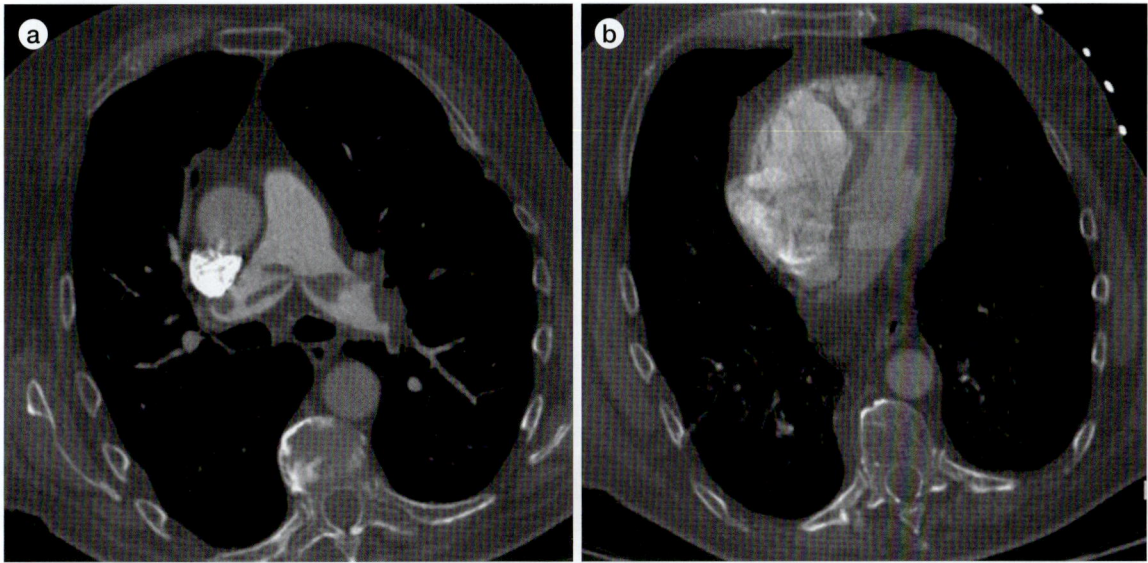

图 11.2　CT 肺血管造影显示中央大栓子（a）伴右心室压力升高、右心室增大（b）

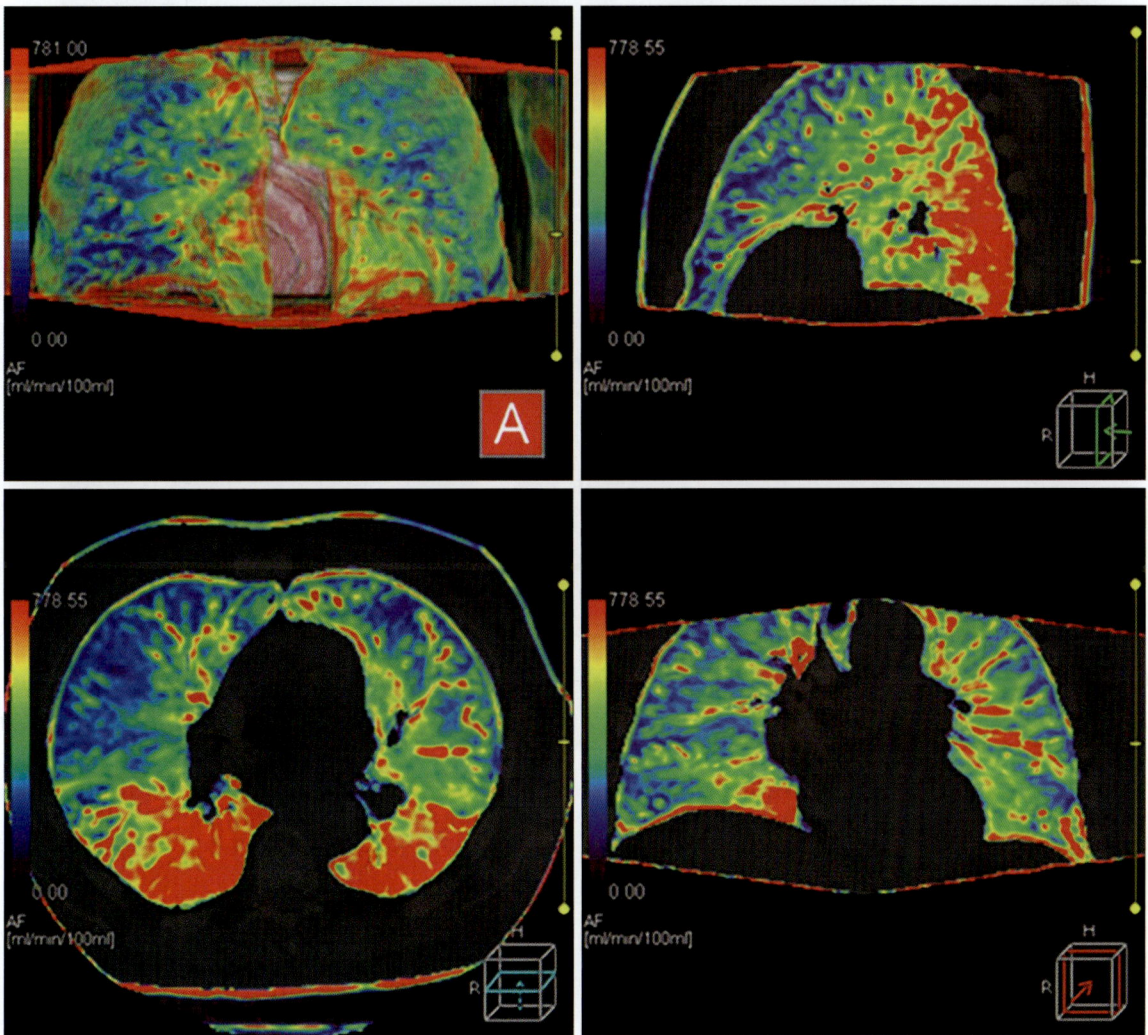

图 11.3　CT 灌注研究显示一名患者的正常重力依赖性灌注，该患者有 CT 证实的急性肺栓塞，并接受了 6 个月的治疗

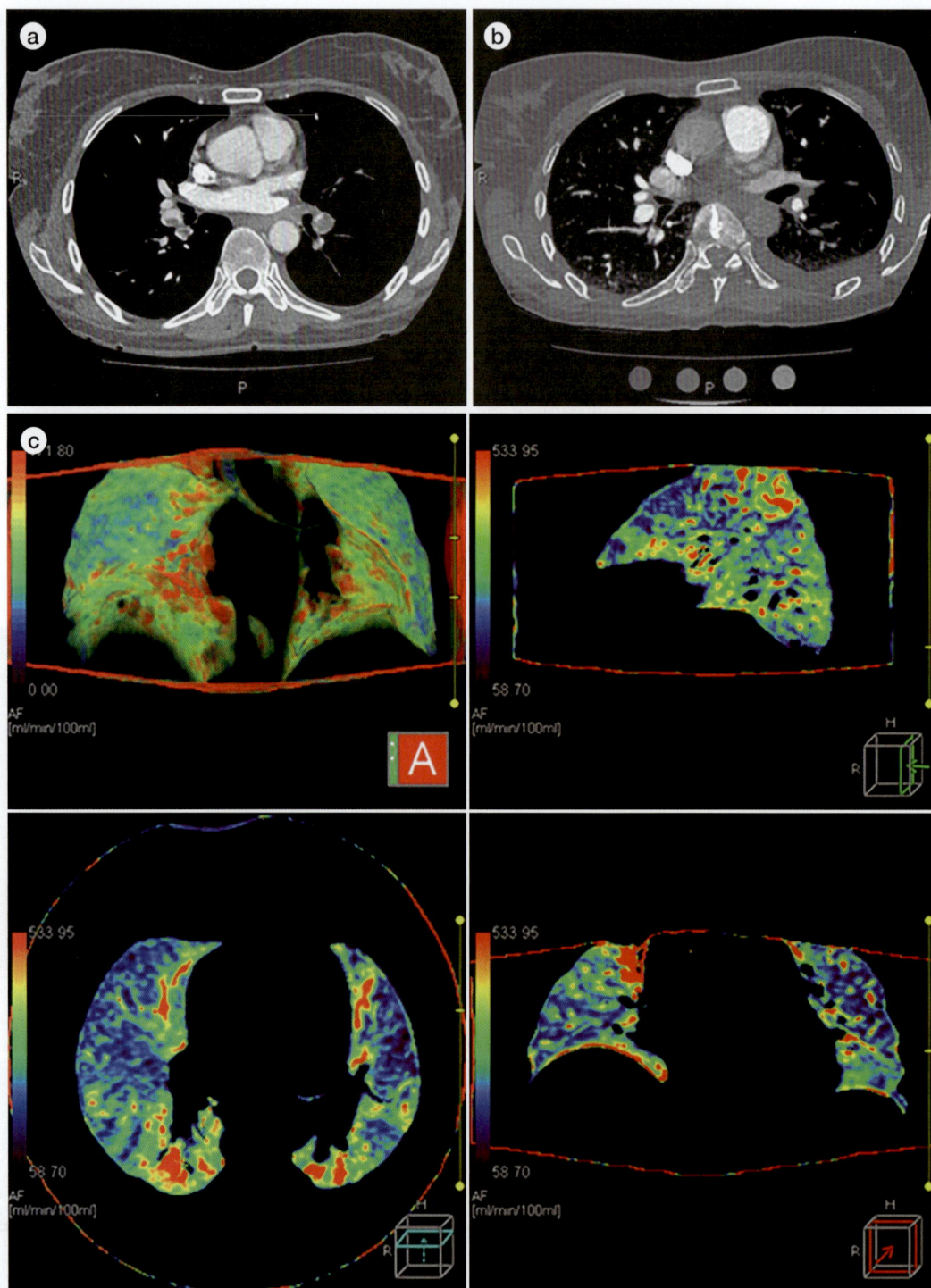

图 11.4（a）治疗前 CT 肺血管造影显示多发性大叶性肺栓塞；（b）治疗后 CT 肺血管造影显示大叶性肺栓塞消退；（c）术后 CT 灌注显示抗凝治疗 6 个月后多发灌注缺损

　　另外一种方法是使用多能量（如新近的光谱）CT 来检测所谓的灌注异常。应该指出，这并不是严格意义上的灌注，而是血容量测量。然而，双能量 CT 中碘图的应用被证明对于量化对比增强缺损非常有用，并且已被证明对急性和慢性肺栓塞患者的预后有重要意义（Meinel et al.，2013；Masy et al.，2018）。在 63 名急性肺栓塞患者中，双能量 CT 评估肺栓塞的严重程度、肺动脉血栓负荷评分（Mastora 评分）、血氧饱和度和右心室衰竭之间直接相关（Thieme et al.，2012）。因此，这种方法可能有助于重大不良事件的风险分层，并有助于确定治疗需求和更积极的溶栓疗法的必要性 (Meinel et al.，2013)。然而，一项针对 172 例急性肺栓塞患者的回顾性研究发现，相较于有右心室扩张，灌注缺损范围对 30 天死亡率的预测价值未能得到证实 (Im et al.，2017)。

3.3　MRI

MRI 有潜力通过肺动脉 MRA 来评估肺动脉。MRI 的巨大优势在于没有电离辐射以及可获得的多种功能信息 (图 11.5)。已经证明肺动脉 MRA 对于诊断肺栓塞具有较高的准确性，近端肺栓塞的诊断最为准确。PIOPED Ⅲ 研究表明，肺动脉 MRA 由于技术失败率较高，在临床应用中受到限制 (Sostman et al.，2012)。导致 MR 诊断准确性降低的关键因素包括血管充盈不足和运动不佳，通常是呼吸运动伪影；此外，不同研究之间存在明显的影像质量差异。最近，由于扫描模式的改进，MRA 影像质量已经实现了更高的一致性和准确性 (表 11.2) (Schiebler et al.，2013)，尽管有这些进步，但仍不足以满足广泛的临床实施条件 (Li et al.，2016)。MRI 有限的可获得性、成本和技术专长都可能是临床实施的潜在障碍。

表 11.2　3D MR 灌注成像、时间分辨对比动力学成像和肺动脉 MRA 对比

	3D MR 灌注成像	时间分辨对比动力学成像	肺动脉 MRA
回波时间 (ms)	0.7	103	1
重复时间 (ms)	2.1	2.8	2.8
翻转角度 (°)	30	30	30
带宽 (Hz)	125	128	125
视野范围 (mm)	48	48	48
层面厚度 (mm)	10	8	3
相位 (°)	120	256	320
频率 (Hz)	80	160	200
激励次数	1	1	1
时间相位 (°)	48	48	
时间分辨率	0.5 s	1 s	
并行采集 (ASSET)	2	2	2
层面内填充 (ZIP)		2	
k 空间填充	中心	中心	中心

3.3.1　心脏评估及右心劳损

MRI 在进行肺血管诊断的同时非常适合进行心脏功能评估。因此，可以在单次检查中进行形态测量 (如心腔大小和心肌肥厚) 和功能特征 (如心肌活性和运动 / 收缩能力) 的评估。在急性肺栓塞的背景下，MRI 对右心应变进行非常全面的评估。然而，由于时间限制及患者的急症状况，总体评估可能会受到限制。因此，MRI 主要集中在肺血管本身，以确定是否存在急性肺栓塞。在有限的时间内，也可以进行右心室 / 左心室的简单评估以及对右心室进行动态电影评估。

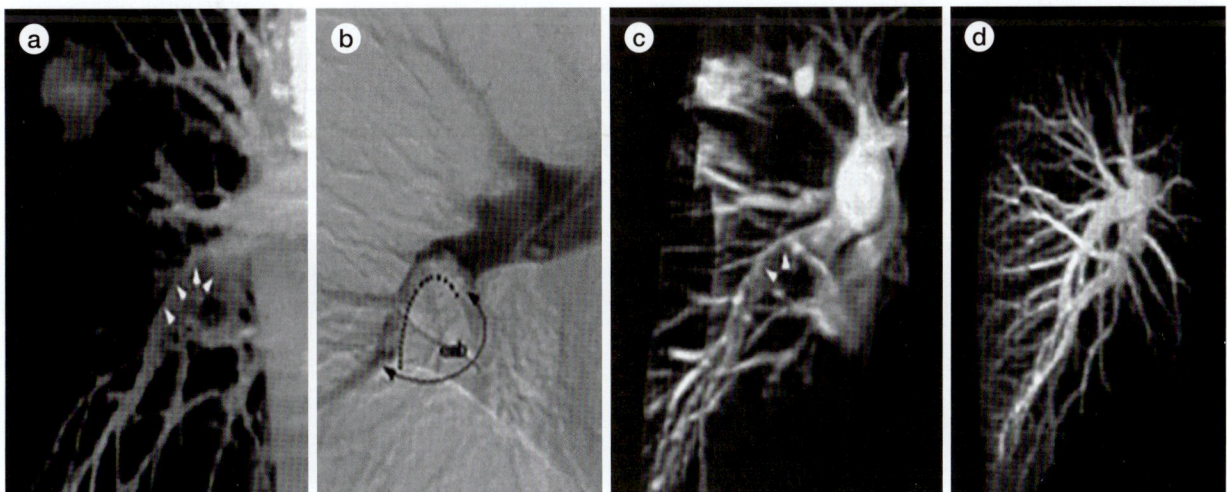

图 11.5　大叶性肺栓塞的 CT 血管造影 (a)、有创血管造影 (b) 和肺动脉 MRA (c) 的比较。随访的肺动脉 MRA 可见血管显示完全 (d) (此图经许可引自 Oudkerk et al.，2002)

3.3.2 3D 增强肺灌注 MRI

3D 增强肺灌注 MRI 可用来评估肺实质的灌注，可以检测由于肺栓塞引起的肺灌注缺陷。联合使用肺动脉 MRA 和 3D 增强肺灌注 MRI 可能提高急性肺栓塞的诊断准确性。尽管 IRM-EP 研究显示，使用当前的 MRI 技术可以实现近端肺栓塞的高特异性和高敏感性检测，但检测远端肺栓塞的灵敏度有限，而且不确定性高（Revel et al.，2012）。MRI 对功能评估的高灵敏度是一个优势，对新方法的有效性研究，如非对比度 ECG 门控傅里叶分析 MRI，这种方法可以通过检测肺实质中的血液脉动来评估肺灌注。这种方法对于急性肺栓塞的临床效用仍然不清楚。此外，对抗呼吸伪影的方法，如自由呼吸方法的 MR 肺灌注，可能会减小技术失败率（Ingrisch et al.，2016）。

4 慢性肺血栓栓塞的诊断

非致命性肺血栓栓塞通常会完全恢复，没有残余疾病，并于 10 ～ 21 天恢复正常的肺动脉压力（Dalen et al.，1969）。在少数情况下（急性事件的 1% ～ 7%），血栓可导致血管重塑，从而引起肺动脉压力的缓慢升高（Moser and Bloor，1993；Auger et al.，2007）；这种情况被称为慢性血栓栓塞性肺动脉高压（chronic thromboembolic pulmonary hypertension，CTEPH）。一般人群中慢性血栓栓塞性肺动脉高压的真实患病率被严重低估，有研究表明，多达 4% 的急性有症状的肺血栓栓塞患者将会发展成慢性血栓栓塞性肺动脉高压（Pengo et al.，2004）。

影像学在评估疑似慢性血栓栓塞性肺动脉高压患者中发挥着关键作用。根据 CT 成像，慢性血栓栓塞性肺动脉高压患者分为可手术或不可手术两类；CT 成像可指导进一步的治疗。可进行手术的慢性血栓栓塞性肺动脉高压患者能通过根治术进行治疗；清除阻塞的血栓会降低右心室后负荷，改善右心室功能。有研究表明，患者症状（van der Plas et al.，2010）、肺血流动力学均得到了改善，并降低了死亡率（Condliffe et al.，2008）。尽管肺栓塞切除术是一种有效的治疗方法（Lang，2009 年），但也存在缺点：一些患者由于合并症或与解剖和血栓栓塞性疾病的位置有关的技术困难而被认为不适合进行手术，而一些患者自主选择非手术治疗（Quadery et al.，2018）。不可进行手术治疗的慢性血栓栓塞性肺动脉高压患者的治疗局限于药物疗法（Suntharalingam et al.，2007）。从影像学的角度来看，那些远端慢性血栓栓塞性肺动脉高压，即血栓栓塞性疾病主要位于亚段性肺动脉水平或更远血管的，不适宜进行手术治疗（Suntharalingam et al.，2007）。

胸部 X 线可提示慢性血栓栓塞性疾病的诊断。其特征包括心脏增大、不对称的肺动脉扩张 / 血管修剪和胸膜下瘢痕，然而，它们并不能作为诊断的唯一依据，因为胸部 X 线通常是正常的。传统上，关于诊断和手术治疗的决策是基于 V/P 闪烁显像、传统肺动脉造影和右心导管检查来做出的。当前的 ESC/ERS 指南指出，V/P 闪烁显像应作为怀疑慢性血栓栓塞性疾病患者的常规检查（图 11.6）（Tunariu et al.，2007；Fang et al.，2008；Soler et al.，2011）。与 V/P 闪烁显像相比，CT 肺动脉造影已经被证明对慢性血栓栓塞性疾病的检测敏感性较低。然而，CT 和 MRI 技术在不断发展，并具有很大的潜力。最近

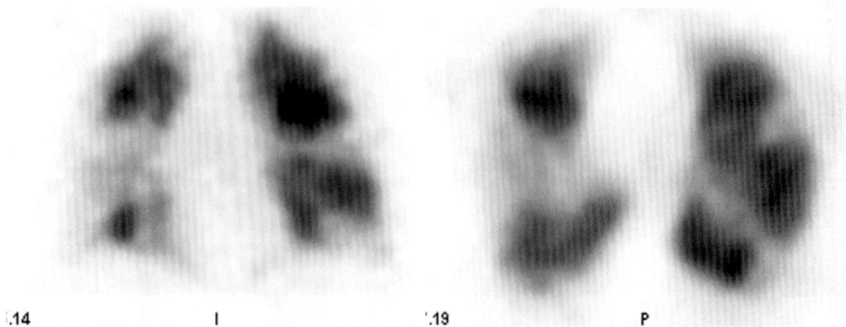

图 11.6 慢性肺栓塞的 SPECT V/P 闪烁显像，显示双侧节段性"楔形"灌注缺损

肺血管研究对于疑似肺动脉高压患者的成像算法做出了优化，将 CT 更集中地用于识别慢性栓塞（Kiely，2019）。建议所有超声心动图显示有肺动脉高压中度或高度肺栓塞的患者，在出现慢性栓塞时应接受 CT 肺动脉造影检查并转诊至肺动脉高压、慢性血栓栓塞性肺动脉高压中心。如果患者 CT 肺动脉造影阴性，建议进行专门的灌注成像（Lakens，2013）。

4.1　CT

CT 技术的快速发展已经显著提高了慢性血栓栓塞性肺动脉高压的发现和定性。有经验的医学中心最新的研究表明，CT 肺动脉造影具有与 V/P 闪烁显像相似的高诊断准确性（Rajaram et al.，2012）。主要的发现包括检测到黏附于血管壁的血栓、肺动脉中显示细长条带状物、狭窄 / 狭窄后扩张和阻塞（图 11.7），支气管动脉扩张也较常见（Shimizu et al.，2008）。

绝大多数慢性血栓栓塞性疾病的患者肺部呈镶嵌状灌注模式（Kasai et al.，2017）。主要的鉴别诊断是气体滞留，其通常呈现小叶分布，而不是像慢性血栓栓塞性疾病更频繁出现在肺外围的较大区域。呼气 CT 可有助于区分镶嵌灌注和气体滞留。作为已确认的栓塞特征之一，胸膜下瘢痕也可能在慢性血栓栓塞性患者中见到（Harris et al.，2008）。

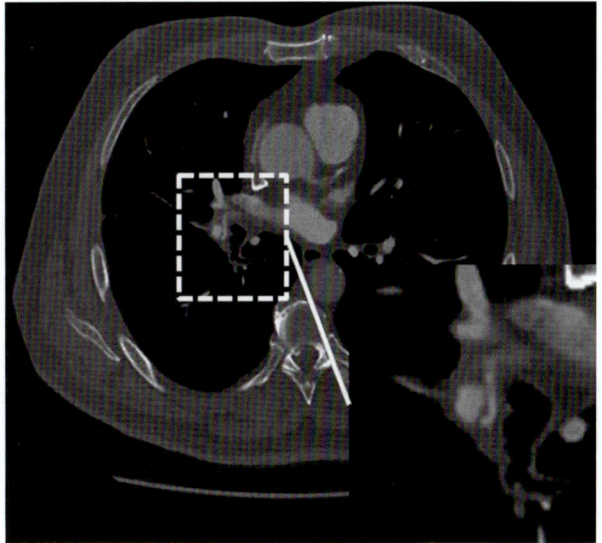

图 11.7　慢性肺栓塞患者右下肺叶肺动脉网图示

双能量 CT 可以生成肺组织中碘密度的区域图，其可进一步改善对疑似慢性血栓栓塞性肺动脉高压的评估，更好地显示血流减少或消失的区域，并且还具有量化受影响的血管床的潜力（Hoey et al.，2011；Dournes et al.，2014；Koike et al.，2016；Le Faivre et al.，2016；Takagi et al.，2016）。具有碘减影图的 CT 肺动脉造影是一种替代技术，通过从 CT 肺动脉造影中减去低剂量非增强 CT 扫描来生成肺灌注图（图 11.8）（Tamura et al.，2017）。与双能量 CT 相比，具有碘减影图的 CT 肺动脉造影不需要专门的硬件，但涉及从增强对照研究中减去非增强图像，其缺点是低剂量非增强 CT 需要空间重合，这可能在某些情况影响准确性。灌注成像的主要优点是提高了慢性血栓栓塞性疾病的检测率，特别是针对更微细的疾病（Tamura et al.，2017）。

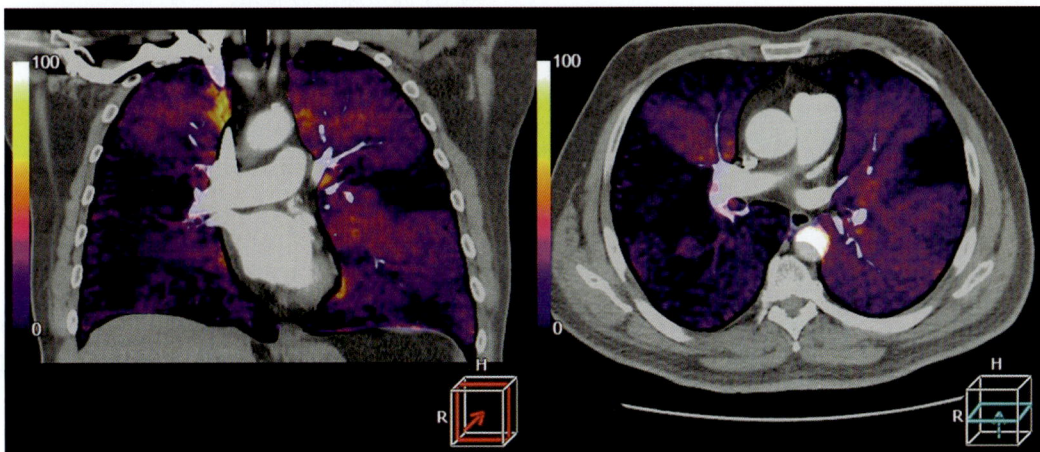

图 11.8　慢性肺血栓栓塞患者的碘减影图（同图 11.6）。清晰显示双侧节段性楔形肺灌注缺损

通过对肺实质和纵隔的评估，CT 可以帮助识别弥漫性肺疾病和肺气肿的存在，这是单纯肺灌注显像不具有的优势。CT 肺动脉造影在肺血栓栓塞性疾病评估方面基本取代了侵入性的导管介入造影。然而，在选定的病例中，导管介入造影仍然可能在慢性血栓栓塞性疾病的评估中发挥作用。最近，肺动脉球囊成形术已经成为治疗选择性慢性血栓栓塞性肺动脉高压患者的有用工具，并展现其有前景的结果（Lang et al.，2017；Zhai et al.，2018）。制订治疗计划，需要对段和亚段肺动脉进行详细评估，这主要依赖导管介入技术的使用。

4.2 MRI

MRI 可以评估肺血管和肺灌注，在更多特定的医学中心，MRI 被用于评估已知或疑似慢性血栓栓塞性疾病。在 MRA 上，肺动脉树可以看到亚段水平。与急性肺栓塞的相关数据相比，MRA 诊断慢性血栓栓塞性疾病的准确性更高（Rajaram et al.，2012）；然而，如果病变仅限于分段 / 亚段水平的血管，准确性则相对有限。慢性肺栓下背景下的更高诊断准确性可能性归因于慢性血栓栓塞患者平均而言病情更严重。增加未增强白血 MRI 序列有助于检测附壁血栓，从而提高诊断准确性。

与平面灌注显像（Rajaram et al.，2013）和肺灌注 SPECT（Johns et al.，2017a，b）相比，3D MR 灌注成像已经被证明对慢性血栓栓塞性疾病的检测非常准确。3D 灌注数据集的另一个优点是对心肺系统内对比剂通过的过程的评估，可获得血流动力学信息。例如，肺通过时间或肺动脉的半峰宽等时间参数，可以显示出与肺血管阻力、心指数和混合静脉氧饱和度密切相关（Skrok et al.，2012）信息。

5 总结

影像学在急性和慢性肺栓塞的诊断中起着至关重要的作用（表 11.3）。CT 肺动脉造影为诊断急性肺栓塞的首选检查，具有很高的准确率。SPECT 优于平面肺灌注显像，特别是在 CT 肺动脉造影不确定的情况下，以及在孕妇或存在 CT 肺动脉造影禁忌证的情况下发挥着重要作用。MRI 则需要进一步的技术发展，以确定其在急性肺栓塞诊断中的未来应用价值。

表 11.3 CT、SPECT 及核医学对疑似慢性栓塞性疾病的诊断

	方法	诊断准确性	优点	缺点
CT 肺动脉造影	定时向肺动脉注射碘对比剂的 CT 扫描	近端中心病变诊断准确率高，远端病变可能漏诊	其他肺、心脏或纵隔病理也可诊断	远端栓塞性疾病可能被遗漏，特别是在非专业的医学中心
双能量 CT 或 CT-LSIM	肺部 CT 血管造影或灌注成像	诊断肺血栓栓塞性疾病的准确率高	与 CT 肺动脉造影相比，其诊断远端栓塞性疾病的准确率更高，也可诊断其他肺、心脏或纵隔病理	
SPECT	核医学断层成像技术	诊断肺血栓栓塞性疾病的准确率高	易于非放射科医生解读	仅评估肺灌注

注：CT-LSIM，计算机断层扫描－肺减影成像。

SPECT 被推荐用于慢性肺栓塞的筛查；然而，能谱 CT 是一种可行的替代方案，在单一检查评估肺灌注和肺血管的情况下有优势。MRI 在怀疑慢性血栓栓塞性疾病的评估上也是一种有用的工具，其诊断准确率高。

译者：张峰，李强，许茂盛

参考文献

Atasoy MM, Sariman N, Levent E, Cubuk R, Celik O, Saygi A, Atasoy I, Sahin S (2015) Nonsevere acute pulmonary embolism: prognostic CT pulmonary angiography findings. J Comput Assist Tomogr 39(2):166–170.

Auger WR, Kim NH, Kerr KM, Test VJ, Fedullo PF (2007) Chronic thromboembolic pulmonary hypertension. Clin Chest Med 28(1):255–269. x.

Aviram G, Soikher E, Bendet A, Shmueli H, Ziv-Baran T, Amitai Y, Friedensohn L, Berliner S, Meilik A, Topilsky Y (2016) Prediction of mortality in pulmonary embolism based on left atrial volume measured on CT pulmonary angiography. Chest 149(3):667–675.

van Beek EJ, Tiel-van Buul MM, Buller HR, van Royen EA, ten Cate JW (1993) The value of lung scintigraphy in the diagnosis of pulmonary embolism. Eur J Nucl Med 20(2):173–181.

Carroll BJ, Heidinger BH, Dabreo DC, Matos JD, Mohebali D, Feldman SA, McCormick I, Litmanovich D, Manning WJ (2018) Multimodality assessment of right ventricular strain in patients with acute pulmonary embolism. Am J Cardiol 122(1):175–181.

Condliffe R, Kiely DG, Gibbs JS, Corris PA, Peacock AJ, Jenkins DP, Hodgkins D, Goldsmith K, Hughes RJ, Sheares K, Tsui SS, Armstrong IJ, Torpy C, Crackett R, Carlin CM, Das C, Coghlan JG, Pepke-Zaba J (2008) Improved outcomes in medically and surgically treated chronic thromboembolic pulmonary hypertension. Am J Respir Crit Care Med 177(10):1122–1127.

Dalen JE, Banas JS Jr, Brooks HL, Evans GL, Paraskos JA, Dexter L (1969) Resolution rate of acute pulmonary embolism in man. N Engl J Med 280(22):1194–1199.

Dewailly M, Remy-Jardin M, Duhamel A, Faivre JB, Pontana F, Deken V, Bakai AM, Remy J (2010) Computer-aided detection of acute pulmonary embolism with 64-slice multi-detector row computed tomography: impact of the scanning conditions and overall image quality in the detection of peripheral clots. J Comput Assist Tomogr 34(1):23–30.

Dournes G, Verdier D, Montaudon M, Bullier E, Riviere A, Dromer C, Picard F, Billes MA, Corneloup O, Laurent F, Lederlin M (2014) Dual-energy CT perfusion and angiography in chronic thromboembolic pulmonary hypertension: diagnostic accuracy and concordance with radionuclide scintigraphy. Eur Radiol 24(1):42–51.

Ende-Verhaar YM, Kroft LJM, Mos ICM, Huisman MV, Klok FA (2017) Accuracy and reproducibility of CT right-to-left ventricular diameter measurement in patients with acute pulmonary embolism. PLoS One 12(11):e0188862.

Fang W, Ni XH, He JG, Liu ZH, Xiong CM, He ZX (2008) Value of radionuclide lung scintigraphy in the diagnosis and quantitative analysis of chronic thromboembolic pulmonary hypertension. Zhonghua Xin Xue Guan Bing Za Zhi 36(1):7–10.

Ghaye B, Ghuysen A, Willems V, Lambermont B, Gerard P, D'Orio V, Gevenois PA, Dondelinger RF (2006) Severe pulmonary embolism:pulmonary artery clot load scores and cardiovascular parameters as predictors of mortality. Radiology 239(3):884–891.

Gutte H, Mortensen J, Jensen CV, von der Recke P, Petersen CL, Kristoffersen US, Kjaer A (2010) Comparison of V/Q SPECT and planar V/Q lung scintigraphy in diagnosing acute pulmonary embolism. Nucl Med Commun 31(1):82–86.

Harris H, Barraclough R, Davies C, Armstrong I, Kiely DG, van Beek E Jr (2008) Cavitating lung lesions in chronic thromboembolic pulmonary hypertension. J Radiol Case Rep 2(3):11–21.

Hochhegger B, Alves GRT, Chaves M, Moreira AL, Kist R, Watte G, Moreira JS, Irion KL, Marchiori E (2014) Interobserver agreement between radiologists and radiology residents and emergency physicians in the detection of PE using CTPA. Clin Imaging 38(4):445–447.

Hoey ET, Mirsadraee S, Pepke-Zaba J, Jenkins DP, Gopalan D, Screaton NJ (2011) Dual-energy CT angiography for assessment of regional pulmonary perfusion in patients with chronic thromboembolic pulmonary hypertension: initial experience. AJR Am J Roentgenol 196(3):524–532.

Im DJ, Hur J, Han KH, Lee HJ, Kim YJ, Kwon W, Choi BW (2017) Acute pulmonary embolism: retrospective cohort study of the predictive value of perfusion defect volume measured with dual-energy CT. AJR Am J Roentgenol 209(5):1015–1022.

Ingrisch M, Maxien D, Meinel FG, Reiser MF, Nikolaou K, Dietrich O (2016) Detection of pulmonary embolism with free-breathing dynamic contrast-enhanced MRI. J Magn Reson Imaging 43(4):887–893.

Johns CS, Swift AJ, Hughes PJC, Ohno Y, Schiebler M, Wild JM (2017a) Pulmonary MR angiography and perfusion imaging-A review of methods and applications. Eur J Radiol 86:361–370.

Johns CS, Swift AJ, Rajaram S, Hughes PJC, Capener DJ, Kiely DG, Wild JM (2017b) Lung perfusion: MRI vs. SPECT for screening in suspected chronic thromboembolic pulmonary hypertension. J Magn Reson Imaging 46(6):1693–1697.

Kan Y, Yuan L, Meeks JK, Li C, Liu W, Yang J (2015) The accuracy of V/Q SPECT in the diagnosis of pulmonary embolism: a meta-analysis. Acta Radiol 56(5):565–572.

Kasai H, Tanabe N, Fujimoto K, Hoshi H, Naito J, Suzuki R, Matsumura A, Sugiura T, Sakao S, Tatsumi K (2017) Mosaic attenuation pattern in non-contrast computed tomography for the assessment of pulmonary perfusion in chronic thromboembolic pulmonary hypertension. Respir Investig 55(5):300–307.

Kiely DG, Levin D, Hassoun P, Ivy DD, Jone PN, Bwika J, Kawut SM, Lordan J, Lungu A, Mazurek J, Moledina S, Olschewski H, Peacock A, Puri GD, Rahaghi F, Schafer M, Schiebler M, Screaton N, Tawhai M, Van Beek EJ, Vonk-Noordegraaf A, Vanderpool RR, Wort J, Zhao L, Wild J, Vogel-Claussen J, Swift AJ (2019) EXPRESS: statement on imaging and pulmonary hypertension from the pulmonary vascular research institute (PVRI). Pulm Circ 9(3):2045894019841990.

Kligerman SJ, Lahiji K, Galvin JR, Stokum C, White CS (2014) Missed pulmonary emboli on CT angiography: assessment with pulmonary embolism-computer-aided detection. AJR Am J Roentgenol 202(1):65–73.

Koike H, Sueyoshi E, Sakamoto I, Uetani M, Nakata T, Maemura K (2016) Quantification of lung perfusion blood volume (lung PBV) by dual-energy CT in patients with chronic thromboembolic pulmonary hypertension (CTEPH) before and after balloon pulmonary angioplasty (BPA): preliminary results. Eur J Radiol 85(9):1607–1612.

Konstantinides SV, Torbicki A, Agnelli G, Danchin N, Fitzmaurice D, Galie N, Gibbs JS, Huisman MV, Humbert M, Kucher N, Lang I, Lankeit M, Lekakis J, Maack C, Mayer E, Meneveau N, Perrier A, Pruszczyk P, Rasmussen LH, Schindler TH, Svitil P, Vonk Noordegraaf A, Zamorano JL, Zompatori M, DTask Force for the Diagnosis and Management of Acute Pulmonary Embolism of the European Society of Cardiology (ESC) (2014) 2014 ESC guidelines on the diagnosis and management of acute pulmonary embolism. Eur Heart J 35(43):3033–3069, 3069a-3069k.

Koukouraki SI, Hatzidakis AA, Mitrouska I, Stathaki MI, Perisinakis K (2018) Does lung perfusion scintigraphy continue to have a role in the clinical management of patients suspected of pulmonary embolism in the CT pulmonary angiography era? Ann Nucl Med 32(10):709–714.

Kumamaru KK, George E, Aghayev A, Saboo SS, Khandelwal A, Rodriguez-Lopez S, Cai T, Jimenez-Carretero D, Estepar RS, Ledesma-Carbayo MJ, Gonzalez G, Rybicki FJ (2016a) Implementation and performance of automated software for computing right-to-left ventricular diameter ratio from computed tomography pulmonary angiography images. J Comput Assist Tomogr 40(3):387–392.

Kumamaru KK, George E, Ghosh N, Quesada CG, Wake N, Gerhard-Herman M, Rybicki FJ (2016b) Normal ventricular diameter ratio on CT provides adequate assessment for critical right ventricular strain among patients with acute pulmonary embolism. Int J Cardiovasc Imaging 32(7):1153–1161.

Lakens D (2013) Calculating and reporting effect sizes to facilitate cumulative science: a practical primer for t-tests and ANOVAs. Front Psychol 4:863.

Lang I (2009) Managing chronic thromboembolic pulmonary hypertension: pharmacological treatment options. Eur Respir Rev 18(111):24–28.

Lang I, Meyer BC, Ogo T, Matsubara H, Kurzyna M, Ghofrani HA, Mayer E, Brenot P (2017) Balloon pulmonary angioplasty in chronic thromboembolic pulmonary hypertension. Eur Respir Rev 26(143):160119.

Le Faivre J, Duhamel A, Khung S, Faivre JB, Lamblin N, Remy J, Remy-Jardin M (2016) Impact of CT perfusion imaging on the assessment of peripheral chronic pulmonary thromboembolism: clinical experience in 62 patients. Eur Radiol 26(11):4011–4020.

Li J, Feng L, Li J, Tang J (2016) Diagnostic accuracy of magnetic resonance angiography for acute pulmonary embolism - a systematic review and meta-analysis. Vasa 45(2):149–154.

Li Y, Dai Y, Deng L, Yu N, Guo Y (2017) Computer-aided detection for the automated evaluation of pulmonary embolism. Technol Health Care 25(S1):135–142.

Maizlin ZV, Vos PM, Godoy MC, Cooperberg PL (2007) Computer-aided detection of pulmonary embolism on CT angiography: initial experience. J Thorac Imaging 22(4):324–329.

Mastora I, Remy-Jardin M, Masson P, Galland E, Delannoy V, Bauchart JJ, Remy J (2003) Severity of acute pulmonary embolism: evaluation of a new spiral CT angiographic score in correlation with echocardiographic data. Eur Radiol 13(1):29–35.

Masy M, Giordano J, Petyt G, Hossein-Foucher C, Duhamel A, Kyheng M, De Groote P, Fertin M, Lamblin N, Bervar JF, Remy J, Remy-Jardin M (2018) Dual-energy CT (DECT) lung perfusion in pulmonary hypertension: concordance rate with V/Q scintigraphy in diagnosing chronic thromboembolic pulmonary hypertension (CTEPH). Eur Radiol 28(12):5100–5110.

Matsunaga K, Yanagawa M, Otsuka T, Hirata H, Kijima T, Kumanogoh A, Tomiyama N, Shimosegawa E, Hatazawa J (2017) Quantitative pulmonary blood flow measurement using (15)O-H2O PET with and without tissue fraction correction: a comparison study. EJNMMI Res 7(1):102.

Meaney JF, Weg JG, Chenevert TL, Stafford-Johnson D, Hamilton BH, Prince MR (1997) Diagnosis of pulmonary embolism with magnetic resonance angiography. N Engl J Med 336(20):1422–1427.

Meinel FG, Graef A, Bamberg F, Thieme SF, Schwarz F, Sommer WH, Neurohr C, Kupatt C, Reiser MF, Johnson TR (2013) Effectiveness of automated quantification of pulmonary perfused blood volume using dual-energy CTPA for the severity assessment of acute pulmonary embolism. Investig Radiol 48(8):563–569.

Mirsadraee S, Weir NW, Connolly S, Murchison JT, Reid JH, Hirani N, Connell M, van Beek EJ (2015) Feasibility of radiation dose reduction using AIDR-3D in dynamic pulmonary CT perfusion. Clin Radiol 70(8):844–851.

Mirsadraee S, Reid JH, Connell M, MacNee W, Hirani N, Murchison JT, van Beek EJ (2016) Dynamic (4D) CT perfusion offers simultaneous functional and anatomical insights into pulmonary embolism resolution. Eur J Radiol 85(10):1883–1890.

Moser KM, Bloor CM (1993) Pulmonary vascular lesions occurring in patients with chronic major vessel thromboembolic pulmonary hypertension. Chest 103(3):685–692.

Nagle SK, Schiebler ML, Repplinger MD, Francois CJ, Vigen KK, Yarlagadda R, Grist TM, Reeder SB (2016) Contrast enhanced pulmonary magnetic resonance angiography for pulmonary embolism: building a successful program. Eur J Radiol 85(3):553–563.

Osman AM, Abdeldayem EH (2018) Value of CT pulmonary angiography to predict short-term outcome in patient with pulmonary embolism. Int J Cardiovasc Imaging 34(6):975–983.

Oudkerk M, van Beek EJ, Wielopolski P, van Ooijen PM, Brouwers-Kuyper EM, Bongaerts AH, Berghout A (2002) Comparison of contrast-enhanced magnetic resonance angiography and conventional pulmonary angiography for the diagnosis of pulmonary embolism: a prospective study. Lancet 359(9318):1643–1647.

Parker JA, Coleman RE, Grady E, Royal HD, Siegel BA, Stabin MG, Sostman HD, Hilson AJ, Society of Nuclear Medicine (2012) SNM practice guideline for lung scintigraphy 4.0. J Nucl Med Technol 40(1):57–65.

Pengo V, Lensing AWA, Prins MH, Marchiori A, Davidson BL, Tiozzo F, Albanese P, Biasiolo A, Pegoraro C, Iliceto S, Prandoni P, Thromboembolic Pulmonary Hypertension Study Group (2004) Incidence of chronic thromboembolic pulmonary hypertension after pulmonary embolism. N Engl J Med 350(22):2257–2264.

Phillips JJ, Straiton J, R. T. Staff (2015) Planar and SPECT ventilation/perfusion imaging and computed tomography for the diagnosis of pulmonary embolism: a systematic review and meta-analysis of the literature, and cost and dose comparison. Eur J Radiol 84(7):1392–1400.

van der Plas MN, Reesink HJ, Roos CM, van Steenwijk RP, Kloek JJ, Bresser P (2010) Pulmonary endarterectomy improves dyspnea by the relief of dead space ventilation. Ann Thorac Surg 89(2):347–352.

Pontana F, Henry S, Duhamel A, Faivre JB, Tacelli N, Pagniez J, Remy J, Remy-Jardin M (2015) Impact of iterative reconstruction on the diagnosis of acute pulmonary embolism (PE) on reduced-dose chest CT angiograms. Eur Radiol 25(4):1182–1189.

Quadery SR, Swift AJ, Billings CG, Thompson AAR, Elliot CA, Hurdman J, Charalampopoulos A, Sabroe I, Armstrong IJ, Hamilton N, Sephton P, Garrad S, Pepke-Zaba J, Jenkins DP, Screaton N, Rothman AM, Lawrie A, Cleveland T, Thomas S, Rajaram S, Hill C, Davies C, Johns CS, Wild JM, Condliffe R, Kiely DG (2018) The impact of patient choice on survival in chronic thromboembolic pulmonary hypertension. Eur Respir J 52(3):1800589.

Rajaram S, Swift AJ, Capener D, Telfer A, Davies C, Hill C, Condliffe R, Elliot C, Hurdman J, Kiely DG, Wild JM (2012) Diagnostic accuracy of contrast-enhanced MR angiography and unenhanced proton MR imaging compared with CT pulmonary angiography in chronic thromboembolic pulmonary hypertension. Eur Radiol 22(2):310–317.

Rajaram S, Swift AJ, Telfer A, Hurdman J, Marshall H, Lorenz E, Capener D, Davies C, Hill C, Elliot C, Condliffe R, Wild JM, Kiely DG (2013) 3D contrast-enhanced lung perfusion MRI is an effective screening tool for chronic thromboembolic pulmonary hypertension: results from the ASPIRE registry. Thorax 68(7):677–678.

Revel MP, Sanchez O, Couchon S, Planquette B, Hernigou A, Niarra R, Meyer G, Chatellier G (2012) Diagnostic accuracy of magnetic resonance imaging for an acute pulmonary embolism: results of the 'IRM-EP' study. J Thromb Haemost 10(5):743–750.

Rucco M, Sousa-Rodrigues D, Merelli E, Johnson JH, Falsetti L, Nitti C, Salvi A (2015) Neural hypernetwork approach for pulmonary embolism diagnosis. BMC Res Notes 8:617.

Schiebler ML, Nagle SK, Francois CJ, Repplinger MD, Hamedani AG, Vigen KK, Yarlagadda R, Grist TM, Reeder SB (2013) Effectiveness of MR angiography for the primary diagnosis of acute pulmonary embolism: clinical outcomes at 3 months and 1 year. J Magn Reson Imaging 38(4):914–925.

Schoepf UJ, Schneider AC, Das M, Wood SA, Cheema JI, Costello P (2007) Pulmonary embolism: computer-aided detection at multidetector row spiral computed tomography. J Thorac Imaging 22(4):319–323.

Schuster DP, Kaplan JD, Gauvain K, Welch MJ, Markham J (1995) Measurement of regional pulmonary blood flow with PET. J Nucl Med 36(3):371–377.

Shimizu H, Tanabe N, Terada J, Masuda M, Sakao S, Kasahara Y, Takiguchi Y, Tatsumi K, Kuriyama T (2008) Dilatation of bronchial arteries correlates with extent of central disease in patients with chronic thromboembolic pulmonary hypertension. Circ J 72(7):1136–1141.

Skrok J, Shehata ML, Mathai S, Girgis RE, Zaiman A, Mudd JO, Boyce D, Lechtzin N, Lima JA, Bluemke DA, Hassoun PM, Vogel-Claussen J (2012) Pulmonary arterial hypertension: MR imaging-derived first-pass bolus kinetic parameters are biomarkers for pulmonary hemodynamics, cardiac function, and ventricular remodeling. Radiology 263(3):678–687.

Soler X, Hoh CK, Test VJ, Kerr KM, Marsh JJ, Morris TA (2011) Single photon emission computed tomography in chronic thromboembolic pulmonary hypertension. Respirology 16(1):131–137.

Sostman HD, Miniati M, Gottschalk A, Matta F, Stein PD, Pistolesi M (2008) Sensitivity and specificity of perfusion scintigraphy combined with chest radiography for acute pulmonary embolism in PIOPED II. J Nucl Med 49(11):1741–1748.

Sostman HD, Jablonski KA, Woodard PK, Stein PD, Naidich DP, Chenevert TL, Weg JG, Hales CA, Hull RD, Goodman LR, Tapson VF (2012) Factors in the technical quality of gadolinium enhanced magnetic resonance angiography for pulmonary embolism in PIOPED III. Int J Cardiovasc Imaging 28(2):303–312.

Suntharalingam J, Machado RD, Sharples LD, Toshner MR, Sheares KK, Hughes RJ, Jenkins DP, Trembath RC, Morrell NW, Pepke-Zaba J (2007) Demographic features, BMPR2 status and outcomes in distal chronic thromboembolic pulmonary hypertension. Thorax 62(7):617–622.

Swift AJ, Telfer A, Rajaram S, Condliffe R, Marshall H, Capener D, Hurdman J, Elliot C, Kiely DG, Wild JM (2014) Dynamic contrast-enhanced magnetic resonance imaging in patients with pulmonary arterial hypertension. Pulm Circ 4(1):61–70.

Takagi H, Ota H, Sugimura K, Otani K, Tominaga J, Aoki T, Tatebe S, Miura M, Yamamoto S, Sato H, Yaoita N, Suzuki H, Shimokawa H, Takase K (2016) Dual-energy CT to estimate clinical severity of chronic thromboembolic pulmonary hypertension: comparison with invasive right heart catheterization. Eur J Radiol 85(9):1574–1580.

Tamura M, Yamada Y, Kawakami T, Kataoka M, Iwabuchi Y, Sugiura H, Hashimoto M, Nakahara T, Okuda S, Nakatsuka S, Sano F, Abe T, Maekawa Y, Fukuda K, Jinzaki M (2017) Diagnostic accuracy of lung subtraction iodine mapping CT for the evaluation of pulmonary perfusion in patients with chronic thromboembolic pulmonary hypertension: correlation with perfusion SPECT/CT. Int J Cardiol 243:538–543.

Thieme SF, Johnson TR, Reiser MF, Nikolaou K (2010) Dual-energy lung perfusion computed tomography: a novel pulmonary functional imaging method. Semin Ultrasound CT MR 31(4):301–308.

Thieme SF, Ashoori N, Bamberg F, Sommer WH, Johnson TR, Leuchte H, Becker A, Maxien D, Helck AD, Behr J, Reiser MF, Nikolaou K (2012) Severity assessment of pulmonary embolism using dual energy CT - correlation of a pulmonary perfusion defect score with clinical and morphological parameters of blood oxygenation and right ventricular failure. Eur Radiol 22(2):269–278.

Toney LK, Kim RD, Palli SR (2017) The economic value of hybrid single-photon emission computed tomography with computed tomography imaging in pulmonary embolism diagnosis. Acad Emerg Med 24(9):1110–1123.

Tunariu N, Gibbs SJ, Win Z, Gin-Sing W, Graham A, Gishen P, Al-Nahhas A (2007) Ventilation-perfusion scintigraphy is more sensitive than multidetector CTPA in detecting chronic thromboembolic pulmonary disease as a treatable cause of pulmonary hypertension. J Nucl Med 48(5):680–684.

Webber MM, Gomes AS, Roe D, La Fontaine RL, Hawkins RA (1990) Comparison of Biello, McNeil, and PIOPED criteria for the diagnosis of pulmonary emboli on lung scans. AJR Am J Roentgenol 154(5):975–981.

Weidman EK, Plodkowski AJ, Halpenny DF, Hayes SA, Perez-Johnston R, Zheng J, Moskowitz C, Ginsberg MS (2018) Dual-energy CT angiography for detection of pulmonary emboli: incremental benefit of iodine maps. Radiology 289(2):546–553.

Zhai Z, Ota H, Staring M, Stolk J, Sugimura K, Takase K, Stoel BC (2018) Treatment effect of balloon pulmonary angioplasty in chronic thromboembolic pulmonary hypertension quantified by automatic comparative imaging in computed tomography pulmonary angiography. Investig Radiol 53(5):286–292.

第十二章

肺动脉高压的多模态成像：治疗结果的预判

林赛·格里芬，安德鲁·J.斯威夫特，土屋奈奈绘，克里斯托弗·弗朗索瓦，马克·翁贝尔，
吉迪恩·科恩，马克·L.施布勒

(Lindsay Griffin，Andrew J. Swift，Nanae Tsuchiya，Christopher François，Marc Humbert，
Gideon Cohen，Mark L. Schiebler)

摘　要

　　肺动脉高压的病因有很多。新的肺动脉高压临床分类系统依据治疗方案对其进行病因分组。在西方，肺动脉高压最常与左心疾病／缺血性心脏病相关或由慢性肺疾病所致。肺动脉高压是以远端肺血管重构为特征的少见疾病。肺动脉高压患者通常在其病程晚期才出现症状，此时远端血管的严重损伤已经发生，目前肺动脉高压的主要治疗方式依赖肺血管扩张剂。慢性血栓栓塞性肺动脉高压（chronic thromboembolic pulmonary hypertension，CTEPH）见于 1% ～ 3% 的急性肺栓塞后患者中，采用肺动脉内膜切除术（pulmonary endarterectomy，PEA）和（或）球囊肺动脉成形术治疗；病变区无法进行手术治疗的患者需要应用肺血管扩张剂。就大多数肺动脉高压而言，右心室（right ventricle，RV）功能衰竭的发病速度很快，患者通常会在确诊后 5 年内死亡。本章我们概括讲述超声、核医学和 MRI（magnetic resonance imaging，MRI）对这组疾病诊断和随访的效能。经胸超声是诊断肺动脉高压的主要手段，这得益于其便携性、普遍性、易用性和可应用改良的伯努利方程，通过三尖瓣反流速度评估平均肺动脉压的能力。对核医学而言，SPECT ^{133}Xe 通气显像和 ^{99m}Tc-MAA 灌注成像对诊断慢性血栓栓塞性肺动脉高压非常有价值。心血管 MRI 的关键指标与右心室容积、功能以及肺动脉搏动性相关。尽管已有很多无创性方法用于肺动脉高压或肺动脉高压的诊断和随访，目前右心导管的动脉内压测量仍无可替代。

术语表

4D flow MRA	four-dimensional phase-contrast flow-encoded magnetic resonance angiography 四维血流磁共振血管成像	mPAP	mean pulmonary artery pressure 平均肺动脉压
BSA	body surface area 体表面积	MRA	magnetic resonance angiography 磁共振血管成像
bSSFP	balanced steady-state free procession 平衡稳态自由进动	MRI	magnetic resonance imaging 磁共振成像
CE-MRA	contrast-enhanced magnetic resonance angiography 对比增强磁共振血管成像	NC-MRA	non-contrast magnetic resonance angiography 非对比增强磁共振血管成像
CMR	cardiac magnetic resonance 心脏磁共振	PA RAC	pulmonary artery relative area change 肺动脉相对面积改变
CT	computed tomography 计算机断层扫描	PAP	pulmonary artery pressure 肺动脉压
CTEPH	chronic thromboembolic pulmonary hypertension 慢性血栓栓塞性肺动脉高压	PTT	pulmonary transit time 肺通过时间
FWHM	full width half maximum of the transit time of the contrast material peak from the pulmonary artery to the aorta 对比剂峰值肺动脉到主动脉通过时间的半高全宽	PVR	pulmonary vascular resistance 肺血管阻力
GCSR	global right ventricular circumferential strain rate 右心室整体圆周应变率	Qp/Qs	ratio of the pulmonary to systemic blood flow 肺／体循环血流量比
GLS	global right ventricular longitudinal strain 右心室整体纵向应变	RAC	relative area change 相对面积改变
GLSR	global right ventricular longitudinal strain rate 右心室整体纵向应变率	RHC	right heart catheterization 右心导管

(续表)

HR	hazard ratio 风险比	RV	right ventricle 右心室
ISWT	incremental shuttle walk test 递增穿梭步行试验	RVEDV	right ventricular end-diastolic volume 右心室舒张末期容积
LGE	late gadolinium enhancement 晚期钆增强	RVEDVI	right ventricular end-diastolic volume indexed 右心室舒张末期容积指数
LV	left ventricle 左心室	RVEF	right ventricular ejection fraction 右心室射血分数
LVEDVI	left ventricular end-diastolic volume index 左心室舒张末期容积指数	RVESV	right ventricular end-systolic volume 右心室收缩末期容积
LVEF	left ventricular ejection fraction 左心室射血分数	RVESVI	right ventricular end-systolic volume indexed to body surface area 基于体表面积的右心室收缩末期容积指数
LVESVI	left ventricular end-systolic volume index 左心室收缩末期容积指数	RVSV	right ventricle stroke volume 右心室搏出量
LVSV	left ventricle stroke volume 左心室搏出量	SVI	stroke volume index 每搏输出量指数 = 心输出量 / 心率（次 / 分）/bsa（m^2）
MPA	main pulmonary artery 主肺动脉	WHO FC	world health organization functional class (exercise capacity testing) 世界卫生组织功能分级（运动能力测试）

1 简介

肺动脉高压（pulmonary hypertension，PH）是指肺动脉内压力升高的状态，定义为右心导管测定平均肺动脉压 > 25 mmHg（Galie et al.，2016）。多种情况可以导致肺动脉高压的发生，给诊断和治疗提出了挑战。在美国，2010 年肺动脉高压作为死亡病因的占比估计为 6.5/100 000（George et al.，2014）。1980 ～ 2002 年，肺动脉高压所导致的总死亡数从 10 922 上升至 15 668（Hyduk et al.，2005）。

2002 年，美国白人肺动脉高压标准化年龄的死亡率为 5.3/100 000，黑人为 7.3/100 000，亚裔为 2.2/100 000（Hyduk et al.，2005）。这一数字可能忽略了其研究人群中左心疾病对死因的影响（Hyduk et al.，2005）。肺动脉高压以远端小动脉疾病为特征。肺动脉高压不易识别，尤其是早期，患者表现为不典型的症状如呼吸困难和无力。肺动脉高压也可表现为胸痛，外周水肿和心悸。如果不进行治疗，就会发生进展性右心室功能衰竭。肺动脉高压的发生是肺血管阻力、肺血流、肺静脉压增加和（或）以上因素共同作用的结果。正常平均肺动脉压为 14 mmHg ± 3 mmHg，尽管 20 mmHg 以上即异常，最新的欧洲指南仍定义肺动脉高压为右心导管测定静息平均肺动脉压大于等于 25 mmHg。随着对肺动脉高压生理机制理解的进展，疾病的分型也在进展。目前，疾病分类系统将患者依据疾病机制和治疗策略进行分组（Goldberg et al.，2017）。表 12.1 简要概述了世界卫生组织发布的简述版 2019 肺动脉高压分类系统，针对流行病学、生理、治疗策略和预后对肺动脉高压进行分类（Simonneau et al.，2013；Haeck and Vliegen，2015；Goldberg et al.，2017）。图 12.1 为循环系统的模式图，可进一步显示肺动脉高压的病因及其对肺血管床的影响。细致的病史问诊通常能发现每个患者肺动脉高压病因的线索。也应注意共发疾病对肺动脉高压的协同效应，因为通常患者有多个平均肺动脉压升高的可能病因（如阻塞性睡眠呼吸暂停、肺气肿和左心室（left ventricle，LV）舒张功能不全）。

表 12.1　简化版 2019 肺动脉高压分类系统（Galie et al.，2019）

1. 肺动脉高压
・特发性肺动脉高压
・遗传性肺动脉高压
・药物或毒物诱发性肺动脉高压
・疾病相关性肺动脉高压
－结缔组织病所致肺动脉高压
－HIV 感染所致肺动脉高压
－门静脉高压所致肺动脉高压
－先天性心脏病所致肺动脉高压
－血吸虫病所致肺动脉高压
・钙通道阻滞剂长期反应相关性肺动脉高压
・伴肺静脉闭塞症 / 毛细血管瘤病显著特征的肺动脉高压
・新生儿持续性肺动脉高压
2. 左心疾病所致肺动脉高压
・左心室射血分数保留的左心衰竭所致肺动脉高压
・左心室射血分数降低的左心衰竭所致肺动脉高压
・瓣膜性心脏病所致肺动脉高压
・先天性或获得性心血管病导致毛细血管后肺动脉高压
3. 肺疾病或缺氧所致肺动脉高压
・阻塞性肺疾病所致肺动脉高压
・限制性肺疾病所致肺动脉高压
・混合限制 / 阻塞性的其他肺疾病所致肺动脉高压
・无肺疾病的缺氧所致肺动脉高压
・肺发育障碍所致肺动脉高压
4. 肺动脉阻塞所致肺动脉高压
・慢性血栓栓塞所致肺动脉高压
・其他肺动脉阻塞所致肺动脉高压
5. 不明原因和（或）多因素机制肺动脉高压
・血液疾病所致肺动脉高压
・全身性和代谢性疾病所致肺动脉高压
・其他原因所致肺动脉高压
・复杂先天性心脏病所致肺动脉高压

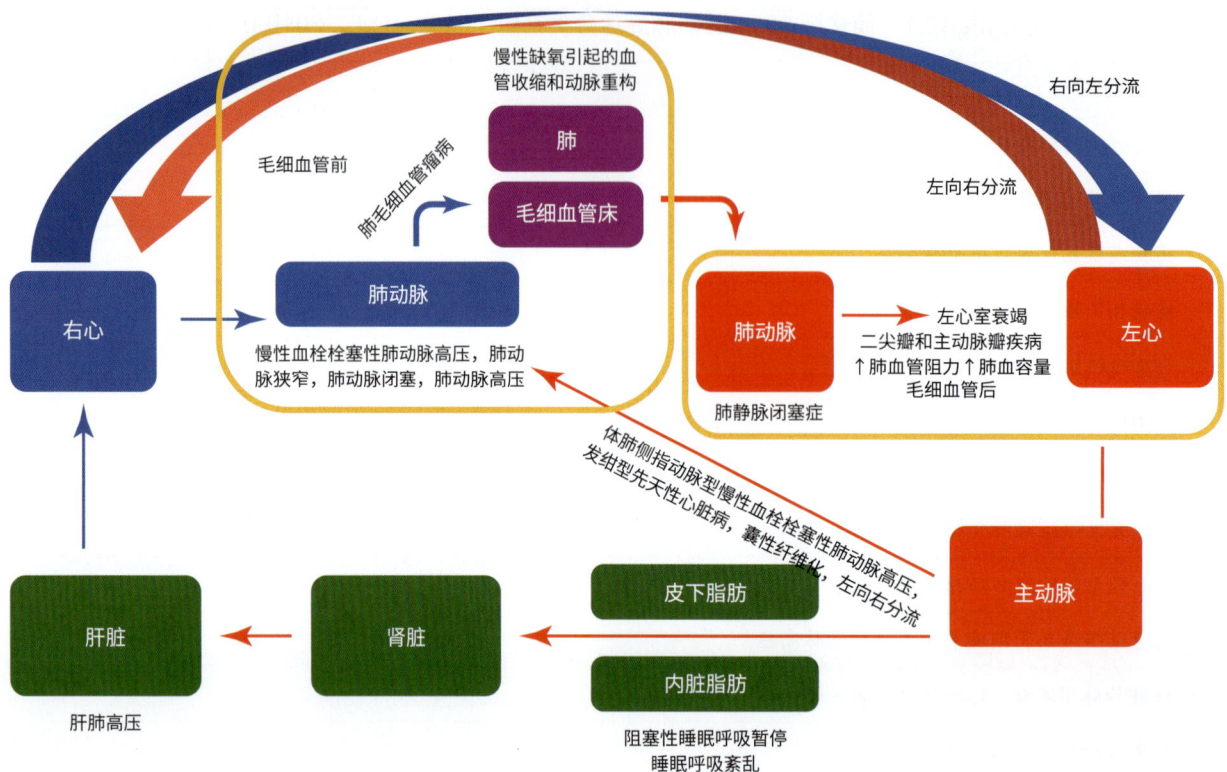

图 12.1 导致肺动脉高压的循环状态模式图。艾森曼格综合征发生于长期左向右分流伴肺循环量过高致肺动脉重构引发的肺循环阻力增高。最终，肺动脉高压逆转了左向右分流，造成右向左分流，导致主动脉和外周动脉中还原血红蛋白含量增多，皮肤或黏膜发绀。注意绿色线路代表不在本章范围的导致肺动脉高压的复杂的体循环生理

该疾病的诊断规范包括纽约心脏病协会 / 世界卫生组织功能分级（New York Heart Association/World Health Organization Functional Class，NYHA/WHO FC）相关临床检查，运动功能试验（6 分钟步行试验），血液检查，右心导管（right heart catheterization，RHC）平均肺动脉压测定，氧合和分流分数测定，以及肺功能检查（Galie et al.，2016）。常用成像手段包括胸部 X 线，超声心动图，核医学 V/P 扫描，计算机断层扫描（computed tomography，CT）和心脏磁共振（cardiac magnetic resonance，CMR）。最近关于肺动脉高压影像学的国际肺血管病研究院（PVRI）声明为目前可能导致该疾病的许多复杂疾病的治疗奠定了基础（图 12.2）（Kiely et al.，2019）。本章将简短总结 CT、CTA、超声心动图和 CMR 在肺动脉高压诊断中的辅助作用。这部分内容按体内血液循环顺序（流体力学）来阐述，将有助于为读者提供一个启发式结构以理解导致肺动脉高压的疾病过程的复杂性。我们也更深入讨论了 CMR 在这些患者功能评估、纵向随访和预后判断上的价值。

2 肺动脉高压对心血管的影响

MRI 测量的参数可以清楚地了解肺动脉高压恶化时右心室和肺血管系统发生的变化（Vonk-Noordegraaf et al.，2013，2017）。右心室通过增加收缩力和心肌质量（右心室肥厚）使右心室收缩性增加 4 ～ 5 倍以维持搏出量（stroke volume，SV）。最终会发生心室不良性重构，右心室开始扩张，此时心率加快以维持右心室搏出量（right ventricle stroke volume，RVSV）。随着室壁张力和右心室压力持续增加，右心室收缩延长，室间隔左凸。右心室收缩期肺动脉瓣关闭延迟，左心室已进入舒张早期而右心室收缩持续，出现心室去偶联。这导致心脏在听诊上可闻及呼气相第二心音分裂。三尖瓣环受容积过大的

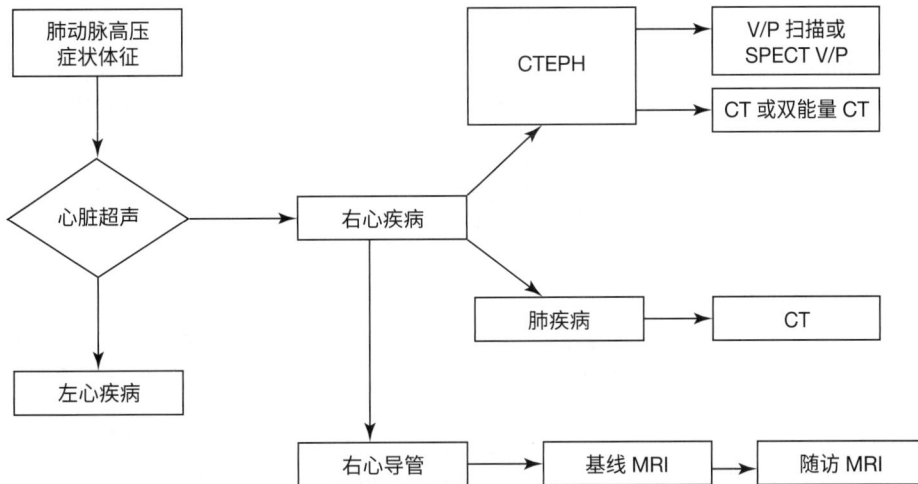

图 12.2　2019 疑诊肺动脉高压检查流程的 PVRI 声明的简化分诊图（此图经许可引自 Kiely et al.，2019）
CTEPH，慢性血栓栓塞性肺动脉高压；CTA，CT 血管成像；V/P，通气 / 灌注；SPECT，单光子发射计算机断层成像

右心室牵拉，发生三尖瓣反流（tricuspid regurgitation，TR）（Haddad et al.，2014；Marcus et al.，2008）。肺动脉瓣在右心室仍在收缩时关闭。以上是肺动脉高压出现三尖瓣反流的病理生理机制。室间隔左凸情况下的心室相关性，既限制左心室充盈又降低右心室搏出量，因而进一步降低左心室充盈。针对肺动脉压升高的右心室调节模式见图 12.3。此外，因为左心室腔缩小而室间隔不再参与左心室收缩，左心室搏出量（left ventricular stroke volume，LVSV）降低。这一心脏生理过程在许多方面与未手术的法洛四联症类似，右心室流出道狭窄可使右心室压力增加，导致右心室肥厚，心电图门控平衡稳态自由进动（balanced steady stute free procession，bSSFP）短轴电影图像上室间隔呈 D 形（图 12.3 ～图 12.6）（Durongpisitkul et al.，2008）。

心室动脉偶联，即针对后负荷的右心室改变，阐释了心室和动脉收缩之间的关系。肺循环和体循环存在根本不同。肺血管阻力包括动脉、小动脉、毛细血管和静脉阻力，肺动脉高压时阻力可增高 4 倍或更多，超出体循环很多倍（London et al.，1987）。当血管总负荷恒定时，肺血管阻力与动脉总顺应性（total arterial compliance，TAC）成反比（Lankhaar et al.，2008）。肺血管阻力上升，则动脉总顺应性下降。肺动脉高压早期，当肺血管阻力还相对较低时，动脉总顺应性是变化最大的成分。2D 血流或 4D 血流相位对比 MRI 分析均可以测定肺动脉顺应性、肺血流、肺动脉反流和主动脉血流及流速（图 12.4）。当肺血管阻力很高时，顺应性改变很小。因此，动脉总顺应性下降可作为肺血管阻力升高和肺动脉高压比较敏感的早期指标（Swift et al.，2012a；Sanz et al.，2009）。其他因素也可影响右心室后负荷。后负荷可通过其他的阻力不太大的通道得到缓解，如三尖瓣反流和右向左分流（如通过未闭的卵圆孔）。肺动脉楔压升高，如左心衰竭时，可导致阻力－顺应性常数降低，这意味着动脉顺应性改变的影响更大（Tedford et al.，2012）。我们下一步讨论如何应用 CMR 评估心肺单元。表 12.2 列出了用于肺动脉高压评估的 MRI 序列。

超声心动图也可以很容易就发现这些改变。CMR 的优势是定量，而经胸超声心动图的优势是容易操作，可床旁检查，应用更广泛。超声心动图的应用已经得到广泛认可，其指标为临床医生所熟悉和理解。下腔静脉顺应性的评估有助于确定有无中心静脉压升高（Stein et al.，1997）。一般下腔静脉缩小大于等于 50% 通常提示中心静脉压正常（< 5 mmHg），而下腔静脉缩小不足一半则会随呼吸变化提示中心静脉压升高（> 15 mmHg）。但这些评估数据，可因患者水化（指患者液体入量）程度发生变化。其他用于急性压力负荷过高如肺动脉栓塞的超声心动图指标包括：①胸骨旁长轴切面或四腔心切面右心室舒张末期容积（right ventricular end-diastolic volume，RVEDV）与左心室舒张末期容积（left ventricular end-diastolic volume，LVEDV）比，以 0.6 为界值确定是否存在异常（Mansencal et al.，2003）。注意这不同于 CMR 上的心室容积，也没有用患者体表面积（body surface area，BSA）进行校正。②利用改良伯努利方程，通过连续波多普勒测量三尖瓣反流束的峰值流速来获得压力梯度，而该压力梯度又与肺动脉收缩压（systolic pulmonary arterial pressure，sPAP）峰值相关（Yock and Popp，1984）。三尖瓣反流束流速能很好地估测右心室峰值收缩压，因而是无右心室流出道梗阻或肺动脉瓣狭窄时峰值 sPAP 很好的评估指标（Spiropoulos et al.，1999；Yock and Popp，1984）。急性右心室压力过高时，右心室心尖部出现的"心尖闪烁"特征性改变，是继发于右心室心尖部膨突的。

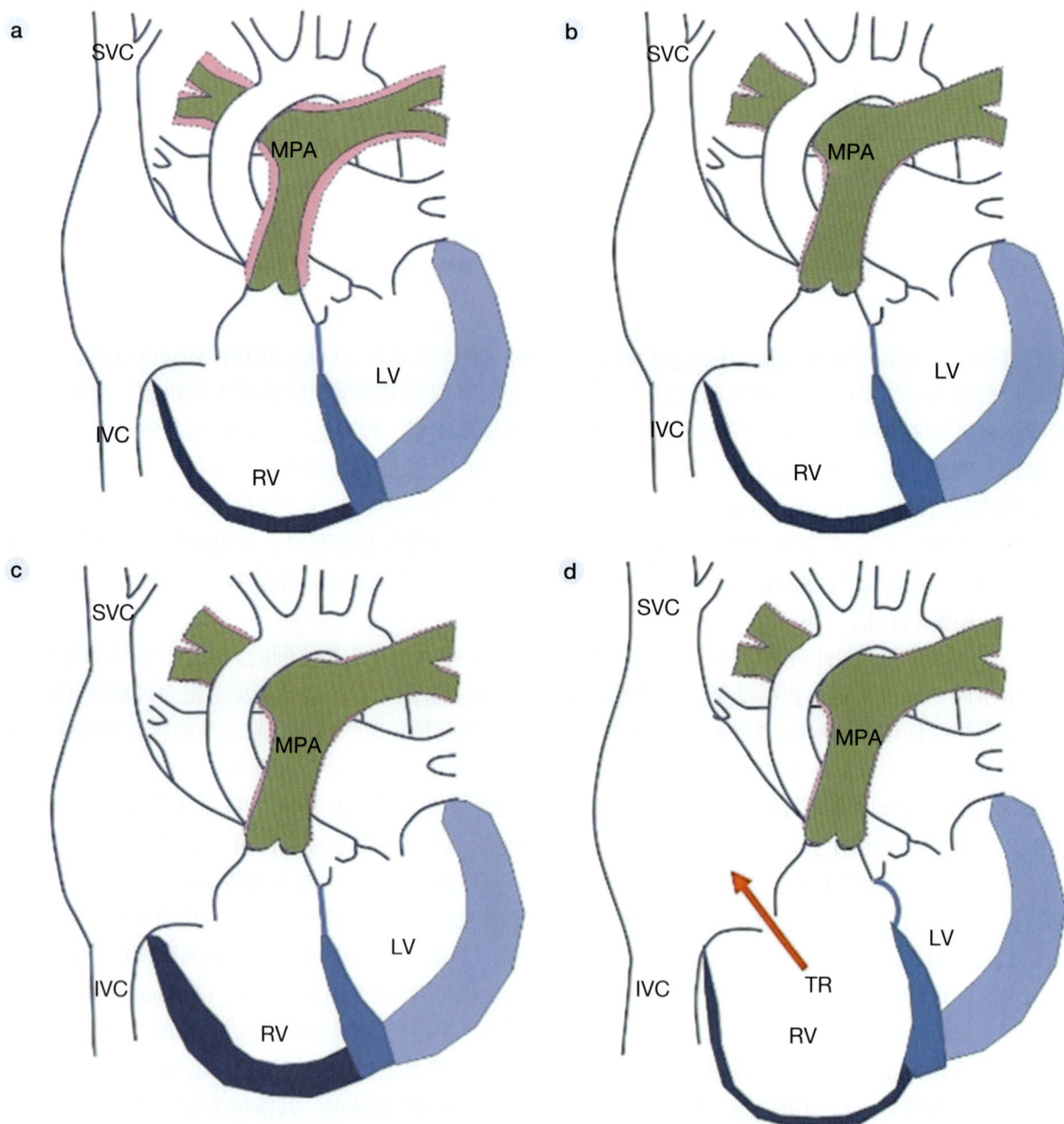

图 12.3　针对肺动脉压升高的右心室调节的模式图。首先，肺血管床丧失顺应性并扩张以维持正常肺血管阻力；但最终无法代偿而出现肺血管阻力升高。右心室通过增加收缩力和室壁厚度（右心室肥厚）来代偿。然后，右心室出现失代偿扩张伴慢性容积和压力负荷过高所致的室间隔左凸。室间隔在左心室收缩中不再发挥作用，导致左心室充盈和左心室搏出量下降。此外，因右心室收缩期肺动脉瓣关闭延迟和左心室还在舒张早期右心室即收缩出现心室去偶联，右心室收缩延长。（a）正常；（b）早期；（c）肥厚期；（d）终末期。三尖瓣环受容积负荷过高的右心室牵拉产生三尖瓣反流。三尖瓣反流射血速度与平均肺动脉压成正比。SVC，上腔静脉；IVC，下腔静脉；MPA，主肺动脉；LV，左心室；RV，右心室；TR，三尖瓣反流

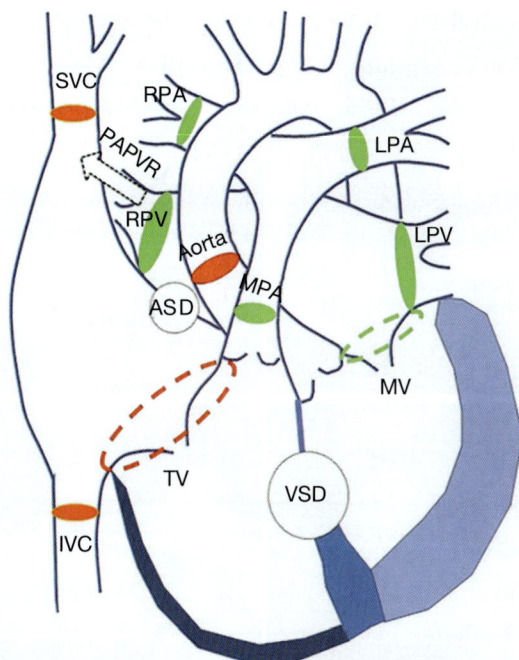

图 12.4 4D 血流或 2D 血流相位对比 MRI 血流分析。圆圈显示用于测量血容量的分析平面位置。这些是左向右分流计算分流分数（Q_p/Q_s）的例子，Q_p 为肺循环血流量，Q_s 为体循环血流量。这些患者 $Q_p/Q_s > 1$。如果肺血管压力低于体循环，血液会通过已知缺损（PAPVR，ASD，VSD）发生左向右分流，肺循环血流会大于体循环。SVC，上腔静脉；IVC，下腔静脉；MPA，主肺动脉；RPA，右肺动脉；LPA，左肺动脉；TV，三尖瓣；MV，二尖瓣；ASD，房间隔缺损；VSD，室间隔缺损；PAPVR，部分性肺静脉异位引流；RPV，右肺静脉；LPV，左肺静脉；Aorta，主动脉

表 12.2 用于肺动脉高压评估的 MRI 序列

序列	重点显示的内容
bSSFP 电影图像	左心室和右心室径线，质量，功能，容积，室间隔改变
黑血 T1 加权	解剖
对比增强 MRA，包括时间分辨和（或）灌注	血管解剖
	叶和段缺损
	肺和心脏灌注
相位对比（2D 血流，4D 血流）	分流计算
	心输出量
	肺动脉血流曲线，僵硬度和搏动性
	压力，血流动力学
	瓣膜反流
定量 T1，定量 T2	心室心肌纤维化，水肿
晚期钆增强	心室心肌纤维化
负荷	局部心肌功能

注：目前可用于肺动脉高压患者初诊和随访的 MRI 方法。

对比增强磁共振血管成像（contrast-enhanced magnetic resonance angiography，CE-MRA，对比增强 MRA）。

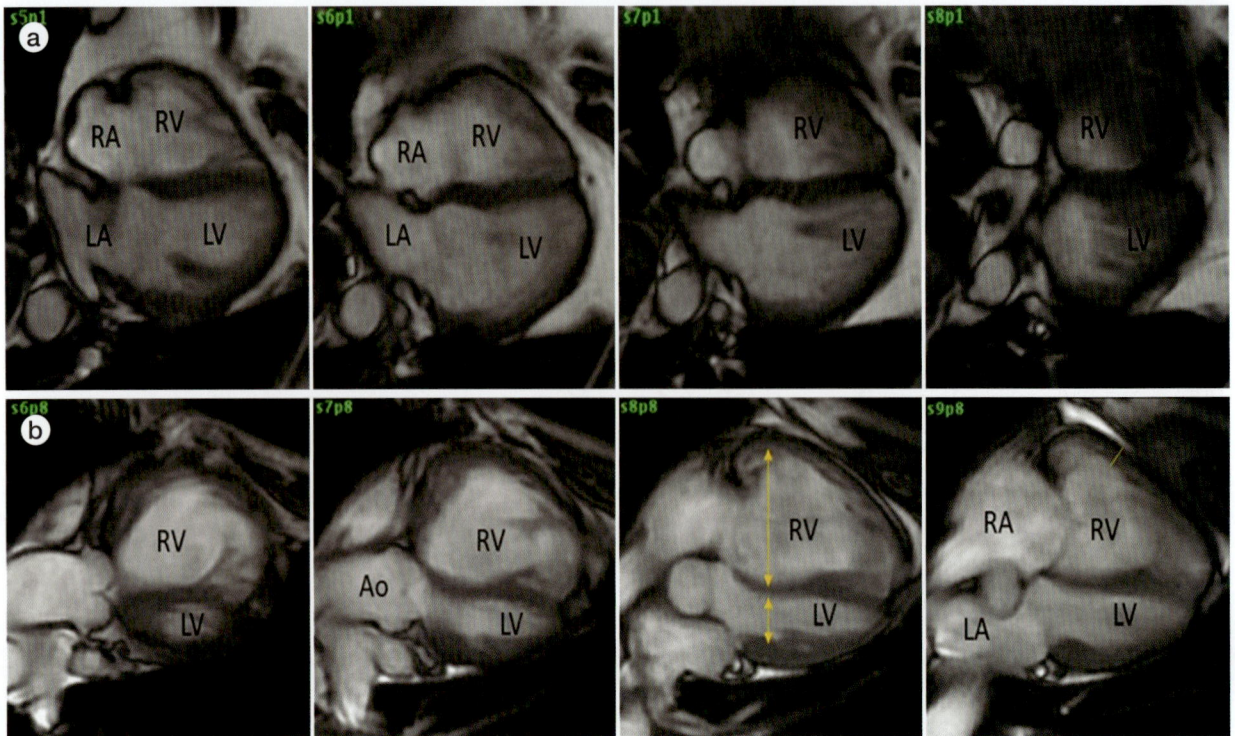

图 12.5　通过右心室中部四腔心 bSSFP 电影图像显示肺动脉高压右心室和室间隔改变：（a）右心室大小和室壁厚度正常。（b）室间隔平直或轻度右凸，右心室增大，右心室宽度大于左心室宽度。室间隔凸向左心室（短轴图像显示更好）。基于扩张程度，右心室壁似有增厚。RV，右心室；LV，左心室

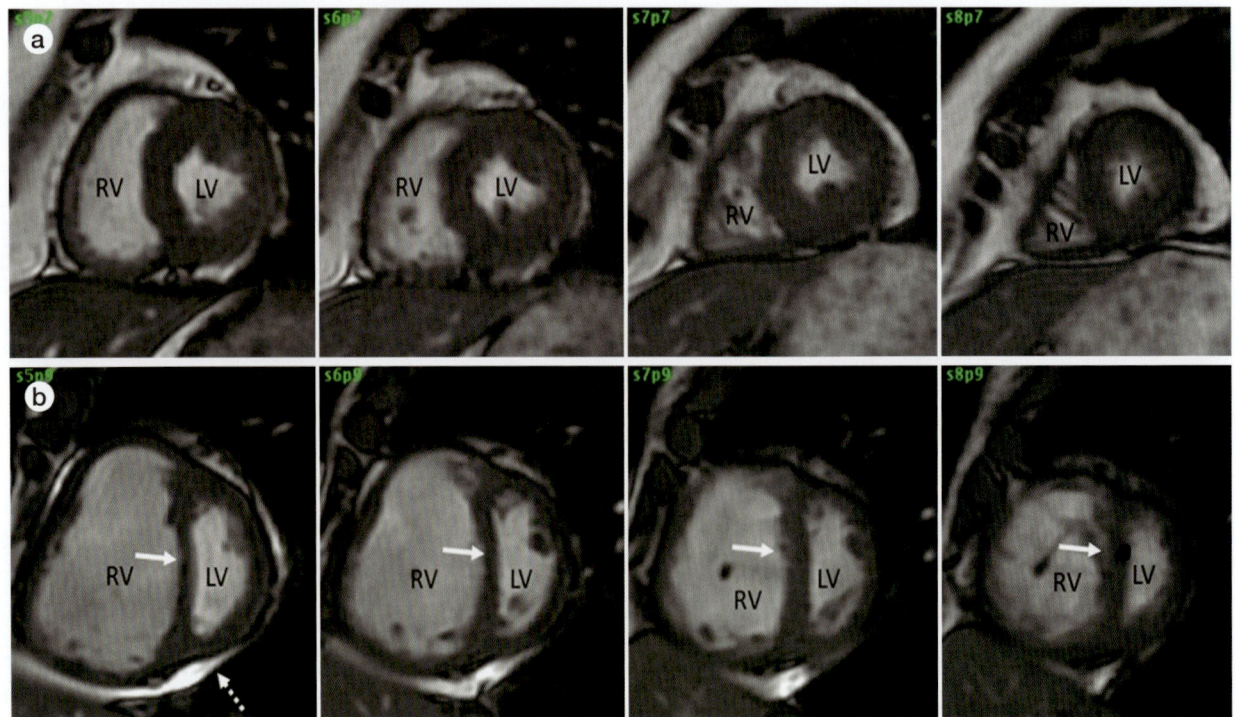

图 12.6　通过右心室中部短轴 bSSFP 电影图像显示肺动脉高压右心室和室间隔改变：（a）右心室大小和室壁厚度正常。（b）室间隔正常，突向右侧，右心室增大。室间隔突向左心室（实箭头）。有少量心包积液（虚箭头）。RV，右心室；LV，左心室

3　右心室的评估

3.1　非对比增强 CT

胸部非对比增强 CT 常用于评估肺部疾病，通过胸部非对比增强 CT 可以获取很多关于心脏的信息，但这一点通常被忽视。右心室短轴的相对大小可以应用非对比增强 CT 来评估（Schlett et al.，2019）。这种观察非常重要，因为肺动脉压升高的一个关键改变就是右心室容积的增大，短轴改变先于长轴改变。室壁轮廓在贫血患者的非对比增强 CT 中是可以看到的（Title et al.，2005；Zhou et al.，2018）。在 102 例患者中，Title 等的研究显示，以 35 Hu 为阈值，胸部非对比增强 CT 检测贫血的敏感度是 76%，特异度为 81%。Zhou 等研究了 317 例患者，发现室间隔和左心室腔的 CT 值差异超过 13.5 Hu，通过非对比增强 CT 诊断严重贫血对于男性来说敏感度和特异度分别为 95% 和 84%，对于女性来说则分别为 82% 和 85%（Zhou et al.，2018）。

3.2　对比增强 CT

Kumamaru 和同事近期对常规肺动脉 CT 造影的 LV/RV 值进行了自动计算（Kumamaru et al.，2016）。肺动脉压急性或慢性升高时，RV/LV 短轴比大于 1.0。急性肺栓塞情况下，这一变量与死亡率升高相关。Henzler 等的研究显示，LV/RV 可以用常规 CTA 获取。横轴位图像 RV/LV 值为 1.69 ± 0.84（AUC = 0.84），四腔心图像 RV/LV 值为 1.52 ± 0.45（AUC = 0.87），RV/LV 容积为 1.97 ± 0.53（AUC = 0.93），是右心室功能不全的预测因子（Henzler et al.，2012）。

3.3　心电图门控 CTA

由于辐射的原因，回顾性心电图门控 CTA 的应用在减少（Raff et al.，2009）。而前瞻性心电图门控检查在临床上应用更为广泛（Stocker et al.，2018）。通过这些检查可以计算舒张末期右心室壁质量指数，但没有收缩末期容积则无法计算射血分数。Takx 等提出了心电图门控双源 CT 的一种两步法采集，可获得心脏的收缩期和舒张期相位，以计算右心室和左心室容积和质量，而总辐射剂量很低（平均为 6.2 mSv ± 1.8 mSv）（Takx et al.，2012）。研究人员对 20 例受试者应用双源 CT 方法，他们发现 CT 与 CMR 相关性良好：左心室舒张末期容积 $r = 0.885$，右心室舒张末期容积 $r = 0.801$，左心室收缩末期容积 $r = 0.947$，右心室收缩末期容积 $r = 0.879$，左心室搏出量 $r = 0.62$，右心室搏出量 $r = 0.697$，左心室射血分数 $r = 0.869$，右心室射血分数 $r = 0.751$，左心室心肌质量 $r = 0.959$，右心室心肌质量 $r = 0.702$（Takx et al.，2012；Raff et al.，2009）。因此，心电图门控 CTA 方法可用于获取健康人和患者整个心动周期心室腔的形态学改变情况，其主要不足是检查所产生的医疗辐射。

4　MRI

应用心电图门控 bSSFP 电影成像评估心室功能和大小已经很成熟（图 12.5、图 12.6）。现在已经有成人和儿童的 CMR 参数的正常值（Grothues et al.，2004；Kawel-Boehm et al.，2015）。CMR 应用心电图门控 bSSFP 电影成像可测定左右心室容积、心肌质量、左右心室搏出量和左右心室射血分数。这些正常值是基于性别、年龄和体表面积的，可进行更准确的基线评估。无创、无射线、可长期评估右心室改变是 MRI 的优势。健康志愿者的右心室评估在横轴位平面可重复性最好（Jauhiainen et al.，2002），然而，对于肺动脉高压患者尚未确定最佳评估方式。肺动脉高压的早期重构会使右心室质量增大。在疾病晚期，失代偿重构导致右心室容积增加。随着疾病进展，右心室搏出量因右心室功能不全而下降。基于早期的超声心动学研究，右心室肥厚定义为室壁厚度大于 4 mm（Prakash，1978）。横轴位四腔心 bSSFP 电影图像上如 RV/LV 值大于 1，可诊断右心室扩张。应用 MR 也可计算右心室和左心室质量比，称作心室质量指数，此比值大于 0.6 提示右心室质量增加（Goerne et al.，2018）。肺动脉高压患者右心室质量和右心室质量指数都会增加，这与肺动脉高压患者肺动脉压相关（Hagger et al.，2009；Ascha et al.，2017；Pena et al.，2012）。右心室质量与右心室容积比已作为右心室失代偿重构的早期标志（Badagliacca et al.，2016）。一项 539 例患者的荟萃分析发现，右心室射血分数是肺动脉高压最强的死亡预测因子 [综合风险比（hazard ratio，HR）1.23，95% CI 1.07 ～ 1.41，$P = 0.003$]，左心室舒张末期容积指数（LV end-diastolic volume index，LVEDI）也具有显著价值（综合 HR 1.16，95% CI 1.0 ～ 1.34，$P = 0.05$）（Baggen et al.，2016）。在这项研究中，右心室质量并不具有死亡预测价值（Baggen et al.，2016）。

在 bSSFP 图像上应用特征或组织追踪的应变成像正成为识别早期、轻微和局部室壁运动异常的手段，可用于通过右心室与左心室峰值应变时间测定来评估心室间依赖。此外，应变成像的优势是可评估收缩和舒张室壁运动。应变成像同其他方法如标记或应变编码（strain-encoding，SENC）一样可显示局部异常（Shehata et al.，2013；Mauritz et al.，2012b）。

肺动脉高压最常见的晚期钆增强（late gadolinium enhancement，LGE）模式是发生在右心室室间隔与右心室前后壁插入交接点（图 12.7）。这种现象的产生机制尚不清楚，但有证据提示为无纤维化的细胞外间隙扩大（Bradlow et al.，2010）。这种表现可继发于室间隔内的动态活动，这种动态活动贯穿整个心动周期，并导致心肌细胞负荷相关改变（Sato et al.，2013a；Blyth et al.，2005）。在较为严重的肺动脉高压患者中，部分患者可出现室间隔条带内的晚期钆增强扩大（Swift et al.，2014b），然而，这一特点的预后价值和临床意义尚不清楚（图 12.7）（Freed et al.，2012；Swift et al.，2014b）。晚期钆增强的量与右心室容积、右心室质量和室间隔位置相关（Bradlow et al.，2010）。

T1 mapping 为一种不使用对比剂评估细胞外间隙扩大和（或）纤维化的技术（Kawel-Boehm et al.，2014）。这种技术可以检测右心室壁早期间质异常或弥漫纤维化。此外，右心室插入点的 T1 值与右心室功能障碍的参数相关（Garcia-Alvarez et al.，2015）。T2 mapping 也可用于评估右心室插入点。初步研究显示交接点 T2 弛豫时间增加与晚期钆增强相关（Wang et al.，2018）。同样，肺动脉高压中心肌 T1 和 T2 弛豫时间改变的临床意义尚不明确。

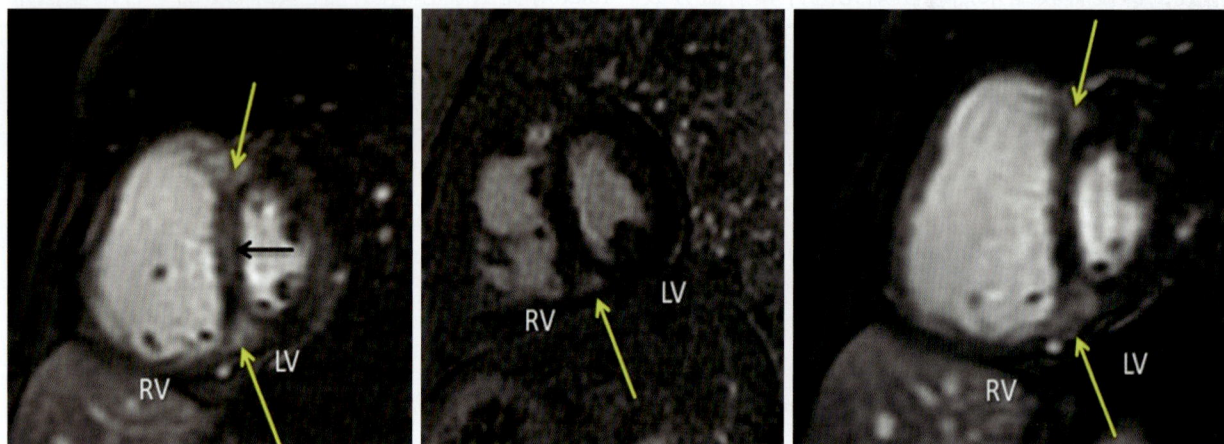

图 12.7　3 例肺动脉高压患者经心室中部短轴晚期钆增强图像显示室间隔右心室前后壁与间隔交接点的强化。尽管异常强化与肺动脉高压相关，其临床意义仍不确定。黑色箭头指向室间隔室壁中层强化，见于严重肺动脉高压。RV，右心室；LV，左心室

5　室间隔的评估

采用 bSSFP 电影成像（包括自由呼吸成像），通过评估深吸气后室间隔对前负荷增加的反应性的改变，能够显示右心室处理容积负荷的生理能力。吸气降低了胸腔内压，因而增加静脉回心血流（Alunni et al.，2010；Roeleveld et al.，2005）。这些疾病中可能会观察到由于右心室收缩延长所致的机械不同步（Roeleveld et al.，2005；Alunni et al.，2010；Sciancalepore et al.，2012）。室间隔的位置可以通过室间隔中点相对于右心室插入点

的曲度或角度来轻松量化。在收缩期，间隔移位的程度可能与心室间的即时压差有关，与右心室和肺动脉压密切相关（Dellegrottaglie et al.，2007；Roeleveld et al.，2005；Swift et al.，2013）。室间隔的位置也可用于识别伴严重肺动脉高压的左心疾病患者，并可用于肺动脉高压新疗法临床试验的病例筛选（Johns et al.，2018b）。

6　其他心腔的评估

充血性心力衰竭相关的肺动脉高压中，左心室会出现扩张、肥厚或二者兼有（Schiebler et al.，2013）。这会影响基于左心室的右心室测量。左心房容积已被提议作为区分射血分数正常型左心功能不全患者和肺动脉高压患者的参考依据（Crawley et al.，2013）。左右心房大小比值也被用于区分射血分数正常型左心功能不全患者和特发性肺动脉高压患者（Huis In'T Veld et al.，2016）。

对右心房的评估集中在3个基本功能，即储备、导管和收缩功能，通过储备和心脏搏出量测定并计算射血分数。尽管右心房增大与肺动脉高压相关，右心房的功能改变并不太直观，轻中度右心房增大患者射血分数增加，而重度右心房增大收缩功能下降（Sato et al.，2013b）。近期一项纵向研究显示，右心房容积及其储备功能与右心室射血分数结合，可部分预测毛细血管前肺动脉高压的预后（Sato et al.，2015；Bredfelt et al.，2018）。

7　血管结构的评估

在肺动脉高压众多病因中，可能没有其他疾病会像慢性血栓栓塞性肺动脉高压一样特别（图12.8）。原因是慢性血栓栓塞性肺动脉高压表现非常独特，用CTA很容易发现（表12.3）。这些特征包括以下影

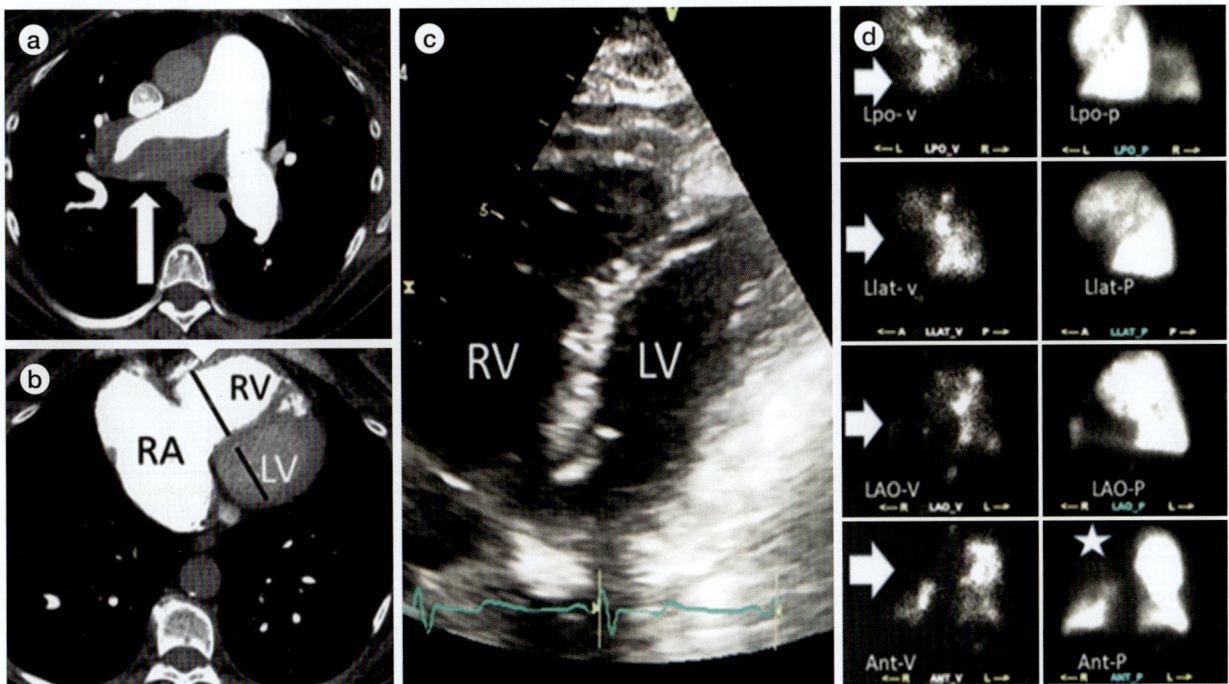

图12.8　慢性血栓栓塞性肺动脉高压伴肺气肿：（a）CTA显示左肺动脉主干慢性血栓栓塞性肺动脉高压的纤维蛋白鞘及动脉钙化（箭头处）；（b）同一例患者的CTA显示右心室短轴径大于左心室，右心室肥厚，循环时间延长（左心室内少量对比剂），以及右心房显著增大；（c）经胸超声心动图左心室流出道切面显示显著增大的右心室和小的左心室；（d）核医学V/P肺扫描，左侧4张小图片为通气图像，右侧4张小图片为互补灌注图像。这例同时有慢性血栓栓塞性肺动脉高压和肺气肿的患者可见多发通气缺损（箭头）和散在大的灌注缺损（前部灌注缺损用星号标记）。RV，右心室；LV，左心室；RA，右心房

像所见：①右心室肥厚。②主肺动脉增宽。③左右肺动脉层状和同心性纤维蛋白沉积，部分原发性肺动脉肉瘤可有类似表现。④肺动脉分支减少（动脉树修剪）。⑤马赛克灌注，呼气时变为正常，与空气潴留不同。⑥间断显示的慢性肺动脉血栓溶解的网状改变。⑦间隔变平。⑧慢性三尖瓣反流所致右心房扩大。有时也会出现长期肺动脉压升高所致左右肺动脉中膜钙化，但也可见于出现艾森曼格综合征的左向右分流疾病的晚期。⑨右心室大于左心室，在常规轴位图像上简单测量 RV/LV 短轴比大于 1.0 即可确定。

有很多 MRI 方法可用于评估肺循环，最简单的是黑血成像技术和 bSSFP 成像技术，可用于获得肺动脉管径的信息（图 12.9）。此外，黑血成像技术可以显示肺动脉高压的湍流或慢血流现象。这些特征相对于标准的心脏容积参数有更高的诊断准确性（Swift et al.，2012b）。黑血血流现象的意义需要进一步探索，而 4D 血流可能对此有价值。MRA 可以显示肺动脉高压亚型的血管特征，包括特发性肺动脉高压的迂曲走行，慢性血栓栓塞性肺动脉高压栓塞所致动脉分支减少，网状、条状和突起样充盈缺损，以及慢性阻塞性肺疾病 / 肺气肿的血管分散征（图 12.10）（Swift et al.，2014d）。

表 12.3　经胸超声心动图和 MRI 用于诊断和随访与肺动脉高压相关的心血管指标方面进行的比较分析表明，MRI 可提供更多的信息，并且在美国这两种检查的成本相似

检查变量	经胸超声心动图	非对比增强 HRCT	CTA	MRI
2018CMS 流程码	93309	71250	71275	75561，75565
CMS 报销 * 金额（美元）	204.42	215.20	370.78	477.93
检查时间（min）	30～60	1	1	60
能否床旁检查	是	否	否	否
SVI	否	否	否	是
mPAP	否	否	否	是
估测 mPAP	是	否	否	是
Q_p/Q_s	否	否	否	是
半高全宽	否	否	否	是
PTT	否	否	否	是
RVSV	否	否	否	是
RVSVI	否	否	否	是
RVEF	否	否	否	是
RVEDV	否	否	否	是
REVDVI	否	否	否	是
RVESV	否	否	否	是
RVESVI	否	否	否	是
右心室质量	否	否	否	是
右心室质量指数	否	否	否	是
左心室质量	否	否	否	是
左心室质量指数	否	否	否	是
LVSV	否	否	否	是
LVSVI	否	否	否	是

（续表）

检查变量	经胸超声心动图	非对比增强 HRCT	CTA	MRI
LVEF	估测	否	否	是
LVEDV	否	否	否	是
LEVDVI	否	否	否	是
LVESV	否	否	否	是
LVESVI	否	否	否	是
PA RAC	否	否	否	是
GLS	否	否	否	是
GLSR	否	否	否	是
GCSR	否	否	否	是
肺动脉 PWV	否	否	否	是
肺动脉 WSS	否	否	否	是
右心房容积	否	是	是	是
右心房容积指数	否	是	是	是
下腔静脉管径	是	是	是	是
下腔静脉血流	否	否	否	是
上腔静脉管径	是	是	是	是
上腔静脉血流	否	否	否	是
TAPSE	是	否	否	是
三尖瓣反流束速度	是	否	否	是
三尖瓣反流量	否	否	否	是
肺静脉反流束速度	是	否	否	是
肺静脉反流量	否	否	否	是
肺静脉流速	是	否	否	是
肺静脉血流	否	否	否	是
左心房容积	部分	是	是	是
左心房容积指数	否	是	是	是
二尖瓣束速度	是	否	否	是
二尖瓣反流量	否	否	否	是
主动脉反流束速度	是	否	否	是
主动脉反流量	否	否	否	是
主动脉 PWV	否	否	否	是
主动脉 WSS	否	否	否	是
RV T1 mapping	否	否	否	是
RV T2 mapping	否	否	否	是

（续表）

检查变量	经胸超声心动图	非对比增强 HRCT	CTA	MRI
LV T1 mapping	否	否	否	是
LV T2 mapping	否	否	否	是
室间隔插入点 DCE	否	否	否	是
急性肺栓塞	否	是	是	是
慢性肺栓塞	否	是	是	是
慢性血栓栓塞性肺动脉高压	否	有时	是	是
肺动脉分形维数	否	否	是	是
冠状动脉起源异常	有时	是	是	是
前降支压迫肺动脉	有时	有时	是	有时
ASD	是	否	有时	是
PAPVR	有时	是	是	是
PDA	有时	是	是	是
VSD	是	否	有时	是
肺动脉管径	是	是	是	是
肺肿块	否	是	是	是
纵隔肿块	否	是	是	是
肺静脉闭塞症	否	是	是	否
肺毛细血管瘤病	否	是	是	否
肺气肿定量	否	是	否	是
纤维化性纵隔炎	否	是	是	是
肝肺综合征	否	是	是	是
门肺动脉高压	是	有时	有时	是
气管支气管软化	否	是	是	是
阻塞性睡眠呼吸暂停	否	否	否	否
肝硬化	是	是	是	是
肝纤维化定量	科研	否	否	是

注：该表显示了 MRI 是肺动脉高压患者初检和随访更好的检查手段的原因。

ASD，房间隔缺损；CMS，医疗照护和医疗服务中心 2018 收费表编码和报销；DCE，室间隔插入点延迟强化；GLS，右心室整体纵向应变；GLSR，右心室整体纵向应变率；GCSR，右心室整体圆周应变率；LVEF，左心室射血分数；LVSV，左心室搏出量；LVEDV，左心室舒张末期容积；LVEDVI，左心室舒张末期容积指数；LVESV，左心室收缩末期容积；LVESVI，左心室收缩末期容积指数；LV T1 mapping，左心室纵向弛豫时间；LV T2 mapping，左心室横向弛豫时间；PAPVR，部分性肺静脉异位引流；mPAP，平均肺动脉压；PA size，肺动脉横径；PA RAC 肺动脉相对面积改变；PDA，动脉导管未闭；PTT，肺通过时间；PWV，脉搏波速度；PA RAC，肺动脉相对面积改变；Q_p/Q_s，肺 / 体循环血流量比；RVEDV，右心室舒张末期容积；RVEDVI，右心室舒张末期容积指数；RVSV，右心室搏出量；RVSVI，右心室搏出量指数；RVEF，右心室射血分数；RVESV，右心室收缩末期容积；RVESVI，右心室收缩末期容积指数；RV T1 mapping，右心室纵向弛豫时间；RV T2 mapping，右心室横向弛豫时间；SVI，每搏输出量指数 = 心输出量 / 心率（次 / 分）/ 体表面积（m²）；TAPSE，右心室纵向收缩功能；VSD，室间隔缺损；WSS，壁切应力。

* CMS 报销在美国不同地区有差异。

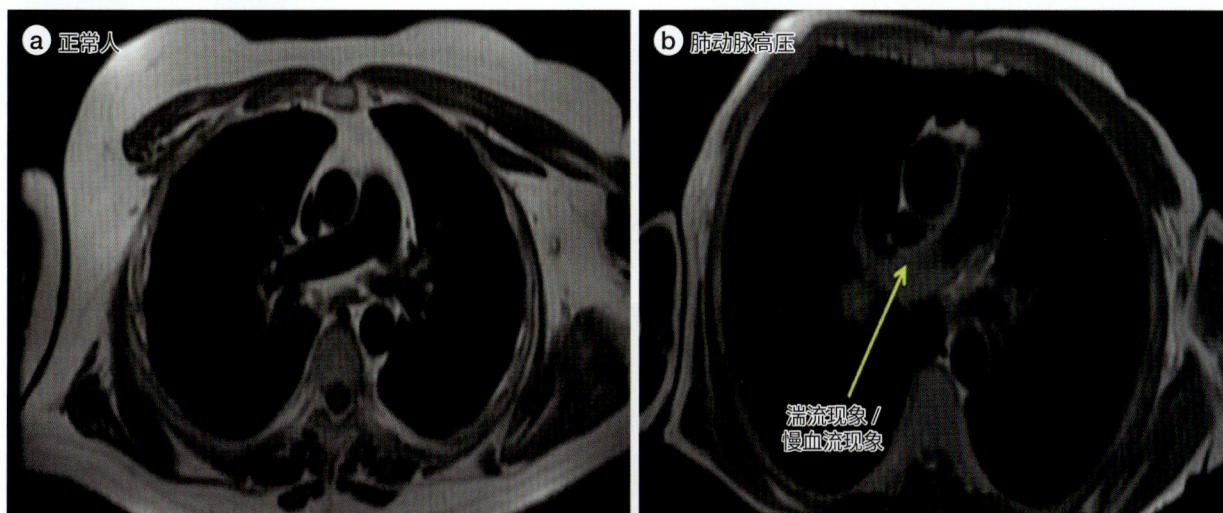

图 12.9　正常人（a）和肺动脉高压患者（b）黑血图像。图 b 显示右肺动脉内伪影（灰色），提示异常血流

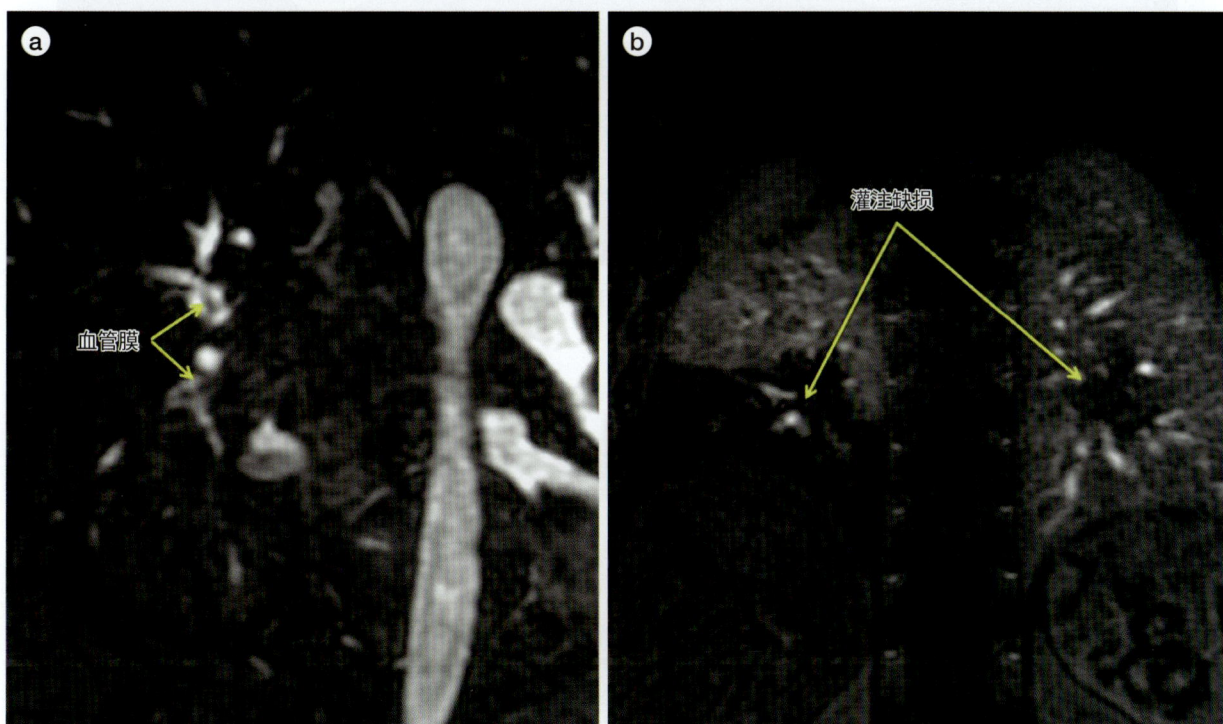

图 12.10　两例慢性血栓栓塞性肺动脉高压患者的对比增强 MRA 冠状位图像。a 图显示网状结构。b 图显示灌注缺损的黑色区域，本病例几乎累及整个右肺下叶

　　时间分辨 MRA 或动态对比增强 MRI 可以用来测量对比剂通过心脏和肺部的情况，以评估肺灌注（Skrok et al.，2012；Ley et al.，2007）。测量参数包括平均通过时间，达峰时间和血容量的测定等（Ohno et al.，2007；Reiter et al.，2008；Swift et al.，2014c；Francois et al.，2003）。

　　相位对比成像可进一步评估心肺的血流特征。因为搏出量可因瓣膜病而发生变化，肺动脉及主动脉顺应性和血流分析提供了搏出量以外对心脏输出的又一种测量手段（图 12.11）。此外，肺动脉平均流速可作为肺动脉高压的诊断标准（Sanz et al.，2007）。在主动脉和肺动脉两个部位进行相位对比成像（或 4D 血流）可用于计算脉搏波速度，以推断血管顺应性（Bradlow et al.，2007；Stevens et al.，2012）。肺动脉与主动脉顺应性降低时，脉搏波速度增加。肺动脉相对面积改变（relative area change，RAC）可应

用相位对比 MRI 测定而作为肺动脉僵硬度的指标（图 12.11）。肺动脉相对面积改变是通过收缩期和舒张期主肺动脉（main pulmonary artery，MPA）截面积改变计算得出的：舒张期截面积（最大面积）－ 收缩期截面积（最小面积）/ 舒张期截面积（Swift et al., 2017）。收缩和舒张期相对面积降低提示主肺动脉僵硬度升高，或主肺动脉顺应性降低。主肺动脉顺应性改变比肺血管阻力改变更早。近期，Swift 等研究显示，肺动脉相对面积降低与较差的预后相关（多变量 HR 0.76，95% CI 0.623 ~ 0.932，$P = 0.008$）（Swift et al., 2017）（图 12.12）。

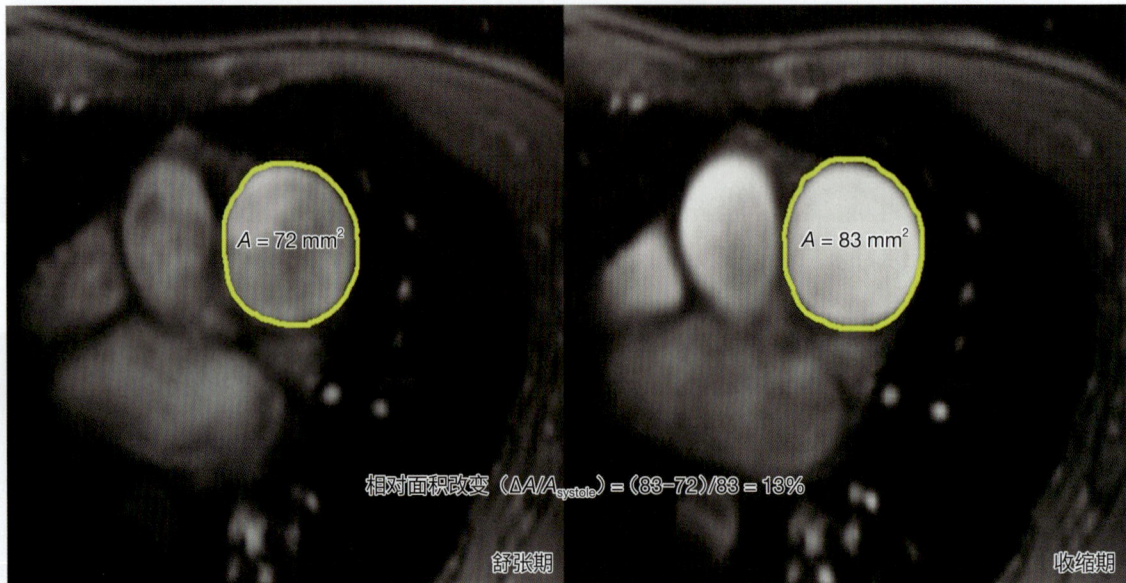

图 12.11　收缩期和舒张期相位对比图像，用于计算相对面积改变，以测定血管扩张性。A，横截面积；$A_{systole}$，收缩期横截面积

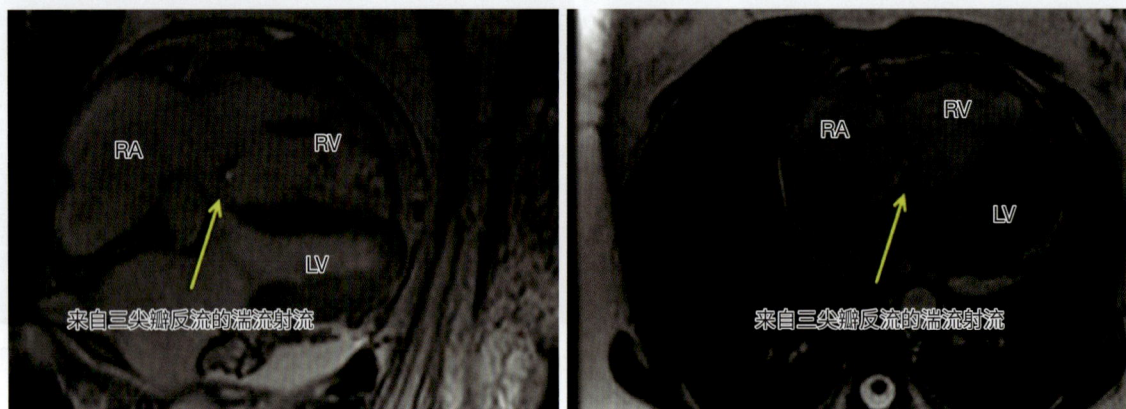

图 12.12　通过右心室中部的四腔心 bSSFP 图像显示三尖瓣反流的伪影（箭头）。右心房扩大。其他肺动脉高压表现包括右心室明显增大和室间隔左凸。RA，右心房；RV，右心室；LV，左心室

　　肺动脉内膜切除术或球囊肺动脉成形术治疗慢性血栓栓塞性肺动脉高压对患者非常有益，可延长患者生存期（Taboada et al., 2014；Scholzel et al., 2014；Darocha et al., 2017）。当肺动脉顺应性恢复时，由于收缩末期压力降低，右心室功能也相应得到改善。Condliffe 等的研究显示，无法手术的慢性血栓栓塞性肺动脉高压患者诊断后 3 年生存率为 70%，而手术治疗者的 3 年生存率为 76%（$P = 0.023$）。他们还发现，手术治疗患者的心脏功能和血流动力学得到改善：①3 个月后 6 分钟步行距离增加 105 m（$P < 0.001$）；②生存至 3 个月的 35% 的持续肺动脉高压患者，其 5 年生存率为 94%（Condliffe et al., 2008）。

8 肺 / 体循环血流量比

心肺在正常情况下，体循环血流量（systemic blood flow，Q_s）和肺循环血流量（pulmonary blood flow，Q_p）大致相同，Q_p/Q_s 为 1（图 12.4、图 12.11）。然而，这些血流受呼吸影响，吸气后屏气下 Q_s 和 Q_p 有较大差异，而呼气后屏气或自由呼吸情况下 Q_s 与 Q_p 的差异较小，不过这种血流动力学分流的意义不大，很少会对诊断疾病形成挑战（Ley et al.，2006）。当有显著的心肺分流，如室间隔缺损（ventricular septal defect，VSD），房间隔缺损（atrial septal defect，ASD）或部分性肺静脉异位引流（partial anomalous pulmonary venous return，PAPVR）时，Q_p/Q_s 不为 1（图 12.4）。相位对比 MRI 或 4D 血流成像可通过设定断面区域和在特定工作站后处理数据测定任意感兴趣血管的血流。Q_s 常规测定升主动脉血流。Q_p 则常规测量主肺动脉血流，也可测量左右肺动脉的总血流。主肺动脉血流略大于升主动脉血流，因为有部分升主动脉血流直接进入冠状动脉。Q_p/Q_s 正常值为 1.05 ± 0.07（Chernobelsky et al.，2007）。$Q_p/Q_s > 1.05$ 提示左向右分流而 $Q_p/Q_s < 1$ 提示右向左分流。Q_p/Q_s 作为分流严重程度的指标，对临床决策非常重要。当 Q_p/Q_s 超过 1.5，提示大的分流，多学科诊疗团队需要考虑外科手术或介入干预（Driscoll et al.，1994）。先天性心脏病所致肺动脉高压的最严重情况是艾森曼格综合征，是长期未纠正的心脏左向右分流的结果。久而久之，肺血管阻力明显增加而导致心脏分流反转为右向左分流（图 12.2）。

9 肺动脉瓣和三尖瓣反流和射血速度

诊断肺动脉高压最常用的方法是经胸超声心动图。这一广泛应用的检查方法有助于三尖瓣反流速度的定量评估。三尖瓣反流速度与平均肺动脉压成正比。

肺动脉瓣和三尖瓣评估对肺动脉高压很有意义，可辅助确定右心室的前后负荷（图 12.11）。瓣膜处的反流量和流速可以用 2D 血流相位对比 MRI 进行计算。肺动脉的图像通常在肺动脉瓣上方约 1 cm 垂直主肺动脉方向采集。肺动脉高压导致肺动脉反流，进一步造成右心衰竭。长期瓣膜功能不全所致肺动脉高压更易加速心功能恶化。肺动脉反流量可以用舒张期主肺动脉反向血流来测定。肺动脉反流分数计为反向血流与正向血流的比值。肺动脉反流程度分为不显著或轻度（< 25%）、中度（25% ～ 40%）和重度（≥ 40%）（Gorter et al.，2015）。肺动脉反流的变化可以用 CMR 纵向评估。

三尖瓣反流继发于三尖瓣环扩大。右心室扩张时三尖瓣环扩大。右心室因无法适应肺动脉压升高和肺动脉瓣关闭不全所致右心室舒张末期容积增大而出现扩张。三尖瓣反流导致右心室压力突然下降，不能产生足够压力以维持整个收缩期肺动脉瓣的持续开放。因心脏几何结构复杂，且整个心动周期都在运动，对三尖瓣的评估很有挑战性。尽管 2D 血流相位对比可用于评估三尖瓣反流，但因有大量跨平面运动，其对房室瓣的评估受限。三尖瓣反流可以用右心室搏出量减去肺动脉内血流量来间接计算，但应用瓣膜追踪软件的 4D 血流技术可以更准确地评估三尖瓣反流（Driessen et al.，2018）。肺动脉压可应用改良的伯努利方程通过三尖瓣最大反流速度（V_{max}）来估测，通常在超声心动图中应用。基于 MR 的肺动脉压评估中使用的平均右心房压（right atrial pressure，RAP）为 10 mmHg，而 V_{max} 为三尖瓣反流的峰值流速。方程如下：估计肺动脉压 $= 4 \times V_{max} + RAP$（Nogami et al.，2009）。

10 纵隔疾病

纤维性纵隔炎是与左心房水平外源性肺静脉压迫 / 狭窄相关肺动脉高压的最常见病因（Mallin et al.，1993）。纵隔淋巴结钙化常见。尽管组织胞浆菌病较为少见，但其易导致肺动脉高压（Patel et al.，2015）。其他纵隔淋巴结增大的良性病因如结节病，也可压迫肺静脉而导致肺动脉高压（Toonkel et al.，2010；Diaz-Guzman et al.，2008）。由进展期肺癌引起的纤维化性纵隔炎而导致的肺动脉压升高非常少见。

11 左心疾病

本章不会充分讨论可导致肺动脉高压的左心室疾病和左心瓣膜疾病。思考这一问题的最好方法可能是去想象一个氧合的红细胞回到左心房和主动脉的行程。驱动这一细胞的压力变化可因一系列组织结构的疾病发生改变。左心系统中可能改变这一细胞行程的压力变化的组织结构包括肺小静脉、肺静脉、左心房开口、左心耳、房间隔、二尖瓣、二尖瓣环、左心室、左心室流出道、主动脉瓣和主动脉瓣环。

12 舒张功能不全

随着年龄的增长，左心室会变僵硬，左心室舒张末期充盈压升高，左心房扩大。僵硬度可用超声和MRI进行测定。超声中评估左心室松弛的指标是二尖瓣环组织多普勒速度。

舒张功能不全的发病率随年龄增长而升高（表12.4）。依据经胸超声心动图标准的测量结果，50岁以上美国人中有超过40%的人有不同程度舒张功能不全（Kuznetsova et al.，2009）。在一项随机征集的539例成人（50.5%为女性；平均年龄为52.5岁）经胸超声心动图研究中，研究人员测量了以下指标：①舒张早期和晚期二尖瓣流入峰值流速（E 和 A）（1组舒张功能不全）；②肺静脉血流脉搏波多普勒（2组舒张功能不全）；③组织多普勒成像测量4个部位的二尖瓣环平面舒张早晚期血流速度（E_a 和 A_a）（3组舒张功能不全）（Kuznetsova et al.，2009）。他们从一个239例的健康人亚组（平均年龄43.7岁）建立了年龄相关的正常 E/A 和 E/E_a 值以及心房收缩期二尖瓣 A 波和肺静脉反向血流的时间差的界值。结果发现对他们随机征集的人群而言，14%有1组舒张功能不全，24%有2组舒张功能不全，而只有5%有3组舒张功能不全（表12.4）（Kuznetsova et al.，2009）。

CMR 也可用于定量评估左心室舒张功能（Caudron et al.，2011）。4D 血流可量化肺静脉的容积和流速（Lantz et al.，2018，2019）。舒张功能不全诊断标准中所有的经胸超声心动图指标都可用 CMR 测量（Westenberg，2011；Gouda et al.，2014）。此外，有舒张功能不全和临界肺动脉高压的个体，其死亡率和入院率更高（表12.5）（Maron et al.，2018）。

表 12.4　美国成人左心室舒张功能不全患病率随年龄的变化情况 *

年龄 [研究人数]	功能正常百分比	左心室功能不全 百分比（1组）	LVEDP 升高 百分比（2组）	合并功能不全 百分比（3组）	Nl%[Nl 人数 / 研究人数]
< 30 岁 [55]	13% [52/392]	6% [3/153]			96% [52/55]
30 ～ 39 岁 [49]	12% [47/392]	2% [1/153]	1% [1/76]		96% [47/49]
40 ～ 49 岁 [131]	31% [120/392]	13% [7/153]	4% [3/76]	6%** [1/18]	92% [120/131]
50 ～ 59 岁 [131]	27% [104/392]	32% [17/153]	11% [8/76]	11% [2/18]	79% [104/131]
60 ～ 69 岁 [99]	13% [52/392]	25% [13/153]	36% [27/76]	39% [7/18]	53% [52/99]
≥ 70 岁 [74]	4% [17/392]	23% [12/153]	49% [37/76]	44% [8/18]	23% [17/74]
≥ 50 岁 [304]	57% [173/304]	14% [42/304]	24% [72/304]	5% [17/304]	57% [173/304]
合计 [539]	73% [392/539]	10% [53/539]	14% [76/539]	3% [18/539]	73% [392/539]

注：数据经许可改编自 Kuznetsova 等的研究（Kuznetsova et al.，2009）。

　　1组舒张功能受损，E/A 降低，E/Ea 正常；2组舒张末压升高，E/A 正常，E/E_a 升高；3组合并功能不全，E/A 降低，E/E_a 升高。

　　LVEDP，左心室舒张末压；Nl，超声心动图舒张功能正常。

* 译者注：此表译者为便于读者理解，进行了一些补充。

** 译者注：原版为4%，有误。

表 12.5 舒张功能不全患者的 CMR 和经胸超声心动图变量的对比

配对变量	CMR 正常	CMR 舒张功能不全	经胸超声心动图正常	经胸超声心动图舒张功能不全	r 值（P 值）
PSRe/PSRa	1.82±0.69	0.9±0.44			0.76（＜0.001）
TDI 间隔 E/A			1.3±0.4	0.75±0.34	
PSRe/PSRa	1.82±0.69	0.9±0.44			0.80（＜0.001）
TDI 侧壁 E/A			1.7±0.7	0.89±0.44	
PSRe/PSRa	1.82±0.69	0.9±0.44			0.83**（＜0.001）
TDI 平均 e'/a'*			N/A	N/A	

资料来源：数据经许可引自 Wu et al.，2014。

注：CMR，心血管磁共振；PSRe，舒张早期应变率；PSRa，舒张晚期应变率；TDI，组织多普勒成像；E/A，舒张早期二尖瓣流入峰值速度 / 舒张晚期峰值速度；e'/a'，组织多普勒测量的二尖瓣环平面舒张早晚期血流速度比值。

* 译者注：e'/a' 即正文 E_a/A_a。

* 译者注：研究数据原版无，存疑，此处未做改动。

　　肺动脉高压影响左心室充盈压的另一种途径是显著肺动脉高压（毛细血管性肺动脉高压）所致室间隔弯曲从而使左心室腔变形。室间隔向左心室弯曲的右心室大小增强了室间依赖性（Agrawal et al.，2019）。

13　二尖瓣疾病

　　由于风湿性二尖瓣狭窄的原因，二尖瓣病变是发展中国家肺动脉高压的重要因素（Pande et al.，2009）。在发达国家，抗生素的应用使这一严重疾病显著减少。二尖瓣疾病晚期，风湿性二尖瓣狭窄可能与肺骨化相关（Lakhdhar et al.，2009）。

　　二尖瓣反流是最常见的瓣膜异常，是施行瓣膜手术修复的第二位疾病（Patel et al.，2014）。在美国，据估计有 250 万人患有二尖瓣反流（Nkomo et al.，2006）。该病是肺动脉高压的重要病因，远较二尖瓣狭窄常见（Patel et al.，2014；Parker et al.，2010）。肺动脉高压的发生是二尖瓣置换手术的适应证之一（American College of et al.，2006）。

14　主动脉瓣疾病

　　不难想象，主动脉狭窄是肺动脉高压的重要危险因素（Ahn et al.，2014）。近来，Alushi 等（2019）研究了进行了经导管主动脉瓣置换术（trans aortic valve replacement，TAVR）的肺动脉高压患者，发现患者术后出现的一些有趣的结果：①46% 的患者肺动脉高压减轻；②无肺动脉高压减轻的 TAVR 术后患者，全因死亡率升高（HR：2.5；95% CI 1.7～3.5，$P = 0.001$）。肺动脉收缩压（pulmonary artery systolic pressure，PASP）改善的独立预测因子包括：①左心室射血分数大于 40%（OR：3.6；95% CI 2.2～5.7；$P < 0.001$）；②基线 PASP ≥ 46 mmHg（OR：3.26；95% CI 2.1～5.12；$P < 0.001$）；③无中重度三尖瓣反流（OR：0.5；95% CI 0.3～0.8；$P < 0.001$）（Alushi et al.，2019）。

　　主动脉瓣反流是较主动脉瓣狭窄少见的肺动脉高压病因。处理主动脉瓣反流的目的是防止左心室纤维化和不可逆性肺动脉高压的发生（Bonow，2013）。该领域需要进一步研究，以建立基于证据的针对治疗时机的指标。

15　肺动脉压迫左冠状动脉主干

扩张的丧失顺应性的肺动脉可压迫左冠状动脉主干（Galie et al.，2015），这些患者通常有胸痛（心绞痛样）（Galie et al.，2017）。在一项 700 例肺动脉高压患者的研究中，16%（121/765）的患者有心绞痛或心绞痛样症状，12%（94/765）的患者冠状动脉 CTA 异常，6%（48/765）的患者有 50% 以上狭窄（Galie et al.，2017）。左冠状动脉主干放置支架后，91%（41/45）的患者症状缓解。他们发现冠状动脉左冠状动脉主干狭窄的最佳预测指标是肺动脉直径大于 4 cm（Galie et al.，2017）。

16　4D 血流 MRI

近来，四维血流磁共振成像（four-dimensional phase-contrast flow-encoded magnetic resonance angiography，4D flow MRA），4D 血流 MRA（3 个方向速度编码的时间分辨 3D 血流 MRA）提供了整个心脏、近端肺动脉和主动脉完整的容积覆盖以及复杂 3D 血流动力学改变的无创性测定，从而成为评估血管和瓣膜血流的重要技术。这种方法可在一次扫描中获得多种血流评估（Francois et al.，2012）。此外，4D 血流MRA 可以测定右心室和左心室功能，以及评估肺血管阻力（Roldan-Alzate et al.，2014）。在对主肺动脉血流模式进行定性评估时，涡流呈现为沿主肺动脉壁的异常界面。4D 血流路径线图像上的这一涡流是肺动脉高压的特征。涡流 / 螺旋血流的时长与平均肺动脉压相关，但这一特征需要进一步研究（Reiter et al.，2008）。此外，管壁切应力这一调节内皮细胞功能和血管重构的指标，也可以用 4D 血流定量评估技术进行测量（Barker et al.，2015）。肺动脉高压患者的管壁切应力较正常对照管壁切应力低，主要与疾病状态相关（Barker et al.，2015）。肺动脉的无创性、功能性评估具有早期诊断潜力。除了评估右心室功能的常规参数外，4D 血流 MRA 可基于动能进行右心室能量分析（Han et al.，2015；Jeong et al.，2015）。

17　肺实质疾病

肺动脉高压的一个最常见病因是肺疾病。尼古丁成瘾 / 依赖在肺破坏和肺气肿中的作用广为人知。事实表明，肺血管系统破坏也会导致肺动脉压升高。应用 CT 和氧、氟化物或超极化惰性气体的肺通气 MRI 的肺气肿量化评估不在本章讨论范围内。简而言之，肺通气缺损的百分比与肺功能测试中肺功能下降及 D_LCO 密切相关。

CT 在两种少见的肺动脉高压病因诊断中有重要作用：肺静脉闭塞症（pulmonary veno-occlusive disease，PVOD）和肺毛细血管瘤病（pulmonary capillary hemangiomatosis，PCH）。首先，若在肺动脉压升高、左心室功能正常和左心房大小正常患者 CT 中发现间隔线应怀疑肺静脉闭塞症（Gunther et al.，2012；Resten et al.，2004）。其次，CT 中肺底发现小的小叶中心磨玻璃结节改变与肺毛细血管瘤病相关（Xie et al.，2012；Miura et al.，2013）。

18　肝脏疾病

肝脏疾病也会影响肺功能。随着肝纤维化的出现，肝脏代谢完整性缺失，然后，出于未知的原因，肺血管出现两种重要的改变，即肝肺综合征和门肺动脉高压（Hoeper et al.，2004）。

肝肺综合征（hepatopulmonary syndrome，HPS）特征为肺动静脉间肺内分流导致外周血氧饱和度下降（Koksal et al.，2006）。CT/CTA 或 MRA 上，表现为肺动静脉延伸至肺外周而不变细。CTA 还可显示多发肺动静脉畸形（Chawla et al.，2015）。这种右向左分流的一个常用检查是核医学 ^{99m}Tc-MAA 灌注检查。正常情况下这种放射性药物停留在功能性二级肺小叶的小肺泡。存在心内分流或肺内外周动静脉分流的情况下，放射性药物会跨过肺而停留在其他器官（如脑、肝和肾）的体循环血管内。Chen 等的研究显示，CTA 对肝肺综合征诊断效能不高（Chen et al.，2016）。在 23 例肝肺综合征患者和 29 例其他肝脏疾病患者中，他们发现任何类型的肝脏疾病的患者动脉支气管直径比（arterial bronchial ratios，ABR）均高于正常对照，但肝肺综合征与其他肝脏疾病动脉支气管比相同（肝脏疾病 ABR = 1.20±0.19，正常对照 ABR = 0.98±0.10，$P < 0.01$）（Chen et al.，2016）。

门肺动脉高压（portopulmonary hypertension，PoPH）更难诊断（Savale et al.，2017；Devaraj et al.，2014）。门肺动脉高压的确切病因不清，可能与血流中血管活性分子解毒不足有关，进而导致肺血管收缩和肺血管阻力增加（Cosarderelioglu et al.，2016）。从麻醉角度来说，右心室功能障碍的围手术期评估对术中的患者处置非常重要（Kuo et al.，1999）。影像表现更多为相关改变而非直接效应。影像检查医生需要同时评估肝脏疾病 / 硬化的存在和肺动脉干的增宽。因为这种情况在肝移植常规检查病例中经常出现，影像医生可能是首先提出门肺动脉高压可能性的诊断医生（Bozbas and Bozbas，2016）。有门肺动脉高压的肝移植受体较其他患者围手术期死亡率更高。在最近 223 例肝移植患者的研究中，有门肺动脉高压者占 6%（14/223），其中 57%（8/14）肝移植后死亡（平均生存期 11 个月）（Li et al.，2018）。大多数门肺动脉高压患者死于呼吸道感染，可能是由于心肺储备不足（Li et al.，2018）。

19　阻塞性睡眠呼吸暂停

尽管阻塞性睡眠呼吸暂停（obstructive sleep apnea，OSA）的准确诊断依赖于睡眠监测，其可能性诊断可应用非对比强化胸部 CT 的一些常见影像表现来建立（Nattenmuller et al.，2019；Schlett et al.，2019）。与阻塞性睡眠呼吸暂停相关的影像表现包括：①低密度甲状腺（甲状腺碘储备低或甲状腺功能低下）；②气管支气管软化；③肺动脉增宽（> 3.0 cm）；④内脏与皮下脂肪比增加。Haponik 等的研究显示，阻塞性睡眠呼吸暂停患者较正常对照头颈部气道截面积小（$P < 0.05$）。Wang 等应用 MRI 对睡眠中舌的研究显示，阻塞性睡眠呼吸暂停患者和正常人舌的大小显著不同，且阻塞性睡眠呼吸暂停患者的舌更易后移（Wang et al.，2014）。夜间低氧对肺动脉收缩的损害和自由基形成的增加会加重肺实质破坏而导致这些患者肺动脉高压的进展。

20　疾病协同作用

患者可以有很多种疾病。心肺系统有非常密切的协同作用，正常人气体交换能力和心脏功能有很大储备。例如，妊娠时心输出量一般增加 3 ～ 4 倍。这是由于循环血量增加和心脏能通过心室功能曲线进一步前移来提高搏出量。随着循环血量增加，肺内更多毛细血管网开放。我们在肺动脉高压患者见到这一高度关联的液压和气体交换系统中的一个或多个部分出了故障（图 12.1）。这些患者通常有不止一种疾病过程，该系统多个生理节点的问题的叠加和（或）协同效应会非常糟糕，很难处理。当发现依照目前相关指南肺动脉高压患者很适合采用一种主要治疗策略时，该患者可能不止存在一种潜在疾病需要治疗，只有这样才能为患者制定最佳治疗策略。

21　应用 MRI 参数进行肺动脉高压严重程度模拟

大多数对于肺动脉高压的 MRI 研究是关于各个 CMR 参数的诊断价值。有些研究尝试对平均肺动脉压（Swift et al.，2013；Johns et al.，2018a；Zhang et al.，2017；Moral et al.，2012）和肺血管阻力（GARCIA-Alvarez et al.，2013；Swift et al.，2013；Zhang et al.，2017）通过回归模型合并测量结果以建立基于证据的模型。这些方法不一定反映实际的病理生理，但这些模型对疾病的无创检测确有很高的临床价值。通过肺动脉血流生理建模获得定量生理参数已证实对肺动脉血流动力学评估有价值（Laffon et al.，2004）。此外，应用动态的肺动脉面积改变（顺应性）作为肺动脉压的替代指标也被证实有效（Swift et al.，2012a）。Swift 等发现肺动脉相对面积改变是肺动脉高压疾病死亡率的重要预测因子 [HR：0.85（0.74 ~ 0.98）；$P = 0.03$]（Swift et al.，2012a）。同时，测定肺动脉血流可用 0D 和 1D 数学模型解析，其被证实对肺动脉高压分级有价值（Lungu et al.，2014，2016）。

肺动脉顺应性与死亡高度相关，其原因在生理学角度很值得关注。这缘于对患者有利的"弹性腔"效应，即具有顺应性（弹性）的肺动脉能够减弱右心室收缩末期的压力，并在舒张期将动脉收缩作为肺动脉和主动脉血流的二级泵（Nichols and Edwards，2001）。这种效应可以减弱脉搏波速度。僵硬的肺动脉或体循环动脉壁则无法成为心室收缩相关压力 / 容积能量储备。僵硬的肺动脉意味着右心室必须对抗完全的肺动脉阻力，因而更可能发展为右心室功能不全，因此会带来问题。这就是肺动脉内膜切除术在慢性血栓栓塞性肺动脉高压治疗方面非常成功的原因。在移除肺动脉内表面的纤维鞘之后，肺动脉系统顺应性恢复，随着前负荷下降（更低的肺动脉压力），右心室的氧化应激下降。该手术可以挽救慢性血栓栓塞性肺动脉高压患者的生命。

22 肺动脉高压治疗结果预测

CMR 方法逐步成为肺动脉高压患者风险分级和治疗反应无创性评估的金标准，定性和定量 MRI 必须结合患者状态。表 12.6 列出了肺动脉高压心血管 CMR 表现预后价值的对比分析，显示了肺动脉高压患者应用 CMR 诊断和随访的相对价值。重要的死亡预测因子包括右心室舒张末期容积和右心室射血分数。在基线水平，右心室舒张末期容积可能是评估死亡率的最强右心室容积参数。这些测量也应依体表面积指数化和进行年龄和性别校正（Swift et al.，2014a）。血管顺应性的评估中，研究显示主肺动脉相对面积改变降低可预测死亡（Gan et al.，2007）。这提示"弹性腔"效应消失。在一个派生的验证性队列研究显示，右心室舒张末期容积和肺动脉相对面积改变都是死亡率的独立预测因子，尤其对特发性肺纤维化来说，这两个参数以及人口学和诊断分类信息的复合模型具有很高的预测准确性（Swift et al.，2017）。有研究显示，随访右心室射血分数的改善与更好的预后相关，且独立于血流动力学参数改变，特别是肺血管阻力（van de Veerdonk et al.，2011）。CMR 参数变化也对治疗失败敏感（Mauritz et al.，2012a；Swift et al.，2014a；van Wolferen et al.，2007）。晚期钆增强的出现与更差的预后相关，尽管其并未显示出独立的预后价值（Bradlow et al.，2010）。通过时间测定也显示出预后意义（Skrok et al.，2012；Francois et al.，2003），其原因是通过时间与右心导管中测定的肺血管阻力和顺应性乘积呈负相关（Hadinnapola et al.，2015；Bradlow et al.，2007）。

表 12.6　肺动脉高压心血管 CMR 表现预后价值的对比分析

参考文献	样本数	CMR 参数	风险比	95% CI	P 值	分析	临界范围（Kaplan-Meier 分析）
Gan et al.，2007	70	PA RAC	0.87	0.79 ~ 0.96	0.006	单因素	> 16%
van Wolferen et al.，2007	64	SVI	0.764		< 0.001	多因素	> 25 mL/m^2
		RVEDVI	1.61		< 0.001		< 84 mL/m^2
		LVEDVI	0.705		0.002		> 40 mL/ms
van de Veerdonk et al.，2011	110	RVESVI	1.014	1.001 ~ 1.027	0.048	单因素	
		RVEF	0.938	0.902 ~ 0.975	0.001		> 35%
		LVEDVI	0.962	0.931 ~ 0.994	0.019		
		LVESVI	0.942	0.888 ~ 0.998	0.045		
		SVI	0.945	0.899 ~ 0.993	0.025		

（续表）

参考文献	样本数	CMR 参数	风险比	95% CI	P 值	分析	临界范围 （Kaplan-Meier 分析）
Freed et al.，2012	58	RVEF	0.91	0.83～0.99	0.036	多因素	＞39%
Yamada，2012	41	RVEDVI	1.03	1.00～1.05	0.02	多因素	
Swift et al.，2014a，b，c，d	80	RVESV	1.551	1.152～2.087	0.004	多因素	＜290% 预测
		LVSV	0.631	0.40～0.995	0.048		＞57% 预测
Swift et al.，2014a，b，c，d	79	FWHM	1.08	1.01～1.16	0.034	单因素	＜8 s
		PTT	1.10	1.03～1.18	0.01		＜6.5 s
Baggen et al.，2016	539	RVEF	1.23	1.07～1.41	0.003	荟萃分析	
		RVEDVI	1.06	1.00～1.12	0.049		
		RVESVI	1.05	1.01～1.09	0.013		
		LVEDVI	1.16	1.00～1.34	0.045		
de Siqueira，2016	110	GLS	1.06	1.00～1.12	0.026	多因素	
		RVEF	0.97	0.94～0.99	0.03		
		GLSR	2.52	1.03～6.1	0.04		
		GCSR	4.50	1.30～15.60	0.01		−0.8S−1*
Swift et al.，2017	576	RVESV	1.217	1.061～1.539	0.005	多因素	＞180%
		PA RAC	0.762	0.623～0.932	0.008		

注：PA RAC，肺动脉相对面积改变；SVI，每搏输出量指数＝心输出量/心率（次/分）/体表面积（m²）；RVEDV，右心室舒张末期容积；RVEDVI，右心室舒张末期容积指数；RVESV，右心室收缩末期容积；RVESVI，右心室收缩末期容积指数；LVEDVI，左心室舒张末期容积指数；RVEF，右心室射血分数；LVESVI，左心室收缩末期容积指数；LVSV，左心室搏出量；FWHM，对比剂峰值从肺动脉到主动脉通过时间的半高全宽；PTT，肺通过时间；GLS，右心室整体纵向应变；GLSR，右心室整体纵向应变率；GCSR，右心室整体圆周应变率；Kaplan-Meier 分析，卡普兰－梅尔分析。

* 译者注：S 表示标准差，即基于标准化风险评分的阈值。

23 无创成像的费用

随访肺动脉高压患者，临床医生有很多选择。选择模式的变化依赖于对每家机构可选择方法的熟悉程度、专业程度和患者临床状态。CMR 的费用和经胸超声接近而能提供更定量的参数，较经胸超声有更高的准确性和重复性。在纵向随访中两种方法都很常用，降低了多次右心导管检查的需求。

24 结论

CMR 获得的许多心室、瓣膜和动脉定量指标的高度可重复性、准确性和预后价值表明，在易获得 MR 的中心继续使用超声心动图进行肺动脉高压患者的常规随访可能不再必要。诊断和随访这些患者所需的唯一缺失数据是右心和肺动脉的压力和氧合水平。随着 MRI 兼容导管的引入，这些指标有望在不久将来实现。

译者：孙玲麟，李强，许茂盛

参考文献

Agrawal V, Byrd BF 3rd, Brittain EL (2019) Echocardiographic evaluation of diastolic function in the setting of pulmonary hypertension. Pulm Circ 9:2045894019826043.

Ahn HS, Chang SA, Kim HK, Kim SJ, Lee SP, Park SJ, Kim YJ, Cho GY, Sohn DW, Oh JK (2014) Determinants of pulmonary hypertension development in moderate or severe aortic stenosis. Int J Cardiovasc Imaging 30:1519–1528.

Alunni JP, Degano B, Arnaud C, Tetu L, Blot-Souletie N, Didier A, Otal P, Rousseau H, Chabbert V (2010) Cardiac MRI in pulmonary artery hypertension: correlations between morphological and functional parameters and invasive measurements. Eur Radiol 20:1149–1159.

Alushi B, Beckhoff F, Leistner D, Franz M, Reinthaler M, Stahli BE, Morguet A, Figulla HR, Doenst T, Maisano F, Falk V, Landmesser U, Lauten A (2019) Pulmonary hypertension in patients with severe aortic stenosis: prognostic impact after transcatheter aortic valve replacement: pulmonary hypertension in patients undergoing TAVR. JACC Cardiovasc Imaging 12:591–601.

American College of Cardiology/American Heart Association Task Force on Practice Guidelines; Society of Cardiovascular Anesthesiologists; Society for Cardiovascular Angiography and Interventions; Society of Thoracic Surgeons, Bonow, R. O., Carabello, B. A., Chatterjee, K., De Leon, A. C., Jr., Faxon, D. P., Freed, M. D., Gaasch, W. H., Lytle, B. W., Nishimura, R. A., O'Gara, P. T., O'Rourke, R. A., Otto, C. M., Shah, P. M., Shanewise, J. S., Smith, S. C., Jr., Jacobs, A. K., Adams, C. D., Anderson, J. L., Antman, E. M., Fuster, V., Halperin, J. L., Hiratzka, L. F., Hunt, S. A., Lytle, B. W., Nishimura, R., Page, R. L. & Riegel, B. (2006) ACC/AHA 2006 guidelines for the management of patients with valvular heart disease: a report of the American College of Cardiology/American Heart Association Task Force on Practice Guidelines (writing Committee to Revise the 1998 guidelines for the management of patients with valvular heart disease) developed in collaboration with the Society of Cardiovascular Anesthesiologists endorsed by the Society for Cardiovascular Angiography and Interventions and the Society of Thoracic Surgeons. J Am Coll Cardiol 48:e1–e148.

Ascha M, Renapurkar RD, Tonelli AR (2017) A review of imaging modalities in pulmonary hypertension. Ann Thorac Med 12:61–73.

Badagliacca R, Poscia R, Pezzuto B, Papa S, Pesce F, Manzi G, Giannetta E, Raineri C, Schina M, Sciomer S, Parola D, Francone M, Carbone I, Fedele F, Vizza CD (2016) Right ventricular concentric hypertrophy and clinical worsening in idiopathic pulmonary arterial hypertension. J Heart Lung Transplant 35:1321–1329.

Baggen VJ, Leiner T, Post MC, van Dijk AP, Roos-Hesselink JW, Boersma E, Habets J, Sieswerda GT (2016) Cardiac magnetic resonance findings predicting mortality in patients with pulmonary arterial hypertension: a systematic review and meta-analysis. Eur Radiol 26:3771–3780.

Barker AJ, Roldan-Alzate A, Entezari P, Shah SJ, Chesler NC, Wieben O, Markl M, Francois CJ (2015) Four-dimensional flow assessment of pulmonary artery flow and wall shear stress in adult pulmonary arterial hypertension: results from two institutions. Magn Reson Med 73:1904–1913.

Blyth KG, Groenning BA, Martin TN, Foster JE, Mark PB, Dargie HJ, Peacock AJ (2005) Contrast enhanced-cardiovascular magnetic resonance imaging in patients with pulmonary hypertension. Eur Heart J 26:1993–1999.

Bonow RO (2013) Chronic mitral regurgitation and aortic regurgitation: have indications for surgery changed? J Am Coll Cardiol 61:693–701.

Bozbas SS, Bozbas H (2016) Portopulmonary hypertension in liver transplant candidates. World J Gastroenterol 22:2024–2029.

Bradlow WM, Assomull R, Kilner PJ, Gibbs JS, Sheppard MN, Mohiaddin RH (2010) Understanding late gadolinium enhancement in pulmonary hypertension. Circ Cardiovasc Imaging 3:501–503.

Bradlow WM, Gatehouse PD, Hughes RL, O'brien AB, Gibbs JS, Firmin DN, Mohiaddin RH (2007) Assessing normal pulse wave velocity in the proximal pulmonary arteries using transit time: a feasibility, repeatability, and observer reproducibility study by cardiovascular magnetic resonance. J Magn Reson Imaging 25:974–981.

Bredfelt A, Radegran G, Hesselstrand R, Arheden H, Ostenfeld E (2018) Increased right atrial volume measured with cardiac magnetic resonance is associated with worse clinical outcome in patients with pre-capillary pulmonary hypertension. ESC Heart Fail 5(5):864–875.

Caudron J, Fares J, Bauer F, Dacher JN (2011) Evaluation of left ventricular diastolic function with cardiac MR imaging. Radiographics 31:239–259.

Chawla A, Gaikwad V, Dubey N, Bosco J (2015) CT pulmonary angiography features of a hepatopulmonary syndrome. Korean J Radiol 16:951–952.

Chen YA, Prabhudesai V, Castel H, Gupta S (2016) CT scan does not differentiate patients with hepatopulmonary syndrome from other patients with liver disease. PLoS One 11:e0158637.

Chernobelsky A, Shubayev O, Comeau CR, Wolff SD (2007) Baseline correction of phase contrast images improves quantification of blood flow in the great vessels. J Cardiovasc Magn Reson 9:681–685.

Condliffe R, Kiely DG, Gibbs JS, Corris PA, Peacock AJ, Jenkins DP, Hodgkins D, Goldsmith K, Hughes RJ, Sheares K, Tsui SS, Armstrong IJ, Torpy C, Crackett R, Carlin CM, Das C, Coghlan JG, Pepke-Zaba J (2008) Improved outcomes in medically and surgically treated chronic thromboembolic pulmonary hypertension. Am J Respir Crit Care Med 177:1122–1127.

Cosardereliogu C, Cosar AM, Gurakar M, Pustavoitau A, Russell SD, Dagher NN, Gurakar A (2016) Portopulmonary hypertension and liver transplant: recent review of the literature. Exp Clin Transplant 14:113–120.

Crawley SF, Johnson MK, Dargie HJ, Peacock AJ (2013) LA volume by CMR distinguishes idiopathic from pulmonary hypertension due to HFpEF. JACC Cardiovasc Imaging 6:1120–1121.

Darocha S, Pietura R, Pietrasik A, Norwa J, Dobosiewicz A, Pilka M, Florczyk M, Biederman A, Torbicki A, Kurzyna M (2017) Improvement in quality of life and hemodynamics in chronic thromboembolic pulmonary hypertension treated with balloon pulmonary angioplasty. Circ J 81:552–557.

Dellegrottaglie S, Sanz J, Poon M, Viles-Gonzalez JF, Sulica R, Goyenechea M, Macaluso F, Fuster V, Rajagopalan S (2007) Pulmonary hypertension: accuracy of detection with left ventricular septal-to-free wall curvature ratio measured at cardiac MR. Radiology 243:63–69.

Devaraj A, Loveridge R, Bosanac D, Stefanidis K, Bernal W, Willars C, Wendon JA, Auzinger G, Desai SR (2014) Portopulmonary hypertension: improved detection using CT and echocardiography in combination. Eur Radiol 24:2385–2393.

Diaz-Guzman E, Farver C, Parambil J, Culver DA (2008) Pulmonary hypertension caused by sarcoidosis. Clin Chest Med 29:549–563, x.

Driessen MMP, Schings MA, Sieswerda GT, Doevendans PA, Hulzebos EH, Post MC, Snijder RJ, Westenberg JJM, van Dijk APJ, Meijboom FJ, Leiner T (2018) Tricuspid flow and regurgitation in congenital heart disease and pulmonary hypertension: comparison of 4D flow cardiovascular magnetic resonance and echocardiography. J Cardiovasc Magn Reson 20:5.

Driscoll D, Allen HD, Atkins DL, Brenner J, Dunnigan A, Franklin W, Gutgesell HP, Herndon P, Shaddy RE, Taubert KA et al (1994) Guidelines for evaluation and management of common congenital cardiac problems in infants, children, and adolescents. A statement for healthcare professionals from the Committee on Congenital Cardiac Defects of the Council on Cardiovascular Disease in the Young, American Heart Association. Circulation 90:2180–2188.

Durongpisitkul K, Saiviroonporn P, Soongswang J, Laohaprasitiporn D, Chanthong P, Nana A (2008) Pre-operative evaluation with magnetic resonance imaging in tetralogy of fallot and pulmonary atresia with ventricular septal defect. J Med Assoc Thail 91:350–355.

Francois CJ, Shors SM, Bonow RO, Finn JP (2003) Analysis of cardiopulmonary transit times at contrast material-enhanced MR imaging in patients with heart disease. Radiology 227:447–452.

Francois CJ, Srinivasan S, Schiebler ML, Reeder SB, Niespodzany E, Landgraf BR, Wieben O, Frydrychowicz A (2012) 4D cardiovascular magnetic resonance velocity mapping of alterations of right heart flow patterns and main pulmonary artery hemodynamics in tetralogy of Fallot. J Cardiovasc Magn Reson 14:16.

Freed BH, Gomberg-Maitland M, Chandra S, Mor-Avi V, Rich S, Archer SL, Jamison EB Jr, Lang RM, Patel AR (2012) Late gadolinium enhancement cardiovascular magnetic resonance predicts clinical worsening in patients with pulmonary hypertension. J Cardiovasc Magn Reson 14:11.

Galie N, Humbert M, Vachiery JL, Gibbs S, Lang I, Torbicki A, Simonneau G, Peacock A, Vonk Noordegraaf A, Beghetti M, Ghofrani A, Gomez Sanchez MA, Hansmann G, Klepetko W, Lancellotti P, Matucci M, Mcdonagh T, Pierard LA, Trindade PT, Zompatori M, Hoeper M, ESC Scientific Document Group (2016) 2015 ESC/ERS Guidelines for the diagnosis and treatment of pulmonary hypertension: The Joint Task Force for the Diagnosis and Treatment of Pulmonary Hypertension of the European Society of Cardiology (ESC) and the European Respiratory Society (ERS): Endorsed by: Association for European Paediatric and Congenital Cardiology (AEPC), International Society for Heart and Lung Transplantation (ISHLT). Eur Heart J 37:67–119.

Galie N, Mclaughlin VV, Rubin LJ, Simonneau G (2019) An overview of the 6th World Symposium on Pulmonary Hypertension. Eur Respir J 53.

Galie N, Saia F, Manes A, Dall'ara G, Monti E, Palazzini M, Marrozzini C, Russo V, Zompatori M, Marzocchi A (2015) Left main coronary artery extrinsic compression by enlarged pulmonary artery in patients with pulmonary arterial hypertension. Eur Heart J 36:966–967.

Galie N, Saia F, Palazzini M, Manes A, Russo V, Bacchi Reggiani ML, Dall'ara G, Monti E, Dardi F, Albini A, Rinaldi A, Gotti E, Taglieri N, Marrozzini C, Lovato L, Zompatori M, Marzocchi A (2017) Left main coronary artery compression in patients with pulmonary arterial hypertension and angina. J Am Coll Cardiol 69:2808–2817.

Gan CT, Lankhaar JW, Westerhof N, Marcus JT, Becker A, Twisk JW, Boonstra A, Postmus PE, Vonk-Noordegraaf A (2007) Noninvasively assessed pulmonary artery stiffness predicts mortality in pulmonary arterial hypertension. Chest 132:1906–1912.

GARCIA-Alvarez A, Fernandez-Friera L, Garcia-Ruiz JM, Nuno-Ayala M, Pereda D, Fernandez-Jimenez R, Guzman G, Sanchez-Quintana D, Alberich-Bayarri A, Pastor-Escuredo D, Sanz-Rosa D, Garcia-Prieto J, Gonzalez-Mirelis JG, Pizarro G, Jimenez-Borreguero LJ, Fuster V, Sanz J, Ibanez B (2013) Noninvasive monitoring of serial changes in pulmonary vascular resistance and acute vasodilator testing using cardiac magnetic resonance. J Am Coll Cardiol 62:1621–1631.

Garcia-Alvarez A, Garcia-Lunar I, Pereda D, Fernandez-Jimenez R, Sanchez-Gonzalez J, Mirelis JG, Nuno-Ayala M, Sanchez-Quintana D, Fernandez-Friera L, Garcia-Ruiz JM, Pizarro G, Aguero J, Campelos P, Castella M, Sabate M, Fuster V, Sanz J, Ibanez B (2015) Association of myocardial T1-mapping CMR with hemodynamics and RV performance in pulmonary hypertension. JACC Cardiovasc Imaging 8:76–82.

George MG, Schieb LJ, Ayala C, Talwalkar A, Levant S (2014) Pulmonary hypertension surveillance: United States, 2001 to 2010. Chest 146:476–495.

Goerne H, Batra K, Rajiah P (2018) Imaging of pulmonary hypertension: an update. Cardiovasc Diagn Ther 8:279–296.

Goldberg AB, Mazur W, Kalra DK (2017) Pulmonary hypertension: diagnosis, imaging techniques, and novel therapies. Cardiovasc Diagn Ther 7:405–417.

Gorter TM, van Melle JP, Freling HG, Ebels T, Bartelds B, Pieper PG, Berger RM, van Veldhuisen DJ, Willems TP (2015) Pulmonary regurgitant volume is superior to fraction using background-corrected phase contrast MRI in determining the severity of regurgitation in repaired tetralogy of Fallot. Int J Cardiovasc Imaging 31:1169–1177.

Gouda AM, Abdelazeem AH, Arafa El SA, Abdellatif KR (2014) Design, synthesis and pharmacological evaluation of novel pyrrolizine derivatives as potential anticancer agents. Bioorg Chem 53:1–7.

Grothues F, Moon JC, Bellenger NG, Smith GS, Klein HU, Pennell DJ (2004) Interstudy reproducibility of right ventricular volumes, function, and mass with cardiovascular magnetic resonance. Am Heart J 147:218–223.

Gunther S, Jais X, Maitre S, Berezne A, Dorfmuller P, Seferian A, Savale L, Mercier O, Fadel E, Sitbon O, Mouthon L, Simonneau G, Humbert M, Montani D (2012) Computed tomography findings of pulmonary venoocclusive disease in scleroderma patients presenting with precapillary pulmonary hypertension. Arthrit Rheum 64:2995–3005.

Haddad F, Guihaire J, Skhiri M, Denault AY, Mercier O, AL-Halabi S, Vrtovec B, Fadel E, Zamanian RT, Schnittger I (2014) Septal curvature is marker of hemodynamic, anatomical, and electromechanical ventricular interdependence in patients with pulmonary arterial hypertension. Echocardiography 31:699–707.

Hadinnapola C, Li Q, Su L, Pepke-Zaba J, Toshner M (2015) The resistance-compliance product of the pulmonary circulation varies in health and pulmonary vascular disease. Physiol Rep 3:e12363.

Haeck ML, Vliegen HW (2015) Diagnosis and treatment of pulmonary hypertension. Heart 101:311–319.

Hagger D, Condliffe R, Woodhouse N, Elliot CA, Armstrong IJ, Davies C, Hill C, Akil M, Wild JM, Kiely DG (2009) Ventricular mass index correlates with pulmonary artery pressure and predicts survival in suspected systemic sclerosis-associated pulmonary arterial hypertension. Rheumatology (Oxford) 48:1137–1142.

Han QJ, Witschey WR, Fang-Yen CM, Arkles JS, Barker AJ, Forfia PR, Han Y (2015) Altered right ventricular kinetic energy work density and viscous energy dissipation in patients with pulmonary arterial hypertension: a pilot study using 4D flow MRI. PLoS One 10:e0138365.

Haponik EF, Smith PL, Bohlman ME, Allen RP, Goldman SM, Bleecker ER (1983) Computerized tomography in obstructive sleep apnea. Correlation of airway size with physiology during sleep and wakefulness. Am Rev Respir Dis 127:221–226.

Henzler T, Roeger S, Meyer M, Schoepf UJ, Nance JW Jr, Haghi D, Kaminski WE, Neumaier M, Schoenberg SO, Fink C (2012) Pulmonary embolism: CT signs and cardiac biomarkers for predicting right ventricular dysfunction. Eur Respir J 39:919–926.

Hoeper MM, Krowka MJ, Strassburg CP (2004) Portopulmonary hypertension and hepatopulmonary syndrome. Lancet 363:1461–1468.

Huis In 'T Veld AE, Van Vliet AG, Spruijt OA, Handoko ML, Marcus JT, Vonk-Noordegraaf A, Bogaard HJ (2016) CTA-derived left to right atrial size ratio distinguishes between pulmonary hypertension due to heart failure and idiopathic pulmonary arterial hypertension. Int J Cardiol 223:723–728.

Hyduk A, Croft JB, Ayala C, Zheng K, Zheng ZJ, Mensah GA (2005) Pulmonary hypertension surveillance--United States, 1980-2002. MMWR Surveill Summ 54:1–28.

Jauhiainen T, Jarvinen VM, Hekali PE (2002) Evaluation of methods for MR imaging of human right ventricular heart volumes and mass. Acta Radiol 43:587–592.

Jeong D, Anagnostopoulos PV, Roldan-Alzate A, Srinivasan S, Schiebler ML, Wieben O, Francois CJ (2015) Ventricular kinetic energy may provide a novel noninvasive way to assess ventricular performance in patients with repaired tetralogy of Fallot. J Thorac Cardiovasc Surg 149:1339–1347.

Johns CS, Rajaram S, Capener DA, Oram C, Elliot C, Condliffe R, Kiely DG, Wild JM, Swift AJ (2018a) Non-invasive methods for estimating mPAP in COPD using cardiovascular magnetic resonance imaging. Eur Radiol 28:1438–1448.

Johns CS, Wild JM, Rajaram S, Tubman E, Capener D, Elliot C, Condliffe R, Charalampopoulos A, Kiely DG, Swift AJ (2018b) Identifying at-risk patients with combined pre- and postcapillary pulmonary hypertension using interventricular septal angle at cardiac MRI. Radiology:180120.

Kawel-Boehm N, Dellas Buser T, Greiser A, Bieri O, Bremerich J, Santini F (2014) In-vivo assessment of normal T1 values of the right-ventricular myocardium by cardiac MRI. Int J Cardiovasc Imaging 30:323–328.

Kawel-Boehm N, Maceira A, Valsangiacomo-Buechel ER, Vogel-Claussen J, Turkbey EB, Williams R, Plein S, Tee M, Eng J, Bluemke DA (2015) Normal values for cardiovascular magnetic resonance in adults and children. J Cardiovasc Magn Reson 17:29.

Kiely D, Levin D, Hassoun P, Ivy DD, Jone PN, Bwika J, Kawut SM, Lordan J, Lungu A, Mazurek J, Moledina S, Olschewski H, Peacock A, Puri GD, Rahaghi F, Schafer M, Schiebler M, Screaton N, Tawhai M, Van Beek EJ, Vonk-Noordegraaf A, Vanderpool RR, Wort J, Zhao L, Wild J, Vogel-Claussen J, Swift A (2019) Express: statement on imaging and pulmonary hypertension from the Pulmonary Vascular Research Institute (PVRI). Pulm Circ 9(3):2045894019841990.

Koksal D, Kacar S, Koksal AS, Tufekcioglu O, Kucukay F, Okten S, Sasmaz N, Arda K, Sahin B (2006) Evaluation of intrapulmonary vascular dilatations with high-resolution computed thorax tomography in patients with hepatopulmonary syndrome. J Clin Gastroenterol 40:77–83.

Kumamaru KK, George E, Aghayev A, Saboo SS, Khandelwal A, Rodriguez-Lopez S, Cai T, Jimenez-Carretero D, Estepar RS, Ledesma-Carbayo MJ, Gonzalez G, Rybicki FJ (2016) Implementation and Performance of Automated Software for Computing Right-to-Left Ventricular Diameter Ratio From Computed Tomography Pulmonary Angiography Images. J Comput Assist Tomogr 40:387–392.

Kuo PC, Plotkin JS, Gaine S, Schroeder RA, Rustgi VK, Rubin LJ, Johnson LB (1999) Portopulmonary hypertension and the liver transplant candidate. Transplantation 67:1087–1093.

Kuznetsova T, Herbots L, Lopez B, Jin Y, Richart T, Thijs L, Gonzalez A, Herregods MC, Fagard RH, Diez J, Staessen JA (2009) Prevalence of left ventricular diastolic dysfunction in a general population. Circ Heart Fail 2:105–112.

Laffon E, Vallet C, Bernard V, Montaudon M, Ducassou D, Laurent F, Marthan R (2004) A computed method for noninvasive MRI assessment of pulmonary arterial hypertension. J Appl Physiol (1985) 96:463–468.

Lakhdhar R, Berrais A, Drissa MA, Cheour M, Essefi N, Drissa H (2009) Mitral stenosis a rare antology of diffuse pulmonary ossification. Tunis Med 87:82–85.

Lankhaar JW, Westerhof N, Faes TJ, Gan CT, Marques KM, Boonstra A, van den Berg FG, Postmus PE, Vonk-Noordegraaf A (2008) Pulmonary vascular resistance and compliance stay inversely related during treatment of pulmonary hypertension. Eur Heart J 29:1688–1695.

Lantz J, Gupta V, Henriksson L, Karlsson M, Persson A, Carlhall CJ, Ebbers T (2018) Intracardiac Flow at 4D CT: Comparison with 4D Flow MRI. Radiology 289:51–58.

Lantz J, Gupta V, Henriksson L, Karlsson M, Persson A, Carlhall CJ, Ebbers T (2019) Impact of Pulmonary Venous Inflow on Cardiac Flow Simulations: Comparison with In Vivo 4D Flow MRI. Ann Biomed Eng 47:413–424.

Ley S, Fink C, Puderbach M, Zaporozhan J, Plathow C, Eichinger M, Hosch W, Kreitner KF, Kauczor HU (2006) MRI Measurement of the hemodynamics of the pulmonary and systemic arterial circulation: influence of breathing maneuvers. AJR Am J Roentgenol 187:439–444.

Ley S, Mereles D, Risse F, Grunig E, Ley-Zaporozhan J, Tecer Z, Puderbach M, Fink C, Kauczor HU (2007) Quantitative 3D pulmonary MR-perfusion in patients with pulmonary arterial hypertension: correlation with invasive pressure measurements. Eur J Radiol 61:251–255.

Li J, Zhuang Q, Zhang X, Zheng Y, Qiao Z, Zhang J, Shen X, Shen J (2018) Prevalence and prognosis of portopulmonary hypertension in 223 liver transplant recipients. Can Respir J 2018:9629570.

London GM, Weiss YA, Pannier BP, Laurent SL, Safar ME (1987) Tilt test in essential hypertension. Differential responses in heart rate and vascular resistance. Hypertension 10:29–34.

Lungu A, Swift AJ, Capener D, Kiely D, Hose R, Wild JM (2016) Diagnosis of pulmonary hypertension from magnetic resonance imaging-based computational models and decision tree analysis. Pulm Circ 6:181–190.

Lungu A, Wild JM, Capener D, Kiely DG, Swift AJ, Hose DR (2014) MRI model-based non-invasive differential diagnosis in pulmonary hypertension. J Biomech 47:2941–2947.

Mallin WH, Silberstein EB, Shipley RT, Vu DN, Alspaugh JP, Moulton JS (1993) Fibrosing mediastinitis causing nonvisualization of one lung on pulmonary scintigraphy. Clin Nucl Med 18:594–596.

Mansencal N, Joseph T, Vieillard-Baron A, Qanadli SD, Jondeau G, Lacombe P, Jardin F, Dubourg O (2003) Comparison of different echocardiographic indexes secondary to right ventricular obstruction in acute pulmonary embolism. Am J Cardiol 92:116–119.

Marcus JT, Gan CT, Zwanenburg JJ, Boonstra A, Allaart CP, Gotte MJ, Vonk-Noordegraaf A (2008) Interventricular mechanical asynchrony in pulmonary arterial hypertension: left-to-right delay in peak shortening is related to right ventricular overload and left ventricular underfilling. J Am Coll Cardiol 51:750–757.

Maron BA, Brittain EL, Choudhary G, Gladwin MT (2018) Redefining pulmonary hypertension. Lancet Respir Med 6:168–170.

Mauritz GJ, Kind T, Marcus JT, Bogaard HJ, van de Veerdonk M, Postmus PE, Boonstra A, Westerhof N, Vonk-Noordegraaf A (2012a) Progressive changes in right ventricular geometric shortening and long-term survival in pulmonary arterial hypertension. Chest 141:935–943.

Mauritz GJ, Vonk-Noordegraaf A, Kind T, Surie S, Kloek JJ, Bresser P, Saouti N, Bosboom J, Westerhof N, Marcus JT (2012b) Pulmonary endarterectomy normalizes interventricular dyssynchrony and right ventricular systolic wall stress. J Cardiovasc Magn Reson 14:5.

Miura A, Akagi S, Nakamura K, Ohta-Ogo K, Hashimoto K, Nagase S, Kohno K, Kusano K, Ogawa A, Matsubara H, Toyooka S, Oto T, Ohtsuka A, Ohe T, Ito H (2013) Different sizes of centrilobular ground-glass opacities in chest high-resolution computed tomography of patients with pulmonary veno-occlusive disease and patients with pulmonary capillary hemangiomatosis. Cardiovasc Pathol 22:287–293.

Moral S, Fernandez-Friera L, Stevens G, Guzman G, Garcia-alvarez A, Nair A, Evangelista A, Fuster V, Garcia MJ, Sanz J (2012) New index alpha improves detection of pulmonary hypertension in comparison with other cardiac magnetic resonance indices. Int J Cardiol 161:25–30.

Nattenmuller J, Schlett CL, Tsuchiya N, Reeder SB, Pickhardt PJ, Kramer H, Kauczor HU, Wielputz MO, Seo JB, Hatabu H, van Beek E Jr, Schiebler ML, Representing the International Workshop for Pulmonary Functional, I (2019) Noncontrast chest computed tomographic imaging of obesity and the metabolic syndrome: part II noncardiovascular findings. J Thorac Imaging 34:126–135.

Nichols WW, Edwards DG (2001) Arterial elastance and wave reflection augmentation of systolic blood pressure: deleterious effects and implications for therapy. J Cardiovasc Pharmacol Ther 6:5–21.

Nkomo VT, Gardin JM, Skelton TN, Gottdiener JS, Scott CG, Enriquez-Sarano M (2006) Burden of valvular heart diseases: a population-based study. Lancet 368:1005–1011.

Nogami M, Ohno Y, Koyama H, Kono A, Takenaka D, Kataoka T, Kawai H, Kawamitsu H, Onishi Y, Matsumoto K, Matsumoto S, Sugimura K (2009) Utility of phase contrast MR imaging for assessment of pulmonary flow and pressure estimation in patients with pulmonary hypertension: comparison with right heart catheterization and echocardiography. J Magn Reson Imaging 30:973–980.

Ohno Y, Hatabu H, Murase K, Higashino T, Nogami M, Yoshikawa T, Sugimura K (2007) Primary pulmonary hypertension: 3D dynamic perfusion MRI for quantitative analysis of regional pulmonary perfusion. AJR Am J Roentgenol 188:48–56.

Pande S, Agarwal SK, Dhir U, Chaudhary A, Kumar S, Agarwal V (2009) Pulmonary arterial hypertension in rheumatic mitral stenosis: does it affect right ventricular function and outcome after mitral valve replacement? Interact Cardiovasc Thorac Surg 9:421–425.

Parker MW, Mittleman MA, Waksmonski CA, Sanders G, Riley MF, Douglas PS, Manning WJ (2010) Pulmonary hypertension and long-term mortality in aortic and mitral regurgitation. Am J Med 123:1043–1048.

Patel H, Desai M, Tuzcu EM, Griffin B, Kapadia S (2014) Pulmonary hypertension in mitral regurgitation. J Am Heart Assoc 3.

Patel M, Lu F, Hannaway M, Hochman K (2015) Fibrosing mediastinitis: a rare complication of histoplasmosis. BMJ Case Rep 2015:bcr2015212774.

Pena E, Dennie C, Veinot J, Muniz SH (2012) Pulmonary hypertension: how the radiologist can help. Radiographics 32:9–32.

Prakash R (1978) Determination of right ventricular wall thickness in systole and diastole. Echocardiographic and necropsy correlation in 32 patients. Br Heart J 40:1257–1261.

Raff GL, Chinnaiyan KM, Share DA, Goraya TY, Kazerooni EA, Moscucci M, Gentry RE, Abidov A, Advanced Cardiovascular IMAGING Consortium, C.-I (2009) Radiation dose from cardiac computed tomography before and after implementation of radiation dose-reduction techniques. JAMA 301:2340–2348.

Reiter G, Reiter U, Kovacs G, Kainz B, Schmidt K, Maier R, Olschewski H, Rienmueller R (2008) Magnetic resonance-derived 3-dimensional blood flow patterns in the main pulmonary artery as a marker of pulmonary hypertension and a measure of elevated mean pulmonary arterial pressure. Circ Cardiovasc Imaging 1:23–30.

Resten A, Maitre S, Humbert M, Rabiller A, Sitbon O, Capron F, Simonneau G, Musset D (2004) Pulmonary hypertension: CT of the chest in pulmonary venoocclusive disease. AJR Am J Roentgenol 183:65–70.

Roeleveld RJ, Marcus JT, Faes TJ, Gan TJ, Boonstra A, Postmus PE, Vonk-Noordegraaf A (2005) Interventricular septal configuration at mr imaging and pulmonary arterial pressure in pulmonary hypertension. Radiology 234:710–717.

Roldan-Alzate A, Frydrychowicz A, Johnson KM, Kellihan H, Chesler NC, Wieben O, Francois CJ (2014) Non-invasive assessment of cardiac function and pulmonary vascular resistance in an canine model of acute thromboembolic pulmonary hypertension using 4D flow cardiovascular magnetic resonance. J Cardiovasc Magn Reson 16:23.

Sanz J, Kariisa M, Dellegrottaglie S, Prat-Gonzalez S, Garcia MJ, Fuster V, Rajagopalan S (2009) Evaluation of pulmonary artery stiffness in pulmonary hypertension with cardiac magnetic resonance. JACC Cardiovasc Imaging 2:286–295.

Sanz J, Kuschnir P, Rius T, Salguero R, Sulica R, Einstein AJ, Dellegrottaglie S, Fuster V, Rajagopalan S, Poon M (2007) Pulmonary arterial hypertension: noninvasive detection with phase-contrast MR imaging. Radiology 243:70–79.

Sato T, Tsujino I, Ohira H, Oyama-Manabe N, Ito YM, Noguchi T, Yamada A, Ikeda D, Watanabe T, Nishimura M (2013a) Paradoxical interventricular septal motion as a major determinant of late gadolinium enhancement in ventricular insertion points in pulmonary hypertension. PLoS One 8:e66724.

Sato T, Tsujino I, Ohira H, Oyama-Manabe N, Ito YM, Yamada A, Ikeda D, Watanabe T, Nishimura M (2015) Right atrial volume and reservoir function are novel independent predictors of clinical worsening in patients with pulmonary hypertension. J Heart Lung Transplant 34:414–423.

Sato T, Tsujino I, Oyama-Manabe N, Ohira H, Ito YM, Yamada A, Ikeda D, Watanabe T, Nishimura M (2013b) Right atrial volume and phasic function in pulmonary hypertension. Int J Cardiol 168:420–426.

Savale L, Watherald J, Sitbon O (2017) Portopulmonary Hypertension. Semin Respir Crit Care Med 38:651–661.

Schiebler ML, Bhalla S, Runo J, Jarjour N, Roldan A, Chesler N, Francois CJ (2013) Magnetic resonance and computed tomography imaging of the structural and functional changes of pulmonary arterial hypertension. J Thorac Imaging 28:178–193.

Schlett CL, Nattenmuller J, Tsuchiya N, Vogel-Claussen J, Kauczor HU, Levin D, Hatabu H, Estepar JR, Wu MT, van Beek E Jr, Schiebler ML, Representing the International Workshop for Pulmonary functional, I (2019) Noncontrast chest computed tomographic imaging of obesity and the metabolic syndrome: part I cardiovascular findings. J Thorac Imaging 34(2):126–135.

Scholzel BE, Post MC, van de Bruaene A, Dymarkowski S, Wuyts W, Meyns B, Budts W, Delcroix M (2014) Prediction of hemodynamic improvement after pulmonary endarterectomy in chronic thromboembolic pulmonary hypertension using noninvasive imaging. Int J Cardiovasc Imaging 31:143–150.

Sciancalepore MA, Maffessanti F, Patel AR, Gomberg-Maitland M, Chandra S, Freed BH, Caiani EG, Lang RM, Mor-Avi V (2012) Three-dimensional analysis of interventricular septal curvature from cardiac magnetic resonance images for the evaluation of patients with pulmonary hypertension. Int J Cardiovasc Imaging 28:1073–1085.

Shehata ML, Harouni AA, Skrok J, Basha TA, Boyce D, Lechtzin N, Mathai SC, Girgis R, Osman NF, Lima JA, Bluemke DA, Hassoun PM, Vogel-Claussen J (2013) Regional and global biventricular function in pulmonary arterial hypertension: a cardiac MR imaging study. Radiology 266:114–122.

Simonneau G, Gatzoulis MA, Adatia I, Celermajer D, Denton C, Ghofrani A, Gomez Sanchez MA, Krishna Kumar R, Landzberg M, Machado RF, Olschewski H, Robbins IM, Souza R (2013) Updated clinical classification of pulmonary hypertension. J Am Coll Cardiol 62:D34–D41.

de Siqueira ME, Pozo E, Fernandes VR, et al (2016) Characterization and clinical significance of right ventricular mechanics in pulmonary hypertension evaluated with cardiovascular magnetic resonance feature tracking. J Cardiovasc Magn Reson 18:39.

Skrok J, Shehata ML, Mathai S, Girgis RE, Zaiman A, Mudd JO, Boyce D, Lechtzin N, Lima JA, Bluemke DA, Hassoun PM, Vogel-Claussen J (2012) Pulmonary arterial hypertension: MR imaging-derived first-pass bolus kinetic parameters are biomarkers for pulmonary hemodynamics, cardiac function, and ventricular remodeling. Radiology 263:678–687.

Spiropoulos K, Charokopos N, Petsas T, Trakada G, Dougenis D, Mazarakis A, Christodoulou J, Peristerakis A, Ginopoulos P, Mastronikolis N, Alexopoulos D (1999) Non-invasive estimation of pulmonary arterial hypertension in chronic obstructive pulmonary disease. Lung 177:65–75.

Stein JH, Neumann A, Marcus RH (1997) Comparison of estimates of right atrial pressure by physical examination and echocardiography in patients with congestive heart failure and reasons for discrepancies. Am J Cardiol 80:1615–1618.

Stevens GR, Garcia-Alvarez A, Sahni S, Garcia MJ, Fuster V, Sanz J (2012) RV dysfunction in pulmonary hypertension is independently related to pulmonary artery stiffness. JACC Cardiovasc Imaging 5:378–387.

Stocker TJ, Deseive S, Leipsic J, Hadamitzky M, Chen MY, Rubinshtein R, Heckner M, Bax JJ, Fang XM, Grove EL, Lesser J, Maurovich-Horvat P, Otton J, Shin S, Pontone G, Marques H, Chow B, Nomura CH, Tabbalat R, Schmermund A, Kang JW, Naoum C, Atkins M, Martuscelli E, Massberg S, Hausleiter J, Investigators PV (2018) Reduction in radiation exposure in cardiovascular computed tomography imaging: results from the PROspective multicenter registry on radiaTion dose Estimates of cardiac CT angiography in daily practice in 2017 (Protection VI). Eur Heart J 39:3715–3723.

Swift AJ, Capener D, Johns C, Hamilton N, Rothman A, Elliot C, Condliffe R, Charalampopoulos A, Rajaram S, Lawrie A, Campbell MJ, Wild JM, Kiely DG (2017) Magnetic resonance imaging in the prognostic evaluation of patients with pulmonary arterial hypertension. Am J Respir Crit Care Med 196:228–239.

Swift AJ, Rajaram S, Campbell MJ, Hurdman J, Thomas S, Capener D, Elliot C, Condliffe R, Wild JM, Kiely DG (2014a) Prognostic value of cardiovascular magnetic resonance imaging measurements corrected for age and sex in idiopathic pulmonary arterial hypertension. Circ Cardiovasc Imaging 7:100–106.

Swift AJ, Rajaram S, Capener D, Elliot C, Condliffe R, Wild JM, Kiely DG (2014b) LGE patterns in pulmonary hypertension do not impact overall mortality. JACC Cardiovasc Imaging 7:1209–1217.

Swift AJ, Rajaram S, Condliffe R, Capener D, Hurdman J, Elliot C, Kiely DG, Wild JM (2012a) Pulmonary artery relative area change detects mild elevations in pulmonary vascular resistance and predicts adverse outcome in pulmonary hypertension. Investig Radiol 47:571–577.

Swift AJ, Rajaram S, Hurdman J, Hill C, Davies C, Sproson TW, Morton AC, Capener D, Elliot C, Condliffe R, Wild JM, Kiely DG (2013) Noninvasive estimation of PA pressure, flow, and resistance with CMR imaging: derivation and prospective validation study from the ASPIRE registry. JACC Cardiovasc Imaging 6:1036–1047.

Swift AJ, Rajaram S, Marshall H, Condliffe R, Capener D, Hill C, Davies C, Hurdman J, Elliot CA, Wild JM, Kiely DG (2012b) Black blood MRI has diagnostic and prognostic value in the assessment of patients with pulmonary hypertension. Eur Radiol 22:695–702.

Swift AJ, Telfer A, Rajaram S, Condliffe R, Marshall H, Capener D, Hurdman J, Elliot C, Kiely DG, Wild JM (2014c) Dynamic contrast-enhanced magnetic resonance imaging in patients with pulmonary arterial hypertension. Pulm Circ 4:61–70.

Swift AJ, Wild JM, Nagle SK, Roldán-Alzate A, François CJ, Fain S, Johnson K, Capener D, van Beek EJ, Kiely DG, Wang K, Schiebler ML (2014d) Quantitative magnetic resonance imaging of pulmonary hypertension: a practical approach to the current state of the art. J Thorac Imaging 29:68–79.

Taboada D, Pepke-Zaba J, Jenkins DP, Berman M, Treacy CM, Cannon JE, Toshner M, Dunning JJ, Ng C, Tsui SS, Sheares KK (2014) Outcome of pulmonary endarterectomy in symptomatic chronic thromboembolic disease. Eur Respir J 44:1635–1645.

Takx RA, Moscariello A, Schoepf UJ, Barraza JM Jr, Nance JW Jr, Bastarrika G, Das M, Meyer M, Wildberger JE, Schoenberg SO, Fink C, Henzler T (2012) Quantification of left and right ventricular function and myocardial mass: comparison of low-radiation dose 2nd generation dual-source CT and cardiac MRI. Eur J Radiol 81:e598–e604.

Tedford RJ, Hassoun PM, Mathai SC, Girgis RE, Russell SD, Thiemann DR, Cingolani OH, Mudd JO, Borlaug BA, Redfield MM, Lederer DJ, Kass DA (2012) Pulmonary capillary wedge pressure augments right ventricular pulsatile loading. Circulation 125:289–297.

Title RS, Harper K, Nelson E, Evans T, Tello R (2005) Observer performance in assessing anemia on thoracic CT. AJR Am J Roentgenol 185:1240–1244.

Toonkel RL, Borczuk AC, Pearson GD, Horn EM, Thomashow BM (2010) Sarcoidosis-associated fibrosing mediastinitis with resultant pulmonary hypertension: a case report and review of the literature. Respiration 79:341–345.

van de Veerdonk MC, Kind T, Marcus JT, Mauritz GJ, Heymans MW, Bogaard HJ, Boonstra A, Marques KM, Westerhof N, Vonk-Noordegraaf A (2011) Progressive right ventricular dysfunction in patients with pulmonary arterial hypertension responding to therapy. J Am Coll Cardiol 58:2511–2519.

van Wolferen SA, Marcus JT, Boonstra A, Marques KM, Bronzwaer JG, Spreeuwenberg MD, Postmus PE, Vonk-Noordegraaf A (2007) Prognostic value of right ventricular mass, volume, and function in idiopathic pulmonary arterial hypertension. Eur Heart J 28:1250–1257.

Vonk-Noordegraaf A, Haddad F, Chin KM, Forfia PR, Kawut SM, Lumens J, Naeije R, Newman J, Oudiz RJ, Provencher S, Torbicki A, Voelkel NF, Hassoun PM (2013) Right heart adaptation to pulmonary arterial hypertension: physiology and pathobiology. J Am Coll Cardiol 62:D22–D33.

Vonk Noordegraaf A, Westerhof BE, Westerhof N (2017) The relationship between the right ventricle and its load in pulmonary hypertension. J Am Coll Cardiol 69:236–243.

Wang J, Zhao H, Wang Y, Herrmann HC, Witschey WRT, Han Y (2018) Native T1 and T2 mapping by cardiovascular magnetic resonance imaging in pressure overloaded left and right heart diseases. J Thorac Dis 10:2968–2975.

Wang Y, Mcdonald JP, Liu Y, Pan K, Zhang X, Hu R (2014) Dynamic alterations of the tongue in obstructive sleep apnea-hypopnea syndrome during sleep: analysis using ultrafast MRI. Genet Mol Res 13:4552–4563.

Westenberg JJ (2011) CMR for Assessment of Diastolic Function. Curr Cardiovasc Imaging Rep 4:149–158.

Wu V, Chyou JY, Chung S, Bhagavatula S, Axel L (2014) Evaluation of diastolic function by three-dimensional volume tracking of the mitral annulus with cardiovascular magnetic resonance: comparison with tissue Doppler imaging. J Cardiovasc Magn Reson 16:71.

Xie WM, Dai HP, Jin ML, Wang Z, Yang YH, Zhai ZG, Wang C (2012) Clinical features and imaging findings in pulmonary capillary hemangiomatosis: report of two cases and a pooled analysis. Chin Med J 125:3069–3073.

Yamada Y, Okuda S, Kataoka M, et al (2012) Prognostic value of cardiac magnetic resonance imaging for idiopathic pulmonary arterial hypertension before initiating intravenous prostacyclin therapy. Circulation Journal 76:1737–1743.

Yock PG, Popp RL (1984) Noninvasive estimation of right ventricular systolic pressure by Doppler ultrasound in patients with tricuspid regurgitation. Circulation 70:657–662.

Zhang Z, Wang M, Yang Z, Yang F, Li D, Yu T, Zhang N (2017) Noninvasive prediction of pulmonary artery pressure and vascular resistance by using cardiac magnetic resonance indices. Int J Cardiol 227:915–922.

Zhou QQ, Yu YS, Chen YC, Ding BB, Fang SY, Yang X, Zhang B, Zhang H (2018) Optimal threshold for the diagnosis of anemia severity on unenhanced thoracic CT: a preliminary study. Eur J Radiol 108:236–241.

第十三章

肺癌和肺结节患者肺功能评估

大野良治，小山久信，村山一宏，吉川武

（Yoshiharu Ohno，Hisanobu Koyama，Kazuhiro Murayama，Takeshi Yoshikawa）

摘　要

肺结节是胸部 X 线和 CT 检查中的常见和多发病，在临床实践中及低剂量 CT 肺癌筛查中十分常见。放射学检查的主要目的是区分良恶性结节，并根据 CT 和核医学相关信息，包括 PET、PET/CT 和 MRI 获得的形态学、代谢和弛豫时间等，确定准确的 TNM 分期。肺功能成像的应用局限于术后肺功能的预测，如灌注扫描、SPECT、SPECT/CT 及 CT 扫描等，虽可通过解剖学信息进行治疗效果的预测，但仅限于非小细胞肺癌手术切除的患者。目前一些功能成像方法已被证明在预测晚期非小细胞肺癌患者治疗效果方面具有潜力，因此肺功能成像可用于回答上述所有临床问题，并应用于常规临床实践中。

本章主要描述最新的肺功能成像技术及其临床应用潜力：①肺癌患者术后肺功能的预测；②鉴别良恶性结节；③预测肺癌患者保守治疗后的效果和复发情况。

1　简介

肺结节是胸部 X 线和 CT 检查中的常见发现，不仅在常规临床实践中常见，在低剂量 CT 肺癌筛查中也常见。美国国家肺癌筛查试验（National Lung Screening Trial Research Team，2011）相关研究表明，低剂量 CT 筛查有助于降低肺癌患者的死亡率，全球各地多个研究也证实了这一观点（Nawa et al.，2012；Saghir et al.，2012；Horeweg et al.，2014；Infante et al.，2015；Walter et al.，2016）。此外，Fleischner 学会的建议以及美国放射学学院（American College of Radiology，ACR）的肺部影像报告和数据系统（Lung Imaging Reporting and Data Systems，Lung-RADS）研究表明，肺结节类型和大小的评估是降低肺癌特异性死亡率的有效生物标志物（MacMahon et al.，2005，2017；Naidich et al.，2013；Kazerooni et al.，2015，2016）。因此，临床和影像科医生经常面临肺结节良恶性鉴别的挑战。

肺癌是全球范围内导致癌症相关性死亡的主要原因，其中非小细胞肺癌发病率占所有肺癌的 80%，然而早期发现并通过手术方式进行干预，就可以达到理想的治疗效果。小细胞肺癌发病率占所有肺癌的 20%，其更具有侵袭性，因此临床医生需要在常规临床实践中对两者进行准确判断，包括是否发生淋巴结转移及其 TNM 分期等。此外，为了确定合适的小细胞肺癌患者治疗策略，临床医生还需要借鉴另一个小细胞肺癌分期系统（Micke et al.，2002）。

21 世纪初以来，肺功能成像技术与时俱进，更先进的技术能够更准确地预测肺癌患者术后的肺功能，鉴别诊断恶性肺结节或淋巴结，以及预测保守治疗肺癌患者的治疗效果或复发情况（Ohno et al.，2002，2004a，b，c，2005a，b，2007a，b，c，d，2008，2011a，b，2013，2014，2015a，b，c，2016a，b；Schaefer et al.，2004；Sieren et al.，2010；Bohlsen et al.，2016；Yabuuchi et al.，2018）。根据相关指南，目前几乎所有的肺功能成像技术，与传统方法或当前应用方法相比，都被证明具有较密切的临床相关性（Ohno et al.，2002，2004a，b，c，2005a，b，2007a，b，c，d，2008，2011a，b，2013，2002，2004a，b，c，2005a，b，2007a，b，c，d，2008，2011a，b，2013，2018a，b）。

2　肺癌患者术后肺功能的预测

2.1　目前指南下的放射学检查对肺癌患者术后肺功能的预测

对同时伴有慢性阻塞性肺疾病或间质性肺疾病的非小细胞肺癌患者来说，尽管已被证实手术有降低其肺功能的风险，但目前手术仍被认为是 Ⅰ 期、Ⅱ 期或 ⅢA 期非小细胞肺癌患者的最佳治疗选择（Howington et al.，2013；Ramnath et al.，2013；Socinski et al.，2013）。鉴于以上原因，临床医生经常被要求评估此类患者进行肺切除手术的风险和可行性，并引入指南和特定算法，用于预测适合手术治疗但肺功能较差的非小细胞肺癌患者的术后肺功能（Pierce，1994；Bolliger et al.，1995，1996，2002；Wyser et al.，1999；British Thoracic Society，2001；Beckles et al.，2003；Colice et al.，2007；Charloux et al.，2009；Brunelli et al.，2009，2013）。自 1990 年以来，已经发布的多个指南（British Thoracic Society，2001；Beckles et al.，2003；Colice et al.，2007；Charloux et al.，2009；Brunelli et al.，2009，2013）建议对所有患者进行 FEV_1 和 D_LCO 的测量，并对接受手术治疗的肺癌患者进行预测术后 FEV_1（predicted postoperative FEV_1，$ppoFEV_1$）和预测术后 D_LCO（predicted postoperative D_LCO，$ppoD_LCO$）的计算。

术后肺功能的预测与手术并发症的风险密切相关。针对需要接受肺切除术的患者，可以使用不同的公式来评估其术后的肺功能，同时使用标准方程式将术后预测值转换为百分比。在相关指南中（Beckles et al.，2003；Colice et al.，2007；Brunelli et al.，2013），根据使用的灌注方法，预测接受肺切除术患者 $ppoFEV_1$（或 $ppoD_LCO$）的公式如下：

$$ppoFEV_1 = 术前\ FEV_1 \times (1-切除肺的总灌注分数) \tag{13.1}$$

术前 FEV_1 指使用支气管扩张剂后进行定量放射性核素灌注扫描测得的最佳值，可以作为切除肺总灌注量的一部分。放射性核素灌注扫描的标准已由美国放射学院发布（http://www.acr.org/～/media/ACR/Documents/PGTS/guidelines/Pulmonary_Scintigraphy.pdf）。

另外，接受肺叶切除术患者的术后肺功能评估值也可以通过解剖学信息进行预测，公式如下：

$$ppoFEV_1 = 术前\ FEV_1 \times (1-x/y) \tag{13.2}$$

术前 FEV_1 是使用支气管扩张剂后进行定量放射性核素灌注扫描测得的最佳值；x 指需要切除的功能性或无阻塞的肺段数量；y 指总功能性肺段的数量（Bolliger et al.，1995，1996，2002；Beckles et al.，2003；Colice et al.，2007；Brunelli et al.，2009，2013）。两肺的总肺段数量为 19 个，其中右肺 10 个（上叶 3 个、中叶 2 个、下叶 5 个），左肺 9 个（上叶 5 个、下叶 4 个）（Bolliger et al.，1995，1996，2002；Beckles et al.，2003；Colice et al.，2007；Brunelli et al.，2009，2013）。

根据术后预测值的不同，治疗方案可以分为以下几种（Bolliger et al.，1995，1996，2002；Beckles et al.，2003；Colice et al.，2007；Brunelli et al.，2009，2013）：对于考虑接受手术治疗的肺癌患者，如果 $ppoFEV_1$ 和 $ppoD_LCO$ 的预测值均为 60%，表明手术切除（包括全肺切除）术后死亡和心肺并发症的风险较低（Brunelli et al.，2013），则不建议采取进一步的测试。如果 $ppoFEV_1$ 或 $ppoD_LCO$ 的预测值为 60%，并且两者均超过 30%，建议进行低技术运动测试（如爬楼梯或穿梭步行试验）。如果 $ppoFEV_1$ 或 $ppoD_LCO$ 的预测值为 30% 或更低，建议进行正式的心肺运动试验，并测量最大氧耗量（Brunelli et al.，2013）。这意味着 $ppoFEV_1$ 和 $ppoD_LCO$ 的预测是肺癌手术患者进行全肺切除和肺叶切除的基本要求，用于此目的的方法主要包括通气扫描（Markos et al.，1989；Sudoh et al.，2006；Ohno et al.，2007a）、放射性核素灌注扫描（Pierce et al.，1994；Bolliger et al.，1995，1996，2002；Giordano et al.，1997；Beckles et al.，2003；Colice et al.，2007；Brunelli et al.，2009，2013；Ohno et al.，2004a，2005a，2007a，b，2011b，2015c）、定量 CT 扫描（Wu et al.，1994，2002；Bolliger et al.，2002；Ohno et al.，2004a，2005a，2007b，2011b，2015c）和解剖学评估，解剖学评估基于切除的肺段数量计算（Pierce et al.，1994；Bolliger et al.，1995，1996，2002；Giordano et al.，1997；Beckles et al.，2003；Ohno et al.，2004a，b，c，2005a，b，2007b，2011b，2015c；Colice et al.，2007；Brunelli et al.，2009，2013）。以上方法似乎都提供了类似的术后肺功能定量预测评估，然而，放射性核素灌注扫描方法更适用于肺切除术后 $ppoFEV_1$ 和 $ppoD_LCO$ 的预测，因为解剖学方式往往会低估实际术后的 FEV_1 值（Smulders et al.，2004）。另外，解剖学评估常被推荐用于肺叶切除术后的肺功能估计（British Thoracic Society，2001；Beckles et al.，2003；Colice et al.，2007；Charloux et al.，2009；Brunelli et al.，2009，2013）。然而，定量 CT 扫描方法可能更具有潜在优势，该方法通过肺总体积内低密度区域的百分比，间接评估肺气肿的阈值来确定肺功能（Brunelli et al.，2009，2013）。由于定量 CT 扫描成像方式常规用于肺癌的分期，通过从图像上估计手术中将失去的肺组织量，可能会减少用来预测术后肺功能的额外测试（如灌注扫描）需求（Pierce et al.，1994；Bolliger et al.，1995，1996，2002；Giordano et al.，1997；Wu et al.，2002；Beckles et al.，2003；Colice et al.，2007；Brunelli et al.，2009，2013；Ohno et al.，2004a，2005a，2007a，b，2011b，2015c）。定量

CT 扫描还可能成为弥漫性实质性肺疾病（肺气肿或间质性肺疾病）更敏感的指标，优于 FEV_1 和 D_LCO 的组合（Wu et al.，1994，2002；Bolliger et al.，2002；Ohno et al.，2004a，2005a，2007b，2011b，2015c；Ueda et al.，2005）。针对上述各种情况，其他技术也陆续被开发应用，如 SPECT 和 SPECT/CT 的核医学灌注与通气研究，以及新兴 CT 技术（如双能量 CT）和不同序列 MRI 等，它们具有潜在的临床应用价值和预测术后肺功能的实用性。

2.2 SPECT 和 SPECT/CT 对肺癌患者术后肺功能的预测

目前核医学研究主要通过使用 ^{99m}Tc 标记的 MAA（^{99m}Tc-MAA）进行灌注扫描来预测肺癌患者的术后肺功能，效果较好（Pierce et al.，1994；Bolliger et al.，1995，1996，2002；Giordano et al.，1997；Beckles et al.，2003；Colice et al.，2007；Brunelli et al.，2009，2013；Ohno et al.，2004a，2005a，2007a，2007b，2011b，2015c），而少数研究人员也进行了 ^{81m}Kr 通气扫描的能力测试（Markos et al.，1989；Sudoh et al.，2006；Ohno et al.，2007a）。

自 20 世纪 70 年代临床应用通气和灌注扫描以来，虽然通气扫描的应用范围较灌注扫描局限，但通过描述性统计分析，两种方法均被证明是有效的（Kristersson et al.，1972；Olsen et al.，1974；Lipscomb et al.，1977；Markos et al.，1989；Ryo 1990；Pierce et al.，1994；Bolliger et al.，1995，1996，2002；Giordano et al.，1997；Beckles et al.，2003；Sudoh et al.，2006；Colice et al.，2007；Brunelli et al.，2009，2013；Ohno et al.，2004a，2005a，2007a，2007b，2011b，2015c）。此外，自 20 世纪 90 年代以来，相关统计结果分析已证明灌注扫描在预测术后肺功能方面的杰出能力（Pierce et al.，1994；Bolliger et al.，1995，1996，2002；Giordano et al.，1997；Beckles et al.，2003；Sudoh et al.，2006；Colice et al.，2007；Brunelli et al.，2009，2013；Ohno et al.，2004a，2005a，2007a，2007b，2011b，2015c）。其中一项研究表明，基于放射性核素的术后最大氧耗量可以预测手术的发病率和死亡率，预测的术后最大氧耗量 < 10 mL/(kg·min) 可能是手术禁忌的指标（Bolliger et al.，1995）。该研究进一步证明了 ppoFEV$_1$ 对术后短期表现和术后最大氧耗量的准确预测能力，但也发现肺叶切除术后的长期功能可能被忽视（Bolliger et al.，1995）。另一项研究评估了灌注扫描对全肺切除术和肺叶切除术候选人的预测能力（Giordano et al.，1997）。该研究中进行的线性回归分析显示，预测值和观察值的 FVC 和 FEV_1 之间存在显著相关性（$R^2 = 0.607$ 和 0.749）。此外，对于右肺叶切除术 FVC 和 FEV_1 的估计值显著优于左肺叶切除术，由此可见，放射性核素显像对肺叶切除术后（尤其是左肺叶切除术）残余功能的预测实施较容易，但不确定性较大（Giordano et al.，1997）。基于以上发现，各种指南中对接受手术治疗的非小细胞肺癌患者进行灌注扫描的建议是值得借鉴的（British Thoracic Society，2001；Beckles et al.，2003；Colice et al.，2007；Charloux et al.，2009；Brunelli et al.，2009，2013）。

此后有学者提出，SPECT 或 SPECT/CT 比灌注扫描更有用，因为其可以改善对局部肺段内放射性同位素摄取的评估效能。1993 年 Hirose 等学者证明了 FVC 和预测术后 FVC（predicted postoperative FVC，ppoFVC）之间的密切关系（$r = 0.87$，$P < 0.001$），以及 FEV_1 和 ppoFEV$_1$ 之间也存在密切的相关性（$r = 0.90$，$P < 0.001$），这表明通过肺灌注 SPECT 可以实现对患者肺叶切除术后肺功能的准确预测。

另一项前瞻性研究对比 SPECT 和平面成像，评估了使用 ^{81m}Kr 和 ^{99m}Tc-MAA 的 SPECT/CT，在预测非小细胞肺癌患者术后肺功能上的能力（Ohno et al.，2007a）。研究发现，SPECT/CT 的重复性系数（^{81m}Kr：5.1%，^{99m}Tc-MAA：5.2%）比使用 ^{81m}Kr（SPECT：7.4%，平面成像：12.1%）和 ^{99m}Tc-MAA（SPECT：7.2%，平面成像：11.8%）的 SPECT 和平面成像更小。此外，使用以上任一方法获得的 ppoFEV$_1$ 值与实际 FEV_1 值之间存在显著的强相关性（$P < 0.0001$）。同时，SPECT/CT 的一致性限度（^{81m}Kr：3.3%±10.5%，^{99m}Tc-MAA：5.4%±11.0%）小于 SPECT（^{81m}Kr：5.7%±10.8%，^{99m}Tc-MAA：6.8%±11.1%）和平面成像（^{81m}Kr：7.1%±12.1%，^{99m}Tc-MAA：8.8%±11.4%），完全能够满足目前的临床需求。由此可见，相比 SPECT 和平面成像，使用 ^{81m}Kr 和 ^{99m}Tc-MAA 的 SPECT/CT 具有更高的重复性和准确性，从而可以更好地预测患者的术后肺功能。

表 13.1 显示核医学检查方法结合定量和定性 CT 评估非小细胞肺癌患者术后肺功能的能力。图 13.1 表明使用 ^{99m}Tc-MAA 和 ^{81m}Kr 的 SPECT 和 SPECT/CT 对于预测肺癌患者术后肺功能似乎比平面成像更有效。

表 13.1 核医学检查结合定量和定性 CT 评估非小细胞肺癌术后肺功能的能力

来源	案例数	方法	实际肺功能与预测肺功能的相关系数（r）	实际肺功能和预测肺功能的一致性限度（%）
Bolliger et al., 1995	22	灌注扫描	0.81 vs. 0.84（FEV₁ 3 个月 vs. 6 个月） 0.74 vs. 0.74（D$_L$CO 3 个月 vs. 6 个月）	N/A
Bolliger et al., 2002	44	灌注扫描	0.92	N/A
		定量 CT 扫描	0.91	
		解剖学评估	0.88	
Wu et al., 2002	44	灌注扫描	0.86 vs. 0.80（全肺切除术 vs. 肺叶切除术）	N/A
		定量 CT 扫描	0.88 vs. 0.90（全肺切除术 vs. 肺叶切除术）	
Sudoh et al., 2006	22	灌注 SPECT/CT	0.91	N/A
		解剖学评估	0.91	
Ohno et al., 2007a	60	通气扫描	0.89	3.3 ± 10.5
		灌注扫描	0.9	5.4 ± 11.0
		通气 SPECT	0.93	5.7 ± 10.8
		灌注 SPECT/CT	0.92	6.8 ± 11.1
		通气 SPECT/CT	0.93	7.1 ± 12.1
		灌注 SPECT/CT	0.92	8.8 ± 11.4

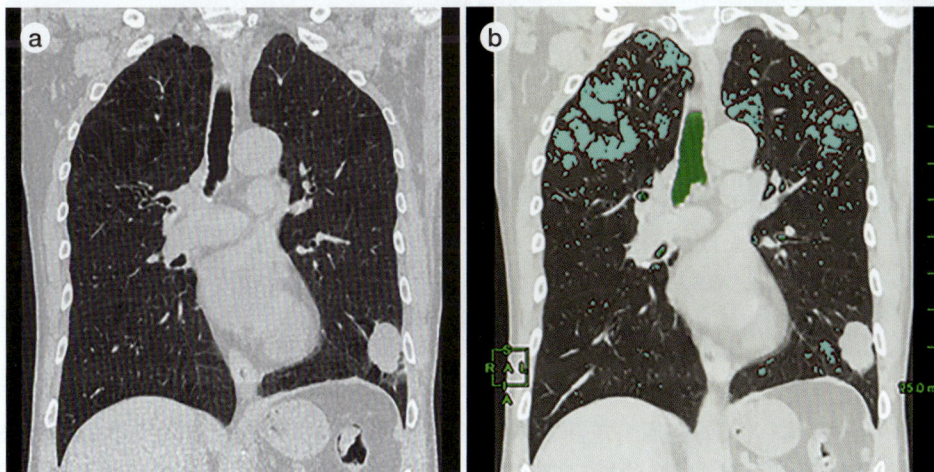

图 13.1 （a）男，68 岁，左肺下叶浸润性腺癌的 MPR 图像。（b）薄层冠状 MPR 图像显示左下叶的肺癌。肺气肿不均匀分布，以上叶为主，尤其是右上叶

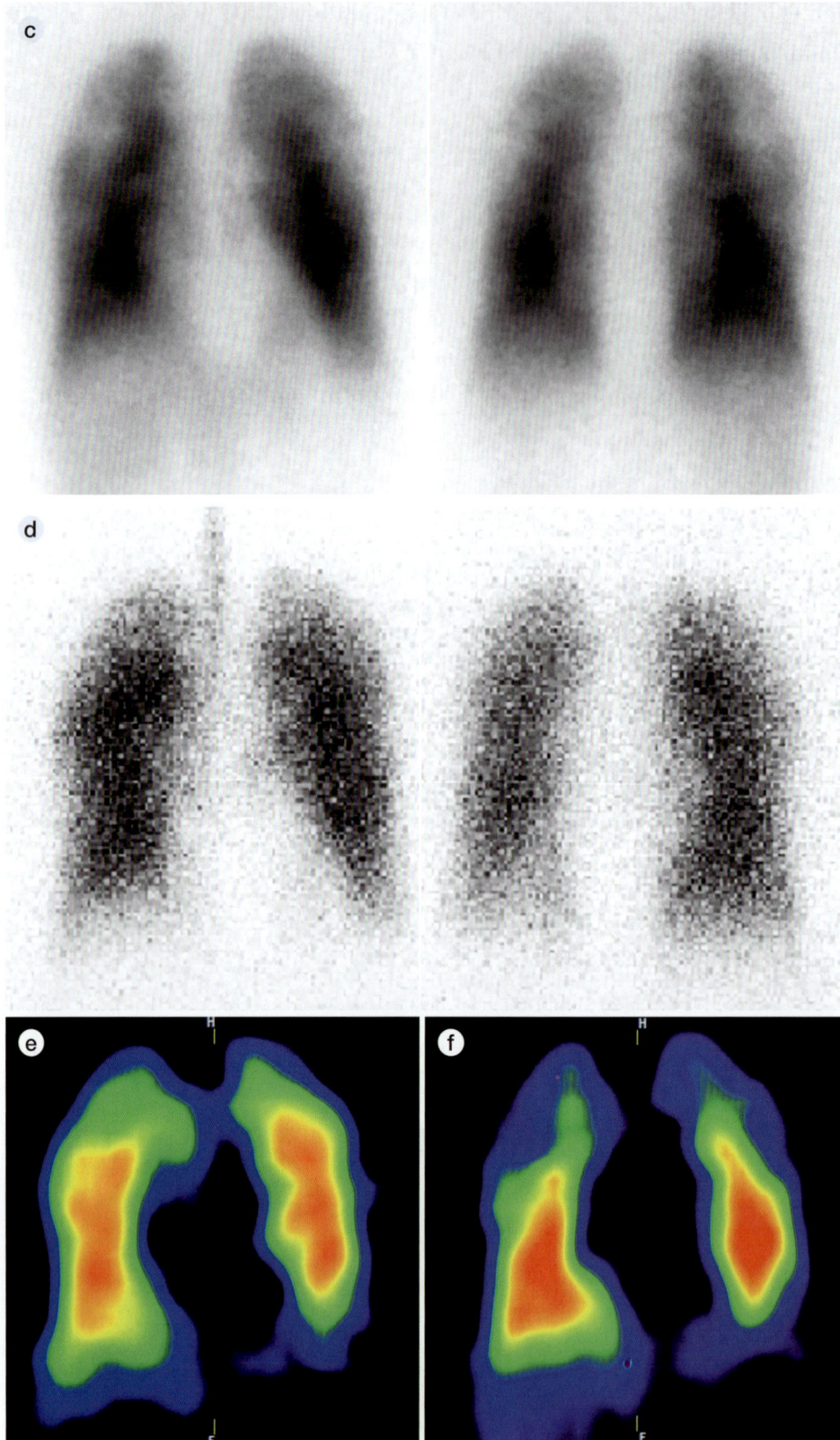

图 13.1（续）（c）在定量评估的薄层冠状 MPR CT 图像上，肺气肿被赋予天蓝色像素，其 CT 值等于或小于 −950 Hu。（d）灌注扫描（从前到后：左到右）显示 ^{99m}Tc-MAA 在两肺的摄取呈不均匀分布，以两肺上叶为主，这是由于肺气肿引起的。（e）通气扫描（从前到后：左到右）显示 ^{81m}Kr 在两肺内的摄取稍不均匀。（f）薄层冠状 MPR CT 图像与灌注 SPECT 图像相匹配，显示 ^{99m}Tc-MAA 在两肺内的摄取呈不均匀分布，尤其是两侧上肺野，这是由肺气肿引起的，此外，由于肺癌，左肺下叶的摄取减少

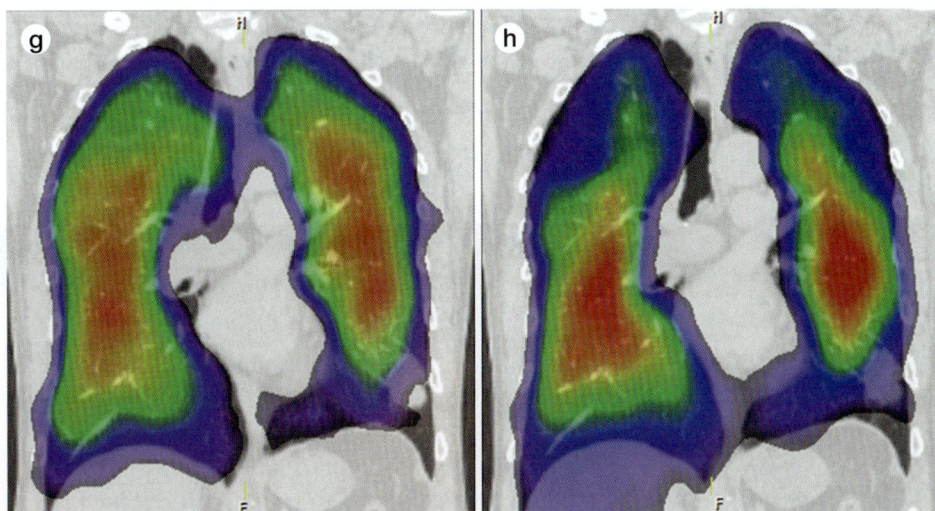

图 13.1（续）（g）薄层冠状 MPR CT 图像与通气 SPECT 图像相匹配，显示 ^{81m}Kr 在两肺内的摄取呈不均匀分布，尤其是两侧上肺野，这是由肺气肿引起的；此外，由于肺癌，左肺下叶的摄取减少。（h）薄层冠状 MPR CT 图像与灌注 SPECT/CT 图像相匹配，显示 ^{99m}Tc-MAA 在两肺内的摄取呈不均匀分布，尤其是两肺上叶，这是由肺气肿引起的，此外，由于肺癌，左肺下叶肺野的摄取增加。薄层冠状 MPR CT 图像与通气 SPECT/CT 图像相匹配，显示 ^{81m}Kr 在两肺内的摄取呈不均匀分布，尤其是两肺上叶，这是由于肺气肿引起的，此外，由于肺癌，左肺下叶的摄取增加

2.3　不同 MRI 对肺癌患者术后肺功能的预测

自 20 世纪 90 年代中期以来，肺功能 MRI 已被开发，并应用于各种肺部疾病的检测。在这种情况下，有研究使用 3 种肺功能成像的方法对非小细胞肺癌患者的术后肺功能的预测能力进行了评估，这 3 种方法包括对比增强（contrast-enhanced，CE）灌注 MRI（Iwasawa et al.，2002；Ohno et al.，2004a，2007b，2011b，2015c）、氧增强 MRI（Ohno et al.，2005a）和非对比增强（non-contrast-enhanced，non-CE）灌注 MRI（Ohno et al.，2015c）。

与定量和（或）定性 CT、灌注扫描、灌注 SPECT 和（或）灌注 SPECT/CT 对非小细胞肺癌患者的预测能力相比，定量评估中对比增强灌注 MRI 的预测能力优于定性 CT、灌注扫描和灌注 SPECT，并且几乎与定量 CT 和灌注 SPECT/CT 相似（Ohno et al.，2004a，2007b，2011b）。此外，据报道，使用对比增强灌注 MRI 辅助预测的实际术后肺功能与预测值之间的一致性误差小于 10%，足以满足临床需求（Ohno et al.，2004a，2007b，2011b）。由于这种技术可以利用与普通动态增强灌注 MRI 相同的数据集，并且还可以用于肺结节和肿块评估的动态 MRI，而在常规临床实践中不需要太多时间，因此它可以在常规临床实践中取代灌注扫描、SPECT 和 SPECT/CT。

与已报道的大量对比增强灌注 MRI 数据相比，只有一项研究介绍了关于氧增强 MRI、定量和定性 CT 以及灌注扫描对术后肺功能预测能力的对比结果（Ohno et al.，2005a）（图 13.2）。这项研究发现，与定性 CT（$r = 0.87$，$P < 0.000\,1$）和灌注扫描（$r = 0.88$，$P < 0.000\,1$）相比，通过氧增强 MRI 和定量 CT（两种方法：$r = 0.90$，$P < 0.000\,1$）预测的术后肺功能在实际 FEV_1 和 $ppoFEV_1$ 之间表现了更好、更显著的相关性。此外，据报道，当使用氧增强 MRI 时，实际 FEV_1（预测百分比）和 $ppoFEV_1$（预测百分比）之间的差异小于 10%，这与使用定量 CT 的结果几乎相当。而比起定性 CT 和灌注扫描，它所造成的差异更小，足够满足临床需求（Ohno et al.，2005a，b）。因此，这种 MRI 技术被认为是一种很有前景的预测方法，应纳入非小细胞肺癌患者的术前检查指南（Ohno et al.，2005a）。

2015 的一项研究报道了灌注 MRI 与对比剂增强灌注 MRI、动态对比增强灌注 MRI、定量和定性 CT、灌注扫描对非小细胞肺癌患者术后肺功能的预测能力的比较结果（Ohno et al.，2015c）（图 13.3）。

研究结果表明，非对比增强灌注 MRI 对术后各 ppoFEV$_1$ 肺功能的预测与实际 FEV$_1$ 呈显著正相关 (0.73 ≤ r ≤ 0.93，P < 0.000 1)(Ohno et al.，2015c)。此外，用非对比增强灌注扫描 MRI (0.3%±10.0%)、动态对比增强灌注扫描 MRI (1.0%±10.8%)、定量 CT (1.2%±9.0%) 和定性 CT (1.5%±10.2%) 获得的 FEV$_1$ 之间的一致性限度相似且小于灌注扫描 (2.2%±14.1%)(Ohno et al.，2015c)。

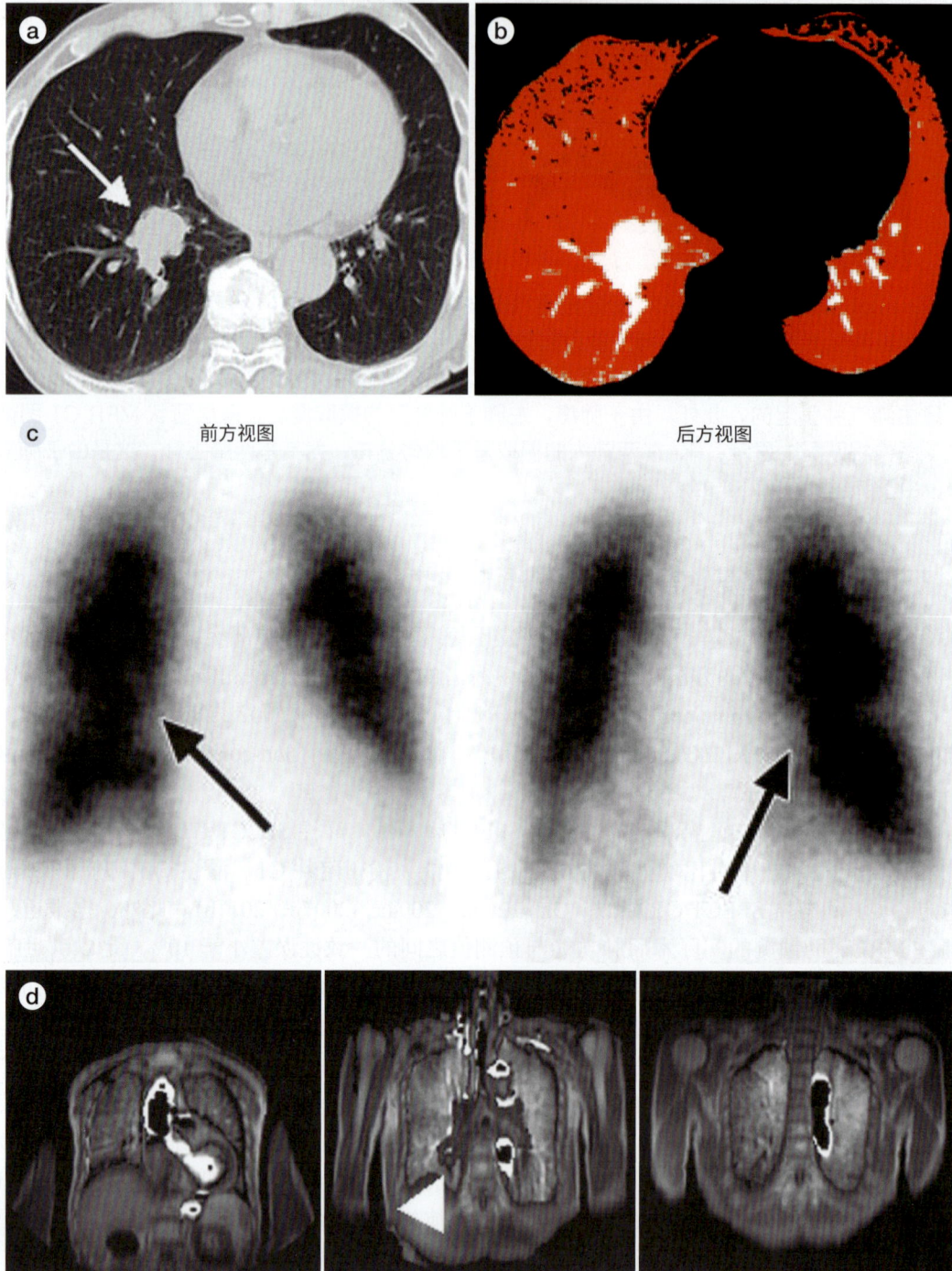

图 13.2　一位 69 岁的右肺下叶腺癌和轻度肺气肿患者（此图经许可引自 Ohno et al.，2005a）：(a) 常规横断面 CT 图像显示两侧肺中没有低密度区域；肿块可见（箭头所示）；(b) 在定量 CT 中，功能性肺部显示为红色，肺气肿显示为黑色，肺癌和纤维化显示为白色；(c) 灌注显像图像（前方视图和后方视图）显示摄取呈不均匀分布，排除了肺癌（箭头所示）；(d) 氧增强 MRI 灌注显像图像（从前到后，从左到右）显示两侧肺内氧增强呈不均匀分布，排除了肺癌（箭头所示）

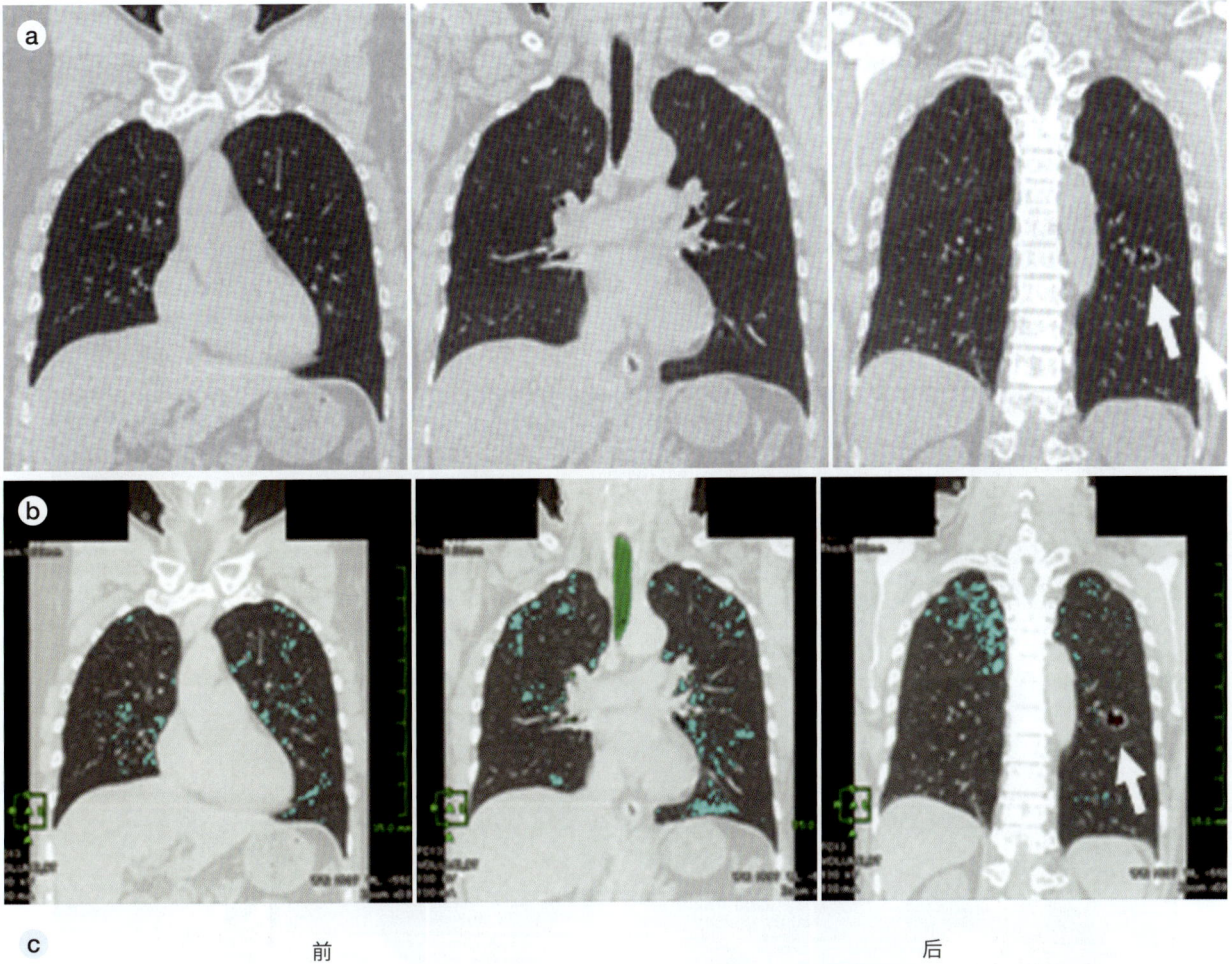

图 13.3 男，63 岁，左肺下叶鳞状细胞癌（此图经许可引自 Ohno et al.，2015c）：（a）（从左到右，从腹侧到背侧）使用设定肺窗的薄层冠状 MPR CT 图像显示左肺下叶的一个带有空洞的结节（箭头），以及两肺的肺气肿。这个结节被诊断为鳞状细胞癌。（b）（从左到右，从腹侧到背侧）在定量 CT 上，肺气肿以天蓝色显示，CT 值小于 −960 Hu。左肺下叶也可见肺癌（箭头）。（c）（从左到右，从前到后）灌注扫描显示两肺的摄取略有减少且不均匀

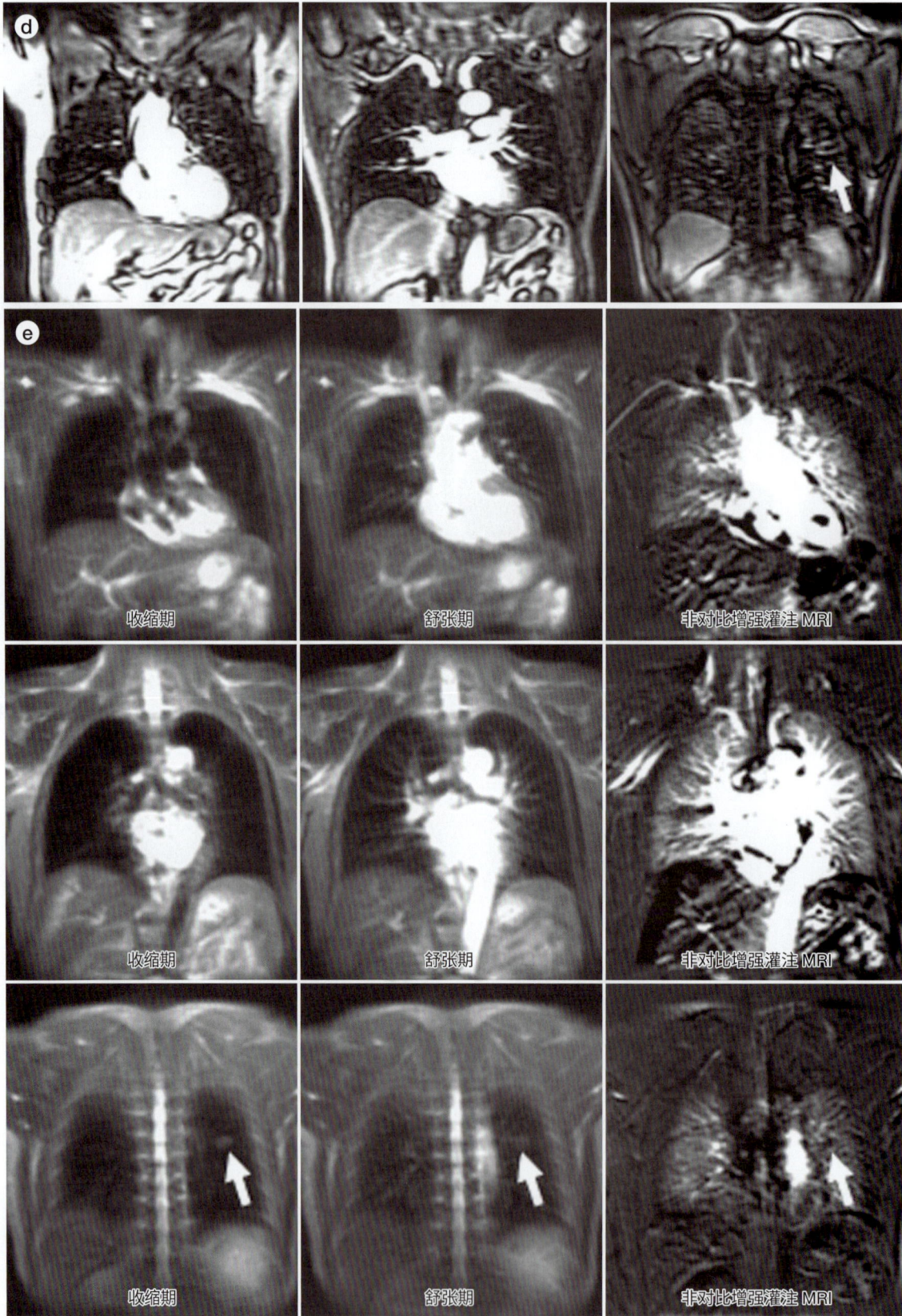

图 13.3（续）（d）（从左到右，从腹侧到背侧）动态造影灌注 MRI 图像显示由于肺气肿而呈异质性增强的肺实质以及由于肺癌而呈薄边缘增强的区域（箭头）。（e）（从左到右，收缩期原始图像，舒张期原始图像，以及两个相位之间生成的非造影灌注 MRI 减法图像；上、中、下行，从腹侧到背侧）非造影灌注 MRI 图像显示由于肺气肿和肺癌而导致的两侧肺部信号强度异质性增高（箭头）

表 13.2 展示了 MRI 检查结合定性 CT、定量 CT 和核医学检查等方法预测非小细胞肺癌患者术后肺功能的能力。虽然需要进一步的研究来确定所有 MRI 方法的临床相关性，但预计在不久的将来，肺功能 MRI 将能够替代核医学研究以及定量 CT 来定量预测非小细胞肺癌患者术后的肺功能。

表 13.2　MRI 检查结合定性 CT、定量 CT 和核医学检查等方法预测非小细胞肺癌术后肺功能的能力

来源	案例数	方法	实际肺功能与预测肺功能的相关系数（r）	实际肺功能与预测肺功能的一致性限度（%）
Iwasawa et al.，2002	20	灌注扫描	0.66	N/A
		对比增强灌注 MRI	0.68	
Ohno et al.，2004a	60	灌注扫描	0.89	2.1 ± 13.2
		对比增强灌注 MRI	0.93	0.9 ± 10.4
Ohno et al.，2005a	30	灌注扫描	0.88	-0.5 ± 11.4
		定量 CT	0.90	0.7 ± 10.0
		解剖 CT 方法	0.87	1.1 ± 11.8
		氧增强 MRI	0.90	0.5 ± 10.4
Ohno et al.，2007b	150	灌注 SPECT	0.83	5.1 ± 14.0
		定量 CT	0.88	5.0 ± 11.6
		解剖 CT 方法	0.83	6.8 ± 14.4
		对比增强灌注 MRI	0.87	5.3 ± 11.8
Ohno et al.，2011b	229	灌注扫描	0.83	5.8 ± 18.2
		灌注 SPECT	0.85	5.5 ± 16.8
		灌注 SPECT/CT	0.88	5.1 ± 14.7
		定量 CT	0.88	4.7 ± 14.2
		解剖 CT 方法	0.85	6.0 ± 17.4
		对比增强灌注 MRI	0.88	4.4 ± 14.2
Ohno et al.，2015c	60	灌注扫描	0.87	2.2 ± 14.1
		定量 CT	0.93	1.2 ± 9.0
		解剖 CT 方法	0.73	1.5 ± 10.2
		对比增强灌注 MRI	0.92	1.0 ± 10.8
		非对比增强灌注 MRI	0.93	0.3 ± 10.0

2.4　双能量 CT 结合灌注和通气评估对肺癌患者术后肺功能的预测

使用双 X 射线源、双层探测器或快速电压转换等特定设备的双能量 CT 技术在 20 世纪 70 年代被引入（Genant and Boyd，1977；Chiro et al.，1979；Millner et al.，1979)，并从 2008 在临床中开始应用（Flohr et al.，2006；Chae et al.，2008，2010，2013；Ko et al.，2012；Lu et al.，2012）。尽管它们的 CT 系统和数据采集方法不同，但对于那些有可能接受外科治疗的患者而言，所有这些技术都可以将碘在肺中的分布图转化为灌注加权图像，并且将氙气分布图转化为通气加权图像（Chae et al.，2013；Yanagita et al.，2013）。

一项研究报告（Chae et al.，2013）称，在双能量 CT 上进行区域灌注显像评估来预测术后肺功能，实际术后 FEV_1（预测百分比）和 $ppoFEV_1$（预测百分比）之间的一致性界限，灌注显像分别为 29.3% 和 26.9%，双能量 CT 分别为 28.9% 和 17.3%。此外，双能量 CT 获得的实际术后 FEV_1 和 $ppoFEV_1$ 之间的相关系数显著优于灌注显像（双能量 CT vs. 灌注显像：$r = 0.66$，$P < 0.000\ 1$ vs. $r = 0.52$，$P = 0.000\ 1$）。因此，对肺癌患者区域灌注评估而言，双能量 CT 在预测术后肺功能方面具有更好的潜力。

除了灌注评估的预测外，另一项研究证明了双能量 CT 与氙气用于预测肺癌患者术后肺功能的能力（Yanagita et al.，2013），这项研究将双能量 CT 与氙气用于预测肺功能 [肺活量（VC）、用力肺活量（FVC）和 FEV_1] 的能力与定量 CT、灌注 SPECT 和解剖学方法进行了比较。使用双能量 CT 与氙气和定量 CT 获得的 VC、FVC 和 FEV_1 的决定系数（R^2）的比较（VC：$R^2 = 0.76$，$P < 0.001$；FVC：$R^2 = 0.77$，$P < 0.001$；FEV_1：$R^2 = 0.70$，$P < 0.001$）显示，它们优于使用灌注 SPECT（VC：$R^2 = 0.63$，$P < 0.001$；FVC：$R^2 = 0.67$，$P < 0.001$；FEV_1：$R^2 = 0.61$，$P < 0.001$）和解剖学方法（VC：$R^2 = 0.56$，$P < 0.001$；FVC：$R^2 = 0.63$，$P < 0.001$；FEV_1：$R^2 = 0.61$，$P < 0.001$）获得的结果。尽管目前在这个领域中双能量 CT 的应用还受到限制，但临床安装一种可用于双能量 CT 检查的新 CT 系统，将会证明该技术在预测非小细胞肺癌患者术后肺功能方面的实用价值。

最近有人提出氙增强 CT（Xe-CT）不仅可用于双能量 CT，还可用于减影 CT（Ohno et al.，2017c，2018b）。此外，在氙增强的可视化方面，减影 CT 优于双能量 CT。它可以使得氙增强 CT 更清楚地显示区域氙通气，并且可以有效地与 ^{81m}Kr SPECT/CT 相匹配（Ohno et al.，2017c，2018b）（图 13.4）。减影 CT 需要组织良好的非刚性配准软件，用于在非增强 CT 和氙增强 CT 上对氙气进行可视化处理，但不需要如双源 X 射线源、快速千伏转换和双层探测器系统等特定设备。尽管还需要进一步研究，但我们可以预计在不久的将来，使用这两种方法的氙增强 CT 以及用碘对比剂的双能量 CT 得到的图像能更准确地预测肺癌患者术后的肺功能。

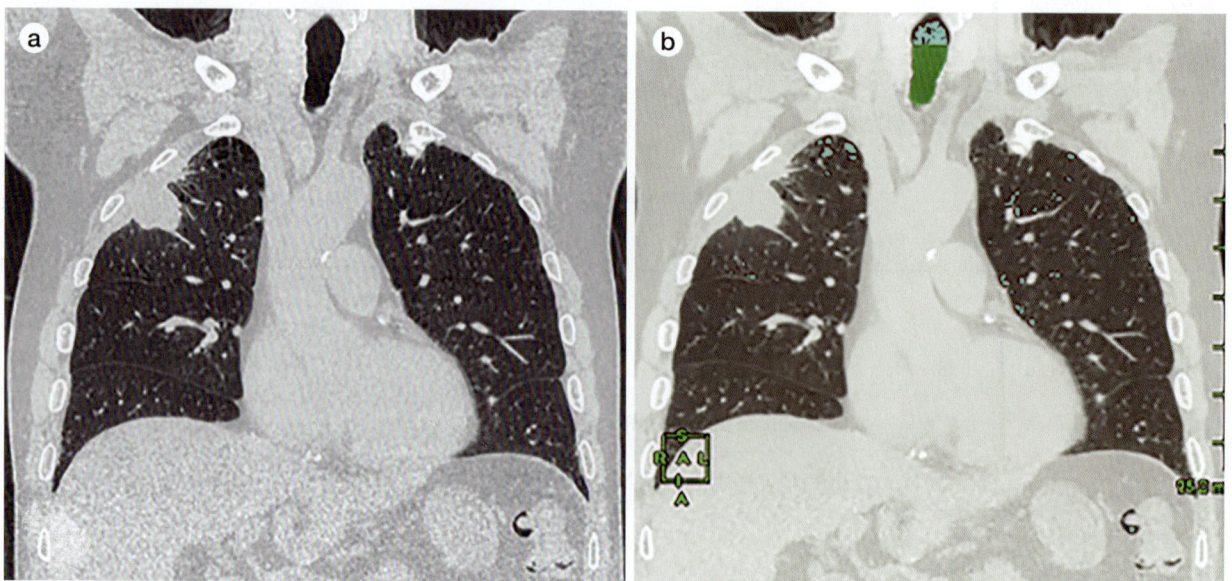

图 13.4　男，62 岁，右肺上叶浸润性腺癌：（a）薄层冠状 MPR CT 图像显示右肺上叶肺癌。肺尖及外周肺部可见肺大疱和肺气肿。（b）在定量薄层冠状 MPR CT 图像上，肺气肿表现为天蓝色，其 CT 值等于或小于 −950 Hu

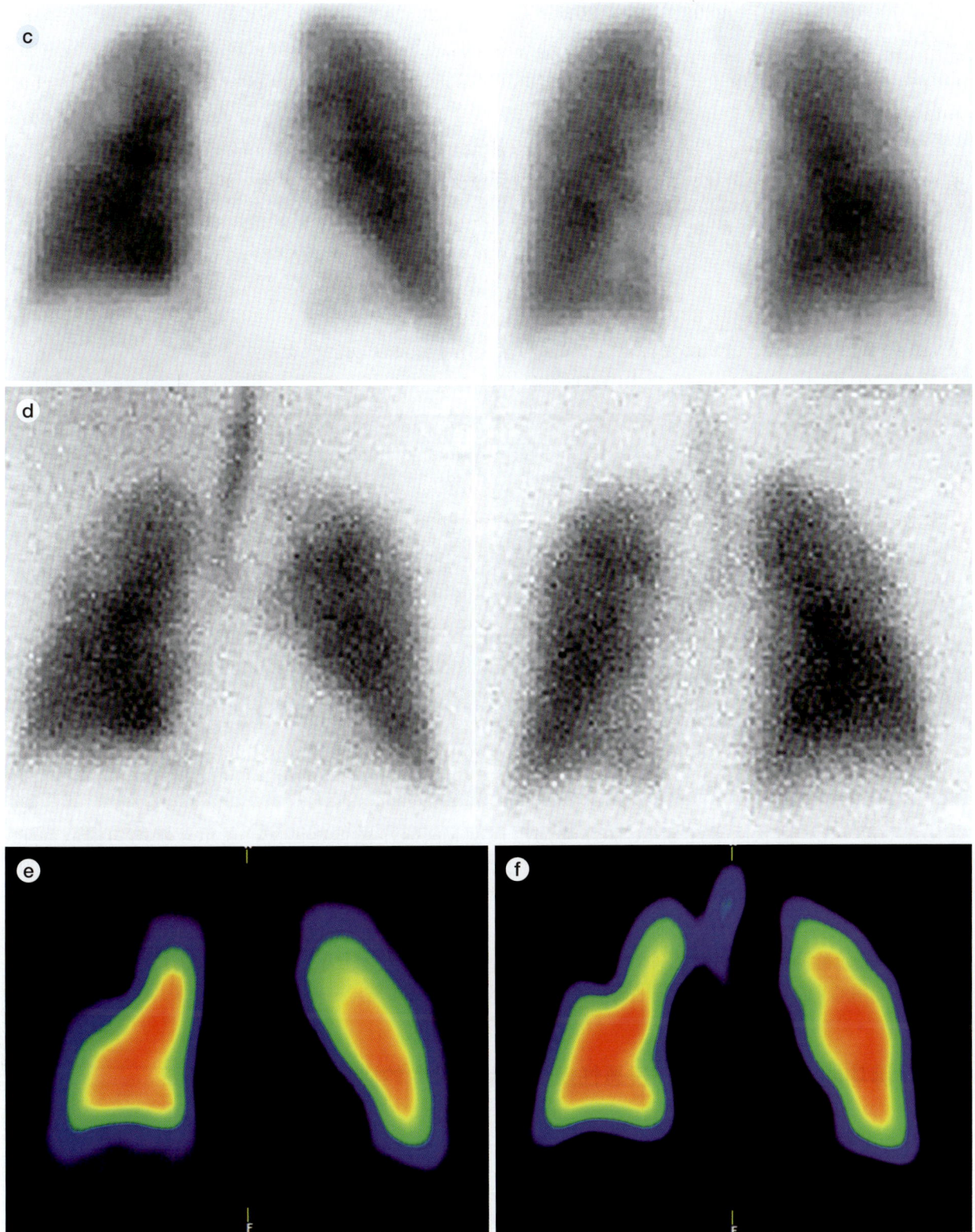

图 13.4（续）（c）灌注扫描（从左到右：从前到后）显示，由于肺气肿和肺大疱，两肺 ^{99m}Tc-MAA 的摄取不均匀。此外，右肺上叶肺野内的摄取由于肺癌而减少。（d）通气扫描（从左到右：从前到后）显示两个肺均有不同程度的 ^{81m}Kr 吸收。此外，右肺上叶肺野内的摄取由于肺癌而减少。（e）冠状面 SPECT 与薄层冠状 MPR CT 图像相匹配，显示两肺均匀摄取 ^{99m}Tc-MAA。此外，右上肺野内的由于肺癌摄取减少。（f）冠状面通气 SPECT 与薄层冠状 MPR CT 图像相匹配，显示两肺 ^{81m}Kr 均匀摄取。此外，右肺上叶肺野内的摄取由于肺癌而减少

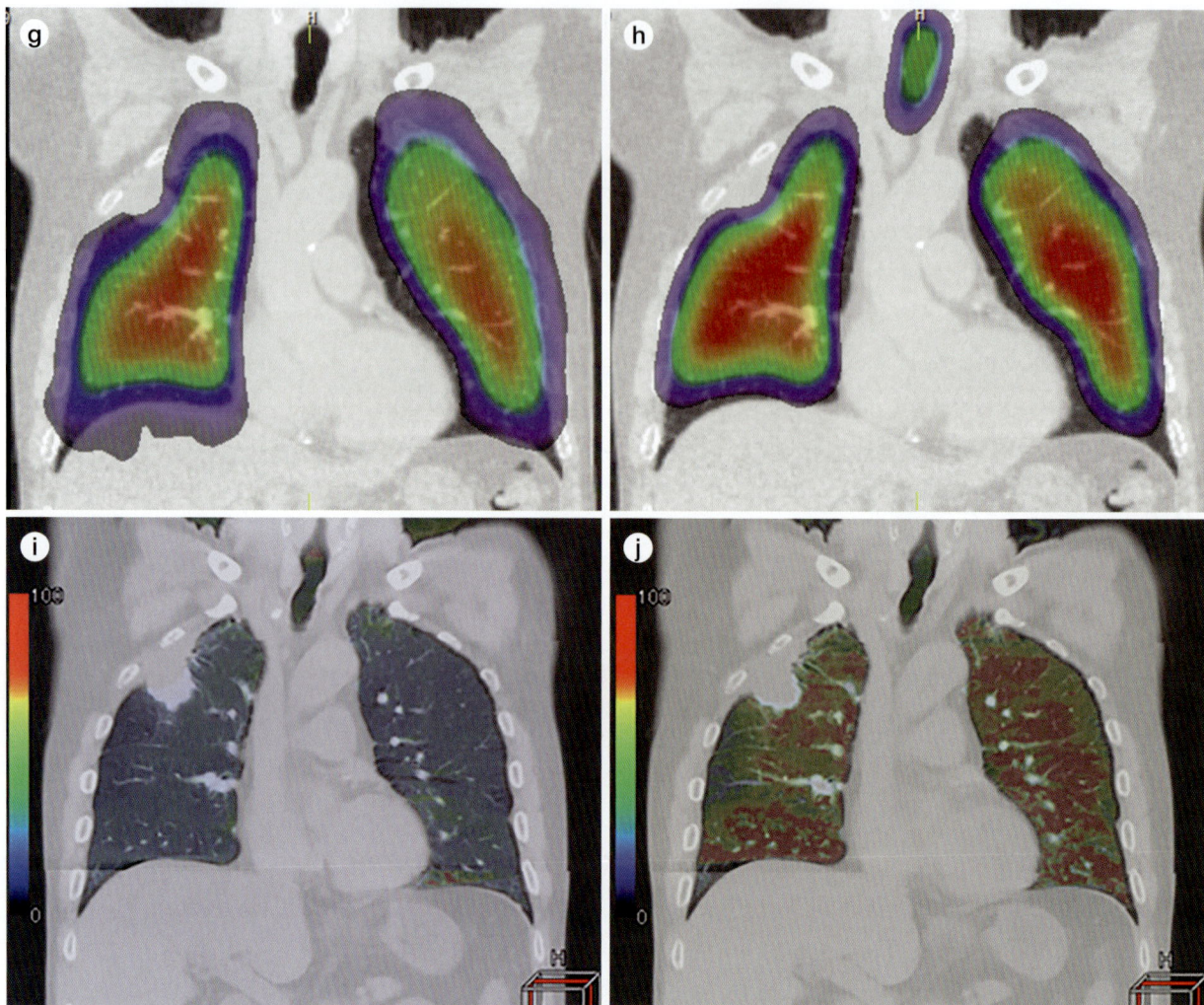

图 13.4（续）（g）冠状面灌注 SPECT/CT 与薄层冠状 MPR CT 图像相匹配，显示双肺均匀摄取 ^{99m}Tc-MAA。此外，右肺上叶肺野内的摄取由于肺癌而减少。（h）冠状面通气 SPECT/CT 与薄层冠状 MPR 图像相匹配，显示两肺均匀摄取 ^{81m}Kr。此外，右肺上叶肺野内的摄取由于肺癌而减少。（i）用双能量 CT 技术在同一冠状面扫描获得氙增强 CT，双肺除肺癌外，其余均均匀强化。（j）在同一个冠状面上通过减影技术获得的氙增强 CT 显示除两肺中的除肺癌外均匀的氙增强。此外，减影技术显示出比双能量 CT 技术更明显的氙增强，并且能用 CT 值的改变来更清楚地显示氙气在肺部的区域发布差异

3 肺功能成像在肺部结节良恶性病变鉴别诊断中的应用

3.1 对比增强的背景

3.1.1 病理背景

由于肿瘤细胞生长和凋亡/坏死之间的平衡，恶性肿瘤早期阶段体积增大速度并不显著，除非早期发育阶段就建立了血管供应。最初，恶性肿瘤不具备生成血管的潜力（Folkman，1992），仅包含被肿瘤生长所包绕的微小血管和预先存在的血管，直到由于血管生成因子的刺激而产生新的肿瘤血管。以下是文献报道的肿瘤血管结构异常特征（Less et al.，1991；Delorme and Knopp，1998）：①单支血管的直径变化，出现局部扩张和狭窄；②伸长和卷曲；③非等级的血管网络、血管环和血窦；④正常的毛细血管结构，具有二叉分支和较高级别分支的尺寸和直径减小；⑤不完整的血管壁，缺乏肌层、内皮中的缺口、不完整的基底膜，以及直接的肿瘤－血液接触。

血管解剖的异常程度可能取决于结构成熟是否能与血管生成的步伐一致。虽然间变性肿瘤呈现不规则血管样混乱网状结构，没有成熟或可识别的成分，但高度分化的肿瘤具有几乎正常的结构。这些结构异常会导致多种功能障碍。第一种功能障碍是，毛细血管的通透性增加，使得红细胞外渗，导致血液浓缩和黏性流动阻力增大。然而，一种与囊泡－空泡细胞器有关的不同机制似乎有助于各种物质穿过内皮细胞，并可能参与碘对比剂和钆对比剂的跨毛细血管交换。此外，血管内皮生长因子已被证明可增加血管通透性，其过度表达是恶性结节和肿瘤的特征（Dvorak et al.，1995）。血管内皮生长因子（vascular endothelial growth factor，VEGF）也被认为是血管生成所必需的，因为它在内皮细胞的增殖和迁移中起着至关重要的作用。对微血管密度和血管内皮生长因子表达之间关系的组织学评估表明了其在预测转移和随后不良预后方面的效用（Fontanini et al.，1997；Han et al.，2001；Tanaka et al.，2001；Mineo et al.，2004）。此外，一些报道表明，反映微血管密度和血管内皮生长因子表达的多种动态对比增强 CT 和（或）MRI 指标可能有助于区分良恶性结节以及诊断转移性淋巴结（Fujimoto et al.，2003；Yi et al.，2004）。第二种功能障碍是，总血管横截面积增加，从而使外周血流阻力降低。当然，在恶性结节和肿瘤内的局部淤滞区，这些管腔的不规则性可能增加局部血流阻力，这取决于血液浓度和增加的间质压力（Delorme and Knopp，1998）。造成间质性高压的主要因素是血管通透性的增加和缺乏淋巴引流，而肿瘤间质的体积通常是正常组织的 3～5 倍，这使得肿瘤内的血管受压（Delorme and Knopp，1998）。第三种功能障碍是，动静脉分流使得一部分血液绕过恶性肿瘤组织内的毛细血管床。因此，尽管整体血流阻力低，血流量高，但肿瘤的各个部分仍可能会失去血液供应。由于血流速度慢和供应的血液氧饱和度低，只有静脉血流供应组织将是缺氧的（Delorme and Knopp，1998）。这里描述的各种致病和血管生成现象清晰地解释了为什么这种功能机制在整个肿瘤中的表现不一致，甚至在空间和时间上高度不一致。

3.1.2　药代动力学背景

碘对比剂和钆对比剂不仅用于常规的对比增强 CT 和对比增强 MRI，还用于肿瘤患者的功能成像。尽管任何器官都有 3 个组织间隔，即血管内、组织间隙和细胞内空间（Jain and Gerlowski，1986；Dean et al.，1988），但特定组织的对比增强仅与对比剂在特定时间范围内在血管内或血管外空间中的保留程度相关。这些通过肺的对比剂传输特性仅涉及血管内和组织间隙，因为它们对血管外的定义并没有区分组织间隙和细胞内空间。这两种对比剂进入细胞内的程度都不足以产生显著影响，因此仅参考组织间隙。

至于对比增强的药代动力学背景，药代动力学分析已经清楚地表明，注射对比剂后 CT 值或信号强度的增强程度取决于灌注、相对血容量、毛细血管表面积和通透性，以及组织中血管外液的体积。在对比剂首次通过期间，密度－时间曲线以及信号强度（或相对增强比）－时间曲线的初始变化被认为与灌注（单位组织的血流量）、细胞外空间造影剂积聚的增加以及毛细血管的通透性有关（Littleton et al.，1990；Frouge et al.，1994；Sipkins et al.，1998；Ohno et al.，2002，2008，2011a，2013）。据报道，所有这些因素在恶性病变中比在良性病变中增加得更明显。

3.1.2.1　正常肺组织

在肺部，对比剂通常通过双重肺动脉和支气管动脉系统注入进入血管内空间，其中绝大部分（约占血管内容积的 97%）通过肺动脉循环，而仅有 3% 通过系统性支气管循环（Littleton et al.，1990）。因此，在正常肺部，支气管动脉化对进入对比剂的浓度几乎没有影响。

一方面，由于双循环的存在，肺血管内对比剂的清除与从其他组织的清除是不同的。在这种情况下，对比剂主要的流出是通过肺静脉，而肺静脉是由全身系统通过支气管肺静脉供血（Littleton et al.，1990）。对比剂从血管内向血管外或组织间隙的流出速率通常取决于各组织对对比剂摄取量的时间差异及其血流供应（Kormano and Dean，1976）。另一方面，对比剂通过淋巴管以及毛细血管回流的形式从组织间隙代谢。分子在组织间隙中的传输是通过对流和扩散来实现的，这与其他生理参数有关，如毛细血管通透性、静水压和温度（Swabb et al.，1974；Kormano et al.，1976；Nugent and Jain，1984；Jain and Gerlowski，1986；Littleton et al.，1990）。正常肺中血管内和组织间隙的体积大致相等。因此，对比剂输送可在整个肺中产生均匀的背景灌注图像。除了少量再循环成分外，大部分对比剂都是通过肾脏排出。

3.1.2.2 良恶性病变

在恶性病变中，对比剂分布的时间进程与在正常肺组织的分布过程完全不同，并且其血管内和组织间隙内均表现出与上述病理改变相对应的明显变化。与良性病变相比，恶性病变的血供结构异常，因此对比剂进入恶性病变的血管内空间的流入量明显减少。

一般来说，原发性肺癌主要由支气管动脉供血，同时伴有不同程度的肺循环供血（Milne，1967，1976；Milne and Zerhouni，1987）。此外，最近的研究结果表明，肺循环供血和血液供应从肺毛细血管床向支气管动脉的转移可能是从原位腺癌向侵袭性腺癌的组织学变化的结果（Milne and Zerhouni，1987）。另外，在转移性肺病变中，肺循环的影响各不相同，在某些周围性转移灶中可达100%（Milne，1967，1976）。虽然肿瘤的支气管动脉直径和数量增加，使支气管血流增加20%～30%，但这仍不足以补偿正常肺循环供血的缺失（Milne，1967，1976）。此外，这些迂曲扩张的血管结构可能会导致相对的血流阻塞。

原发性恶性病变和良性病变的微血管结构也是不同的。一些调查人员（Zieliński and Kulig，1984；Zieliński et al.，1984）描述了8种不同的微血管模式，其中包括含有扩张段和窦状段密集交错的毛细血管床、曲张静脉和散布的静脉湖等。他们发现，边缘的血管最丰富，也注意到了异常血管模式中出现的其他结构变异，尽管这些特征取决于组织学亚型（Zieliński and Kulig，1984；Zieliński et al.，1984）。此外，恶性或良性病变中可用的血管内空间由于肺动脉系统的影响减小而受到损害，尽管支气管动脉的直径和数量增加，但是这只能补偿部分（Littleton et al.，1990）。

有人认为，恶性病变和良性病变中的血液流出是不同的。正常肺组织血管内血液流出主要通过肺静脉进行，但在恶性病变中，由于肺动脉减少或缺失，通过肺静脉的引流也相应减少。有迹象表明，支气管肺静脉可能在一定程度上通过肺静脉引流，但是在良性结节中，血液的流入和流出主要还是通过支气管循环实现，主要的静脉流出还是通过支气管静脉到达右心房。此外，在一些实验中观察到，恶性肿瘤有明显较大的组织间隙空间（Littleton et al.，1990）。有人认为，恶性或良性结节或肿瘤的组织间隙流出最重要的特征是淋巴外流几乎没有或显著减少。

由于血管内和间质空间的流动受阻模式，与正常肺组织相比，两种类型的结节或肿瘤中对比剂的滞留会更大（Littleton et al.，1990）。肺动脉血供的显著减少只有部分被支气管动脉系统的增加所补偿（Littleton et al.，1990）。同时，与正常肺组织相比，微循环的体积随着流速的降低而成比例地增加，而淋巴成分的缺乏和支气管静脉系统的相对阻塞又进一步阻碍了流出（Littleton et al.，1990）。这些特征进一步促进了对比剂的保留。

3.1.2.3 具有高、低生物学活性的炎性病变

对比剂在急性炎性病变区域的传输也与正常肺组织或恶性病变中的传输截然不同。急性炎症有3个主要特征：①血管直径的改变导致血流量增加；②微血管的结构变化使得血浆蛋白和白细胞流出血管；③白细胞从微循环外移，聚集在损伤部位（Cotan et al.，1999）。这些过程取决于炎症过程的阶段，并将使得血管血流量和通透性增加。

活动性感染性结节或病变的血管内空间缩小。大多数肺炎性病变研究过程中，在肺循环小动脉水平发现弥漫性血栓形成，这说明炎性过程实际上与肺动脉循环脱离。病理发现支气管动脉的直径和数量增加。此外，以前报道的急性肺炎和支气管扩张的研究已经发现肺血流减少或缺失，支气管动脉明显扩张和支气管肺吻合增加（Liebow et al.，1949；Wagner Jr et al.，1964；Deffebach et al.，1987；Littleton et al.，1990）。将对比剂注射到肺动脉中发现，在实变区域或结节中的小动脉水平上出现堵塞。空洞型结核的特征是腔壁周围的支气管动脉扩张，因此急性炎性结节中的微血管由源自支气管动脉系统的致密毛细血管网组成。肺动脉广泛血栓形成发生在疾病的早期阶段。支气管动脉还供应其他具有高水平生物活性的肉芽肿性病变，包括机化性肺炎，而由于广泛的血栓形成，肺循环不能供应炎性组织。结果显示，炎性结节或肉芽肿性结节，以及具有高和低水平生物活性的组织性肺炎，炎性组织根据其炎性活性从肺循环中接受不同的血供（Nugent and Jain，1984；Charan，1985；Littleton et al.，1990）。由于肺动脉循环的丧失，与正常肺相比，药物动力学变化导致炎症条件下血管内空间的体积显著减小。在大多数炎性病变情

况下，这种现象只能通过支气管血管数量和直径的增加得到部分补偿。在急性炎性结节和具有高水平生物活性的机化性肺炎中，对比剂在具有正常结构的相对直的血管流动，因此可能不会受到阻碍。

至于炎性结节或肉芽肿的组织间隙，包括具有高水平和低水平生物活性的机化性肺炎，基于对流和扩散至扩张淋巴管的间隙流量的增加以及淋巴流量的显著加速，增强了对比剂从组织间隙的清除（Littleton et al.，1990）。从组织间隙到血管内的快速扩散，同时由于支气管静脉和肺静脉之间吻合数量的增加，肺静脉和支气管静脉的流出增加。这意味着对于肺部的大多数炎性病变过程来说，血液滞留是不可能的，这一发现与基于对这些病变的高度血管性的观察得出的流行假设相反（Littleton et al.，1990）。充血是由支气管动脉系统引起的，但是这种血管反应不能补偿由肺动脉血流损失引起的血管内血容量的减少。此外，血管内和组织间隙的流动由于活跃的淋巴流动而增强加速，这在正常肺中是看不到的（Littleton et al.，1990）。因此，对比剂在炎性结节或肉芽肿（包括具有高水平和低水平生物活性的机化性肺炎）中的滞留近似于在正常肺中的滞留，这取决于炎性阶段以及肺和支气管循环状况。

3.2 非 UTE 的动态对比增强 CT 和动态对比增强 MRI

通过动态对比增强 CT 测量肺部病变的强化程度，能根据病变的血管分布、脉管特征、血流模式、微血管密度等方面的差异来鉴别良恶性病变（Swensen et al.，2000；Tateishi et al.，2002；Yi et al.，2004；Jeong et al.，2005；Cronin et al.，2008a，b；Ohno et al.，2008）。多项研究使用动态对比增强 CT 来区分恶性和良性结节，涵盖了小型和大型患者群体，这些研究报告的敏感性为 93% ～ 99%，特异性为 42% ～ 90%，准确率为 77% ～ 92%（Swensen et al.，2000；Yi et al.，2004；Jeong et al.，2005；Cronin et al.，2008a，b；Ohno et al.，2008）（表 13.3）。然而，可能是因为其辐射剂量相对较高，这种方法还没有得到广泛应用。

自从钆对比剂应用于临床以来，动态对比增强 MRI 一直被推荐用于鉴别良、恶性结节和肿瘤（Ohno et al.，2002，2008；Kim et al.，2004；Schaefer et al.，2004；Kono et al.，2007；Cronin et al.，2008a，b；Zou et al.，2008）。这些研究人员建议将动态对比增强 MRI 用于 2D、多平面 T1 加权序列或快速自回旋波序列，或用于各种类型的 2D、多平面或 3D T1 加权梯度回波序列，并可视地评估结节内的增强模式和（或）从信号强度 - 时间过程曲线确定的参数。这些曲线代表在屏气或重复屏气 8 min 时对比剂的首次通过、再循环和（或）清除（Ohno et al.，2002，2008；Kim et al.，2004；Schaefer et al.，2004；Kono et al.，2007；Cronin et al.，2008a，b；Zou et al.，2008）。基于这些发现和其他研究结果，2008 年的一项荟萃分析得出结论：动态对比增强 CT 以及使用各种序列的动态对比增强 MRI，包括 2D 或多平面 T1 加权自回旋波序列、快速自回旋波序列，各种类型的 2D、多平面或 3D T1 加权梯度回波序列，FDG-PET 和 ^{99m}Tc-depreotide SPECT，他们之间的诊断性能没有显著差异（Cronin et al.，2008a）。本研究总结了 45 项纳入标准的研究，其中 22 项使用 FDG-PET，10 项使用动态对比增强 CT，7 项使用 ^{99m}Tc-depreotide SPECT，6 项使用动态对比增强 MRI（Cronin et al.，2008a）。使用 FDG-PET 进行研究的敏感性、特异性、阳性预测值、阴性预测值、诊断优势比和观测者操作特性（receiver operating characteristic，ROC）曲线下的面积分别为 0.95（95% CI：0.93，0.98），0.82（95% CI：0.77，0.88），0.91（95% CI：0.88，0.93），0.90（95% CI：0.85，0.94），97.31（95% CI：6.26，188.37），0.94（95% CI：0.83，0.98）；对于动态对比增强 CT，它们分别是 0.93（95% CI：0.88，0.97），0.76（95% CI：0.68，0.97），0.80（95% CI：0.74，0.86），0.95（95% CI：0.93，0.98），39.91（95% CI：1.21，81.04），0.93（95% CI：0.81，0.97；对于 ^{99m}Tc-depreotide SPECT，分别是 0.95（95% CI：0.93，0.97），0.82（95% CI：0.78，0.85），0.90（95% CI：0.83，0.97），0.91（95% CI：0.84，0.98），84.50（95% CI：34.28，134.73），0.94（95% CI：0.83，0.98）；对于动态对比增强 MRI，分别是 0.94（95% CI：0.91，0.97），0.79（95% CI：0.73，0.86），0.86（95% CI：0.83，0.89），0.93（95% CI：0.90，0.96），60.59（95% CI：5.56，115.62），0.94（95% CI：0.83，0.98）（Cronin et al.，2008a）。这些发现表明，在常规临床实践中，用于鉴别恶性和良性病变的方法的诊断性能并没有显著差异（Cronin et al.，2008a）。

表 13.3 动态对比增强 CT、动态对比增强 MRI、动态首过对比增强灌注 ADCT 与 FDG-PET 或 PET/CT 诊断孤立性肺结节的比较

来源	案例数	方法	参数	SE (%)	SP (%)	AC (%)	PPV (%)	NPV (%)
Swensen et al., 2000	356	单排动态对比增强 CT	净增增强率	98	58	77	68	96
Ohno et al., 2002	58	使用 ≤ 2 ms UTE 3D 无序梯度回波 (3D 快速回波：3D FFE) 动态 MRI	最大相对增强率	100	75	91	88	100
			增强率斜率	100	85	95	93	100
Yi et al., 2004	131	4 排动态 MDCT	净增增强率	99	54	78	71	97
Kim et al., 2004	54	多层快速多平面扰相 GRE	信号强度增加的峰值百分比	100	76	85	72	100
		动态对比增强 CT	最大密度增量	89.5	68	76	63.0	91.3
			最大峰值	96	88	92	90	95
Schaefer et al., 2004	58	2D T1 加权同相 GRE	斜率	96	75	86	81	95
			流出量	52	100	75	100	65
Jeong et al., 2005	107	4 排或 16 排 MDCT	流入流出量	94~98	86~90	92	86~88	95~98
Zou et al., 2008	68	T1 加权快速自旋波序列	时间 – 信号强度曲线的最大斜率与时间 – 信号强度曲线第 4 分钟信号强度（修正）的增强	93	89	93	93	89
Cronin et al., 2008a	N/A（荟萃分析）	动态对比增强 CT	N/A	93	76	N/A	80	95
		动态对比增强 MRI	N/A	99	62	N/A	83	95
		FDG-PET	N/A	99	67	N/A	91	90
		99mTc-depreotide SPECT	N/A	98	61	N/A	80	96
Ohno et al., 2008	175	16 排动态 CT	最大增强量	93.4	42.0	80.7	83.0	67.7
			净增强量	93.4	52.0	83.2	85.5	72.2
			增强率斜率量	93.4	48.0	82.2	84.5	70.6
			最大相对增强率	96.0	54.0	85.6	86.4	81.8
			增强率斜率	96.0	64.0	88.1	89.0	84.2
		FDG-PET	最大标准摄取值 (SUV$_{max}$)	93.4	54.0	83.7	86.0	73.0

(续表)

来源	案例数	方法	参数	SE (%)	SP (%)	AC (%)	PPV (%)	NPV (%)
Li et al., 2010	77	64 排 MDCT	灌注量	91.3	86.4	88.2	93.3	82.6
			峰值增强强度	93.5	81.8	88.2	91.5	88.2
			血容量	93.5	90.9	92.6	95.6	92.6
Ohno et al., 2011a	50	动态首过对比增强灌注 ADCT	单输入最大斜率模型的灌流	98	79	90	86	96
			基于 Patlak 图模型的萃取率	88	82	86	86	84
			用 Patlak 图模型计算血容量	86	54	72	71	78
		FDG-PET/CT	SUV_{max}	91	52	74	71	81
Ohno et al., 2013	52	动态首过对比增强灌注 ADCT	基于双输入最大斜率模型的总灌注量	86.0	79.5	83.3	86.0	79.5
			基于双输入最大斜率模型的肺动脉灌注	70.2	76.9	72.9	81.6	63.8
			基于双输入最大斜率模型的体循环动脉灌注	80.7	53.8	69.8	71.9	65.6
			基于单输入最大斜率模型的灌注	64.9	69.2	66.7	75.5	57.4
		FDG-PET/CT	SUV_{max}	63.2	56.4	60.4	67.9	51.2
Ohno et al., 2015b	230	动态首过对比增强灌注 ADCT	基于双输入最大斜率模型的总灌注量	92	71	84	83	86
			基于双输入最大斜率模型的肺动脉灌注	90	26	65	66	63
			基于双输入最大斜率模型的体循环动脉灌注	89	26	65	65	61
			基于单输入最大斜率模型的结节灌注	91	28	67	66	67
		≤ 2 ms UTE 3D FFE 动态 MRI	最大相对增强率	92	49	76	74	81
			增强率斜率	93	49	76	74	82
		FDG-PET/CT	SUV_{max}	89	31	67	67	65

注：SE，敏感性；SP，特异性；AC，准确性；PPV，阳性预测值；NPV，阴性预测值。

综上所述，肺功能成像现在被认为是鉴别肺良恶性病变的一种有前景的新兴技术。接下来的内容将一起讨论在新的 CT 和 MRI 系统上进行的肺功能成像。

3.3 ≤ 2.0 ms 的 UTE 3D 动态首过对比增强 MRI

尽管已经使用 2D 或多平面 T1 加权自回旋波序列或快速自回旋波序列，或使用来自不同厂商的具有各种参数设置的 2D 或多平面 3D T1 加权梯度回波序列来执行动态 MRI，但是自 2002 以来，≤ 2.0 ms 的 UTE 3D 动态首过对比增强 MRI 已被证实有用并开始应用 (Ohno et al., 2002, 2008)。该方法还被用作 3D 动态首过灌注 MRI，不仅用于评估肺实质、肺结节或肿块灌注，还用于评估接受保守治疗的肺癌患者的治疗效果或复发情况 (Ohno et al., 2002, 2004b, c, 2005b, 2007c, d, 2008, 2010, 2012a)。

表 13.3 展示了所报道的 ≤ 2.0 ms 的 UTE 3D 动态首过对比增强 MRI 鉴别良恶性结节的能力。该技术于 2002 首次引入 (Ohno et al., 2002)，其诊断肺结节的敏感性为 100%，特异性为 75% ～ 85%，准确率为 91% ～ 95% (Ohnoet al., 2002)。

另一项研究直接比较了上述 MRI 技术、动态对比增强 CT 和 PET/CT 在肺结节诊断或治疗中的诊断性能 (Ohno et al., 2008)。此外，区分需要进一步干预治疗的肺结节 (恶性结节和具有高生物活性的良性结节) 和不需要进一步评估的肺结节 (具有低生物活性的良性结节) 可能比区分恶性结节和其他结节更重要。当采用可行性阈值进行结节诊断时，增强率斜率的特异性 (64.0%) 和准确性 (88.1%) 明显高于动态 CT (特异性：42% ～ 52%，$P < 0.05$；准确性：80.7% ～ 83.2%，$P < 0.05$)。此外，增强率斜率的准确性也明显高于 SUV_{max} (特异性：54%，$P < 0.05$；准确性：83.7%，$P < 0.05$) (Ohno et al., 2008)。当本研究采用可行性阈值进行结节管理时，增强率斜率的特异性 (82.1%) 和准确性 (93.6%) 显著高于动态 CT (特异性：43.6% ～ 48.7%，$P < 0.05$；准确性：84.2% ～ 85.6%，$P < 0.05$) 和 SUV_{max} (特异性：66.7%，$P < 0.05$；准确率：88.6%，$P < 0.05$) (Ohno et al., 2008)。因此，目前 ≤ 2.0 ms UTE 3D 动态首过对比增强灌注 MRI 被认为是该领域最有前途的方法之一 (图 13.5、图 13.6)。然而，随后的一项研究表明，在相同的条件下，定量评估动态首过对比增强灌注 ADCT 比使用上述 3D 动态对比增强灌注 MRI 方法进行半定量评估具有更好的潜力 (Ohno et al., 2015b)。因此，我们可以预期在不久的将来，进一步的技术改进将可以提高 MRI 指数定量评估的潜力，从而更准确地诊断和管理肺结节，类似于动态首过对比增强灌注 ADCT 可实现的诊断和管理。

3.4 采用多排和宽体探测器 CT 系统的动态首过对比增强灌注 CT

已经尝试使用具有 320 排探测器的宽体探测器 CT 系统的动态对比增强 CT 对肺结节和肿瘤进行定量评估，以解决各种临床问题 (Ohno et al., 2011a, 2013, 2015b; Yuan et al., 2013; Yabuuchi et al., 2018)。

尽管无论有没有螺旋扫描 (即穿梭扫描) 技术，64 排或更少排探测器的 CT 也可以用于动态首过对比增强灌注 CT 检查 (Ng et al., 2006a, 2006b, 2010; Tacelli et al., 2010, 2013; Li et al., 2010; Mandeville et al., 2012)，但只有 ADCT 系统被认为能够执行真正的动态首过灌注，因为该系统包含了广泛的范围，同时在没有螺旋扫描的情况下获得 16 cm 区域内的各向同性体积数据 (Ohno et al., 2011a, 2013, 2015b; Yuan et al., 2013; Yabuuchi et al., 2018)。因此，该方法可以通过连续动态扫描获得全器官灌注 CT 数据，而没有任何匹配错误，从而使得定性和 (或) 定量评估肺结节或肿瘤成为可能 (Ohno et al., 2011a, 2013, 2015b; Yuan et al., 2013; Yabuuchi et al., 2018)。

一些研究已经用 64 排或 320 排 CT 测试了肺结节的动态首过灌注 CT 效果，表 13.3 展示了它们的诊断性能 (Li et al., 2010; Ohno et al., 2011a, 2013, 2015b)，敏感性为 64.9% ～ 98%，特异性为 26% ～ 90.9%，准确性为 65% ～ 92.6% (Li et al., 2010; Ohno et al., 2011a, 2013, 2015b)。此外，少数研究直接比较了定量评估的动态首过对比增强 ADCT 与 PET/CT 的诊断性能 (Ohno et al., 2011a,

2013，2015b），并报告称通过单输入或双输入最大斜率模型定量评估结节灌注以及通过 Patlak 图模型提取分数的特异性和准确性显著优于通过 PET/CT 的 SUV_{max} 评估（Ohno et al.，2011a，2013）。

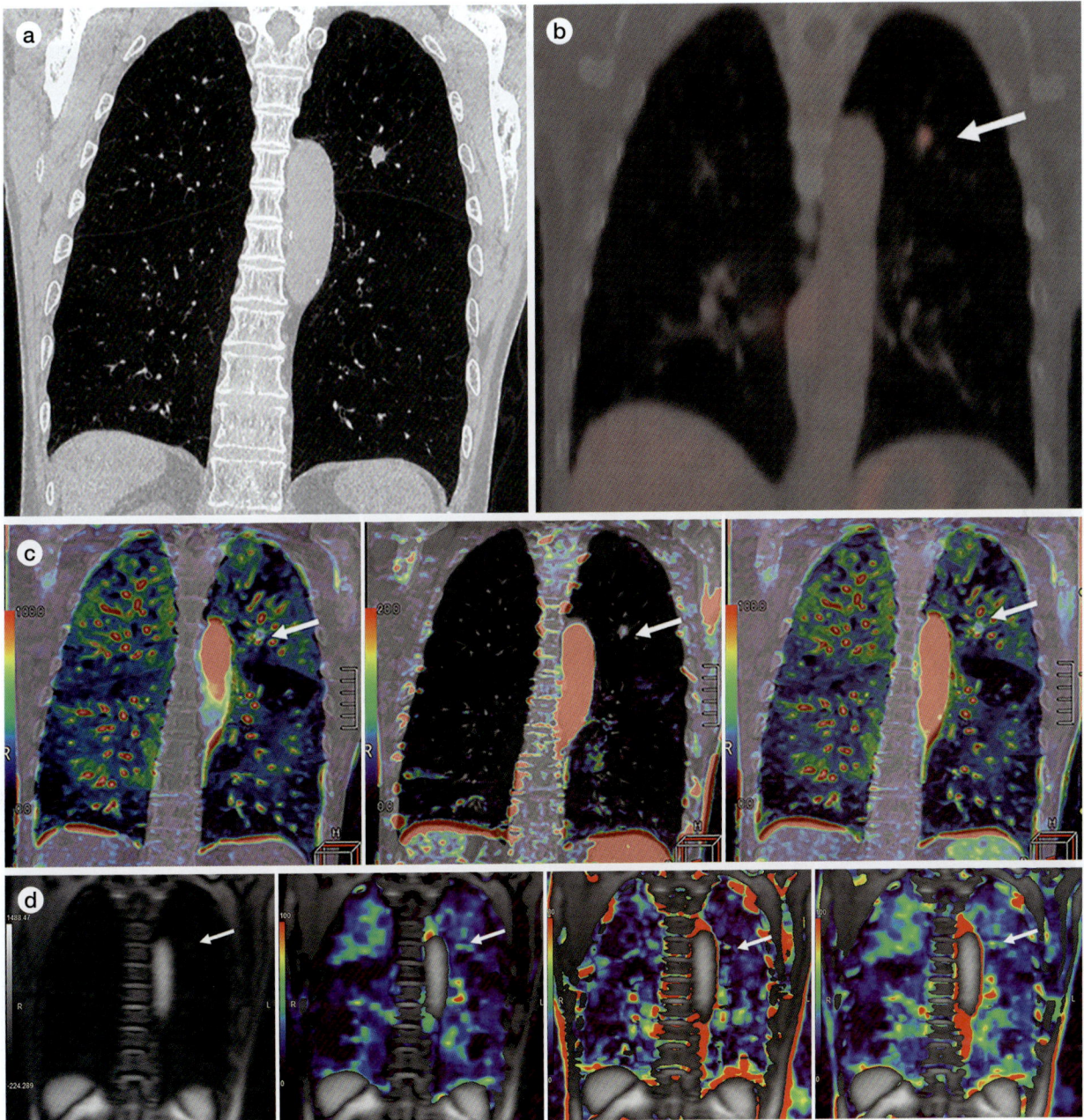

图 13.5　男，75 岁，浸润性腺癌患者：（a）薄层冠状 MPR 图像显示左肺上叶有一个结节（箭头）。结节最大直径为 10 mm。该结节被诊断为浸润性腺癌。（b）FDG-PET/CT 显示左肺上叶有一个结节（箭头）。SUV_{max} 为 2.3，考虑为良性结节，如机化性肺炎。此例为 PET/CT 假阴性病例。（c）左至右为双输入最大斜率法动态首过对比增强灌注生成的肺动脉灌注图、体动脉灌注图和总灌注图：每个灌注参数图上结节（箭头）的灌注参数如下，肺动脉灌注为 32 mL/（100 mL·min）、体动脉灌注为 10 mL/（100 mL·min），总灌注为 42 mL/（100 mL·min）。经各灌注图参数评估，认为该结节为恶性结节，并确定为真阳性。（d）从左至右为双输入最大斜率法分析 0 s 原始 MRI 图像和 UTE 3D 动态首过对比增强灌注 MRI 图像所生成的肺动脉、体动脉和总灌注图：各灌注参数图上结节（箭头）的各项灌注参数如下，肺动脉灌注为 32 mL/（100 mL·min）、体动脉灌注为 18 mL/（100 mL·min）、总灌注为 50 mL/（100 mL·min），该病例在每一次灌注图参数评估中均被认为是恶性结节，在每一次灌注评估中均被确定为真阳性

最近，一项研究比较了动态首过对比增强灌注 ADCT、≤ 2.0 ms 的 UTE 动态对比增强 MRI 和 PET/CT，结果表明在这种情况下，动态首过对比增强 ADCT 比 PET/CT 更有用，并且在一定程度上略优于 ≤ 2.0 ms UTE 动态对比增强 MRI（Ohno et al.，2015b）（图 13.5、图 13.6）。将双输入最大斜率法获得

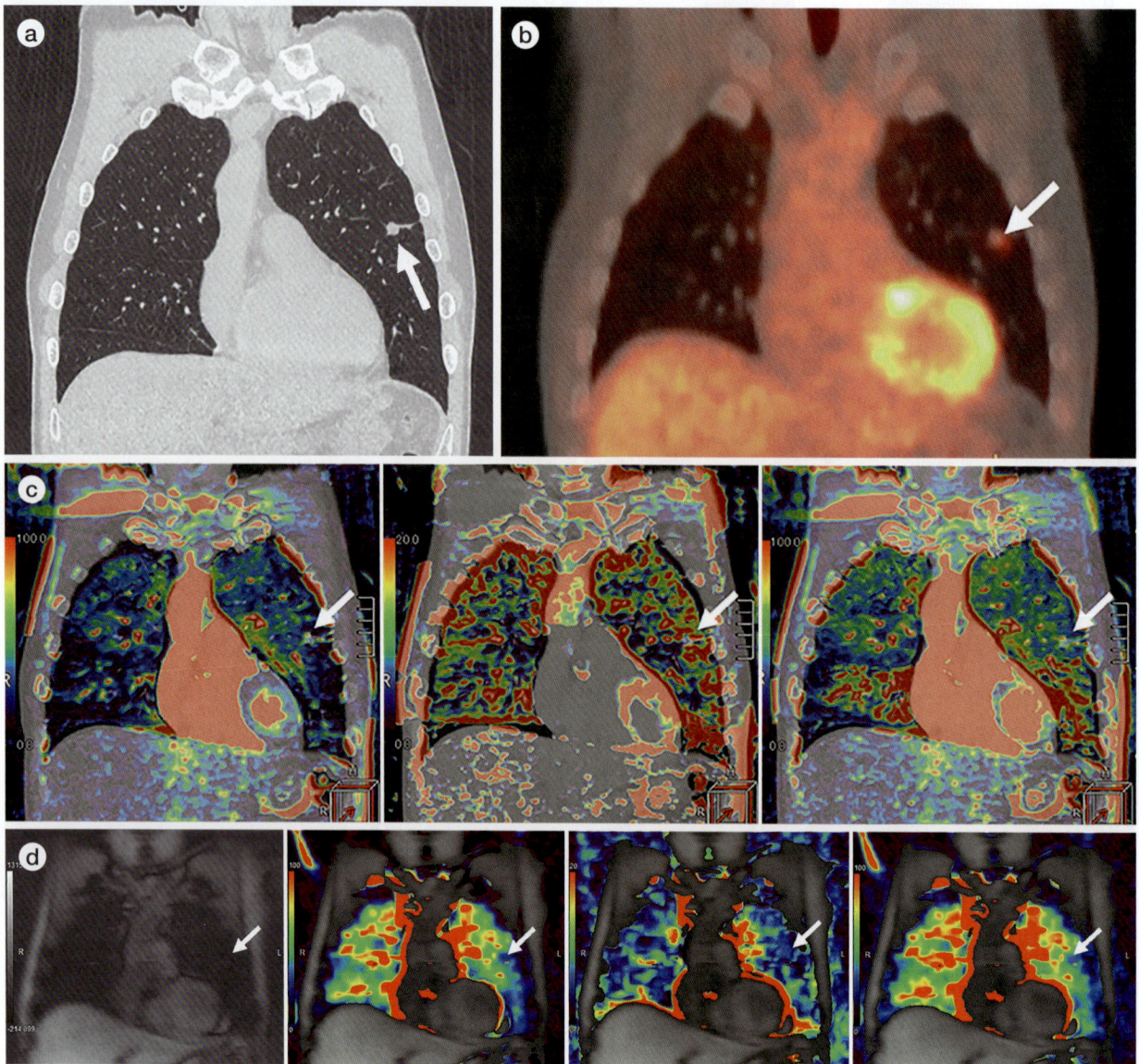

图 13.6　男，73 岁，患有机化性肺炎：（a）薄层冠状 MPR 图像显示左肺上叶有一个合并胸膜牵拉的结节（箭头）。结节最大直径为 10 mm。诊断为浸润性腺癌。（b）FDG-PET/CT 显示左肺上叶有一个结节（箭头）。SUV_{max} 判定为 3.0，考虑为恶性结节。此例为 PET/CT 假阴性病例。（c）从左到右为双输入最大斜率法分析的动态首过对比增强灌注 ADCT 生成的肺动脉灌注图、体动脉灌注图和总灌注图：每个灌注参数图上的结节（箭头）各灌注参数如下，肺动脉灌注为 19 mL/（100 mL·min）、体动脉灌注为 6 mL/（100 mL·min）、总灌注为 25 mL/（100 mL·min）。尽管在肺动脉灌注图显示为恶性结节，但在体动脉灌注图和全灌注图上，该结节被认为是良性结节。虽然肺动脉灌注图评估为假阳性，但体动脉灌注图和全灌注图评估为真阴性。（d）从左到右为双输入最大斜率法分析 0 s 原始 MRI 图像和 UTE 动态首过对比增强灌注 MRI 图像所生成的肺动脉灌注图、体动脉灌注图和总灌注图：各灌注图结节（箭头）的各项灌注参数如下，肺动脉灌注为 13 mL/（100 mL·min）、体动脉灌注为 5 mL/（100 mL·min）、总灌注为 18 mL/（100 mL·min）。尽管肺动脉灌注图显示为恶性结节，但在体动脉和全灌注图上，该结节被认为是良性结节。虽然肺动脉灌注图评估为假阳性，但该病例在体动脉和总灌注图评估中被确定为真阴性

的区域 CT 指数用于良恶性肺结节的鉴别时，发现动态首过增强 ADCT 获得的总灌注的特异性和（或）准确性明显高于其他动态首过增强 MRI 指数和 SUV_{max}（$P < 0.05$）。此外，动态 MRI 指标与其他指标的比较显示，动态 MRI 指标的特异性和准确性均明显优于 SUV_{max} 和除总灌注量外的其他 ADCT 指标（$P < 0.05$）（Ohno et al.，2015b）。另外，比较鉴别需要积极干预治疗的结节与仅需要随访检查的结节的能力，其特异性和（或）准确性或总灌注明显好于其他（$P < 0.05$）。此外，动态 MRI 指数与 SUV_{max} 的比较表明，两种动态 MRI 指数的特异性和准确性均明显优于 SUV_{max}（$P < 0.05$）（Ohno et al.，2015b）。因此，动态首过对比增强灌注 ADCT 可能是鉴别良恶性肺结节以及区分需要进一步干预治疗的结节与不需要进一步评估的结节的最准确和临床上最实用的方法。

动态首过对比增强灌注 ADCT 除了用于鉴别良恶性肺结节外，还用于鉴别转移性和非转移性淋巴结以及非小细胞肺癌患者的 N 期评估（Ohno et al.，2017b）。全身动脉灌注（$A_z = 0.89$），通透性表面（$A_z = 0.78$）和最大通气量（$A_z = 0.85$）的 ROC 曲线下面积（area under the curve）值明显大于总灌注（$A_z = 0.70$，$P < 0.05$）和分布体积（$A_z = 0.55$，$P < 0.05$）的 A_z 值（Ohno et al.，2017b）。每项指标的 N 期评估和最终诊断之间的比较表明，使用双输入最大斜率模型计算的全身动脉灌注的一致性是显著的（$\kappa = 0.70$，$P < 0.000\,1$），而对 SUV_{max} 的一致性是中等的（$\kappa = 0.60$，$P < 0.000\,1$）（Ohno et al.，2017b）。在良恶性病变的鉴别方面，首过动态对比增强灌注 ADCT 与 FDG-PET/CT 在非小细胞肺癌患者淋巴结转移与否的鉴别和 N 分期评估方面具有同等的价值。此外，上述临床问题被认为是肺结节或肿块和非小细胞肺癌患者进行肺功能成像的有用指征。

4 肺癌患者保守治疗后疗效预测

肿瘤学领域治疗反应的标准评估是基于实体肿瘤的反应评估标准（response evaluation criteria in solid tumors，RECIST），该标准在 CT 上评估肿瘤大小的变化（Eisenhauer et al.，2009）。正如先前报道的 FDG-PET/CT，一些研究报道灌注 CT 是监测和评估肺癌患者的早期反应或预测化疗后预后的一种有前景的方法（Ng et al.，2006a，b，2010；Tacelli et al.，2010，2013；Ohno et al.，2016b，2017a；Yabuuchi et al.，2018）。

此外，有人提出，动态对比增强 MRI [包括灌注 MRI 和弥散加权成像（diffusion weighted imaging，DWI）] 被认为是预测或评估胸部肿瘤患者治疗反应的有效方法（Ohno et al.，2005b，2012b；Giesel et al.，2006，2008；de Langen et al.，2011；Yabuuchi et al.，2011）。进一步研究表明，使用灌注成像技术的动态对比增强灌注 CT 和对比增强 MRI 是评估肿瘤血管生成的有效方法（Ohno et al.，2014，2015a，2018a，b），因此推测该技术提供的定量和（或）半定量参数可用于预测腺癌的预后（Ohno et al.，2004c）和肺癌患者保守治疗后的治疗反应和复发（Ohno et al.，2005b，2016b，2017a；Yabuuchi et al.，2018）。

4.1 ≤ 2.0 ms 的 UTE 动态对比增强 MRI

尽管动态对比增强 MRI 主要用于预测肿瘤患者接受各种保守治疗的效果（Ohno et al.，2005b；Giesel et al.，2006，2008；de Langen et al.，2011），但一些研究人员出于同样的临床目的，使用这项技术评估肺癌患者的治疗效果和复发情况（Ohno et al.，2005b；de Langen et al.，2011）（表 13.4）。此外，为了检验该技术在肺功能成像中的适用性，相关人员进行了一项研究以评估 UTE 动态首过对比增强 MRI 在预测接受保守治疗的肺癌患者复发中的效用（Ohno et al.，2005b）（图 13.7）。共 114 例非小细胞肺癌患者在化疗后接受动态首过对比增强 MRI，计算动态 MR 指数以预测非小细胞肺癌患者的复发情况。研究结果表明，局部对照组的最大相对增强比和增强斜率明显低于局部失败组（$P < 0.05$）。

以 0.08/s 作为增强斜率的阈值，两组鉴别诊断的敏感度和特异度分别为 90.9% 和 91.3%。当用增强斜率来评估治疗后的预后时，增强斜率 ≤ 为 0.08/s 组的平均生存期明显长于增强斜率 > 0.08/s 组（$P < 0.000\,1$）。因此，使用 3D 动态首过对比增强灌注 MRI 的动态首过对比增强 MRI 对化疗后的非小细胞肺癌患者有潜在的预测价值，但还有待进一步评估它的临床意义。

表 13.4 动态增强灌注 MRI 和 CT 对肺癌患者复发和疗效的预测能力

来源	案例数	方法	参数	应答者和无应答者的区别			无病（或无进展）生存期（平均值±标准差，月）		总生存期（平均值±标准差，月）	
				SE (%)	SP (%)	AC (%)	应答者	无应答者	应答者	无应答者
Ohno et al., 2005a	114	UTE 3D FFE 动态首过对比增强 MRI	最大相对增强率	54.5	91.3	84.2	N/A	N/A	N/A	N/A
			增强斜率	90.9	91.3	91.2	N/A	N/A	26.1±2.0	14.8±1.2
de Langen et al., 2011	44	不同翻转角的 3D T1加权梯度回波动态 MRI	肿瘤 K^{trans} 分布的非均匀性 (K^{trans} SD)	N/A	N/A	N/A	7.0	2.3	N/A	N/A
		H$_2$^{15}O-PET	灌注				12.5	2.9		
		FDG-PET	SUV$_{max}$				9.7	2.8		
Ohno et al., 2016b	66	动态首过对比增强灌注 ADCT	基于双输入最大斜率模型的总灌注	88.2	84.4	86.4	15.6±0.8	10.4±1.1	25.3±1.2	18.7±1.4
			基于双输入最大斜率模型的肺动脉灌注	41.2	96.9	68.2	13.2±0.9	12.7±0.9	24.6±1.7	22.8±1.5
			基于双输入最大斜率模型的体循环动脉灌注	79.4	80.6	78.8	15.2±0.9	11.0±1.1	24.6±1.3	22.0±2.0
			基于单输入最大斜率模型的灌注	41.2	96.9	68.2	13.6±0.9	12.8±0.9	23.8±1.8	23.2±1.5
			用 Patlak 图模型计算分配容量	94.1	68.8	81.8	14.5±0.8	10.7±1.5	24.1±1.3	19.6±1.7
Ohno et al., 2017a	53	动态首过对比增强灌注 ADCT	基于双输入最大斜率模型的总灌注	80	71.4	80	18.4±1.5	9.3±0.8	36.6±2.7	23.3±2.9
			基于双输入最大斜率模型的肺动脉灌注	66	67.9	70.4	N/A	N/A	N/A	N/A
			基于单输入最大斜率模型的体循环动脉灌注	88	78.6	88	20.3±1.4	8.8±0.7	38.8±3.5	25.8±2.2
			基于单输入最大斜率模型的灌注	40	85.7	82.8	N/A	N/A	N/A	N/A
		PET/CT	SUV$_{max}$	92	67.9	90.5	18.8±1.4	9.0±0.8	35.0±2.3	27.5±2.6

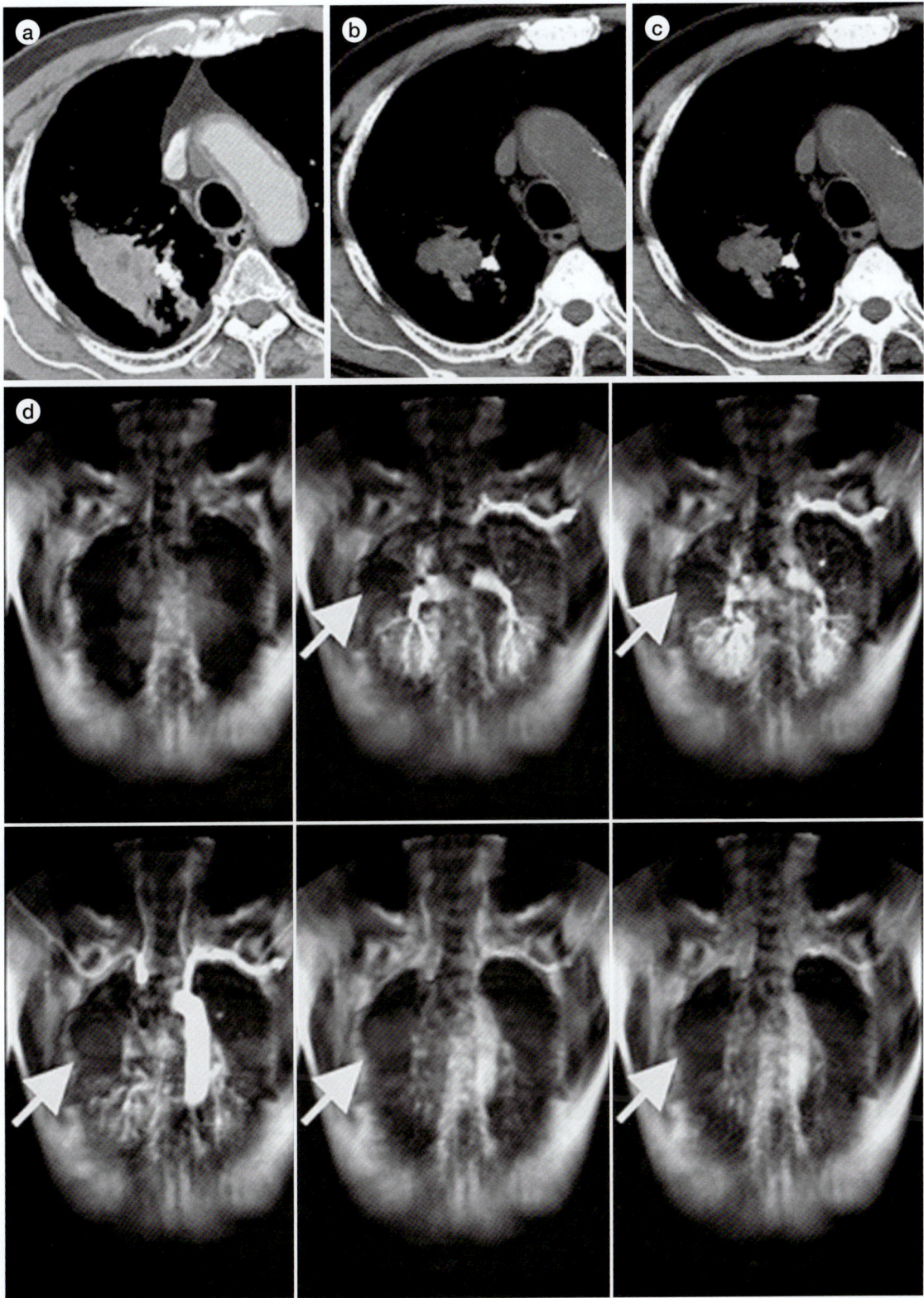

图 13.7　男，68 岁，腺癌患者（$T_2N_2M_0$，ⅢA）（此图经许可引自 Ohno et al.，2005b）。（a）治疗前胸部 CT 显示右肺有一个肿块伴钙化。肿块最大直径为 4.5 cm。（b）治疗后胸部 CT 显示肿块最大直径为 3.5 cm，疗效按 WHO 标准判定为无变化。（c）治疗后 60 个月的胸部 CT 显示原发灶无复发。60 个月后随访检查未见远处转移。因此，这名患者被分配到局部对照组。患者生存期为 65 个月。（d）动态 MRI（第一行左至右：$t=0\,s$；$t=4.4\,s$；$t=6.6\,s$；第二行：$t=8.8\,s$，$t=9.9\,s$，$t=16.5\,s$）：肿瘤（箭头）表现为肺循环期灌注缺损，体循环期肿瘤强化不明显。最大相对增强率为 0.15，增强斜率为 0.019/s，该患者被分为评估为局部对照组

4.2 动态首过对比增强灌注 CT 和 ADCT

近来，通过灌注软件分析的动态对比增强 CT 被推荐用于定量评估或预测接受化疗或放化疗的非小细胞肺癌患者的治疗反应（Ng et al.，2006a，b，2010；Tacelli et al.，2010，2013）。然而，这一过程的时间分辨率可能不适合在 CT 上定量评估肿瘤灌注，因为研究表明，可以使用 2000 年引入的定量灌注分析模型来评估真实的肺灌注，该模型使用了具有更高时间分辨率和更清晰的对比剂注射剂量的电子束 CT（Schoepf et al.，2000）。自 2011 年以来，这些进展已使动态首过对比增强灌注 ADCT 检查在临床应用成为可能（Ohno et al.，2011a，2013，2015a，2016b，2017a，b；Yabuuchi et al.，2018）。该技术可以减少辐射剂量，同时保证非小细胞肺癌患者定量灌注矩阵评估准确性（Ohno et al.，2016c）。这使得近来一些研究人员报告，称对非小细胞肺癌患者保守治疗的治疗效果进行定量预测的研究取得成功（Ohno et al.，2016b，2017a；Yabuuchi et al.，2018）（表 13.4、图 13.8）。

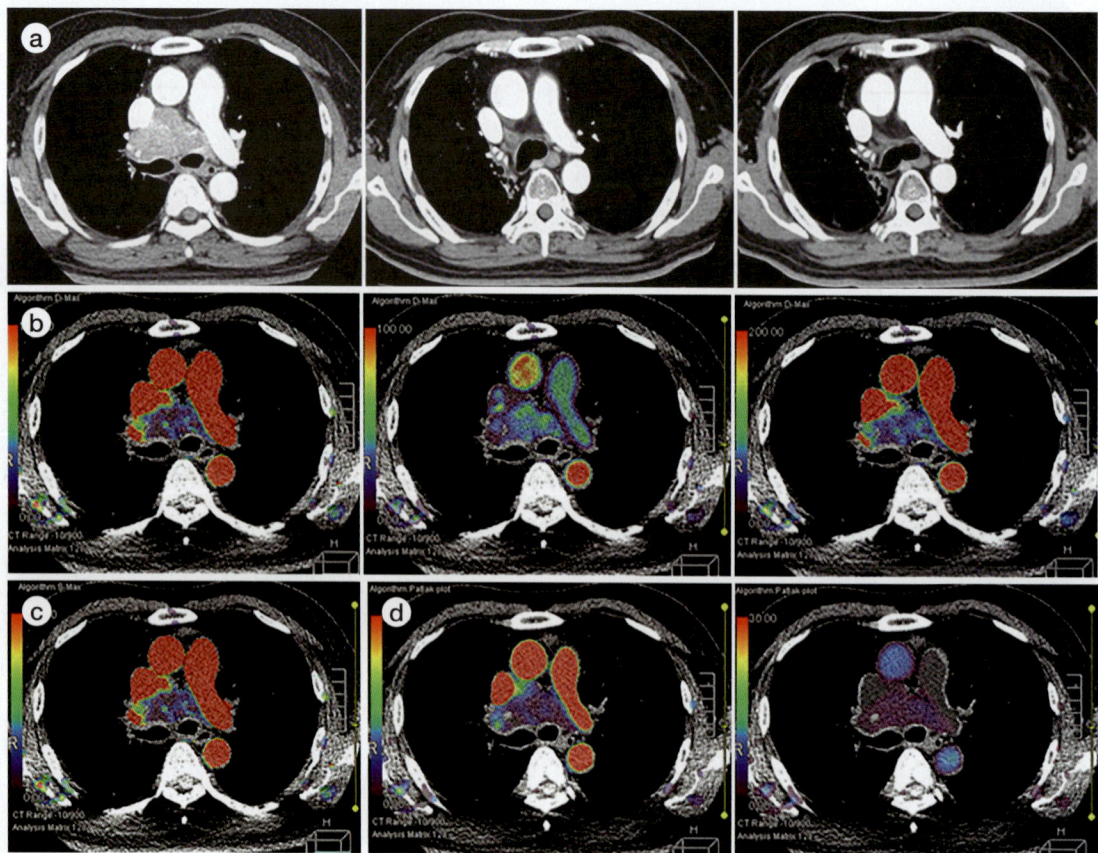

图 13.8 来自《欧洲放射学杂志》（*European Journal of Radiology*，EJR）的放化疗后肺癌的灌注 CT 和 PET/CT。1 岁男性鳞癌患者，接受放化疗，评估为 PR。无进展和总生存期分别为 24 个月和 32 个月（此图经许可来自 Ohno et al.，2017a）。（a）增强 CT（左到右：CT 图像在治疗前、治疗后和治疗后 24 个月获得）显示纵隔肺癌。此患者被实体肿瘤临床疗效评估标准 1.1（response evaluation criteria in solid tumors 1.1，RECIST 1.1）评估为 PR。（b）用双输入最大斜率法评估的动态首过对比增强灌注 ADCT 为同一靶区病变提供了灌注图（从左到右：肺动脉灌注图、体动脉灌注图和总灌注图）。肺动脉灌注 19.9 mL/（100 mL·min）、体动脉灌注 40.1 mL/（100 mL·min）、总灌注 61.1 mL/（100 mL·min）。此患者在 CR+PR 组中每项指标均被评估为 RECIST 应答，且为真阳性。（c）用单输入最大斜率法评估的动态首过对比增强灌注 ADCT 提供了同一靶区的灌注图。灌注评估为 29.3 mL/（100 mL·min），在 CR+PR 组中，患者被归类为 RECIST 应答。根据灌注情况，此患者被评估为真阳性。（d）用 Patlak 图方法评估的动态首过对比增强灌注 ADCT 为同一靶点病变提供了灌注图（从左到右：渗透性表面图的分布体积）。测定分布体积为 4.2 mL/100 mL，渗透面为 3.2 mL/（100 mL·min）。（e）PET/CT 显示 FDG 摄取较高，SUV_{max} 为 3.0。此病例在 CR+PR 组中被评估为 RECIST 应答，并被评估为真阳性

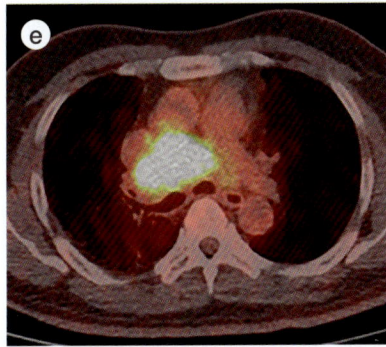

图 13.8（续） CR: 完全缓解；PR: 部分缓解；CR+PR: 对治疗有显著反应的患者

一项研究（Ohno et al., 2017a）描述了在该设置中使用的适当数学模型。这项研究对象为 53 名连续接受放化疗的ⅢB 期非小细胞肺癌患者，他们均接受了动态首过对比增强灌注 ADCT 检查。对每个靶区，用双输入最大斜率法计算肺动脉和体动脉的灌注及总灌注，用 Patlak 图法计算渗透面和分布体积，用单输入最大斜率法计算肿瘤的灌注。此外，每位患者还接受了 PET/CT 检查，以评估同一病灶的 SUV_{max}。然后进行逐步回归分析，其结果显示治疗效果（$r^2 = 0.63$，$P = 0.01$）受以下 3 个因素的影响，按影响大小排列：全身动脉灌注、总灌注和 SUV_{max}。此外，卡普兰－梅尔（Kaplan-Meier）分析表明，根据体动脉灌注（$P = 0.008$）和 SUV_{max}（$P = 0.03$）的可行阈值确定的应答组和无应答组的平均无进展生存期有显著差异。以总灌注（$P = 0.003$）和全身动脉灌注（$P = 0.04$）的可行阈值确定的应答组和无应答组的平均总存活率也有显著差异。进一步研究表明，动态首过对比增强灌注 ADCT 和 PET/CT 可用于预测非小细胞肺癌患者化疗后的疗效。此外，在这种情况下，双输入最大斜率模型比单输入最大斜率或 Patlak 图模型更适合于肿瘤灌注的评估（Ohno et al., 2016b, 2017a）。

与上述研究不同的是，Yabuuchi 等（Yabuuchi et al., 2018）使用相同的 CT 技术和相同的数学方法，比较了非小细胞肺癌患者接受贝伐单抗治疗、不含贝伐单抗的双药铂类药物治疗以及其他非贝伐单抗治疗组对治疗效果的早期预测能力。在这项研究中，66 名接受化疗的Ⅲ期或Ⅳ期非小细胞肺癌患者入选。患者分为 3 组：接受贝伐单抗化疗的患者（$n = 20$），不含贝伐单抗的双药铂类药物治疗组（$n = 25$），以及其他非贝伐单抗治疗组（$n = 21$）。用双输入最大斜率模型计算治疗前肿瘤的肺动脉灌注和支气管动脉灌注，并进行统计学分析。贝伐单抗治疗 2 个疗程后，治疗前支气管动脉灌注与治疗后肿瘤缩小率独立相关（$P = 0.006$）。治疗前支气管动脉灌注与高累积死亡风险（$P = 0.006$）和化疗后疾病进展（$P = 0.015$）显著相关。治疗前肺动脉灌注和临床参数被确定为对 3 个治疗组的疗效或预后无显著预测作用。研究人员认为，通过双输入灌注 CT 获得的治疗前支气管动脉灌注似乎是一种有潜力的方法，可以加强对非小细胞肺癌患者贝伐单抗化疗疗效的预测（Yabuuchi et al., 2018）。

综合上述研究结果，定量评估动态对比增强灌注 ADCT 可作为一项新的预测非小细胞肺癌患者保守治疗后疗效和复发的放射学和功能学方法。此外，CT 系统、对比剂注射方案和分析软件在临床应用方面的进一步改进有望在不久的将来为临床医生提供更准确地评估肺癌患者治疗情况的工具。

5 结论

自 20 世纪 90 年代中期以来，肺功能成像方法已得到了开发、测试并证明其临床意义，主要用于慢性阻塞性肺疾病、气道疾病和肺血管疾病。肺癌成像主要通过薄层 CT 的形态学评估和 FDG-PET 或 PET/CT 的葡萄糖代谢评估来进行。SPECT 和 SPECT/CT 作为目前唯一使用平面成像的核医学灌注研究，在肺癌患者的功能评估中发挥了重要作用。在过去几十里，CT 和 MRI 的发展使得可以应用多种用于肺癌患者的功能成像方法来解决一些临床问题。一些研究人员目前正致力于促进肺功能成像的进一步发展，不仅通过 CT，还包括 MRI 和采用新 PET 示踪剂的核医学研究。这种进展进一步证明了这些方法的临床相关性，并改善肺癌患者的管理。

译者：王联芙，汪玲，李强

参考文献

Beckles MA, Spiro SG, Colice GL, Rudd RM, American College of Chest Physicians (2003) The physiologic evaluation of patients with lung cancer being considered for resectional surgery. Chest 123(1 Suppl):105S–114S.

Bohlsen D, Talakic E, Fritz GA, Quehenberger F, Tillich M, Schoellnast H (2016) First pass dual input volume CT-perfusion of lung lesions: The influence of the CTvalue range settings on the perfusion values of benign and malignant entities. Eur J Radiol 85(6):1109–1114.

Bolliger CT, Jordan P, Solèr M, Stulz P, Grädel E, Skarvan K, Elsasser S, Gonon M, Wyser C, Tamm M et al (1995) Exercise capacity as a predictor of postoperative complications in lung resection candidates. Am J Respir Crit Care Med 151(5):1472–1480.

Bolliger CT, Jordan P, Solèr M, Stulz P, Tamm M, Wyser C, Gonon M, Perruchoud AP (1996) Pulmonary function and exercise capacity after lung resection. Eur Respir J 9(3):415–421.

Bolliger CT, Gückel C, Engel H, Stöhr S, Wyser CP, Schoetzau A, Habicht J, Solèr M, Tamm M, Perruchoud AP (2002) Prediction of functional reserves after lung resection: comparison between quantitative computed tomography, scintigraphy, and anatomy. Respiration 69(6):482–489.

British Thoracic Society; Society of Cardiothoracic Surgeons of Great Britain and Ireland Working Party (2001) BTS guidelines: guidelines on the selection of patients with lung cancer for surgery. Thorax 56(2):89–108.

Brunelli A, Charloux A, Bolliger CT, Rocco G, Sculier JP, Varela G, Licker M, Ferguson MK, Faivre-Finn C, Huber RM, Clini EM, Win T, De Ruysscher D, Goldman L, European Respiratory Society and European Society of Thoracic Surgeons Joint Task Force on Fitness for Radical Therapy (2009) ERS/ESTS clinical guidelines on fitness for radical therapy in lung cancer patients (surgery and chemo-radiotherapy). Eur Respir J 34(1):17–41.

Brunelli A, Kim AW, Berger KI, Addrizzo-Harris DJ (2013) Physiologic evaluation of the patient with lung cancer being considered for resectional surgery: Diagnosis and management of lung cancer, 3rd ed: American College of Chest Physicians evidence-based clinical practice guidelines. Chest 143(5 Suppl):e166S–e190S.

Chae EJ, Song JW, Seo JB, Krauss B, Jang YM, Song KS (2008) Clinical utility of dual-energy CT in the evaluation of solitary pulmonary nodules: initial experience. Radiology 249(2):671–681.

Chae EJ, Song JW, Krauss B, Song KS, Lee CW, Lee HJ, Seo JB (2010) Dual-energy computed tomography characterization of solitary pulmonary nodules. J Thorac Imaging 25(4):301–310.

Chae EJ, Kim N, Seo JB, Park JY, Song JW, Lee HJ, Hwang HJ, Lim C, Chang YJ, Kim YH (2013) Prediction of postoperative lung function in patients undergoing lung resection: dual-energy perfusion computed tomography versus perfusion scintigraphy. Investig Radiol 48(8):622–627.

Charan NB, Turk GM, Dhand R (1985) The role of bronchial circulation in lung abscess. Am Rev Respir Dis 131(1):121–124.

Charloux A, Brunelli A, Bolliger CT, Rocco G, Sculier JP, Varela G, Licker M, Ferguson MK, Faivre-Finn C, Huber RM, Clini EM, Win T, De Ruysscher D, Goldman L, European Respiratory Society and European Society of Thoracic Surgeons Joint Task Force on Fitness for Radical Therapy (2009) Lung function evaluation before surgery in lung cancer patients: how are recent advances put into practice? A survey among members of the European Society of Thoracic Surgeons (ESTS) and of the Thoracic Oncology Section of the European Respiratory Society (ERS). Interact Cardiovasc Thorac Surg 9(6):925–931.

Chiro GD, Brooks RA, Kessler RM, Johnston GS, Jones AE, Herdt JR, Sheridan WT (1979) Tissue signatures with dual-energy computed tomography. Radiology 131(2):521–523.

Ciliberto M, Kishida Y, Seki S, Yoshikawa T, Ohno Y (2018) Update of MR Imaging for Evaluation of Lung Cancer. Radiol Clin N Am 56(3):437–469.

Colice GL, Shafazand S, Griffin JP, Keenan R, Bolliger CT, American College of Chest Physicians (2007) Physiologic evaluation of the patient with lung cancer being considered for resectional surgery: ACCP evidenced-based clinical practice guidelines (2nd edition). Chest 132(3 Suppl):161S–177S.

Cotan RS, Kumar V, Collins TC (1999) Acute and chronic inflammation. In: Cotran RS, Kumar V, Collins T, Robbins SL (eds) Robbins pathologic basis of disease, 6th edn. Saunders, Philadelphia, PA, pp 50–88.

Cronin P, Dwamena BA, Kelly AM, Carlos RC (2008a) Solitary pulmonary nodules: meta-analytic comparison of cross-sectional imaging modalities for diagnosis of malignancy. Radiology 246(3):772–782.

Cronin P, Dwamena BA, Kelly AM, Bernstein SJ, Carlos RC (2008b) Solitary pulmonary nodules and masses: a meta-analysis of the diagnostic utility of alternative imaging tests. Eur Radiol 18(9):1840–1856.

David EA, Marshall MB (2012) Physiologic evaluation of lung resection candidates. Thorac Surg Clin 22(1):47–54.

Dean PB, Niemi P, Kivisaari L, Kormano M (1988) Comparative pharmacokinetics of gadolinium DTPA and gadolinium chloride. Investig Radiol 23(Suppl 1):S258–S260.

Deffebach ME, Lakshminarayan S, Kirk W, Butler J (1987) Bronchial circulation and cyclooxygenase products in acute lung injury. J Appl Physiol (1985) 63(3):1083–1088.

Delorme S, Knopp MV (1998) Non-invasive vascular imaging: assessing tumour vascularity. Eur Radiol 18(4):517–527.

Dvorak HF, Brown LF, Detmar M, Dvorak AM (1995) Vascular permeability factor/vascular endothelial growth factor, microvascular hyperpermeability, and angiogenesis. Am J Pathol 146(5):1029–1039.

Eisenhauer EA, Therasse P, Bogaerts J, Schwartz LH, Sargent D, Ford R, Dancey J, Arbuck S, Gwyther S, Mooney M, Rubinstein L, Shankar L, Dodd L, Kaplan R, Lacombe D, Verweij J (2009) New response evaluation criteria in solid tumours: revised RECIST guideline (version 1.1). Eur J Cancer 45(2):228–247.

Flohr TG, McCollough CH, Bruder H, Petersilka M, Gruber K, Süss C, Grasruck M, Stierstorfer K, Krauss B, Raupach R, Primak AN, Küttner A, Achenbach S, Becker C, Kopp A, Ohnesorge BM (2006) First performance evaluation of a dual-source CT (DSCT) system. Eur Radiol 16(2):256–266.

Folkman J (1992) The role of angiogenesis in tumor growth. Semin Cancer Biol 3(2):65–71.

Fontanini G, Vignati S, Boldrini L, Chinè S, Silvestri V, Lucchi M, Mussi A, Angeletti CA, Bevilacqua G (1997) Vascular endothelial growth factor is associated with neovascularization and influences progression of non-small cell lung carcinoma. Clin Cancer Res 3(6):861–865.

Frouge C, Guinebretière JM, Contesso G, Di Paola R, Bléry M (1994) Correlation between contrast enhancement in dynamic magnetic resonance imaging of the breast and tumor angiogenesis. Investig Radiol 29(12):1043–1049.

Fujimoto K, Abe T, Müller NL, Terasaki H, Kato S, Sadohara J, Kono R, Edamitsu O, Ishitake T, Hayashi A, Rikimaru T, Hayabuchi N (2003) Small peripheral pulmonary carcinomas evaluated with dynamic MR imaging: correlation with tumor vascularity and prognosis. Radiology 227(3):786–793.

Genant HK, Boyd D (1977) Quantitative bone mineral analysis using dual energy computed tomography. Investig Radiol 12(6):545–551.

Giesel FL, Bischoff H, von Tengg-Kobligk H, Weber MA, Zechmann CM, Kauczor HU, Knopp MV (2006) Dynamic contrast-enhanced MRI of malignant pleural mesothelioma: a feasibility study of noninvasive assessment, therapeutic follow-up, and possible predictor of improved outcome. Chest 129(6):1570–1576.

Giesel FL, Choyke PL, Mehndiratta A, Zechmann CM, von Tengg-Kobligk H, Kayser K, Bischoff H, Hintze C, Delorme S, Weber MA, Essig M, Kauczor HU, Knopp MV (2008) Pharmacokinetic analysis of malignant pleural mesothelioma-initial results of tumor microcirculation and its correlation to microvessel density (CD-34). Acad Radiol 15(5):563–570.

Giordano A, Calcagni ML, Meduri G, Valente S, Galli G (1997) Perfusion lung scintigraphy for the prediction of postlobectomy residual pulmonary function. Chest 111(6):1542–1547.

Han H, Silverman JF, Santucci TS, Macherey RS, d'Amato TA, Tung MY, Weyant RJ, Landreneau RJ (2001) Vascular endothelial growth factor expression in stage I non-small cell lung cancer correlates with neoangiogenesis and a poor prognosis. Ann Surg Oncol 8(1):72–79.

Hirose Y, Imaeda T, Doi H, Kokubo M, Sakai S, Hirose H (1993) Lung perfusion SPECT in predicting postoperative pulmonary function in lung cancer. Ann Nucl Med 7(2):123–126.

Horeweg N, Scholten ET, de Jong PA, van der Aalst CM, Weenink C, Lammers JW, Nackaerts K, Vliegenthart R, ten Haaf K, Yousaf-Khan UA, Heuvelmans MA, Thunnissen E, Oudkerk M, Mali W, de Koning HJ (2014) Detection of lung cancer through low-dose CT screening (NELSON): a prespecified analysis of screening test performance and interval cancers. Lancet Oncol 15(12):1342–1350.

Howington JA, Blum MG, Chang AC, Balekian AA, Murthy SC (2013) Treatment of stage I and II non-small cell lung cancer: Diagnosis and management of lung cancer, 3rd ed: American College of Chest Physicians evidence-based clinical practice guidelines. Chest 143(5 Suppl):e278S–e313S.

Infante M, Cavuto S, Lutman FR, Passera E, Chiarenza M, Chiesa G, Brambilla G, Angeli E, Aranzulla G, Chiti A, Scorsetti M, Navarria P, Cavina R, Ciccarelli M, Roncalli M, Destro A, Bottoni E, Voulaz E, Errico V, Ferraroli G, Finocchiaro G, Toschi L, Santoro A, Alloisio M, DANTE Study Group (2015) Long-term follow-up results of the DANTE trial, a randomized study of lung cancer screening with spiral computed tomography. Am J Respir Crit Care Med 191(10):1166–1175.

Iwasawa T, Saito K, Ogawa N, Ishiwa N, Kurihara H (2002) Prediction of postoperative pulmonary function using perfusion magnetic resonance imaging of the lung. J Magn Reson Imaging 15(6):685–692.

Jain RK, Gerlowski LE (1986) Extravascular transport in normal and tumor tissues. Crit Rev Oncol Hematol 5(2):115–170.

Jeong YJ, Lee KS, Jeong SY, Chung MJ, Shim SS, Kim H, Kwon OJ, Kim S (2005) Solitary pulmonary nodule: characterization with combined wash-in and washout features at dynamic multi-detector row CT. Radiology 237(2):675–683.

Jett JR, Schild SE, Kesler KA, Kalemkerian GP (2013) Treatment of small cell lung cancer: diagnosis and management of lung cancer, 3rd ed: American College of Chest Physicians evidence-based clinical practice guidelines. Chest 143(5 Suppl):e400S–e419S.

Kazerooni EA, Armstrong MR, Amorosa JK, Hernandez D, Liebscher LA, Nath H, McNitt-Gray MF, Stern EJ, Wilcox PA (2015) ACR CT accreditation program and the lung cancer screening program designation. J Am Coll Radiol 12(1):38–42.

Kazerooni EA, Armstrong MR, Amorosa JK, Hernandez D, Liebscher LA, Nath H, McNitt-Gray MF, Stern EJ, Wilcox PA (2016) ACR CT accreditation program and the lung cancer screening program designation. J Am Coll Radiol 13(2 Suppl):R30–R34.

Kim JH, Kim HJ, Lee KH, Kim KH, Lee HL (2004) Solitary pulmonary nodules: a comparative study evaluated with contrast-enhanced dynamic MR imaging and CT. J Comput Assist Tomogr 28(6):766–775.

Kim HS, Lee KS, Ohno Y, van Beek EJ, Biederer J (2015) PET/CT versus MRI for diagnosis, staging, and follow-up of lung cancer. J Magn Reson Imaging 42(2):247–260.

Ko JP, Brandman S, Stember J, Naidich DP (2012) Dual-energy computed tomography: concepts, performance, and thoracic applications. J Thorac Imaging 27(1):7–22.

Kono R, Fujimoto K, Terasaki H, Müller NL, Kato S, Sadohara J, Hayabuchi N, Takamori S (2007) Dynamic MRI of solitary pulmonary nodules: comparison of enhancement patterns of malignant and benign small peripheral lung lesions. AJR Am J Roentgenol 188(1):26–36.

Kormano M, Dean PB (1976) Extravascular contrast material: the major component of contrast enhancement. Radiology 121(2):379–382.

Koyama H, Ohno Y, Seki S, Nishio M, Yoshikawa T, Matsumoto S, Sugimura K (2013) Magnetic resonance imaging for lung cancer. J Thorac Imaging 28(3):138–150.

Kozower BD, Larner JM, Detterbeck FC, Jones DR (2013) Special treatment issues in non-small cell lung cancer: Diagnosis and management of lung cancer, 3rd ed: American College of Chest Physicians evidence-based clinical practice guidelines. Chest 143(5 Suppl):e369S–e399S.

Kristersson S, Lindell SE, Svanberg L (1972) Prediction of pulmonary function loss due to pneumonectomy using 133 Xe-radiospirometry. Chest 62(6):694–698.

de Langen AJ, van den Boogaart V, Lubberink M, Backes WH, Marcus JT, van Tinteren H, Pruim J, Brans B, Leffers P, Dingemans AM, Smit EF, Groen HJ, Hoekstra OS (2011) Monitoring response to antiangiogenic therapy in non-small cell lung cancer using imaging markers derived from PET and dynamic contrast-enhanced MRI. J Nucl Med 52(1):48–55.

Less JR, Skalak TC, Sevick EM, Jain RK (1991) Microvascular architecture in a mammary carcinoma: branching patterns and vessel dimensions. Cancer Res 51(1):265–273.

Li Y, Yang ZG, Chen TW, Yu JQ, Sun JY, Chen HJ (2010) First-pass perfusion imaging of solitary pulmonary nodules with 64-detector row CT: comparison of perfusion parameters of malignant and benign lesions. Br J Radiol 83(993):785–789.

Liebow AA, Hales MR, Lindskog GE (1949) Enlargement of the bronchial arteries, and their anastomoses with the pulmonary arteries in bronchiectasis. Am J Pathol 25(2):211–231.

Lipscomb DJ, Pride NB (1977) Ventilation and perfusion scans in the preoperative assessment of bronchial carcinoma. Thorax 32(6):720–725.

Littleton JT, Durizch ML, Moeller G, Herbert DE (1990) Pulmonary masses: contrast enhancement. Radiology 177(3):861–871.

Lu GM, Zhao Y, Zhang LJ, Schoepf UJ (2012) Dual-energy CT of the lung. AJR Am J Roentgenol 199(5 Suppl):S40–S53.

MacMahon H, Austin JH, Gamsu G, Herold CJ, Jett JR, Naidich DP, Patz EF Jr, Swensen SJ, Fleischner Society (2005) Guidelines for management of small pulmonary nodules detected on CT scans: a statement from the Fleischner Society. Radiology 237(2):395–400.

MacMahon H, Naidich DP, Goo JM, Lee KS, Leung ANC, Mayo JR, Mehta AC, Ohno Y, Powell CA, Prokop M, Rubin GD, Schaefer-Prokop CM, Travis WD, Van Schil PE, Bankier AA (2017) Guidelines for management of incidental pulmonary nodules detected on CT images: from the Fleischner Society 2017. Radiology 284(1):228–243.

Mandeville HC, Ng QS, Daley FM, Barber PR, Pierce G, Finch J, Burke M, Bell A, Townsend ER, Kozarski R, Vojnovic B, Hoskin PJ, Goh V (2012) Operable non-small cell lung cancer: correlation of volumetric helical dynamic contrast-enhanced CT parameters with immunohistochemical markers of tumor hypoxia. Radiology 264(2):581–589.

Markos J, Mullan BP, Hillman DR, Musk AW, Antico VF, Lovegrove FT, Carter MJ, Finucane KE (1989) Preoperative assessment as a predictor of mortality and morbidity after lung resection. Am Rev Respir Dis 139(4):902–910.

Micke P, Faldum A, Metz T, Beeh KM, Bittinger F, Hengstler JG, Buhl R (2002) Staging small cell lung cancer: veterans Administration Lung Study Group versus International Association for the Study of Lung Cancer—what limits limited disease? Lung Cancer 37(3):271–276.

Millner MR, McDavid WD, Waggener RG, Dennis MJ, Payne WH, Sank VJ (1979) Extraction of information from CT scans at different energies. Med Phys 6(1):70–71.

Milne EN (1967) Circulation of primary and metastatic pulmonary neoplasms. A postmortem microarteriographic study. Am J Roentgenol Radium Therapy, Nucl Med 100(3):603–619.

Milne EN (1976) Pulmonary metastases: vascular supply and diagnosis. Int J Radiat Oncol Biol Phys 1(7–8):739–742.

Milne EN, Zerhouni EA (1987) Blood supply of pulmonary metastases. J Thorac Imaging 2(4):15–23.

Mineo TC, Ambrogi V, Baldi A, Rabitti C, Bollero P, Vincenzi B, Tonini G (2004) Prognostic impact of VEGF, CD31, CD34, and CD105 expression and tumour vessel invasion after radical surgery for IB-IIA non-small cell lung cancer. J Clin Pathol 57(6):591–597.

Naidich DP, Bankier AA, MacMahon H, Schaefer-Prokop CM, Pistolesi M, Goo JM, Macchiarini P, Crapo JD, Herold CJ, Austin JH, Travis WD (2013) Recommendations for the management of subsolid pulmonary nodules detected at CT: a statement from the Fleischner Society. Radiology 266(1):304–137.

National Lung Screening Trial Research Team, Aberle DR, Adams AM, Berg CD, Black WC, Clapp JD, Fagerstrom RM, Gareen IF, Gatsonis C, Marcus PM, Sicks JD (2011) Reduced lung-cancer mortality with low-dose computed tomographic screening. N Engl J Med 365(5):395–409.

Nawa T, Nakagawa T, Mizoue T, Kusano S, Chonan T, Hayashihara K, Suito T, Endo K (2012) A decrease in lung cancer mortality following the introduction of low-dose chest CT screening in Hitachi, Japan. Lung Cancer 78(3):225–228.

Ng QS, Goh V, Fichte H, Klotz E, Fernie P, Saunders MI, Hoskin PJ, Padhani AR (2006a) Lung cancer perfusion at multi-detector row CT: reproducibility of whole tumor quantitative measurements. Radiology 239(2):547–553.

Ng QS, Goh V, Klotz E, Fichte H, Saunders MI, Hoskin PJ, Padhani AR (2006b) Quantitative assessment of lung cancer perfusion using MDCT: does measurement reproducibility improve with greater tumor volume coverage? AJR Am J Roentgenol 187(4):1079–1084.

Ng QS, Goh V, Milner J, Sundin J, Wellsted D, Saunders MI, Hoskin PJ (2010) Quantitative helical dynamic contrast enhanced computed tomography assessment of the spatial variation in whole tumour blood volume with radiotherapy in lung cancer. Lung Cancer 69(1):71–76.

Nordby A, Tvedt KE, Halgunset J, Kopstad G, Haugen OA (1989) Incorporation of contrast media in cultured cells. Investig Radiol 24(9):703–170.

Nugent LJ, Jain RK (1984) Extravascular diffusion in normal and neoplastic tissues. Cancer Res 44(1):238–244.

Ohno Y (2014) New applications of magnetic resonance imaging for thoracic oncology. Semin Respir Crit Care Med 35(1):27–40.

Ohno Y, Hatabu H, Takenaka D, Adachi S, Kono M, Sugimura K (2002) Solitary pulmonary nodules: potential role of dynamic MR imaging in management initial experience. Radiology 224(2):503–511.

Ohno Y, Hatabu H, Higashino T, Takenaka D, Watanabe H, Nishimura Y, Yoshimura M, Sugimura K (2004a) Dynamic perfusion MRI versus perfusion scintigraphy: prediction of postoperative lung function in patients with lung cancer. AJR Am J Roentgenol 182(1):73–78.

Ohno Y, Hatabu H, Murase K, Higashino T, Kawamitsu H, Watanabe H, Takenaka D, Fujii M, Sugimura K (2004b) Quantitative assessment of regional pulmonary perfusion in the entire lung using three-dimensional ultrafast dynamic contrast-enhanced magnetic resonance imaging: preliminary experience in 40 subjects. J Magn Reson Imaging 20(3): 353–365.

Ohno Y, Hatabu H, Takenaka D, Uematsu H, Ohbayashi C, Higashino T, Nogami M, Yoshimura M, Fujii M, Sugimura K (2004c) Dynamic MR imaging: value of differentiating subtypes of peripheral small adenocarcinoma of the lung. Eur J Radiol 52(2):144–150.

Ohno Y, Hatabu H, Higashino T, Nogami M, Takenaka D, Watanabe H, Van Cauteren M, Yoshimura M, Satouchi M, Nishimura Y, Sugimura K (2005a) Oxygen-enhanced MR imaging: correlation with postsurgical lung function in patients with lung cancer. Radiology 236(2):704–711.

Ohno Y, Nogami M, Higashino T, Takenaka D, Matsumoto S, Hatabu H, Sugimura K (2005b) Prognostic value of dynamic MR imaging for nonsmall-cell lung cancer patients after chemoradiotherapy. J Magn Reson Imaging 21(6):775–783.

Ohno Y, Koyama H, Takenaka D, Nogami M, Kotani Y, Nishimura Y, Yoshimura M, Yoshikawa T, Sugimura K (2007a) Coregistered ventilation and perfusion SPECT using krypton-81m and Tc-99m-labeled macroaggregated albumin with multislice CT utility for prediction of postoperative lung function in non-small cell lung cancer patients. Acad Radiol 14(7):830–838.

Ohno Y, Koyama H, Nogami M, Takenaka D, Matsumoto S, Yoshimura M, Kotani Y, Sugimura K (2007b) Postoperative lung function in lung cancer patients: comparative analysis of predictive capability of MRI, CT, and SPECT. AJR Am J Roentgenol 189(2):400–408.

Ohno Y, Murase K, Higashino T, Nogami M, Koyama H, Takenaka D, Kawamitu H, Matsumoto S, Hatabu H, Sugimura K (2007c) Assessment of bolus injection protocol with appropriate concentration for quantitative assessment of pulmonary perfusion by dynamic contrast-enhanced MR imaging. J Magn Reson Imaging 25(1):55–65.

Ohno Y, Hatabu H, Murase K, Higashino T, Nogami M, Yoshikawa T, Sugimura K (2007d) Primary pulmonary hypertension: 3D dynamic perfusion MRI for quantitative analysis of regional pulmonary perfusion. AJR Am J Roentgenol 188(1):48–56.

Ohno Y, Koyama H, Takenaka D, Nogami M, Maniwa Y, Nishimura Y, Ohbayashi C, Sugimura K (2008) Dynamic MRI, dynamic multidetector-row computed tomography (MDCT), and coregistered 2-[fluorine-18]-fluoro-2-deoxy-D-glucose-positron emission tomography (FDG-PET)/CT: comparative study of capability for management of pulmonary nodules. J Magn Reson Imaging 27(6):1284–1295.

Ohno Y, Koyama H, Matsumoto K, Onishi Y, Nogami M, Takenaka D, Yoshikawa T, Matsumoto S, Sugimura K (2010) Dynamic MR perfusion imaging: capability for quantitative assessment of disease extent and prediction of outcome for patients with acute pulmonary thromboembolism. J Magn Reson Imaging 31(5):1081–1090.

Ohno Y, Koyama H, Matsumoto K, Onishi Y, Takenaka D, Fujisawa Y, Yoshikawa T, Konishi M, Maniwa Y, Nishimura Y, Ito T, Sugimura K (2011a) Differentiation of malignant and benign pulmonary nodules with quantitative first-pass 320-detector row perfusion CT versus FDG PET/CT. Radiology 2258(2):599–609.

Ohno Y, Koyama H, Nogami M, Takenaka D, Onishi Y, Matsumoto K, Matsumoto S, Maniwa Y, Yoshimura M, Nishimura Y, Sugimura K (2011b) State-of-the-art radiological techniques improve the assessment of postoperative lung function in patients with non-small cell lung cancer. Eur J Radiol 77(1):97–104.

Ohno Y, Koyama H, Yoshikawa T, Nishio M, Matsumoto S, Matsumoto K, Aoyama N, Nogami M, Murase K, Sugimura K (2012a) Contrast-enhanced multidetector-row computed tomography vs time-resolved magnetic resonance angiography vs. contrast-enhanced perfusion MRI: assessment of treatment response by patients with inoperable chronic thromboembolic pulmonary hypertension. J Magn Reson Imaging 36(3):612–623.

Ohno Y, Koyama H, Yoshikawa T, Matsumoto K, Aoyama N, Onishi Y, Sugimura K (2012b) Diffusion-weighted MRI versus 18F-FDG PET/CT: performance as predictors of tumor treatment response and patient survival in patients with non-small cell lung cancer receiving chemoradiotherapy. AJR Am J Roentgenol 198(1):75–82.

Ohno Y, Nishio M, Koyama H, Fujisawa Y, Yoshikawa T, Matsumoto S, Sugimura K (2013) Comparison of quantitatively analyzed dynamic area-detector CT using various mathematic methods with FDG PET/CT in management of solitary pulmonary nodules. AJR Am J Roentgenol 200(6):W593–W602.

Ohno Y, Nishio M, Koyama H, Miura S, Yoshikawa T, Matsumoto S, Sugimura K (2014) Dynamic contrast-enhanced CT and MRI for pulmonary nodule assessment. AJR Am J Roentgenol 202(3):515–529.

Ohno Y, Koyama H, Yoshikawa T, Matsumoto S, Sugimura K (2015a) Lung cancer assessment using MR imaging: an update. Magn Reson Imaging Clin N Am 23(2):231–244.

Ohno Y, Nishio M, Koyama H, Seki S, Tsubakimoto M, Fujisawa Y, Yoshikawa T, Matsumoto S, Sugimura K (2015b) Solitary pulmonary nodules: comparison of dynamic first-pass contrast-enhanced perfusion area-detector CT, dynamic first-pass contrast-enhanced MR imaging, and FDG PET/CT. Radiology 274(2):563–575.

Ohno Y, Seki S, Koyama H, Yoshikawa T, Matsumoto S, Takenaka D, Kassai Y, Yui M, Sugimura K (2015c) 3D ECG- and respiratory-gated non-contrast-enhanced (CE) perfusion MRI for postoperative lung function prediction in non-small-cell lung cancer patients: a comparison with thin-section quantitative computed tomography, dynamic CE-perfusion MRI, and perfusion scan. J Magn Reson Imaging 42(2):340–353.

Ohno Y, Koyama H, Lee HY, Yoshikawa T, Sugimura K (2016a) Magnetic Resonance Imaging (MRI) and Positron Emission Tomography (PET)/MRI for Lung Cancer Staging. J Thorac Imaging 31(4):215–227.

Ohno Y, Koyama H, Fujisawa Y, Yoshikawa T, Seki S, Sugihara N, Sugimura K (2016b) Dynamic contrast-enhanced perfusion area detector CT for non-small cell lung cancer patients: Influence of mathematical models on early prediction capabilities for treatment response and recurrence after chemoradiotherapy. Eur J Radiol 85(1):176–186.

Ohno Y, Koyama H, Fujisawa Y, Yoshikawa T, Inokawa H, Sugihara N, Seki S, Sugimura K (2016c) Hybrid Type iterative reconstruction method vs. filter back projection method: Capability for radiation dose reduction and perfusion assessment on dynamic firstpass contrast-enhanced perfusion chest area-detector CT. Eur J Radiol 85(1):164–175.

Ohno Y, Fujisawa Y, Koyama H, Kishida Y, Seki S, Sugihara N, Yoshikawa T (2017a) Dynamic contrast-enhanced perfusion area-detector CT assessed with various mathematical models: its capability for therapeutic outcome prediction for non-small cell lung cancer patients with chemoradiotherapy as compared with that of FDG-PET/CT. Eur J Radiol 86:83–91.

Ohno Y, Fujisawa Y, Sugihara N, Kishida Y, Seki S, Koyama H, Yoshikawa T (2017b) Dynamic contrast-enhanced perfusion area-detector CT: preliminary comparison of diagnostic performance for N stage assessment with FDG PET/CT in non-small cell lung cancer. AJR Am J Roentgenol 209(5):W253–W262.

Ohno Y, Yoshikawa T, Takenaka D, Fujisawa Y, Sugihara N, Kishida Y, Seki S, Koyama H, Sugimura K (2017c) Xenon-enhanced CT using subtraction CT: basic and preliminary clinical studies for comparison of its efficacy with that of dual-energy CT and ventilation SPECT/CT to assess regional ventilation and pulmonary functional loss in smokers. Eur J Radiol 86:41–51.

Ohno Y, Kauczor HU, Hatabu H, Seo JB, van Beek EJR, International Workshop for Pulmonary Functional Imaging (IWPFI) (2018a) MRI for solitary pulmonary nodule and mass assessment: current state of the art. J Magn Reson Imaging 47(6): 1437–1458.

Ohno Y, Fujisawa Y, Takenaka D, Kaminaga S, Seki S, Sugihara N, Yoshikawa T (2018b) Comparison of xenon-enhanced area-detector CT and krypton ventilation SPECT/CT for assessment of pulmonary functional loss and disease severity in smokers. AJR Am J Roentgenol 210(2):W45–W53.

Olsen GN, Block AJ, Tobias JA (1974) Prediction of postpneumonectomy pulmonary function using quantitative macroaggregate lung scanning. Chest 66(1):13–16.

Pierce RJ, Copland JM, Sharpe K, Barter CE (1994) Preoperative risk evaluation for lung cancer resection: predicted postoperative product as a predictor of surgical mortality. Am J Respir Crit Care Med 150(4):947–955.

Ramnath N, Dilling TJ, Harris LJ, Kim AW, Michaud GC, Balekian AA, Diekemper R, Detterbeck FC, Arenberg DA (2013) Treatment of stage III non-small cell lung cancer: diagnosis and management of lung cancer, 3rd ed: American College of Chest Physicians evidence-based clinical practice guidelines. Chest 143(5 Suppl):e314S–e340S.

Ryo UY (1990) Prediction of postoperative loss of lung function in patients with malignant lung mass. Quantitative regional ventilation-perfusion scanning. Radiol Clin N Am 28(3):657–663.

Saghir Z, Dirksen A, Ashraf H, Bach KS, Brodersen J, Clementsen PF, Døssing M, Hansen H, Kofoed KF, Larsen KR, Mortensen J, Rasmussen JF, Seersholm N, Skov BG, Thorsen H, Tønnesen P, Pedersen JH (2012) CT screening for lung cancer brings forward early disease. The randomised danish lung cancer screening trial: status after five annual screening rounds with low-dose CT. Thorax 67(4):296–301.

Schaefer JF, Vollmar J, Schick F, Vonthein R, Seemann MD, Aebert H, Dierkesmann R, Friedel G, Claussen CD (2004) Solitary pulmonary nodules: dynamic contrast-enhanced MR imaging—perfusion differences in malignant and benign lesions. Radiology 232(2):544–553.

Schoepf UJ, Bruening R, Konschitzky H, Becker CR, Knez A, Weber J, Muehling O, Herzog P, Huber A, Haberl R, Reiser MF (2000) Pulmonary embolism: comprehensive diagnosis by using electron-beam CT for detection of emboli and assessment of pulmonary blood flow. Radiology 217(3):693–700.

Sieren JC, Ohno Y, Koyama H, Sugimura K, McLennan G (2010) (2010). Recent technological and application developments in computed tomography and magnetic resonance imaging for improved pulmonary nodule detection and lung cancer staging. J Magn Reson Imaging 2(6):1353–1369.

Silvestri GA, Gould MK, Margolis ML, Tanoue LT, McCrory D, Toloza E, Detterbeck F, American College of Chest Physicians (2007) Noninvasive staging of non-small cell lung cancer: ACCP evidenced-based clinical practice guidelines (2nd edition). Chest 132(3 Suppl):178S–201S.

Sipkins DA, Cheresh DA, Kazemi MR, Nevin LM, Bednarski MD, Li KC (1998) Detection of tumor angiogenesis in vivo by alphaVbeta3-targeted magnetic resonance imaging. Nat Med 4(5):623–626.

Smulders SA, Smeenk FW, Janssen-Heijnen ML, Postmus PE (2004) Actual and predicted postoperative changes in lung function after pneumonectomy: a retrospective analysis. Chest 125(5):1735–1741.

Socinski MA, Evans T, Gettinger S, Hensing TA, VanDam SL, Ireland B, Stinchcombe TE (2013) Treatment of stage IV non-small cell lung cancer: Diagnosis and management of lung cancer, 3rd ed: American College of Chest Physicians evidence-based clinical practice guidelines. Chest 143(5 Suppl):e341S–e368S.

Sudoh M, Ueda K, Kaneda Y, Mitsutaka J, Li TS, Suga K, Kawakami Y, Hamano K (2006) Breath-hold single-photon emission tomography and computed tomography for predicting residual pulmonary function in patients with lung cancer. J Thorac Cardiovasc Surg 131(5):994–1001.

Swabb EA, Wei J, Gullino PM (1974) Diffusion and convection in normal and neoplastic tissues. Cancer Res 34(10):2814–2822.

Swensen SJ, Viggiano RW, Midthun DE, Müller NL, Sherrick A, Yamashita K, Naidich DP, Patz EF, Hartman TE, Muhm JR, Weaver AL (2000) Lung nodule enhancement at CT: multicenter study. Radiology 214(1):73–80.

Tacelli N, Remy-Jardin M, Copin MC, Scherpereel A, Mensier E, Jaillard S, Lafitte JJ, Klotz E, Duhamel A, Remy J (2010) Assessment of non-small cell lung cancer perfusion: pathologic-CT correlation in 15 patients. Radiology 257(3):863–871.

Tacelli N, Santangelo T, Scherpereel A, Duhamel A, Deken V, Klotz E, Cortot A, Lafitte JJ, Wallyn F, Remy J, Remy-Jardin M (2013) Perfusion CT allows prediction of therapy response in non-small cell lung cancer treated with conventional and anti-angiogenic chemotherapy. Eur Radiol 23(8):2127–2136.

Tanaka F, Otake Y, Yanagihara K, Kawano Y, Miyahara R, Li M, Yamada T, Hanaoka N, Inui K, Wada H (2001) Evaluation of angiogenesis in non-small cell lung cancer: comparison between anti-CD34 antibody and anti-CD105 antibody. Clin Cancer Res 7(11):3410–3415.

Tateishi U, Kusumoto M, Nishihara H, Nagashima K, Morikawa T, Moriyama N (2002) Contrast-enhanced dynamic computed tomography for the evaluation of tumor angiogenesis in patients with lung carcinoma. Cancer 95(4):835–842.

Ueda K, Kaneda Y, Sudoh M, Mitsutaka J, Tanaka N, Suga K, Hamano K (2005) Role of quantitative CT in predicting hypoxemia and complications after lung lobectomy for cancer, with special reference to area of emphysema. Chest 128(5):3500–3506.

Wagner HN Jr, Sabiston DC Jr, Iio M, Mcafee JG, Meyer JK, Langan JK (1964) Regional pulmonary blood flow in man by radioisotope scanning. JAMA 187:601–603.

Walter JE, Heuvelmans MA, de Jong PA, Vliegenthart R, van Ooijen PMA, Peters RB, Ten Haaf K, Yousaf-Khan U, van der Aalst CM, de Bock GH, Mali W, Groen HJM, de Koning HJ, Oudkerk M (2016) Occurrence and lung cancer probability of new solid nodules at incidence screening with low-dose CT: analysis of data from the randomised, controlled NELSON trial. Lancet Oncol 17(7):907–916.

Wu MT, Chang JM, Chiang AA, Lu JY, Hsu HK, Hsu WH, Yang CF (1994) Use of quantitative CT to predict postoperative lung function in patients with lung cancer. Radiology 191(1):257–262.

Wu MT, Pan HB, Chiang AA, Hsu HK, Chang HC, Peng NJ, Lai PH, Liang HL, Yang CF (2002) Prediction of postoperative lung function in patients with lung cancer: comparison of quantitative CT with perfusion scintigraphy. AJR Am J Roentgenol 178(3):667–672.

Wyser C, Stulz P, Solèr M, Tamm M, Müller-Brand J, Habicht J, Perruchoud AP, Bolliger CT (1999) Prospective evaluation of an algorithm for the functional assessment of lung resection candidates. Am J Respir Crit Care Med 159(5 Pt 1):1450–1456.

Yabuuchi H, Hatakenaka M, Takayama K, Matsuo Y, Sunami S, Kamitani T, Jinnouchi M, Sakai S, Nakanishi Y, Honda H (2011) Non-small cell lung cancer: detection of early response to chemotherapy by using contrast-enhanced dynamic and diffusion-weighted MR imaging. Radiology 261(2):598–604.

Yabuuchi H, Kawanami S, Iwama E, Okamoto I, Kamitani T, Sagiyama K, Yamasaki Y, Honda H (2018) Prediction of therapeutic effect of chemotherapy for NSCLC using dual-input perfusion CT analysis: comparison among bevacizumab treatment, two-agent platinum-based therapy without bevacizumab, and other non-bevacizumab treatment groups. Radiology 286(2):685–695.

Yanagita H, Honda N, Nakayama M, Watanabe W, Shimizu Y, Osada H, Nakada K, Okada T, Ohno H, Takahashi T, Otani K (2013) Prediction of postoperative pulmonary function: preliminary comparison of single-breath dual-energy xenon CT with three conventional methods. Jpn J Radiol 31(6):377–385.

Yi CA, Lee KS, Kim EA, Han J, Kim H, Kwon OJ, Jeong YJ, Kim S (2004) Solitary pulmonary nodules: dynamic enhanced multi-detector row CT study and comparison with vascular endothelial growth factor and microvessel density. Radiology 233(1):191–199.

Yoshimoto K, Nomori H, Mori T, Kobayashi H, Ohba Y, Shibata H, Shiraishi S, Kobayashi T (2009) Prediction of pulmonary function after lung lobectomy by subsegments counting, computed tomography, single photon emission computed tomography and computed tomography: a comparative study. Eur J Cardiothorac Surg 35(3):408–413.

Yuan X, Zhang J, Quan C, Cao J, Ao G, Tian Y, Li H (2013) Differentiation of malignant and benign pulmonary nodules with first-pass dual-input perfusion CT. Eur Radiol 23(9):2469–2474.

Zieliński KW, Kulig A (1984) Morphology of the microvascular bed in primary human carcinomas of lung. Part I: Three dimensional pattern of microvascular network. Pathol Res Pract 178(3):243–250.

Zieliński KW, Kulig A, Zieliński J (1984) Morphology of the microvascular bed in primary human carcinomas of lung. Part II. Morphometric investigations of microvascular bed of lung tumors. Pathol Res Pract 178(4):369–377.

Zou Y, Zhang M, Wang Q, Shang D, Wang L, Yu G (2008) Quantitative investigation of solitary pulmonary nodules: dynamic contrast-enhanced MRI and histopathologic analysis. AJR Am J Roentgenol 191(1):252–259.

第十四章
肺功能成像算法

威廉·D. 林赛二世，尼古拉斯·J. 图斯蒂森，詹姆斯·C. 吉
(William D. Lindsay Jr，Nicholas J. Tustison，James C. Gee)

摘　要

定量功能性成像提高了对肺部疾病的临床理解，增强了研究人员开发新治疗方法的能力，并有潜力改善数百万患有慢性阻塞性肺疾病、哮喘、囊性纤维化等疾病患者的医护保障。虽然所有成像模式都依赖物理学和算法，但功能性肺成像特别仰赖算法。功能性成像模式，如超极化惰性气体 MRI、气体对比增强 CT 和核素成像，需要复杂的处理技术来合成、量化和计算辅助诊断。早期的研究使用这些模式开发了专门用于量化肺功能的计算度量标准，导致了先进的机器学习策略，用于分类患者和预测疾病进展。这些发展将对未来的诊断能力和肺部疾病的潜在治疗产生持久影响。本章我们将回顾这些功能性肺成像模式及其对应的算法和潜在的临床重要性。

1　肺功能的定量测量：指标和模式

1.1　介绍

为了更好地测量肺功能，除了传统的肺功能测试等工具外，从成像中派生出的定量度量标准也应运而生。这些肺功能的定量测量扩展了传统方法，并在临床护理和研究方面具有重要意义。例如，定量度量标准允许对肺功能随时间的变化进行精细跟踪。度量标准还允许对肺部各种干预措施（如药物或运动）的详细反应进行定性。本节，我们将回顾从各种功能性肺成像模式中派生出的各种定量肺功能的度量标准。

1.2　测量肺通气

肺通气是将气体输送到肺泡进行气体交换，在许多肺部疾病状态下肺通气功能受损，这些疾病包括慢性阻塞性肺疾病、哮喘和急性呼吸窘迫综合征（acute respiratory distress syndrome，ARDS）等。肺功能测试允许在整体水平上测量肺通气，但功能性肺成像，如吸气－呼气计算机断层扫描（inspiration-expiration computed tomography，IE-CT）、氙增强 CT 和超极化惰性气体 MRI，允许区域性甚至像素级别来量化通气。这种局部化的通气定量可以增强对特定问题的详细研究探讨，最终可能导致更快、更准确的临床诊断和改善患者预后。用于测量肺通气的特定度量标准包括通气缺陷百分比和表观扩散系数。

通气缺陷百分比和表观扩散系数都可以使用超极化惰性气体 MRI 来计算，该技术自 20 世纪 90 年代初以来一直在进行研究（Kauczor and Chen，2001）。在超极化惰性气体 MRI 中，患者吸入了一个超极化惰性气体混合物，通常是氙气或氦气。与大气中的正常气体相比，超极化惰性气体因其增强的极性而充当 MRI 对比剂。此外，在肺部，由于肺实质和含气肺泡中的质子相对较少，传统基于质子的 MRI 提供的信息很有限。超极化惰性气体 MRI 使用与质子而不是气体原子匹配的脉冲序列，提供了更好地描绘肺结构和功能的机会。

通气缺陷百分比为通气缺陷体积与肺总容积的比，已被各种研究团体用于报告研究结果（Hughes，2018；Woodhouse，2005；He，2014）。研究人员采用了多种策略从不同的成像模式计算通气缺陷百分比。早期的策略根据某位置通气大小对肺泡进行阈值分割（Woodhouse et al.，2005）。多个研究团体对这一方法进行了改进，如通过分割和去除不参与气体交换的组织，如大气道，从而实现并改进了定量（Kirby et al.，2012）。通气缺陷百分比算法的改进也得益于为通气分割而开发的自动化和半自动化方法。在这些技术发展之前，标准做法包括由受过训练的放射科医师主观评估肺缺陷。这些通气分割图像可量化局部和全局通气。局部通气可以通过给定区域内的平均标准化图像强度来测量，而全局通气可以通过计算整个肺部或特定肺部区域的通气缺陷百分比来测量。通气缺陷在功能性肺部疾病中很常见，随时间变化的通气缺陷百分比可用于评估疾病进展或对治疗的反应。通气缺陷百分比还对运动引起的支气管痉挛敏感。通气缺陷百分比可以从永久性变化到短暂性变化，并且某些药物治疗引起的通气缺陷百分比降低具有诊断某些疾病的价值。通气缺陷百分比已被用作吸烟、慢性阻塞性肺疾病、哮喘和其他肺部疾病的生物标志物。

表观扩散系数是一个用于衡量在定义的区域内对正常扩散限制的度量，可以用于肺部通气的 MRI 量化。所有分子在介质中都会表现出扩散的过程，即随机运动的过程。在无限制的介质中，在时间间隔 t 内，气体分子将按照 $L_0 = (2D_0t)^{1/2}$ 的方式移动一个均方根距离。D_0 是自由扩散系数，它与气体种类和温度有关。在使用 MRI 计算横跨解剖区域时，扩散系数被称为表观扩散系数。在受限制的介质中，如具有较高阶结构的组织（如神经元或腺体），扩散减少，这意味着气体分子在单位时间内平均移动的距离较短，该区域具有较低的表观扩散系数。Yablonskiy 等曾建议，扩散加权的 ^{3}He MRI 有潜力在肺泡水平测量扩散，测量显示健康人肺腺泡区域中氦表观扩散系数为 0.20 cm^2/s，是 37 ℃ 下氦气在空气中自由扩散系数的 1/4（Yablonskiy et al.，2002）。MRI 可以用于扩散测量，而扩散加权的超极化惰性气体 MRI 可用于量化小气室中的扩散受限。在过去的 10 年中，已经进行了大量的研究工作，以评估在各种人肺部疾病中的表观扩散系数。例如，使用 ^{3}He MRI 测量的表观扩散系数已被证明能够区分正常受试者和患有慢性阻塞性肺疾病的受试者的肺部（Kirby et al.，2012）。

IE-CT 已作为一种从在患者呼吸周期期间获得的常规 CT 图像中量化通气的方法。一个大型的多机构研究——CODP Gene 研究（http://www.CODPgene.org/），提供了一个大规模的、公开可用的受试者数据库，所有这些受试者都在充分吸气和余气潴留时接受 CT 成像。一组研究人员采用了一种保持肺组织质量的注册技术来对吸气 / 呼气 CT 图像对进行复合注册（Bhatt，2017）。这种构图已被用于量化肺泡的区域扩张，以作为区域通气的衡量指标（Bhatt，2017）。

IE-CT 并不是唯一基于 CT 量化通气的方法。氙气已被用作 CT 成像的对比剂，也可以用于测量肺通气。氙气的原子序数高于肺部通常发现的其他气体，因此可以提供对肺实质的增强对比。特定肺区域的 CT 衰减是该特定区域中氙气的密度的函数，因此 CT 强度可以用作吸入氙气期间估计区域的局部通气的方法（Chon，2006，2007）。这可以对肺通气进行局部定量，更详细地对患者的通气缺陷进行分类，如整体的（在哮喘中常见，其中支气管痉挛以相对均匀的方式限制了肺部的气流）或特定区域的（在慢性阻塞性肺疾病中常见，其中个体肺泡壁的弹性下降）。

虽然有效，但这些基于 CT 的技术对患者有电离辐射。相反，超极化惰性气体 MRI 不需要将患者暴露于电离辐射中。然而，制备超极化惰性气体和图像解析仍有挑战。超极化惰性气体合成很困难，只有某些实验室和临床中心具有制备超极化惰性气体所需的资源。此外，试图量化通气时，超极化惰性气体存在特定的挑战。MRI 信号强度不仅取决于气体的密度，还取决于肺部的局部分压，而这是不均匀的。因此，超极化惰性气体 MRI 的强度不能定义通气的绝对度量。然而，算法技术，图 14.1 中的方法，肺部可以分割为具有类似通气的区域，多个研究小组已经证明，与人工手动分割肺部为类似通气区域的性能相比，算法技术表现得更好（Tustison et al.，2010）。

1.3 测量肺灌注

在评估肺功能时，除了评估肺通气，临床医生还需量化肺灌注。通气代表了气体从体外通过气管和支气管进入肺泡间隙的能力，而灌注代表了血液通过肺泡毛细血管的流动，同样对有效的气体交换至关重要。

许多疾病包括肺栓塞，会影响肺灌注，因此正确量化肺灌注是准确诊断的重要方法。正确量化肺灌注的临床重要性在其他器官如量化大脑灌注中已经得到证明，并且形成分析方法也已经比较成熟。然而，量化肺灌注的方法在许多领域面临着特定的挑战。例如，肺实质的组织密度明显低于大脑。这些肺特有的组织特性导致了单位体积内的灌注与单位质量内的灌注之间存在显著差异，需要适当转换以进行临床解释。此外，肺是大的弹性器官，其位置和密度受到重力的影响。必须考虑肺密度的非恒定的体素级变化，以确保准确的灌注测量。肺还包含许多大的和中等大小的血管，它们在灌注成像上显示为血液密度区域，但这些区域并不积极参与气体交换。例如，区域性肺灌注测量可能包括大肺动脉内的血液信号，以及周围肺实质中的毛细血管内的血液。为了准确测量到达肺泡并参与气体交换的血液，必须考虑这些不活跃的区域。

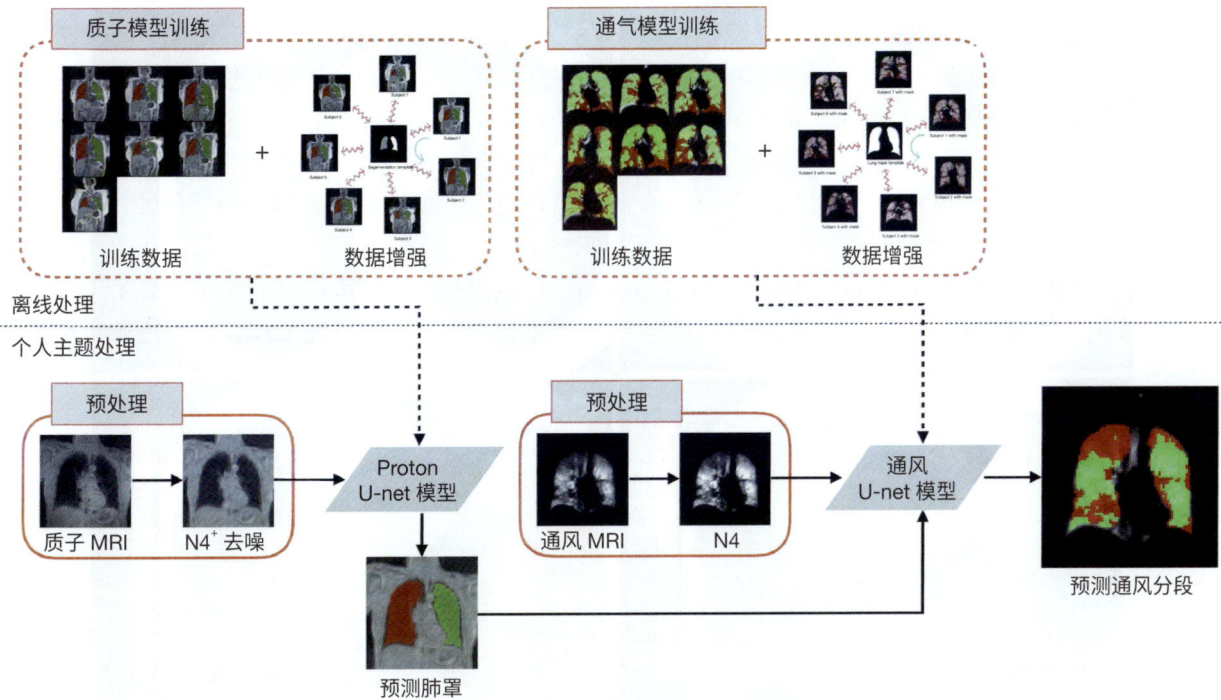

图 14.1　一个用于通气成像时分割的深度学习框架（此图经许可改编自 Tustison et al.，2019）

　　目前在临床实践中使用各种成像模式来测量肺灌注，近年来发展起来的方法，如双能量 CT 正在临床和临床前研发中。SPECT 是临床上一种重要的肺灌注成像方法，通过外周静脉向患者体内注射放射性示踪剂。放射性示踪剂会释放出放射性粒子，再由一组探测器检测。SPECT 成像可以与结构成像（如 MRI 或 CT）结合使用，以提供由于 SPECT 本身空间分辨率较低而无法获得的额外解剖信息。在考虑了一些挑战后，如重力影响和不参与气体交换的大血管，SPECT 图像上的高强度区域理论上对应于高通气的区域（Levin，2017）。

　　另外一种用于测量肺灌注的技术是 MRA。MRA 是将 T1 缩短对比剂注入患者的外周静脉，然后在一定时间内对肺部进行图像采集，以捕捉特定时段的肺循环（如肺动脉、肺静脉）。从 MRA 中，可以计算多个定量的灌注指标，包括肺血流、肺血容量和平均通过时间。为了计算这些指标，需要在心脏周期内进行多次图像采集（Johns，2017；Tsuchiya et al.，2018；Ohno et al.，2017a，b，c；Freed et al.，2016；Hecht and Rosenkrantz，2009）。

　　除了基于对比剂的成像模式，双能量 CT 不需要注射对比剂也可以用于定量测量肺灌注，如图 14.2 所示（Hwang et al.，2017）。双能量 CT 是指一种使用两个不同能量谱的 X 射线源的 CT 成像形式。不同能量的 X 射线具有不同的衰减特性。当在一幅图像中同时使用多个能量时，两幅图像之间的 CT 值差异在不同物质间形成了很好的对比度。在肺部成像的情况下，双能量 CT 可以用于识别碘等对比剂，以及肺实质组织外观的微妙差异。如图 14.3 所示，商业上提供了 3 种主要的双能量 CT 技术：双源 CT 扫描仪、快速电压切换扫描仪和使用能量敏感层叠探测器的 CT 扫描仪。双源 CT 包含两个 X 射线管和两个偏移 90°的相应探测器。除了提供优越的组织对比度外，双源 CT 扫描仪还提供增强的时间分辨率，因为存在两对源探测器，允许在单位时间内进行 2 倍的图像采集。快速电压切换扫描仪只有一个 X 射线管和一个探测器，X 射线管的电压会通过电子切换以产生不同的 X 射线谱。这导致了较长的采集时间和对患者的辐射增加。在使用能量敏感层叠探测器的 CT 扫描仪中，使用单一的多谱 X 射线管来生成多种能量的 X 射线。层叠探测器包含多个分层的能量特异性探测器，并允许同时获取两幅图像。单一探测器的存在有助于图像登记（Hwang et al., 2017）。

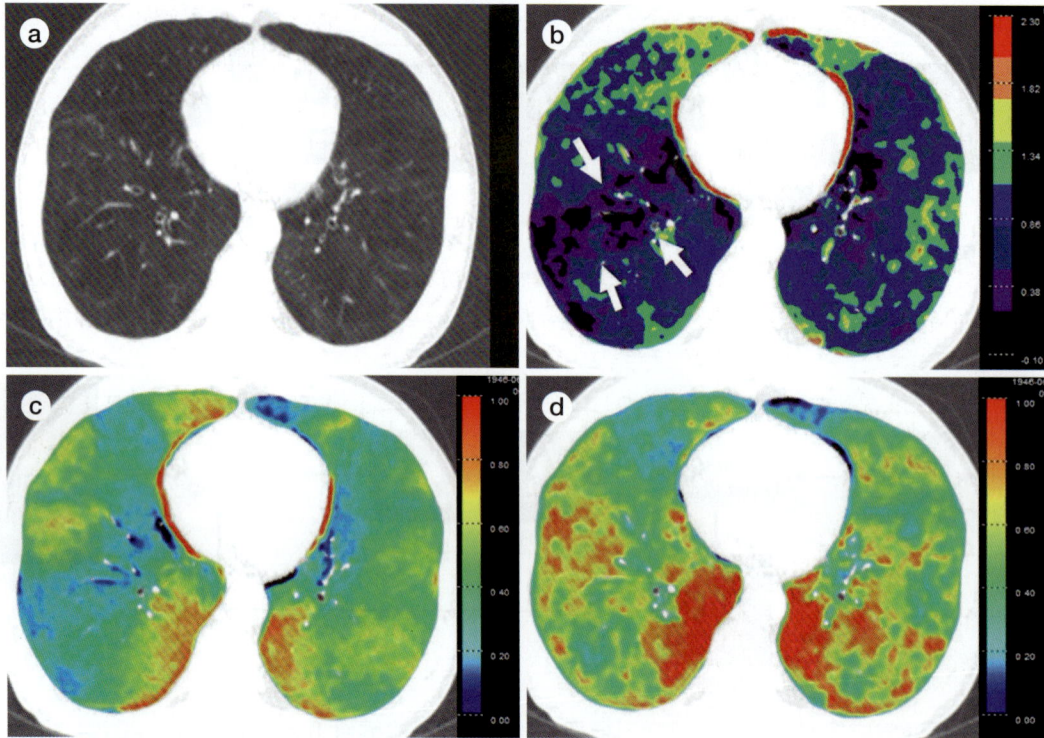

图 14.2 （a～d）一名 59 岁慢性阻塞性肺疾病的男性患者的结合 V/P 双能量 CT。通过使用双能量 CT 结合氙通气和碘灌注 CT，生成了传统的 VNC 图像（a）、彩色编码的氙通气 / 肺血容量图（b）、通气图（c）和肺血容量图（d）。结合 V/P 双能量 CT 可以同时评估肺实质通气、灌注和 V/P 失衡，并提供高分辨率解剖 CT 信息。在两个下叶中，尽管 VNC 图像（a）显示整个肺部存在肺气肿，但明显存在可变的通气和灌注变化（b～d）右下叶的肺侧段通气减少（蓝色）（c），而灌注保持正常（黄色和绿色）（d），导致 V/P 失调（箭头，紫色和黑色）（b）（此图经许可引自 Hwang et al., 2017）

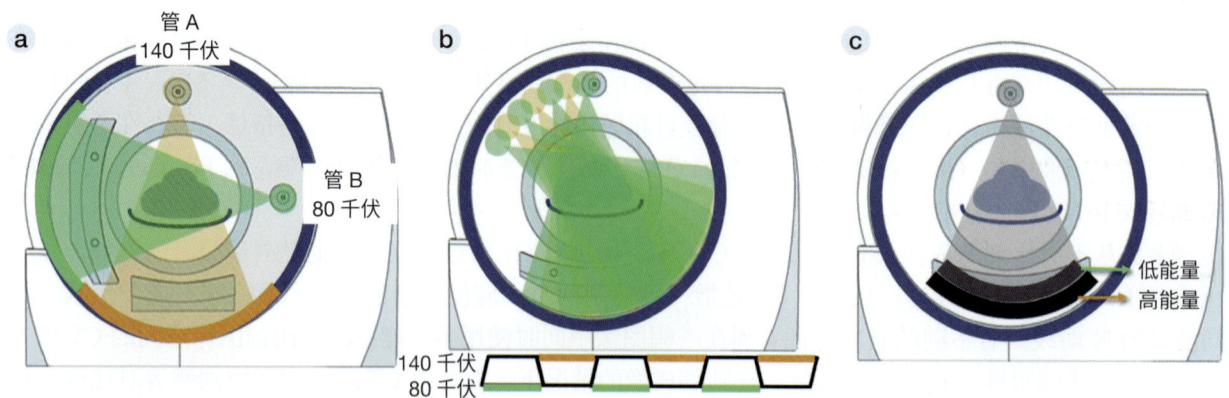

图 14.3 双能量 CT 数据获取技术方法示意图。（a）双源 CT 扫描仪示意图，由两个 X 射线管和两个偏移 90° 的相应探测器组成。每个管在不同的千伏（如 140 千伏和 80 千伏）和毫安设置下工作，然后在相应的探测器上获得高能谱和低能谱两个数据集。（b）快速电压切换扫描仪示意图。在大约 0.5 ms 的时间内，管电压在高能量和低能之间快速切换。（c）使用能量敏感分层叠检测器的 CT 扫描仪示意图，使用单一的多谱 X 射线管来生成多种能量的 X 射线。层叠探测器包含多个分层的能量特异性探测器（此图经许可引自 Hwang et al., 2017）

1.4　测量呼吸运动

呼吸力学的正常功能对于健康的肺功能至关重要，呼吸运动动力学的扰动可能会导致许多病理变化。传统方法如肺功能测试，仅限于测量全肺肺功能，无法捕捉肺部重要区域的局部生理特性。定量功能性肺成像与先进的图像配准技术的结合，使研究人员和临床医生能够更好地了解正常和病理状态下肺部运动。这有助于深入研究呼吸力学，从而更好地理解和诊断与肺功能相关的问题。

一份详细的综述讨论了从体外研究肺疾病动物模型到先进的体内人体研究的进展 (Tustison，2011a，2011b)。肺疾病通常分为限制性肺疾病和梗阻性肺疾病两类。限制性肺疾病如慢性阻塞性肺疾病，表现为肺弹性降低和局部肺膨胀受限。

4DCT 成像，即在整个呼吸周期内获取肺部图像，允许精确量化呼吸运动。这种成像技术通常在放射治疗计划中使用，这意味着可以获取和分析大型现实世界的数据库。Werner 等的研究通过使用有限元方法分析一个放射治疗数据库，来建模肺部运动 (Werner et al.，2009 年)。吸气时，肺泡扩张，将气体吸入肺部进行气体交换。这个过程使肺部在 3D 空间中从最大呼气时的最小体积变形到最大吸气时的最大体积。变形配准提供了在呼吸运动期间评估肺部局部体积变化的可能。常用的度量标准是采用特定体素变形图的雅可比矩阵 (Jacobian matrix)。有研究显示，吸气时变形减小的肺部区域与通气缺损区域相对应 (Bhatt et al.，2017)。通气缺损区域周围的组织，称为机械改变肺 (mechanically altered lung，MAL)，受到增加的机械应力，据推测认为在慢性阻塞性肺疾病进展期间，这些组织有高风险进展到肺气肿 (Bhatt et al.，2017)。具体来说，机械效应似乎在肺部区域的各个方向上延伸 2 mm，促使记录一个被称为 MAL2 的度量标准，即在离肺气肿肺部 2 mm 的体素内的平均雅可比矩阵。该度量标准与随后的 FEV_1 下降相关 (Bhatt et al.，2019)。

2　肺图像分析计算

2.1　简介

虽然新的成像模式的引入提高了肺部疾病的诊断和预后，但计算分析方法的进展也为研究工作和临床进展做出了贡献。在本节中，我们讨论用于标准和新兴功能性肺成像模态的高级图像处理技术。我们将图像处理分为 3 个广泛的子领域：图像配准、图像分割和特征提取。在相应的子节中，我们将描述每个类别的技术基础，然后讨论在处理功能性肺成像时需要考虑的特定局域问题。

2.2　图像配准

图像配准用于确定两个空间域之间的对应函数，通常是使用成像技术测量的。在常规的图像配准任务中，对应函数将一个图像映射到另一个图像的域中。可能的对应函数集通常受到一定的限制，这些限制旨在保持原始图像的特征，如形状或质量。例如，线性图像配准允许旋转、平移、缩放和其他仿射变换。非刚性或可变形配准允许通过放宽允许的变换限制来对输入图像进行局部调整。为了帮助限制可变形配准任务，通常对允许的映射施加一定的限制，以帮助保持原始图像的形状和其他特征。在肺成像中，特定区域的注册算法已经实现了大规模的肺部图像数据库的研究分析。例如，专门设计用于肺部特定运动、允许不连续滑动运动的可变形配准，这种运动在呼吸过程中普遍存在 (Schmidt-Richberg et al.，2012)。

经过多年的发展，可变形配准算法已经得到了改进，这使得确定空间对应关系的准确性得以提高。例如，最初用于神经影像学应用的流形对称归一化 (symmetric normalization，SyN) 算法 (Avants et al.，2008) 已被应用于肺成像 (Song et al.，2010；Sundaram et al.，2005)，并通过 B 样条公式进一步修改，在某些特定的肺部应用中表现出更好的性能 (Tustison et al.，2013)。

在功能性肺成像中，需要独特的解决方案来应对一些特定图像配准挑战。例如，需要对在潮汐呼吸周期中的不同时间点获取的肺部图像进行亚体内配准，以补偿受试者的呼吸。通过将完全吸气屏气图像变形为强制呼气图像，研究人员和临床医生可以以体素方式表征区域性肺膨胀，从而可以深入了解疾病特异性肺功能。

Yin 等的研究成功地应用了基于 3 次 B 样条的方法来研究动态气道建模（Yin et al.，2011）。在这项工作中，研究人员将可变形配准算法分为两种类型：基于特征的配准算法和基于强度的配准算法。基于特征和基于强度的方法都有优点和已知的局限性，因此已经开发了混合特征和强度的方法。在 Yin 等的研究中，3 种方法（基于特征、强度和混合）都采用了可重复的局部可逆 B 样条（Yin et al.，2011）。

在基于强度的配准方法中，全局图像强度的差异被最小化，可以直接使用正则化的体素级减法或间接使用交互信息或其他方法。图像对之间的全局"相似度"的度量称为相似度函数。所选择的相似度函数是基于强度的配准方法的关键组成部分。

在基于特征的配准方法中，特定的解剖标志或结构（如气道）定义了从一个图像到另一个图像的映射。在亚体内配准中（例如，对呼吸周期的所有时间点进行的空间归一化），这种技术特别成功，因为单个患者的气道在整个呼吸周期内应该在拓扑上等同。例如，在肺部图像基于特征的配准中，气道分叉点通常被用作标志点。这些分叉点可以由专家手动标记，但在肺部成像中也成功应用了半自动的标识方法（Murphy et al.，2008）。

尽管图像之间的可微映射是可取的，但在肺部配准的特定情况下，如器官之间的自然解剖界面或图像边缘结构时进行微映射有一定挑战。例如，在胸膜腔和肺实质之间的界面上，呼吸周期中会发生滑动运动。此外，膈肌是提供吸气和呼气的推动力的肌肉，其与肺部交界面也存在不连续的滑动运动。这在呼吸门控放射治疗中跟踪肿瘤时被强调为一个特别重要的考虑因素（Werner et al.，2009）。

2.3　图像分割

图像分割是肺部图像定量分析中至关重要的一步。图像分割是指对输入图像的各个区域进行体素级的标注，以标签值表示所属类别。传统上，图像分割由放射科医生等专家手动注释图像来完成。然而，在高通量的临床和研究环境中，由于资源限制，手动标记通常是不可行的。手动标记还存在主观偏差和变异。无论是在医学成像领域内还是在医学成像领域外，半自动和自动图像分割技术是手动分割的替代方法，已应用于各种计算机视觉任务。

在医学成像领域，自动图像分割技术可以广泛分为基于图谱的方法和基于机器学习的方法。在基于图谱的方法中，输入图像与由专家手动标记的图谱图像进行比较。源图像称为图谱，它与待分割的受试者图像进行配准。然后，使用生成的变换将图谱的标签传递到输入图像。此过程可以使用多个图谱执行，此时输入图像上的一个体素可能具有多个可能的标识，每个图谱对应一个标识。在这种情况下，将使用投票算法（或其他加权共识方案）来确定每个体素的标签。这种范例被称为多图谱分割，联合标签融合变体是当前跨多个医学成像领域的最新技术（Wang and Yushkevich，2013）。

基于图谱的方法的一个不足之处是需要高度详细的标记图谱，这需要耗费大量时间进行手工标记。在各种影像领域，已经开发并分发了经过专家标记的图谱。特别是在肺部影像领域，研究人员正在开发支持多图谱肺部分割方法的模板和图谱。这些图谱和模板包括由放射科医生精心标记的显示通气和灌注缺陷的详细功能性肺部图谱（Tustison et al.，2016）。

基于机器学习的图像分割方法是使用机器学习算法来对输入图像中的体素进行分类。其可以进一步分为无监督机器学习方法和监督机器学习方法。无监督机器学习方法如 k 均值聚类，不需要在带标签的训练集上进行训练；而监督机器学习方法则需要一个带标签的示例训练集。监督机器学习方法包括各种深度卷积神经网络（convolutional neural network，CNN）方法。尽管卷积神经网络在许多计算机视觉和医学图像任务上取得了最优的分类精度，但它们需要大量的数据以及大量的计算资源，如图形处理单元（graphics processing unit，GPU）。

在功能性肺成像中，常见的预处理任务包括标记肺部，肺部被其他软组织结构（如胸壁）所包围，并与膈肌以及纵隔结构（如心脏和大血管）共享边界。更高级的分割任务包括分割肺的亚结构如单个肺叶，或分割和去除不参与气体交换或灌注的大气道或大血管（图 14.4）。

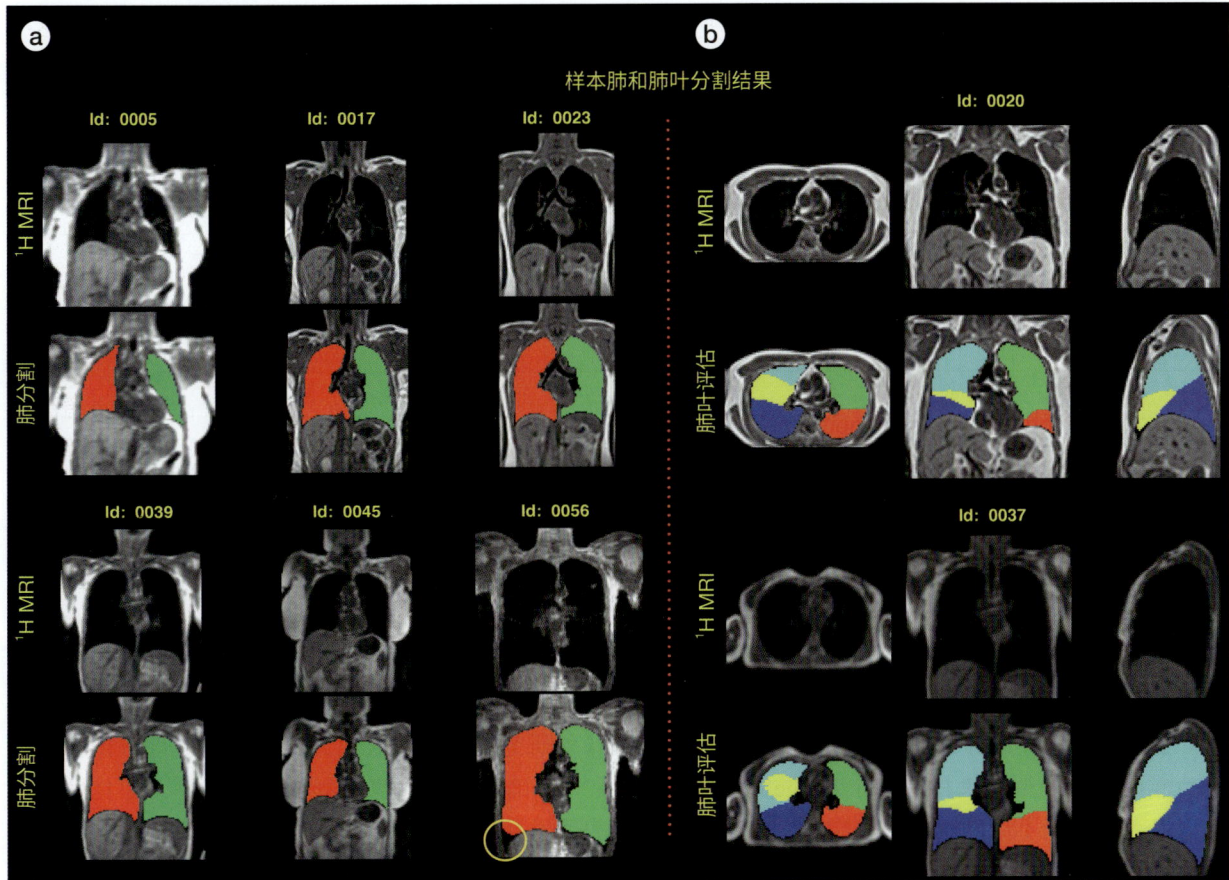

图 14.4 肺分割和肺叶估计框架的随机选择结果。唯一的例外是右下肺分割结果（Id：0056），由于右肺基底部分分割错误，产生了最小重叠测量。（a）我们应用的肺分割方法随机选择结果的冠状位置的中间层面。（b）在两个随机选择的实验对象中，3 种成像方位的肺叶估计结果（此图经许可引自 Tustison et al.，2016）

用于指标计算的另一个关键分割任务涉及将肺部划分为低通气和高通气区域。简单的强度阈值法可以提供一些肺通气的定量信息（Campana et al.，2009），但这种方法有许多局限性，无法考虑到重要的空间信息，如在肺部的位置和与高通气或低通气接近的区域。专为 ^{3}He MRI 肺部图像设计的另一种分割方法在强度估计直方图的高斯混合模型和局部像素邻域的马尔可夫随机场平滑之间进行迭代（Tustison et al.，2011a，2011b)。已经开发了基于深度学习的功能性肺部图像定量方法，其准确度与人工标记相当。由于卷积神经网络的样本量要求，通常会应用数据增强。Tustison 和他的同事还引入了一种专门用于功能性肺部成像的基于模板的数据增强策略，并通过开源的 ANTsRNet 软件提供了这种方法，ANTsRNet 软件是一个不断增长的知名深度学习架构的存储库（Tustison et al.，2019）。

3 肺部疾病肺功能性生物标志物的计算

3.1 简介

目前正在研究多种功能性肺成像功能性生物标志物，总结如表 14.1 所示，这些生物标志物是从功能性肺部图像中计算出来的，可以揭示肺部疾病的进展、严重程度和初步诊断情况。这些生物标志物是无创获得的，可以减少患者不必要的侵入性检查。计算生物标志物还为研究人员提供了新的工具，用以详细研究肺部疾病，有潜力提高我们理解这些疾病潜在病理生理机制的能力。在本节中，我们将回顾从功能性肺部图像中得出的生物标志物，这些生物标志物已在包括哮喘、慢性阻塞性肺疾病、囊性纤维化、肺癌和肺栓塞等在内的多种肺部疾病的研究中进行了探讨。

表 14.1　功能性生物标志物和相关疾病状态的例子

生物标志物	定义	疾病
通气缺陷百分比（VDP）	通气不足的肺容量百分比	慢性阻塞性肺疾病、哮喘
机械改变肺（MAL）	通气缺损区附近的肺组织体积	慢性阻塞性肺疾病
肺灌注血流量（PBV）	定量肺组织中某一特定体积的血流量	肺栓塞
肺清除率（LDI）	肺内气体混合效率的定量测量	囊性纤维化
FDG-PET 摄取	FDG 标记的 PET 示踪剂的摄取测量	肺癌

3.2　哮喘

哮喘是一种重要的疾病，临床上表现为气道炎症导致高反应性和气流限制。仅在美国，就估计有 2 600 万哮喘患者 [美国疾病控制与预防中心 2016 年全国健康随访调查（National Health Interview Survey，NHIS）数据]。尽管专家们已经努力试图使用临床病史和肺功能检查变量来表征哮喘，但其仍然无法对患者正确分类。

定量功能性肺成像为衡量疾病提供了新的机会，各种研究人员已经表明，定量的功能性成像特征与肺功能检查的测量结果相关（de Lange et al.，2016），对于确定疾病的严重程度至关重要，并且可以用来将患者分类到不同的疾病表型中。例如，早期研究表明，使用基于交互信息特征选择策略，从超极化惰性气体 MRI 中提取的定量成像特征，包含比传统的肺功能检查和临床病史特征更多关于哮喘表征的信息（Tustison et al.，2010）。研究人员详细分析并进行了图像特征和传统临床指标（如 FEV_1/FVC、呼气一氧化氮分数和基于醋甲胆碱激发试验结果的相关指标）相关性的分析。其中一组研究表明，通气缺陷百分比与气道重塑指标和炎症指标之间存在关联，但与 FEV_1 无关（Svenningsen et al.，2014）。尽管这项研究仅限于成年哮喘患者，但另一项独立研究突出了通气缺陷百分比在预测轻度和重度儿童哮喘患者的疾病严重程度方面的区分价值（Altes et al.，2016）。

PET/CT 与 FDG-PET 是临床接受的测量细胞活动的方法。FDG-PET 已显示出作为哮喘肺部炎症生物标志物的潜力。例如，有研究证明 FDG-PET 亲和性与已知的引起炎症增加的疾病之间存在相关性，这些疾病包括结节病（Jones et al.，1997）、慢性阻塞性肺疾病（Madsen，2013）和囊性纤维化（Chen et al.，2006）。特别是与哮喘有关的研究表明，中性粒细胞是肺部 FDG 摄取增加的主要来源（Fahy，2009）。中性粒细胞及嗜酸性粒细胞也已被证明参与了哮喘患者肺部炎症过程（Fahy，2009）。

3.3　慢性阻塞性肺疾病

在慢性阻塞性肺疾病中，目前诊断测试的主要局限是它们无法将患者分为临床重要的亚型。将患者分成有意义的亚型将更好地选择有针对性的疗法。传统测量肺功能的方法如肺功能测试能对肺功能进行全面评估。慢性阻塞性肺疾病是肺实质的结构性疾病，通常具有异质性。因此，基于特定区域的疾病程度描述更能准确地反映患者的潜在状况，并能改善患者预后。慢性阻塞性肺疾病的定量成像生物标志物还将改善追踪疾病进展的能力。此外，历史数据可以用于训练机器学习模型，从而更准确地预测疾病的进展。在一篇综合性的综述文章中，一个研究小组描述了正在研究的慢性阻塞性肺疾病各种生物标志物

（Hoffman et al.，2016）。

肺血管的变化是慢性阻塞性肺疾病自然进程中观察到的明确征象。研究人员提出肺血管变化可作为慢性阻塞性肺疾病进展的生物标志物。有研究证明，异质性的肺血管变化可作为易患中叶肺气肿的吸烟者的生物标志物（Alford，2010）。这些肺血管指标包括区域性肺血流量和平均通过时间的系数变异增加。先进的 CT 方法，如双能量 CT，已经提高了时间分辨率，可以更准确地测量肺血管指标（Kong et al.，2014；Fuld et al.，2013）。

通气受损是慢性阻塞性肺疾病的一个特征，其作为疾病和疾病进展的生物标志物已被广泛研究（Hoffman et al.，2016）。有研究已经开展使用 CT 成像进行的氙气区域性导入和洗出动力学研究，为通气缺陷提供了有价值的见解（Chon et al.，2006）。另外，研究人员还开发了其他不需要吸入对比剂的通气测量方法。SPIROMICS CT 协议（Ding et al.，2012）在评估肺总容量和余气量时采集肺部 HRCT 图像。结合图像配准技术，此模式允许构建算法基于体素的通气图（Yin et al.，2011）。

3.4　囊性纤维化

囊性纤维化（CF）是一种常染色体隐性遗传病，以气道阻塞、中性粒细胞炎症和持续感染为特征。囊性纤维化由 *CFTR* 基因的两个等位基因突变引起，是高加索人群中最常见的遗传性疾病（Adler et al.，2008）。囊性纤维化的病理表现为各种肺功能障碍，最终导致呼吸衰竭。

囊性纤维化的特点是间歇性的恶化或突发症状，这些症状通常由外部感染引起。恶化也可以由宿主的炎症反应引起。炎症在引起囊性纤维化症状方面的明确作用（Gibson et al.，2003），定量且非侵入性地测量肺部炎症有助于更好地理解和预测囊性纤维化的恶化。

目前，测量囊性纤维化肺部炎症的黄金标准是支气管肺泡灌洗，支气管肺泡灌洗是一种侵入性且昂贵的检查（Chen et al.，2006）。然而最近，影像研究利用 FDG-PET 扫描肺部来测量囊性纤维化患者的区域性炎症（Chen et al.，2006）。重要的是，这项工作证明了支气管肺泡灌洗测得的区域性中性粒细胞水平与 FDG 摄取之间的相关性（Chen et al.，2006）。用于评估囊性纤维化疾病恶化的另一种常见测量方法是测定 FEV_1。虽然 FEV_1 是评估囊性纤维化患者进行性渐进性肺功能下降最常用的指标，但众所周知，FEV_1 对小气道的阻力不太敏感（Aurora et al.，2004）。相反，已经开发了一种更具特异性的标志物，即肺清除指数。肺清除指数是通过多次呼吸惰性气体的洗脱计算出来的，是一种用于量化肺部气体混合效率的方法。影像研究证明，从 MRI 中得出的分数与肺清除指数相关，这提供了囊性纤维化的潜在区域特异性成像生物标志物（Stahl et al.，2016）。一种评估区域性通气缺陷的非侵入性方法将使我们能够更详细地追踪囊性纤维化的进展，并评估新开发的疾病治疗干预措施的效果。在一项研究中，研究人员展示，超极化惰性气体 ^3He MRI 能够测量接受 CFTR 增强剂依伐卡托（ivacaftor）治疗的囊性纤维化患者中通气缺陷的变化（Altes et al.，2017）。

多容积 MRI 和 CT 技术也已被用于量化幼儿和青少年囊性纤维化患者肺的结构和功能变化（Pennati et al.，2018）。在这项研究中，研究人员展示了吸气 – 呼气 MRI 和 IE-CT 成像识别和分类肺通气缺陷的潜力。作为一种非电离辐射技术，MRI 对于需要终身进行疾病监测的囊性纤维化患者来说是一种特别值得关注的监测工具。

3.5　肺栓塞

肺栓塞通常源自下肢栓子，栓子通过全身血管系统到达心脏，然后进入肺血管系统，在血管内形成嵌顿，阻塞部分肺部的灌注。这种灌注阻塞通常不伴随着相应的区域通气变化，但导致 V/P 不匹配。传统的评估肺灌注和肺通气的方法是通过 SPECT 成像，其将放射性示踪剂注入患者的外周血管，然后获取肺部的图像。随着 CT 和 MRI 功能性肺成像技术的进步，有望解决 SPECT 成像相关的固有的空间分辨率不足的问题。

高速单能量 CT 成像应用首过血流动力学来量化肺灌注（Chon et al.，2006）。与单一采集 CT 成像相比，双能量 CT 有两倍的时间分辨率优势，使用指标肺灌注血容量，允许对肺实质血容量进行更精细的评估（Hwang et al.，2017）。双能量 CT 具有多个 X 射线源－探测器对，通过利用两种不同能谱的优势（这些能谱以不同的方式被组织吸收），可以获得更多信息，可用于表征肺栓塞情况下肺部结构和功能的变化。

4 肺部疾病自动诊断和预后的现状

4.1 简介

前面讨论的功能性肺成像模式和定量肺成像指标增强了对各种肺部病变的研究，这些肺部疾病包括哮喘、囊性纤维化、慢性阻塞性肺疾病、肺栓塞和肺癌。在本节中，我们讨论使用定量功能性肺成像来预测疾病诊断、疾病恶化和疾病并发症的能力。虽然自动化诊断的价值已经被充分证实，但其还有预测其他与疾病相关的事件的潜在好处，如并发症或治疗失败。在这种情况下，可以使用支持性或预防性治疗来影响疾病的自然历史，减少患者的痛苦和死亡。

4.2 预测慢性阻塞性肺疾病患者疾病的进展

医生和研究人员一直在寻求慢性阻塞性肺疾病恶化事件的预测模型。这样的模型可以使医生为患者提供预防性治疗，避免短期呼吸困难。有研究证明，减少慢性阻塞性肺疾病加重的频率，能改变疾病预后（Donaldson and Wedzicha，2006），降低了慢性阻塞性肺疾病患者的死亡风险。

早期慢性阻塞性肺疾病恶化预测工作基于患者因素如吸烟状况，以及肺功能测定特征如 FEV_1。这些研究建立了与慢性阻塞性肺疾病急性加重相关的各种事件的模型，如慢性阻塞性肺疾病相关住院、慢性阻塞性肺疾病急性加重的门诊治疗或根据症状标准定义的恶化等事件（Guerra et al.，2017）。上述模型所应用的建模方法包括 logistic 回归、cox 回归、线性回归和随机森林（Guerra et al.，2017），模型的 ROC 曲线下面积的测量值为 0.58 ~ 0.81。

将肺功能性成像的特征纳入其中，对于开发更可靠、更准确的慢性阻塞性肺疾病恶化预测模型具有巨大潜力。对 COPDGene 队列中的慢性阻塞性肺疾病恶化进行分析，研究人员发现慢性阻塞性肺疾病恶化与一系列功能性成像指标相关，包括总肺气肿百分比、分段支气管壁厚度，以及传统特征如 FEV_1、吸烟史和当前吸烟状况（Han et al.，2011）。这些指标有望比传统方法更准确，但需要进一步评估。

4.3 预测恶性肺结节

肺结节的评估需要仔细考虑结节的大小、位置以及从常规 CT 成像中可识别的外观。这促使了商业化计算系统的开发，以便跟踪和监测各种成像生物标志物。然而，功能性肺成像可以探索结节和周围肺组织的丰富附加信息。例如，肺结节的 FDG-PET 成像，当与标准 CT 成像融合在一起，如图 14.5 所示，已被证明对放射科医生确定结节是恶性或良性提供了额外的诊断价值（Hillner et al.，2007；Kim et al.，2007）。某些肺病变如感染或炎症，可导致免疫细胞活性增加，从而导致 FDG 的吸收增加，FDG-PET 成像的强度更高。这些信息可以用于排除肺结节的炎症或感染性病因。

此外，与周围肺实质或非恶性结节相比，某些肿瘤在血管构造上表现出明显的差异。通过使用增强 CT 或 MRI，这些血管差异可以被更好地观察到。先进的功能性成像模式可以以精细的方式来测量肺灌注和肺血管变化，被证明有助于恶性肺结节的诊断。MRI 也已被研究作为原发性肺癌的潜在筛查和诊断模式，显示出可接受的灵敏度，可能具有比 CT 更高的特异性（Biederer et al.，2017）。

MRI 已被用于表征恶性结节和肿块（Ohno，2018）。各种 MRI 模式，包括弥散加权成像、非动态对比增强和动态对比增强，可对肺部肿块和结节的检测和表征方面进行评估，显示出这项技术在补充现有临床实践方面的潜力。

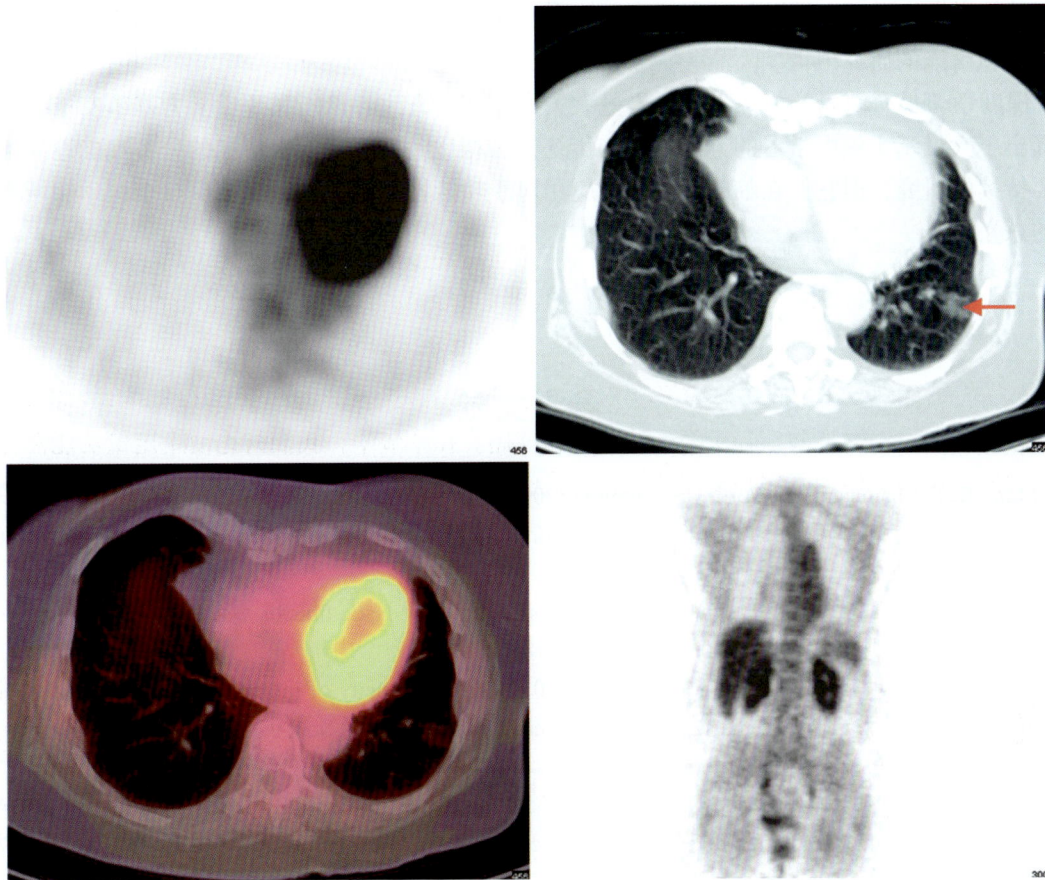

图 14.5　CT 显示左肺下叶肺野模糊影（箭头）。在 PET 和融合图像上没有 ^{18}F-FDG 的摄取。病变在 CT 上评分为 4 分，在 PET 上评分为 0 分，在 PET/CT 上解释为良性。病变被切除，病理显示为具有支气管肺泡癌特征的腺癌（此图经许可引自 Kim er al.，2007）

4.4　预测囊性纤维化患者是否需要肺移植

囊性纤维化以肺功能逐渐下降和最终导致肺衰竭为特征。尽管在过去的 10 年里已经开发出新的囊性纤维化治疗方法，但囊性纤维化患者的平均寿命仍然很短，仅有 40 岁左右。为了延长寿命，患者需要肺移植手术。然而，肺移植是一种危险的手术，而且符合条件的囊性纤维化患者数量超过了供体的供应。因此，需要一种方法来识别囊性纤维化患者中那些最需要肺移植的患者。

目前，预测囊性纤维化恶化和肺衰竭的现有工作主要依赖于 FEV_1。国际心脏和肺移植学会的共识指南建议，当患者的 FEV_1 下降到其预测的正常 FEV_1 值的 30% 以下时，应将囊性纤维化患者转诊进行肺移植手术 (Weill et al.，2015)。然而，在这组 FEV_1 低于 30% 的患者中，存在着相当大的死亡率变异性。通过使用从电子病历、实验室值和肺功能测试中提取的变量，研究人员能够创建一个预测 3 年死亡率的模型，其正预测值和负预测值均优于单独使用 FEV_1 值（Alaa and van der Schaar，2018）。

5　总结

图像计算分析的进步与功能性成像技术和方法的进展相结合，催生出了信息丰富的研究成果以及用于肺部疾病诊断和评估的新颖的临床方法。在本章中，我们回顾了许多计算指标，这些指标已经作为哮喘、囊性纤维化、慢性阻塞性肺疾病、肺栓塞和肺癌等疾病的潜在生物标志物。我们讨论了新兴的功能性成像模式，如超极化 MRI 和对比剂增强 CT，并探讨了现有技术的新用途，如双能量 CT 以体素方式量化通气和灌注。我们还讨论了一些利用这些方法、指标和模式来诊断和更好地治疗疾病的令人兴奋的具有临床转化潜能的研究项目。

基于深度学习最有前景的方法引起业界极大关注，其具有改善诊断和预后潜力。事实上，在许多领域已经提出了大量基于深度学习的方法，在与传统方法相比时，其展示出更高的分类准确性。虽然这些方法需要持续的研究，但它们在临床上的潜在应用对于功能性肺成像领域，甚至整个医学领域都具有令人振奋的意义。

译者：张峰，李强，许茂盛

参考文献

Adler AI, Shine BSF, Chamnan P, Haworth CS, Bilton D (2008) Genetic determinants and epidemiology of cystic fibrosis-related diabetes: results from a British cohort of children and adults. Diabetes Care 31(9):1789–1794. https://doi.org/10.2337/dc08-0466.

Alaa AM, Mihaela van der S (2018) "Prognostication and risk factors for cystic fibrosis via automated machine learning." Scientific Reports 8(1). https://doi.org/10.1038/s41598-018-29523-2.

Alford SK, Edwin JR van Beek, Geoffrey Mc, Eric AH (2010) "Heterogeneity of pulmonary perfusion as a mechanistic image-based phenotype in emphysema susceptible smokers." Proc Natl Acad Sci 107(16):7485. https://doi.org/10.1073/pnas.0913880107.

Altes TA, Mugler JP, Ruppert K, Tustison NJ, Gersback J, Szentpetery S, Meyer CH, de Lange EE, Teague GW (2016) Clinical correlates of lung ventilation defects in asthmatic children. J Allergy Clin Immunol 137(3):789–796.e7. https://doi.org/10.1016/j.jaci.2015.08.045.

Altes TA, Johnson M, Fidler M, Botfield M, Tustison NJ, Levia-Salinas C, de Lange EE, Froh D, Mugler JP (2017) Use of hyperpolarized helium-3 MRI to assess response to ivacaftor treatment in patients with cystic fibrosis. J Cyst Fibros 16(2):267–274. https://doi.org/10.1016/j.jcf.2016.12.004.

Aurora P, Bush A, Gustafsson P, Oliver C, Wallis C, Price J, Stroobant J, Carr S, Stocks J (2004) Multiple-breath washout as a marker of lung disease in preschool children with cystic fibrosis. Am J Respir Crit Care Med 171(3):249–256. https://doi.org/10.1164/rccm.200407-895OC.

Avants B, Epstein CL, Grossman M, Gee JC (2008) Symmetric diffeomorphic image registration with cross-correlation: evaluating automated labeling of elderly and neurodegenerative brain. Med Image Anal 12(1):26–41. https://doi.org/10.1016/j.media.2007.06.004.

Bhatt SP, George RW, Eric AH, John DN, Sandeep B, Alejandro AD, Craig JG, Edwin KS, Raúl San JE, David AL (2019) "Imaging advances in chronic obstructive pulmonary disease. Insights from the Genetic Epidemiology of Chronic Obstructive Pulmonary Disease (COPDGene) Study." Am J Respir Crit Care Med 199(3):286–301. https://doi.org/10.1164/rccm.201807-1351SO.

Bhatt SP, Bodduluri S, Hoffman EA, Newell JD, Sieren JC, Dransfield MT, Reinhardt JM (2017) Computed tomography measure of lung at risk and lung function decline in chronic obstructive pulmonary disease. Am J Respir Crit Care Med 196(5):569–576. https://doi.org/10.1164/rccm.201701-0050OC.

Biederer J, Ohno Y, Hatabu H, Schiebler ML, Van Beek EJR, Vogel-Claussen J, Kauczor H-U (2017) Screening for lung cancer: does MRI have a role? Eur J Radiol 86:353–360. https://doi.org/10.1016/j.ejrad.2016.09.016.

Busacker A, Newell JD, Keefe T, Hoffman EA, Granroth JC, Castro M, Fain S, Wenzel S (2009) A multivariate analysis of risk factors for the air-trapping asthmatic phenotype as measured by quantitative CT analysis. Chest 135(1):48–56. https://doi.org/10.1378/chest.08-0049.

Campana L, Kenyon J, Zhalehdoust-Sani S, Tzeng Y-S, Albert M, Lutchen KR (2009) Probing airway conditions governing ventilation defects in asthma via hyperpo- larized MRI image functional modeling. J Appl Physiol 106(4):1293–1300. https://doi.org/10.1152/japplphysiol.91428.2008.

CDC (2016) National Health Interview Survey (NHIS) Data.

Chen, Delphine L., Ferkol, Thomas W., Mintun, Mark A., Pittman, Jessica E., Rosenbluth, Daniel B., Schuster, and Daniel P. "Quantifying pulmonary inflammation in cystic fibrosis with positron emission tomography." Am J Respir Crit Care Med, 173(12)2006: 1363–1369. doi: https://doi.org/10.1164/rccm.200506-934OC.

Chon D, Beck KC, Larsen RL, Shikata H, Hoffman EA (2006) Regional pulmonary blood flow in dogs by 4D-X-ray CT. J Appl Physiol 101(5):1451–1465. https://doi.org/10.1152/japplphysiol.01131.2005.

Chon D, Kenneth CB, Brett AS, Hidenori S, Osama IS, Eric AH (2007) "Effect of low-xenon and krypton supplementation on signal/noise of regional CT-based ventilation measurements." J Appl Physiol 102(4):1535–44. https://doi.org/10.1152/japplphysiol.01235.2005.

Ding L, Ley TJ, Larson DE, et al. (2012) Clonal evolution in relapsed acute myeloid leukaemia revealed by whole-genome sequencing. Nature 481(7382):506–510. Published 2012 Jan 11. https://doi.org/10.1038/nature10738.

Donaldson GC, Wedzicha JA (2006) COPD exacerbations. I. Epidemiol Thorax 61(2):164–168.

Fahy JV (2009) Eosinophilic and neutrophilic inflammation in asthma: insights from clinical studies. Proc Am Thorac Soc 6(3):256–259. https://doi.org/10.1513/pats.200808-087RM.

Freed BH, Collins JD, François CJ, Barker AJ, Cuttica MJ, Chesler NC, Markl M, Shah SJ (2016) MR and CT imaging for the evaluation of pulmonary hypertension. JACC Cardiovasc Imaging 9(6):715–732.

Fuld MK, Ahmed FH, Susan EH, Abhay AD, Junfeng G, Eric AH (2013) "Pulmonary perfused blood volume with dual-energy CT as surrogate for pulmonary perfusion assessed with dynamic multidetector CT." Radiology 267(3):747–756. https://doi.org/10.1148/radiol.12112789.

Gibson RL, Burns JL, Ramsey BW (2003) Pathophysiology and management of pulmonary infections in cystic fibrosis. Am J Respir Crit Care Med 168(8):918–951. https://doi.org/10.1164/rccm.200304-505SO.

Guerra B, Gaveikaite V, Bianchi C, Puhan MA (2017) Prediction models for exacerbations in patients with COPD. Eur Respir Rev 26(143):160061. https://doi.org/10.1183/16000617.0061-2016.

Han MLK, Kazerooni EA, Lynch DA, Liu LX, Murray S, Curtis JL, Criner GJ, Kim V, Bowler RP, Hanania NA, Anzueto AR, Make BJ, Hokanson JE, Crapo JD, Silverman EK, Martinez FJ, Washko GR (2011) Chronic obstructive pulmonary disease exacerbations in the COPDGene study: associated radiologic phenotypes. Radiology 261(1):274–282. https://doi.org/10.1148/radiol.11110173.

He M, Kaushik SS, Robertson SH, Freeman MS, Virgincar RS, McAdams HP, Driehuys B (2014) Extending semiautomatic ventilation defect analysis for hyperpolarized 129Xe ventilation MRI. Acad Radiol 21(12):1530–1541. https://doi.org/10.1016/j.acra.2014.07.017.

Hecht EM, Rosenkrantz A (2009) Pulmonary MR angiography techniques and applications. Magn Reson Imaging Clin N Am 17(1):101–131.

Hillner BE, Siegel BA, Liu D, Shields AF, Gareen IF, Lucy H (2007) Impact of positron emission tomography/ computed tomography and positron emission tomography (PET) alone on expected management of patients with cancer: initial results from the National Oncologic PET Registry. J Clin Oncol 26:2155–2161. https://doi.org/10.1200/JCO.2007.14.5631.

Hoffman EA, Lynch DA, Barr GR, Van Beek EJR, Parraga G (2016) Pulmonary CT and MRI phenotypes that help explain chronic pulmonary obstruction disease pathophysiology and outcomes: CT and MRI of COPD. J Magn Reson Imaging 43(3):544–557. https://doi.org/10.1002/jmri.25010.

Hughes PJC, Horn FC, Collier GJ, Biancardi A, Marshall H, Wild JM (2018) Spatial Fuzzy C-means thresholding for semiautomated calculation of percentage lung ventilated volume from hyperpolarized gas and 1 H MRI: SFCM-based segmentation of lung MRI. J Magn Reson Imaging 47(3):640–646. https://doi.org/10.1002/jmri.25804.

Hwang HJ, Hoffman EA, Lee CH, Goo JM, Levin DL, Kauczor H-U, Seo Joon B (2017) The role of dual-energy computed tomography in the assessment of pulmonary function. Eur J Radiol 86:320–334. https://doi.org/10.1016/j.ejrad.2016.11.010.

Johns CS, Swift AJ, Hughes PJC, Ohno Y, Schiebler M, Wild JM (2017) Pulmonary MR angiography and perfusion imaging—A review of methods and applications. Eur J Radiol 86:361–370. https://doi.org/10.1016/j.ejrad.2016.10.003.

Jones HA, Sriskandan S, Peters AM, Pride NB, Boobis AR, Haslett C (1997) Dissociation of neutrophil emigration and metabolic activity in lobar pneumonia and bronchiectasis. Eur Respir J 10(4):9.

Kauczor HU, Chen XJ (2001) Pulmonary ventilation imaged by magnetic resonance: at the doorstep of clinical application. Eur Respir J:16.

Kim SK, Allen-Auerbach M, Goldin J, Fueger BJ, Dahlbom M, Brown M, Czernin J, Schiepers C (2007) Accuracy of PET/CT in characterization of solitary pulmonary lesions. J Nucl Med 48(2):214–220.

Kirby M, Heydarian M, Svenningsen S, Wheatley A, McCormack DG, Etemad-Rezai R, Parraga G (2012) Hyperpolarized 3He magnetic resonance functional imaging semiautomated segmentation. Acad Radiol 19(2):141–152. https://doi.org/10.1016/j.acra.2011.10.007.

Kirby M, Pike D, Coxson HO, McCormack DG, Parraga G (2014) Hyperpolarized 3He ventilation defects used to predict pulmonary exacerbations in mild to moderate chronic obstructive pulmonary disease. Radiology 273(3):887–896. https://doi.org/10.1148/radiol.14140161.

Kong X, Hui XS, Guang ML, Felix GM, Kevin TD, U Joseph S, Long JZ. (2014) "Xenon-enhanced dual-energy CT lung ventilation imaging: Techniques and Clinical Applications." AJR Am J Roentgenol 202(2):309–317. https://doi.org/10.2214/AJR.13.11191.

de Lange EE, Altes TA, Patrie JT, Gaare JD, Knake JJ, Mugler JP, Platts-Mills TA (2016) Evaluation of asthma with hyperpolarized helium-3 MRI. Chest J 130(4):1055–1062. https://doi.org/10.1378/chest.130.4.1055.

Levin DL, Schiebler ML, Hopkins SR (2017) Physiology for the pulmonary functional imager. Eur J Radiol 86:308–312. https://doi.org/10.1016/j.ejrad.2016.09.027.

Madsen PH, Hess S, Høilund-Carlsen PF, Alavi A (2013) Positron emission tomography in chronic obstructive pulmonary disease. Hell J Nucl Med. 2013;16(2):121–124.

Murphy K, Ginneken B, Pluim JP, Klein S, Staring M (2008) Semi-automatic reference standard construction for quantitative evaluation of lung CT registration Proc. MICCAI (New York: Springer) pp. 1006–1013.

Ohno Y, Fujisawa Y, Koyama H, Kishida Y, Seki S, Sugihara N, Yoshikawa T (2017a) Dynamic contrast-enhanced perfusion area-detector CT assessed with various mathematical models: its capability for therapeutic outcome prediction for non-small cell lung cancer patients with chemoradiotherapy as compared with that of FDG-PET/CT. Eur J Radiol 86:83–91. https://doi.org/10.1016/j.ejrad.2016.11.008.

Ohno Y, Yoshikawa T, Takenaka D, Fujisawa Y, Sugihara N, Kishida Y, Seki S, Koyama H, Sugimura K (2017b) Xenon-enhanced CT using subtraction CT: basic and preliminary clinical studies for comparison of its efficacy with that of dual-energy CT and ventilation SPECT/CT to assess regional ventilation and pulmonary functional loss in smokers. Eur J Radiol 86:41–51. https://doi.org/10.1016/j.ejrad.2016.10.035.

Ohno Y, Yoshikawa T, Kishida Y, Seki S, Karabulut N (2017c Mar) Unenhanced and contrast-enhanced MR angiography and perfusion imaging for suspected pulmonary thromboembolism. AJR Am J Roentgenol 208(3):517–530.

Ohno Y, Kauczor H-U, Hatabu H, Seo JB, van Beek EJR, and for the International Workshop for Pulmonary Functional Imaging (IWPFI) (2018) MRI for solitary pulmonary nodule and mass assessment: current state of the art: MRI for solitary pulmonary nodule and mass. J Magn Reson Imaging 47(6):1437–1458. https://doi.org/10.1002/jmri.26009.

Pennati F, Roach DJ, Clancy JP, Brody AS, Fleck RJ, Aliverti A, Woods JC (2018) Assessment of pulmonary structure-function relationships in young children and adolescents with cystic fibrosis by multivolume proton-MRI and CT: noncontrast MRI in CF lung disease. J Magn Reson Imaging 48(2):531–542. https://doi.org/10.1002/jmri.25978.

Schmidt-Richberg A, Werner R, Handels H, Ehrhardt J (2012) Estimation of slipping organ motion by registration with direction-dependent regularization. Med Image Anal 16(1):150–159. https://doi.org/10.1016/j.media.2011.06.007.

Song G, Tustison NJ, Avants BB, Gee JC (2010) Lung CT image registration using diffeomorphic transformation models. Medical image analysis for the clinic: a grand challenge. pp 23–32.

Stahl M, Wielpütz MO, Graeber SY, Joachim C, Sommerburg O, Kauczor H-U, Puderbach M, Eichinger M, Mall MA (2016) Comparison of lung clearance index and magnetic resonance imaging for assessment of lung disease in children with cystic fibrosis. Am J Respir Crit Care Med 195(3):349–359. https://doi.org/10.1164/rccm.201604-0893OC.

Sundaram TA, Avants BB, Gee JC (2005) Towards a dynamic model of pulmonary parenchymal deformation: evaluation of methods for temporal reparameterization of lung data. Med Image Comput Comput Assist Interv 8:328–335.

Svenningsen S, Kirby M, Starr D, Coxson HO, Paterson NAM, McCormack DG, Parraga G (2014) What are ventilation defects in asthma? Thorax 69(1):63–71. https://doi.org/10.1136/thoraxjnl-2013-203711.

Trivedi A, Hall C, Hoffman EA, Woods JC, Gierada DS, Castro M (2017) Using imaging as a biomarker for asthma. J Allergy Clin Immunol 139(1):1–10. https://doi.org/10.1016/j.jaci.2016.11.009.

Tsuchiya N, van Beek EJ, Ohno Y, Hatabu H, Kauczor HU, Swift A, Vogel-Claussen J, Biederer J, Wild J, Wielpütz MO, Schiebler ML (2018) Magnetic resonance angiography for the primary diagnosis of pulmonary embolism: a review from the international workshop for pulmonary functional imaging. World J Radiol 10(6):52–64.

Tustison NJ, Altes TA, Song G, de Lange EE, Mugler JP 3rd, Gee JC (2010) Feature analysis of hyperpolarized helium-3 pulmonary MRI: a study of asthmatics versus nonasthmatics. Magn Reson Med 63(6):1448–1455. https://doi.org/10.1002/mrm.22390.

Tustison NJ, Cook TS, Song G, Gee JC (2011a) Pulmonary kinematics from image data: a review. Acad Radiol 18(4):402–417. https://doi.org/10.1016/j.acra.2010.10.019.

Tustison NJ, Avants BB, Flors L, Altes TA, de Lange EE, Mugler JP 3rd, Gee JC (2011b) Ventilation-based segmentation of the lungs using hyperpolarized 3He MRI. J Magn Reson Imaging 34(4):831–841. https://doi.org/10.1002/jmri.22738.

Tustison NJ, Brian BA (2013) "Explicit B-spline regularization in diffeomorphic image registration." Frontiers in Neuroinformatics 7. https://doi.org/10.3389/fninf.2013.00039.

Tustison NJ, Qing K, Wang C, Altes TA, Mugler JP (2016) Atlas-based estimation of lung and lobar anatomy in proton MRI: atlas-based estimation of lung and lobar anatomy in proton MRI. Magn Reson Med 76(1):315–320. https://doi.org/10.1002/mrm.25824.

Tustison NJ, Avants BB, Lin Z, Feng X, Cullen N, Mata JF, Flors L, Gee JC, Altes TA, Mugler Iii JP, Qing K (2019) Convolutional neural networks with template-based data augmentation for functional lung image quantification. Acad Radiol 26(3):412–423. https://doi.org/10.1016/j.acra.2018.08.003.

Wang H, Paul AY (2013) "Multi-Atlas segmentation with joint label fusion and corrective learning—an open source implementation." Frontiers in Neuroinformatics 7. https://doi.org/10.3389/fninf.2013.00027.

Weill D, Christian B, Paul AC, John HD, R Duane D, Shaf K, David JL, et al. (2015) "A consensus document for the selection of lung transplant candidates: 2014—an update from the pulmonary transplantation council of the international society for heart and lung transplantation." J Heart Lung Transplant: The Official Publication of the International Society for Heart Transplantation 34(1):1–15. https://doi.org/10.1016/j.healun.2014.06.014.

Werner R, Ehrhardt J, Schmidt R, Handels H (2009) Patient-specific finite element modeling of respiratory lung motion using 4D CT image data. Med Phys 36(5):1500–1511. aapm.onlinelibrary.wiley.com. https://doi.org/10.1118/1.3101820.

Woodhouse N, Wild JM, Paley MNJ, Fichele S, Said Z, Swift AJ, van Beek EJR (2005) Combined helium-3/proton magnetic resonance imaging measurement of ventilated lung volumes in smokers compared to never-smokers. J Magn Reson Imaging 21(4):365–369. https://doi.org/10.1002/jmri.20290.

Yablonskiy DA, Sukstanskii AL, Leawoods JC, Gierada DS, Bretthorst L, Lefrak SS, Cooper JD, Conradi MS (2002) Quantitative in vivo assessment of lung micro-structure at the alveolar level with hyperpolarized 3He diffusion MRI. Proc Natl Acad Sci 99(5):3111–3116. https://doi.org/10.1073/pnas.052594699.

Yin Y, Hoffman EA, Ding K, Reinhardt JM, Lin C-L (2011) A cubic B-spline-based hybrid registration of lung CT images for a dynamic airway geometric model with large deformation. Phys Med Biol 56(1):203–218. https://doi.org/10.1088/0031-9155/56/1/013.

Zha W, Niles DJ, Kruger SJ, Dardzingski BJ, Cadman RV, Mummy DG, Nagle SK, Fain SB (2016) Semiautomated ventilation defect quantification in exercise-induced bronchoconstriction using hyperpolarized helium-3 magnetic resonance imaging. Acad Radiol 23(9):1104–1114. https://doi.org/10.1016/j.acra.2016.04.005.

第十五章

基于图像的表型分析、深度学习和人工智能在放射学临床和研究及胸部影像学中的应用

弗拉基米尔·I. 瓦尔钦诺夫，徐俊範，日田友幸，羽田弘人

(Vladimir I. Valtchinov，Joon Beom Seo，Tomoyuki Hida，Hiroto Hatabu)

摘　要

基于图像的表型分析与基因组相关性研究通过将遗传数据和形态学数据相结合，正在为开创性及创新性的研究领域打开一扇新的窗口。影像学专家对 CT 扫描的视觉评估的自然扩展包括深度学习和人工智能的应用。本章我们介绍主要概念和核心思想，并简要回顾人工智能和深度学习在临床和研究放射学中的历史及现状，回顾无监督和有监督的通用方法，并详细说明人工智能在临床放射学实践中更广泛和无缝应用的技术、知识发现、监管和伦理挑战。我们主张平行发展确定性和概率性方法，以补充深度学习和模拟技术应用的快速进展，这些技术往往作为"黑箱"存在，其结果背后的临床洞察有限。此外，本章对当前深度学习在胸部影像学中的应用也进行了总结。

1　基于图像的表型分析

在发现 DNA 双螺旋结构 60 年后，分子生物学推动了精准和个性化医学的发展，极大地改变了我们管理和护理患者的方式。然而，逐渐显现的是，仅有基因组信息并不足以解释所有临床现象。使用影像学方法的表型分析，即基于图像的表型分析，在基因分型中扮演了重要的互补角色。结合遗传和形态数据的基于图像的表型分析，开创了一个突破性的创新研究领域 (Hatabu 2011，2015；Hatabu et al.，2018)。

首先，在 2010 年，一组肺疾病专家找到我们，要求审查来自 COPDGene 研究的几千份 CT 扫描，以寻找早期或亚临床肺纤维化的迹象。我们决定利用 3 个月的时间，共同系统地审查 COPDGene NIH 资助的多中心试验中 2 416 份 CT 扫描的轻微间质性肺异常，该审查使用了顺序评分方法 (Washko et al.，2010)。这项研究的成果之一是 2011 年在《新英格兰医学杂志》上发表的首批关于间质性肺异常的研究论文 (Washko et al.，2011)。间质性肺异常 (interstitial lung abnormality，ILA) 定义为影响任何肺区域超过 5% 的非依赖性变化，包括非依赖性磨玻璃样或网状异常、弥漫性小叶中心结节、非气肿性肺囊肿、蜂窝样病变和牵拉性支气管扩张。令我们惊讶的是，8% 的受试者存在 ILA，并且 ILA 与总肺容量减少相关。在 194 名患有 ILA 的受试者中，37 人是小叶中心型，107 人是胸膜下型，38 人是小叶中心和胸膜下混合型，12 人是放射学上间质性肺疾病。在后续研究中，越来越多的证据表明，胸膜下亚型 (55%；107/194) 可能是最重要的亚型，其中包括那些随后进展为肺纤维化的受试者。Jin 等研究了来自国家肺筛查试验的 884 份 CT 扫描，发现有 86 例 (9.7%) 存在 ILA (Jin et al.，2013)。ILA 还与运动能力降低相关 (Doyle et al.，2012)。2011 年，有报告称在编码黏蛋白 5B (*MUC5B*) 基因启动子区域的单核苷酸多态性 (single nucleotide polymorphism，SNP) (rs35705950) 与家族性和散发性特发性肺纤维化相关 (Seibold et al.，2011)。SNP rs35705950 的小等位基因位于 MUC5B 转录起始位点上游 3 kb 处，在家族性间质性肺炎的受试者中，发生率为 34%；在特发性肺间质纤维化受试者中发生率为 38%；在对照组中发生率为 9% (与家族性间质性肺炎的等位基因关联，$P = 1.2 \times 10^{-15}$；与特发性肺间质纤维化的等位基因关联，$P = 2.5 \times 10^{-37}$)。MUC5B 在特发性肺间质纤维化受试者肺部的表达是未患病者的 14.1 倍 ($P < 0.001$)，MUC5B 蛋白在特发性肺间质纤维化的病变中表达 (Seibold et al.，2011)。SNP rs35705950 的小等位基因在大约 20% 的欧洲人群中存在 (Tracheobronchial：MUC5B n.d.)。为了验证 *MUC5B* 基因突变的普通人群是否会有更高的 ILA 和间质性肺疾病发病率，我们联系了丹佛大学的 Schwartz 博士团队，开始审查从弗雷明翰心脏研究 (Framingham Heart Study，FHS) 获取的一部分 2 633 份 CT 扫描，并于 2013 年完成。在 2 633 份 CT 扫描中，177 份 (7%) 存在 ILA，1 086 份 (41%) 为不确定，1 370 份 (52%) 没有 ILA (Hunninghake et al.，2013)。与没有 ILA 的受试者相比，存在 ILA 的受试者通常年龄较大，接触烟草烟雾的风险增加，并且报告存在 ILA 的受试者出现慢性咳嗽和呼吸急促的可能性是没有 ILA 受试者的 2 倍。存在 ILA 的受试者的碳氧弥散能力降低了 12%，总肺容量降低了 9% (相比于没有 ILA 的受试者)。超过一半的 ILA 受试者的 CT 衍生总肺容量低于预测值的 80%，符合限制性肺部缺陷。MUC5B 启动子 SNP (rs3570950) 的小等位基因变异频率为 10.5%。在调整协变量后，每一个 MUC5B 的拷贝，ILA 的发生概

率是没有 ILA 的人的 2.8 倍。ILA 与年龄密切相关。ILA 在 50 岁或以下的受试者中发生率为 2%，而在 50 岁以上的受试者中的发生率为 9%。在 177 名 ILA 受试者中，有 42 人（24%）被归类为具有肺部结构性变形，这些受试者相比于没有 ILA 的受试者，基因突变发生的概率高出 6.3 倍。

ILA 患者的死亡率如何？以下是一些研究结果：有研究对 4 个不同前瞻性队列研究中的 CT 扫描进行了系统回顾，这些队列研究包括 FHS 队列研究（2 633 例）、AGES-Reykjavik 队列研究（5 320 例）、COPDGene 队列研究（2 068 例）和 ECLIPSE 队列研究（1 670 例）。在这 4 个独立的队列研究中，ILA 均与全因死亡风险增加相关（Putman et al.，2016）。在 AGES-Reykjavik 队列研究中，较高的死亡率可以通过呼吸系统疾病，特别是肺纤维化的死亡率增加来解释（图 15.1）（Putman et al.，2016）。ILA 是否会随着时间进展呢？在 FHS 队列研究中进行的 6 年间隔连续 CT 扫描研究中，1 867 名受试者中，有 37 例（2%）的 ILA 情况保持稳定或改善，而 118 例（6%）的 ILA 出现进展（Araki et al.，2016a）（图 15.2）。ILA 的进展与肺功能下降速度增加和死亡风险增加相关（Araki et al.，2016a）。ILA 的组织病理学如何？Miller 等对 424 名在手术前 3 个月内进行 CT 扫描并接受肺结节切除的患者的组织病理学进行了研究。其中，26 例（6%）患者存在 ILA。ILA 患者普遍有更高的肺纤维化发生率，包括胸膜下间质纤维化、成纤维细胞聚集、蜂窝状肺炎 / 寻常型间质性肺炎和非典型腺瘤样增生的发生率。与没有 ILA 的患者相比，ILA 患者更容易出现胸膜下纤维化 [OR 2.1] 和非典型腺瘤样增生 [OR 1.7]（Miller et al.，2018）。在 26 例 ILA 病例中，有 3 例（12%）为小叶中心型，17 例（65%）为胸膜下型，6 例（23%）为混合型。在小叶中心型 ILA 患者中没有发现纤维化、成纤维细胞聚集或蜂窝状病变，而非典型腺瘤样增生的出现则主要限于小叶中心型 ILA（Miller et al.，2018）。

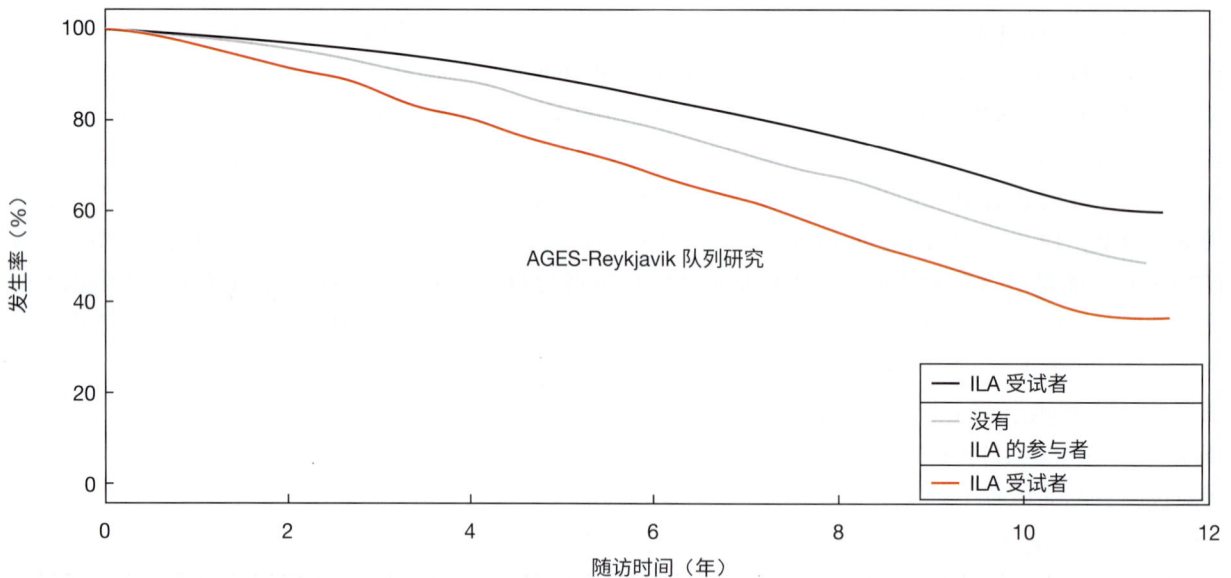

图 15.1　AGES-Reykjavik 队列研究中不同 ILA 状态的生存率。X 轴表示随访时间（最长可达 12 年），Y 轴表示生存率范围（0 ～ 100%）。经调整的 Cox 比例风险模型的风险比为 1.3 [1.2 ～ 1.4; 95% CI; $P < 0.001$]，比较了有 ILA 与没有 ILA 的受试者，模型中已调整了年龄、性别、体重指数、吸烟年数以及当前或过去的吸烟状态。AGES，年龄基因 / 环境易感性；ILA，间质性肺异常（此图经许可改编自 Putman et al.，2016）

ILA 与急性呼吸窘迫综合征的关系如何？Putman 等研究了 227 名在 ICU 入院前至少接受 7 天 CT 扫描的患者。在这些患者中，19 例（8%）存在 ILA，这些患者比没有 ILA 的患者更容易被诊断为急性呼吸窘迫综合征：74% vs. 15%（$P < 0.000\ 1$）（Putman et al.，2017）。

ILA 与晚期非小细胞肺癌的关系如何？Nishino 等报告，预处理 CT 扫描中存在 ILA 的晚期非小细胞肺癌患者，其总体生存期明显短于没有 ILA 的患者（Nishino et al.，2015）。

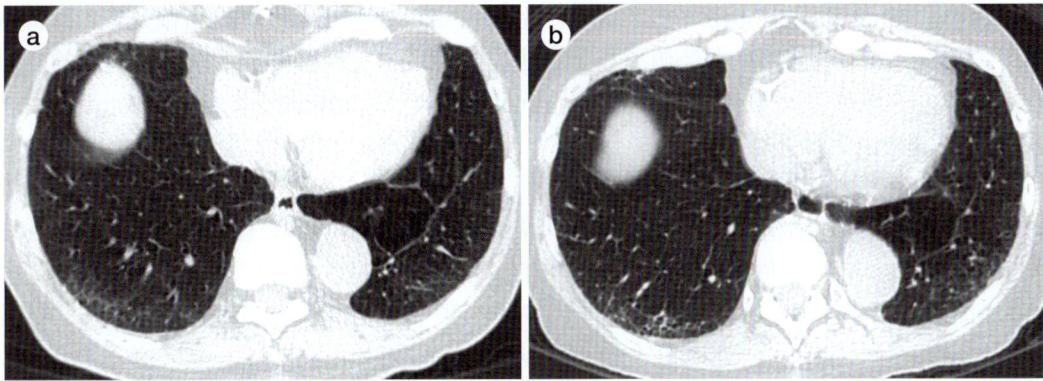

图 15.2　女性，73 岁，FHS 队列研究（注：原文为 COPDGene 队列研究，译者根据前后文，认为此处应为 FHS 队列研究）受试者（此图经许可引自 Hatabu et al.，2018）。（a）胸部平扫基线 CT 显示胸膜下分布小叶间隔增厚呈轻度磨玻璃样异常。（b）5 年半后进行的 CT 扫描显示网格状和磨玻璃样改变，伴有轻度牵拉性支气管扩张和结构性变形，表明病情进展。在此期间，参与者的呼吸症状加重，肺总容量下降

随着新型纤维化肺疾病疗法的出现并取得积极的临床试验结果（Richeldi et al.，2014；King Jr. et al.，2014；Raghu et al.，2018），研究人员和临床医生开始考虑将 ILA 患者纳入早期治疗或预防肺纤维化发展的范围。这些大规模队列的 CT 扫描、遗传学和预后相关研究逐渐使 ILA 的概念得到了广泛认可（Hatabu et al.，2018）。

与此同时，我们还系统地回顾了 FHS 的 CT 扫描结果，特别关注了非心脏性胸部病变的发现，包括正常胸腺、前纵隔肿块、间隔旁型肺气肿、囊肿和石棉斑块等（Araki 等，2016b，2015a，b，c，2017）。这可能是人类首次以非侵入方式在几千人群体中观察肺部情况。

通过放射科医生对 CT 扫描的视觉审查，这些工作的自然延伸是深度学习和人工智能的应用（Kim et al.，2015；Pankratz et al.，2017；Jacob et al.，2016，2017；Ash et al.，2018；Humphries et al.，2017）。本章的后续内容将总结深度学习和人工智能在放射学临床研究中的应用，以及目前深度学习在胸部影像学中的应用。

2　深度学习和人工智能在放射学临床和研究中的应用

人工智能（artificial intelligence，AI）的诞生日期和地点被认为是 1956 年在新罕布什尔州达特茅斯举办的人工智能会议。在这次由斯坦福大学传奇计算机科学教授约翰·麦卡锡（John McCarthy）组织和主导的会议上，各个领域的领先研究人员汇聚一堂，讨论和定义混沌与复杂性理论、能够学习的机器（"思维机器"）、神经网络和模拟等主题。约翰·麦卡锡为这些概念创造了一个新术语——人工智能。

如今，维基百科对人工智能的定义就是我们理解人工智能如何演变的一个很好的例子，维基百科中的定义如下（Artificial Intelligence n.d.）："人工智能，有时称为机器智能，是由机器展示的智能，与人类和其他动物展示的自然智能形成对比。"此外，人们广泛认识到，人工智能的定义会随着时间的推移而变化，具体取决于我们已经学会执行的任务。人工智能的范围存在争议：随着机器能力的不断提高，被认为需要"智能"的任务通常会从定义中移除，这种现象被称为"人工智能效应"，并导致了著名的特斯勒定理（Tesler's theorem）"人工智能就是还未完成的事情"（Artificial Intelligence，2019）。

在本文中，我们将把注意力聚焦于人工智能的一个分支——深度学习，以及它在放射学领域的研究和临床应用。在深度学习模型中，大量相互连接的简单单元被用来构建多个层级，这些层级能够从包含日益复杂细节层次的输入信息中提取"特征"，进而生成影像数据的表征。我们回顾了人工神经网络的一般概念，更具体地说，回顾了一种已在放射学应用中被广泛使用的类型——卷积神经网络。我们还简要介绍了这些网络的训练过程，也就是将从数据中提取的模式融入神经网络结构的过程。

人工神经网络（artificial neural network，ANN）是早在 20 世纪 50 年代就提出相关概念的机器学习模型（Bishop，2000）。人工智能网络在经历了显著且快速的发展阶段后，由于限制因素，新的发展速度放缓，直到 2000 年左右发生了大规模的复兴（LeCun et al.，2015；Salakhutdinov and Hinton，2012；Hinton，2007）。人工神经网络由大量互联的处理单元（称为神经元）组成，通常以层的形式组织（图 15.3）。传统的人工神经网络通常包含仅有的几层（2 层或 3 层）神经元。多年来提出了许多"模型神经元"，从基于物理人类神经元离子通道结构的生物物理模型 [霍奇金－赫克斯利模型（Hodgkin and Huxley，1952）] 到基于时间分辨电活动（称为动作电位或脉冲）的简单"积分－发射"模型（Gerstner and Naud，2009）。典型的神经元简单地将每个输入乘以一个特定的因子（权重），然后将所有输入的乘积相加，最后应用预先选择的滤波函数对输入信息进行处理和转换（Bishop，2000；Gerstner and Naud，2009）。

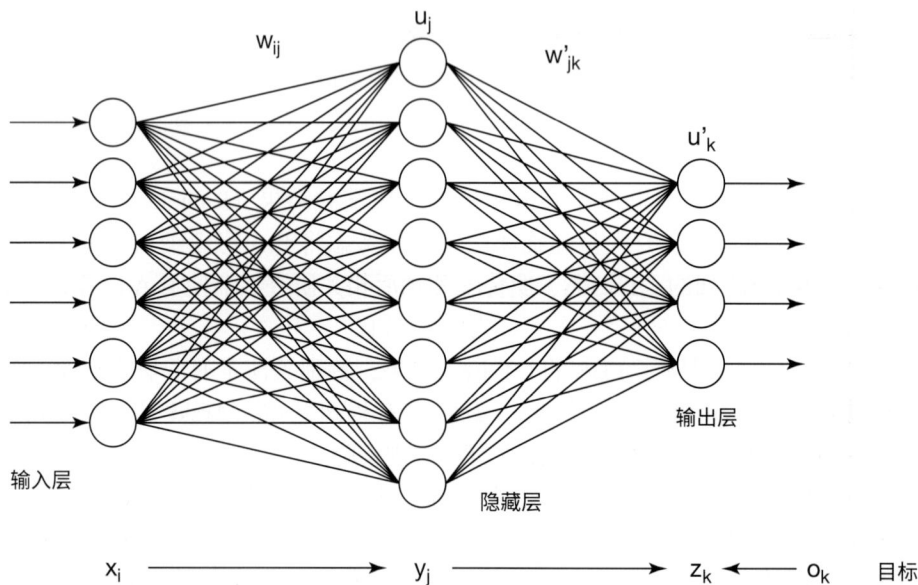

图 15.3　人工神经网络的示意图。w_{ij}、u_j、w'_{jk}、u'_k、x_i、y_j、z_k、o_k 均为神经网络的常规层数缩写（此图经许可引自 Artificial Neural Networks are Changing the World，2015）

尽管每个神经元执行的操作看似简单且基础，但网络的互联性质或其"集体行为"（请注意，人工神经网络架构的一个特点是每一层的每个节点都与相邻层的每个节点相连）使得神经元能够执行任意复杂和精密的计算，并建模实现复杂的函数。

至少有两个主要原因共同造就了这场"革新"，使得深度学习方法的受欢迎程度在近期呈爆发式增长（LeCun et al.，2015；Schmidhuber，2015）。

第一个主要原因是，数字图像捕捉和存储技术的进步（通过智能手机的数字相机）创造了为收集、聚合和标注日常像素数据集前所未有的机遇，这些数据集可以通过常用的互联网技术进一步进行结构化处理，并且相对轻松地实现数据的获取。特别是在放射学领域，基于 Dicom 通信格式的 PACS（图像存档和通信系统）（Khorasani，2004，2008）的广泛采用和普及，促进了高保真诊断医学图像的快速积累，利用美国许多机构提出的常规机构审查委员会（Institutional Review Board，IRB）流程，这些图像能够相对容易地根据实际临床发现进行标注（例如，通过仔细核对放射学报告中的临床发现）（Enfield and Truwit，2008）。然而，正是 ImageNet（Russakovsky et al.，2014）这样的标注图像库提供了足够大且标注充分的图像数据库，这些数据库为算法评估的标准来源。

第二个主要原因是，图形处理单元的出现，以及人们意识到它们可被用于从通用图形处理单元系统中卸载大量的数学运算。这一点最初在计算机游戏行业表现得很明显，在该行业中，要实现流畅的 3D 场景渲染需要大量的视频资源，而这种渲染能力需要具备对大型矩阵进行数学运算处理的能力

(Goodfellow et al.，2016)。认识到神经网络中处理像素数据的特殊网络架构和方式可以利用图形处理单元资源（Raina et al.，2009），大大加快了网络学习的速度，甚至提高了数十倍或数百倍。这反过来导致了"更深"算法的发展（通过向网络架构添加层，见图 15.4），最终导致计算机网络取得的最佳结果的爆发性增长，甚至在某些情况下超过了人类专家的能力。

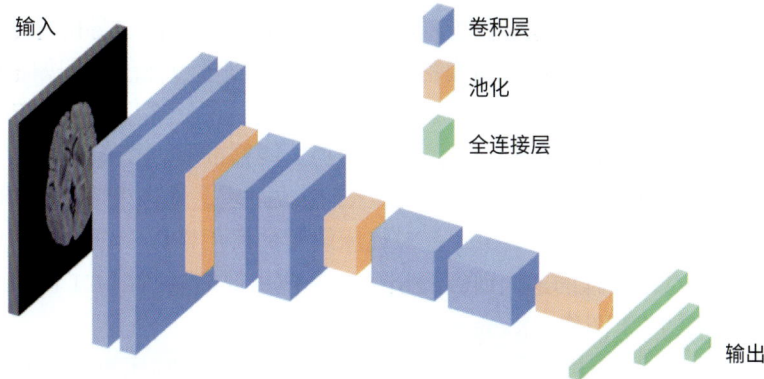

输入

卷积层

池化

全连接层

输出

图 15.4　卷积神经网络示意图（此图经许可引自 Mazurowski et al.，2018）

放射学的标准工作流程非常适合人工智能工具和技术的运用（Mazurowski et al.，2018；Choy et al.，2018；Hosny et al.，2018）。在很大程度上，它（放射学的标准工作流程）是基于人类利用成像技术知识、人体解剖学知识对图像数据进行解读，同时也会考虑过往经验，因此非常有利于自动化流程，在这些流程中，算法会对成像数据进行预处理，以增强现有特征并挖掘新的见解。在本节中，我们将回顾一些人工智能和深度学习在与放射学相关任务中的最新、最先进的应用。

许多日常放射学临床图像解释任务可以归类为分类任务。诊断医学图像可以根据多个临床标准进行分类：①病变（异常）的存在与否；②进一步将病变分类为良性或恶性；③根据突变状态或基因组数据进行分类等。基于深度学习的分类器正在成为分析医学像素数据的首选方法。它们大多数使用基于卷积神经网络的不同深度神经网络架构，卷积层根据网络需要学习的抽象"特征"的数量以及用于训练网络的标注成像数据库的可用性进行调整（图 15.4）。由于用于应用深度学习的放射学大规模数据集仍然是例外而非常规，许多早期研究依赖于无监督的特征提取和迁移学习（Choy et al.，2018）。乳腺癌筛查可能是深度学习迅速融入放射学实践的领域之一（Mikolov et al.，2013）。多项研究表明了机器学习技术在不同乳腺影像检查方法中的诊断价值，这些乳腺影像检查方法包括乳腺 X 线摄影（Karimi et al.，2017）、超声（Chen et al.，2018）、MRI（Kohli et al.，2015）和断层合成成像（Bennett and Hauser，2013）。肺结节检测和分类是另一个活跃的研究领域，早期研究结果表明其与人类专家的观察者间差异相当（Ciompi et al.，2017），此外还有通过 X 线片对儿科患者的骨龄检测和特征分析的研究（Lee et al.，2017）。

我们还应该提到 Esteva 等在 2017 年初进行的一项深度学习分类器研究，该研究在两个分类任务上达到了与人类皮肤科医生相当的准确率：将角化细胞癌与良性脂溢性角化病进行分类，以及将最具恶性的皮肤癌——恶性黑色素瘤与痣进行分类。研究将该结果与 21 位获得认证的皮肤科医生的分类表现进行了验证，这些医生使用经活检确认的临床图像进行分类。这是成功使用深度学习方法对临床图像进行分类的最早应用案例之一（Esteva et al.，2017）。

图像配准（image registration）也应用了大量深度学习方法。图像配准被定义为在 3D 空间中对齐两组通常为不同类型的图像（或体积），以便同一位置在图像上投影到相同的解剖位置。例如，一项最新研究提出了一个深度学习图像配准（deep learning image registration，DLIR）网络，并表明在心脏动态图像（cine MRI）和胸部 CT 图像的配准中，深度学习图像配准网络的性能与传统图像配准方法相当，同时速度快了几个数量级（de Vos et al.，2019）。一种方法是通过卷积神经网络架构采用学习方法来进行非刚性图像配准，与其他所有方法不同的是，该方法利用胸部 CT 随访图像直接从一对输入图像中估算位移矢量场。另一种方法通过训练卷积神经网络来预测固定图像与移动图像对之间的 3D 位移矢量场，从而对胸部 CT 随访检查进行配准 (Sokooti et al.，2017)。还有一项基于监督学习的研究提出了一种卷积神经网络，该网络通过预测空间变换概率来校正 3D 腹部 MR 图像中的呼吸运动 (Lv et al.，2018)。在另一种应用于无监督学习的深度学习技术中，一个卷积神经网络从头开始训练，以生成一组坐标变换，从而最小化未对齐图像对之间的不相似程度 (de Vos et al.，2019)。

生成具有预定全局图像质量和受控增强特性的图像集 (并且具有默认去身份化的附加优点) 已成为定量成像和放射学研究中的一项重要任务，这自然应用了多个深度学习方法。例如，卷积神经网络的图像编码器被用来从某位患者的大脑 MRI 图像中提取一组主要 "特征"，然后通过在新图像中嵌入相同的 "特征" 集来生成新的 "相似" 图像 (Chartsias et al.，2018)。同样的受控图像生成的另一种应用体现在低剂量 CT 图像的图像重建研究中，在该研究设计了一个生成过程，通过卷积神经网络利用低剂量 CT 成像协议的图像获得 "正常剂量" 的 CT 图像，并对临床解读的实用性以及图像的解读质量进行定量比较 (Chen et al.，2017)。针对该过程的逆向研究提出了一个使用低剂量腹部 CT 图像训练的深度卷积神经网络，用于重建正常剂量的 CT 图像 (Kang et al.，2017)。

非像素数据的处理在放射学临床和研究活动中也起着核心作用。临床影像解释的输出通常是自由文本报告，因此需要应用自然语言处理技术来结构化医疗叙述文本。隐马尔可夫模型 (hidden Markov model，HMM) 通常是构建和实现实时自然语言处理器的最新技术 (Savova et al.，2010；Garla et al.，2011)，而深度学习在自然语言处理中的应用正在迅速普及 (Choy et al.，2018；Collobert et al.，2011a)。最常见的是，自然语言处理的深度学习实现通常采用将短语建模为词语的有序 (向量) 表示的方法，这些表示可以通过无监督神经网络模型来学习 (Mikolov et al.，2013；Kim 2014)。这种通用方法的例子包括使用公开可用的语料库通过自动编码将放射学报告标记为国际疾病分类 (ICD9) 本体 (Karimi et al.，2017)；在另一项研究中，研究人员将 CT 放射学报告分类为是否存在肺栓塞 (Chen et al.，2018)。

深度学习和人工智能方法还被应用于增强各种现有的放射学临床决策支持 (clinical decision support，CDS) 流程和辅助工具。例如，人们认为可以利用智能临床决策支持系统来发现错误，如在影像检查的方案制定过程中出现的错误，从而降低不良事件发生的概率，提高医疗服务质量 (Kohli et al.，2015)。原则上，通过研究在不确定环境中运行的人工智能模拟框架的结果，可以进一步改进并挖掘优化人类临床决策的潜力 (Bennett and Hauser 2013)。

接下来，我们将讨论放射学中广泛采用人工智能和深度学习方法所面临的一些挑战。我们试图概述并总结最重要的技术、知识发现、监管和伦理障碍以及未解的问题，同时也为后续发展提供思路。

2.1 大量标注数据集用于训练和测试

人们普遍认识到，成功开发和质量保证 / 验证与放射学临床实践相关的最佳深度学习模型，取决于大量带注释的影像研究的可用性。ImageNet (Russakovsky et al.，2014) 影像库对深度学习技术和神经网络架构发展的重要性不容小觑。同样，对于医学影像的深度学习开发而言，相关医学影像数据的大型语料库的可用性对于加快深度学习模型的采用速度和提高质量至关重要。迁移学习方法已经可以将现有较小的影像群体扩展到应用深度学习神经网络所需的规模 (图 15.5)。具体来说，为了扩展深度学习算法训练所需的图像样本，人们已经提出了几种方法，包括图像增强 (LeCun et al.，2015；Krizhevsky et al.，2012) 和多窗口转换 (Lee et al.，2019)。图像增强通过简单的图像变换创建额外的案例和对照图像，这些变换不会改变图像标签，这些变换包括水平 / 垂直翻转、旋转、缩放、裁剪、平移和添加高斯噪声 (LeCun et al.，2015；Mazurowski et al.，2018；Krizhevsky et al.，2012)。多窗口转换模拟临床解读时对窗口宽度或窗口水平显示设置的临床操作 (Lee et al.，2019)，这一过程可以通过算法实现，即通过生成具有不同窗宽窗位的多个 8 位灰度图像来对图像进行变换。沿着这些思路已经开展了若干举措。CheXNet 是一种卷积神经网络，它是基于 ChestX-ray14 数据集进行训练的，ChestX-ray14 是目前公开可用的最大胸部 X 线数据集，包含了超过 10 万张带有 14 种疾病标注的正位 X 线图像 (Rajpurkar et al.，2018）。另一个值得注意的项目是纽约大学医学院放射科高级影像创新与研究中心（the Center for Advanced Imaging Innovation and Research，CAI2R）与 Facebook AI 研究团队（FAIR）合作的快 MRI 项目，这是一项旨在研究利用人工智能将 MRI 扫描速度提高至 10 倍的合作研究项目。研究中纽约大学朗格尼医学中心和 FAIR 提供开源人工智能模型、基准和评估指标（Zbontar et al.，2018）。

带有热重启的迁移学习

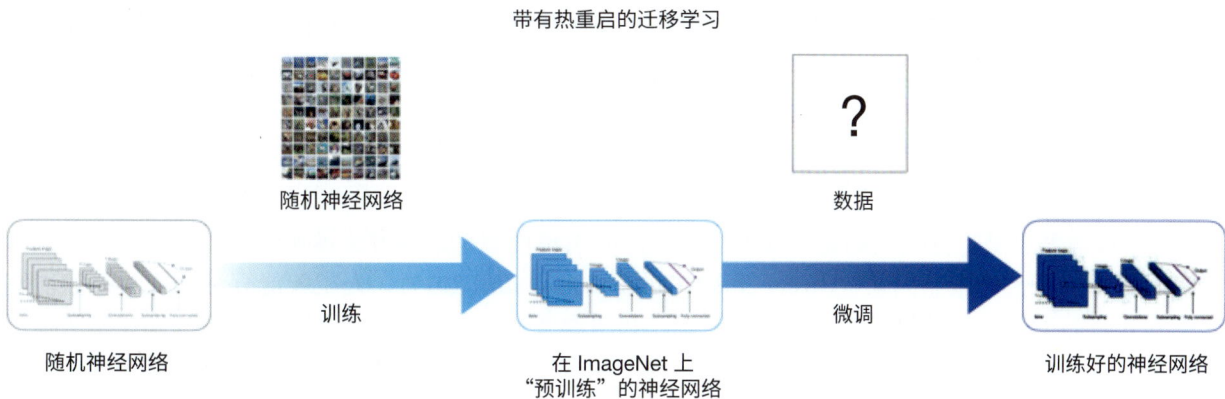

随机神经网络

？

数据

随机神经网络　　训练　　在 ImageNet 上"预训练"的神经网络　　微调　　训练好的神经网络

图 15.5　迁移学习示意图（此图经许可引自 Wainrib，2017）

2.2　深度学习算法需要现实世界的测试

关于训练和测试数据集的可用性和质量问题，麻省总医院（Massachusetts General Hospital，MGH）团队的一项最新研究发现，尽管深度学习算法在精心挑选的数据集上可能表现出创纪录的性能，但在将人工智能算法应用于临床实践之前，必须将其在真实世界的案例中进行测试。研究人员将颅内出血检测算法在真实世界病例中的表现与初始测试数据集进行了比较，发现深度学习模型在真实世界病例中的性能显著下降。然而，值得注意的是，他们发现当使用更平衡的训练案例时，简单的重新训练深度学习算法可以提高特异性。

2.3　黑箱特性：深度学习神经网络为何有效？

在本书中，我们希望从更广泛的角度探讨近年来的一些新的见解，以帮助解释为何深度学习及深度神经网络架构能够如此成功地逼近和学习数据。深度学习方法已经成功应用于许多源自复杂现实问题的困难机器学习和分类任务（LeCun et al.，2015；Collobert et al.，2011a；Beam and Kohane，2016）。最近的显著应用包括计算机视觉（即光学字符识别）（LeCun et al.，1998），语音识别（Mikolov et al.，2011），自然语言处理（Collobert et al.，2011b），医学影像分析（图像分割、特征提取和分类）(Krizhevsky et al.，2012；Wong and Bressler，2016），临床和分子数据生物标志物的发现和验证（Syafiandini et al.，2017），这些通常都会带来破记录的性能表现。该方法的一个吸引人的特点是它能够应用于无监督和有监督的学习任务（Schmidhuber，2015）。无监督学习应用有望在数据领域中展现出更好的可扩展性，这一特点在考虑到新生物医学数据生成速度时尤为重要。

神经网络，特别是深度神经网络方法，已经被证明基于稳固的理论基础（Bishop，n.d.；Hertz et al.，1991），并且广泛以代表人类大脑高级认知功能的原则为模型。例如，在与诸多认知能力相关的新皮层中，感觉信号会通过一个复杂的局部模块化层级结构进行传播，并随时间学习表征观察结果（Lee and Mumford，2003；Lee et al.，1998）——这一设计原则促成了卷积神经网络的广义定义及构建，而卷积神经网络可用于如图像分类和特征提取等方面（Krizhevsky et al.，2012 年）。然而，深度学习网络和方法相比于具有相同拟合参数但没有深层架构的框架表现出优异性能的更基本原因仍然是一个无解的问题（Bengio et al.，2012；Mehta and Schwab，2014）。

最近，有人提出深度学习架构成功的一个可能解释，基于这样一个普遍观察，即深度学习设计和处理可以被视为一种粗粒化过程，在网络的每一层应用转换从数据中提取越来越抽象的特征 (LeCun et al.，2015)。此外，有人推测，这与统计物理中的重正化群 (renormalization group，RG) 方法在模型化高度复杂、不可逆临界现象系统中的行为相似。从高层次来看，RG 过程包括在越来越大的尺度上提取相关的特征 / 变量，从而平均出在较大尺度上不重要的短尺度参数 (Mehta and Schwab，2014)。此外，还在一种 RG 方法 [使用变分重正化群进行的 "实空间" 重正化 (Efrati et al.，2014)] 的一个变体与一种深度学习架构之间提供了精确的映射，以受限玻尔兹曼机为例，受限玻尔兹曼机用于如深度信念网络的构建当中 (Salakhutdinov and Hinton，2012)。

2.4 解释：开发和实施自我解释的算法

越来越清楚且被广泛接受的是，深度学习算法的黑箱性质是这些方法迅速广泛应用于放射学临床实践的一个相当大的限制因素 (Hosny et al.，2018；Lee et al.，2017)。人工智能算法和人类专家能够共存并共同提供更好的图像解读——在成像协议和图像质量、工作流程、获取先前数据和完整医疗记录的水平等方面存在不可避免的差异——这一点正在成为放射学界的共识，消除了早期对于人工智能（即 "机器人放射科医生"）会取代放射科医生作为医学图像解读者的恐慌 (Opinion：Rise of the Robot Radiologists [Internet] n.d.)。

近期的一些进展已经提出并实施了所谓的可自我解释的深度学习算法这一理念。以 CheXNet 为例，基于目前公开可用的最大胸部 X 射线数据集 ChestX-ray14 进行训练的卷积神经网络，被设计成能够对其检测结果进行自我解释。它会显示出肺炎的患病概率，同时还会生成一个热图，该热图能定位出图像中最能表明患有肺炎的区域 (Rajpurkar et al.，2018)。类似地，麻省总医院放射科和哈佛大学应用科学系最近的一项研究报道了一个可以理解的深度学习系统的发展，该系统可以检测急性颅内出血并从未经增强的头部 CT 中分类出 5 种急性颅内出血亚型。该系统包括一个注意力图和从训练数据中检索的预测依据，以增强解释性，并且通过模仿放射科医生工作流程的迭代过程来提高其可解释性 (Lee et al.，2019)。

另外一种更为普遍的方法是通过引入概念激活向量来提高人工智能算法的可解释性。概念激活向量用人类易于理解的概念来解释神经网络的内部状态，其核心思想是将神经网络的高维内部状态视为一种辅助工具 (Kim et al.，2017)。研究人员展示了如何将概念激活向量用作 "使用概念激活向量测试" 技术的一部分，该技术使用方向导数量化用户定义的概念在分类结果中的重要性程度，即斑马的预测对条纹存在的敏感程度。以图像分类领域为测试场，他们描述了如何使用概念激活向量来探索假设并为标准图像分类网络以及医学应用生成见解。

3 当前深度学习在胸部影像学中的应用

3.1 胸部 X 线

深度学习算法可以帮助放射科医生解释胸部 X 线片。胸部 X 线片是怀疑肺部或心脏疾病患者首选的影像学检查。尽管这项研究非常有用、高效且具成本效益，但正确解读胸部 X 线片并不容易，这需要放射科医生有丰富的经验和医学知识。如今，由于工作负担增加以及解读难度固有的复杂性，这与放射科医生之间和内部的可变性、遗漏病变和报告延迟密切相关 (McAdams et al.，2006)。深度学习算法有潜力帮助医生更高效、更准确地解读胸部 X 线片，通过突出显示潜在异常区域或提供初步报告。

胸部 X 线片上结节的检测是深度学习技术颇具前景的应用之一。尽管胸部 X 线片被广泛用作检测早期肺癌的工具，但由于解剖结构复杂性等混杂因素的影响，利用胸部 X 线片进行肺癌筛查并未体现出其价值，有报告称其漏诊率高达 40% (Finigan and Kern，2013；Quekel et al.，1999)。许多使用传统图像处理技术的计算机辅助诊断系统已被开发出来，以帮助医生检测结节。这些方法的敏感性约为70%，每张图像的计算机辅助诊断假阳性标记为 1 或 1.3，要提高其临床接受度仍需要进一步提高精度（Schalekamp et al.，2014；Li et al.，2015）。新开发的使用深度学习算法的计算机辅助诊断系统在结节检测方面显示了更高的准确性。最近，Nam 等开发并验证了一个新的基于深度学习的计算机辅助诊断系统，该系统使用内部和外部数据，其在胸部 X 线片分类以及结节检测方面的性能表现分别为受试者工作特征 AUC 达到 0.92 ～ 0.99，刀切法替代自由响应受试者工作特征优值指数达到 0.831 ～ 0.924（Nam et al.，2019）。

肺结核的诊断在公共卫生中非常重要，胸部 X 线片是一种高度敏感的工具，用于当前和以前的肺结核感染的筛查和分类。然而，在肺结核高发的国家，经验丰富的胸部放射科医生数量有限，这限制了胸部 X 线片作为筛查工具的使用（Melendez et al.，2016）。因此，已有大量努力开发传统计算机辅助诊断系统，以帮助检测或诊断胸部 X 线片上的结核病，其受试者工作特征 AUC 为 0.71 ～ 0.84（Pande et al.，2016）。最近一项使用深度学习算法的研究显示，其在检测肺结核方面的表现更好，受试者工作特征 AUC 为 0.99，尽管这还需要使用外部数据进一步验证（Lakhani and Sundaram，2017）。

在日常临床实践中，胸部 X 线片可能包含多种不同的异常模式，如实变、结节、胸腔积液、气胸和心脏肥大。因此，有必要开发计算机辅助诊断系统以同时检测多种异常模式。目前已有几项在此任务中显示出前景的研究，其准确率为 0.56 ～ 0.88（Wang et al.，2017；Cicero et al.，2017）。尽管仍需要进一步开发和验证，但这种技术将通过提高整体性能和效率对放射科医生有很大帮助。

3.2　CT

胸部 CT 提供横断面图像，能够 3D 可视化异常病变，其敏感性远高于胸部 X 线片，且不同医生读片的可变性更低。每年逐渐增加的胸部 CT 检查数量正成为胸部放射科医生的巨大临床负担。因此，开发有效的计算机辅助诊断系统以帮助放射科医生在提高准确性的同时减少每项研究的阅读时间至关重要。

从美国国家肺癌筛查试验宣布高危人群的肺癌死亡率有了显著改善以来，用低剂量胸部 CT 进行肺癌筛查已被广泛接受（Aberle et al.，2011；Oudkerk et al.，2017）。这导致了 CT 检查数量的增加，而这需要放射科医生进行专业分析，以便对结节进行检测和分类。即使在使用传统计算机辅助诊断系统进行肺结节检测和分类方面取得了令人鼓舞的结果，复杂的算法流程，包括预处理、分割、特征提取等，通常需要人工干预，这阻碍了计算机辅助诊断系统在临床实践中的广泛使用（Goo，2005）。深度学习技术为传统计算机辅助诊断系统提供了一种有前途的替代方案，它可以在不需要人工干预的情况下，提供无缝的结节检测和分类过程。最近的研究表明，与传统计算机辅助诊断系统相比，深度学习算法在结节检测方面显示出更好的性能（Hua et al.，2015；Setio et al.，2016；Hamidian et al.，2017；Jiang et al.，2018；Masood et al.，2018）。

CT 上检测到的结节特征，主要是大小和结节类型，与恶性肿瘤的可能性密切相关。计算机辅助诊断系统在减少不同读片医生可变性的情况下，有助于结节分类。Clompe 等引入了一种基于深度学习的系统，用于基于 Lung-RADS 系统的结节类型分类，并在 4 位有经验的不同读片医生之间表现出可接受的不同读片医生可变性（Ciompi et al.，2017）。几项研究表明，深度学习算法可能有助于确定恶性肿瘤的可能性（Nibali et al.，2017；Zhao et al.，2018；Shen et al.，2017）。

深度学习技术更为基础的一个应用是胸部 CT 上器官或感兴趣区域的分割。这在弥漫性肺疾病（如慢性阻塞性肺疾病和弥漫性间质性肺疾病）的疾病成分定量评估中尤为有用。肺和肺叶分割通常是这些疾病定量评估的第一步。传统的影像处理方法大多是半自动化的，需要人工干预。最近的几项研究介绍了新的用于肺和肺叶分割的深度学习算法，表现出了更好的性能（Harrison et al.，2017；George et al.，2017）。强健且可靠的气道分割对慢性阻塞性肺疾病和哮喘的定量评估也很重要。传统的气道分割算法存在限制，因为它们在形态变化的影响下表现不佳，并且在提取外周气道时性能有限（Lo et al.，2012）。使用深度学习算法，可以在减少错误（如空气泄漏或早期终止）的情况下分割更多的外周气道（Yun et al.，2019）。基于 CT 的间质性肺疾病区域疾病模式的定量评估是深度学习技术的另一个潜在临床应用。薄层 CT 是一种非常敏感的工具，用于检测间质性肺疾病中的各种疾病模式，如磨玻璃样阴影、网格状阴影和（或）蜂窝状阴影。然而，它容易产生较高的不同读片医生和内部的可变性。因此，自动检测和分类不同的间质性肺疾病模式可能对疾病成分的定量评估非常有益。几篇报告表明，深度学习方法在分类不同区域模式方面表现出色，与专家生成的参考标准相比，准确率超过 85%（Anthimopoulos et al.，2016；Kim et al.，2018；Gao et al.，2018）。

4 结论

在 DNA 双螺旋结构发现 60 年后，分子生物学推动了精准医学和个性化医学，改变了患者护理。使用影像学手段进行表型分析（即基于影像的表型分析）在基因型分析中起到了重要且互补的作用。我们回顾了人工智能和深度学习在临床和研究放射学中的主要概念、核心思想和当前的最新应用状态。我们强调了人工智能在临床放射学实践中更广泛无缝采用所面临的挑战。我们主张加速确定性和概率性方法的发展，以跟上深度学习和仿真技术应用的快速进展。放射学人工智能应用的最初重点似乎集中在图像解读相关任务上，未来有可能扩展到现代放射学实践的几乎所有方面。我们回顾了深度学习在包括胸部 X 线片和 CT 胸部影像学中的当前应用。

译者：沈耀，李强，许茂盛

参考文献

A Proposal for the Dartmouth Summer Research Project on Artificial Intelligence [Internet] (1956) [cited 2018 November 29]. http://www-formal.stanford.edu/jmc/history/dartmouth/dartmouth.html.

Aberle DR, Adams AM, Berg CD, Black WC, Clapp JD, Fagerstrom RM et al (2011) Reduced lung-cancer mortality with low-dose computed tomographic screening. N Engl J Med 365(5):395–409.

Anthimopoulos M, Christodoulidis S, Ebner L, Christe A, Mougiakakou S (2016) Lung pattern classification for interstitial lung diseases using a deep convolutional neural network. IEEE Trans Med Imaging 35(5):1207–1216.

Araki T, Nishino M, Gao W, Dupuis J, Washko GR, Hunninghake GM et al (2015a) Anterior mediastinal masses in the Framingham heart study: prevalence and CT image characteristics. Eur J Radiol 2:26–31.

Araki T, Nishino M, Zazueta OE, Gao W, Dupuis J, Okajima Y et al (2015b) Paraseptal emphysema: prevalence and distribution on CT and association with interstitial lung abnormalities. Eur J Radiol 84(7):1413–1418.

Araki T, Nishino M, Gao W, Dupuis J, Putman RK, Washko GR et al (2015c) Pulmonary cysts identified on chest CT: are they part of aging change or of clinical significance? Thorax 70(12):1156–1162.

Araki T, Putman RK, Hatabu H, Gao W, Dupuis J, Latourelle JC et al (2016a) Development and progression of interstitial lung abnormalities in the Framingham heart study. Am J Respir Crit Care Med 194(12):1514–1522.

Araki T, Nishino M, Gao W, Dupuis J, Hunninghake GM, Murakami T et al (2016b) Normal thymus in adults: appearance on CT and associations with age, sex, BMI and smoking. Eur Radiol 26(1):15–24.

Araki T, Yanagawa M, Sun FJ, Dupuis J, Nishino M, Yamada Y et al (2017) Pleural abnormalities in the Framingham heart study: prevalence and CT image features. Occup Environ Med 74(10):756–761.

Artificial Intelligence (2019) Wikipedia [Internet]. [cited 2019 February 9]. https://en.wikipedia.org/w/index.php?title=Artificial_intelligence&oldid=882350706.

Artificial Neural Networks are Changing the World (2015) What are they? - ExtremeTech [Internet] [cited 2019 February 10]. https://www.extremetech.com/extreme/215170-artificial-neural-networks-are-changing-the-world-what-are-they.

Ash SY, Harmouche R, Ross JC, Diaz AA, Rahaghi FN, Vegas Sanchez-Ferrero G et al (2018) Interstitial features at chest CT enhance the deleterious effects of emphysema in the COPD gene cohort. Radiology 288(2):600–609.

Beam AL, Kohane IS (2016) Translating Artificial Intelligence Into Clinical Care. JAMA 316(22):2368–2369.

Bengio Y, Courville A, Vincent P (2012) Representation Learning: a Review and new perspectives. ArXiv12065538 Cs [Internet]. [cited 2016 November 10]. http://arxiv.org/abs/1206.5538.

Bennett CC, Hauser K (2013) Artificial intelligence framework for simulating clinical decision-making: a Markov decision process approach. Artif Intell Med 57(1):9–19.

Bishop C (2000) Neural networks for pattern recognition, 7-th edn. Oxford University Press, Oxford Chartsias A, Joyce T, Giuffrida MV, Tsaftaris SA (2018) Multimodal MR synthesis via modality-invariant latent representation. IEEE Trans Med Imaging 37(3):803–814.

Chen H, Zhang Y, Zhang W, Liao P, Li K, Zhou J et al (2017) Low-dose CT via convolutional neural network. Biomed Opt Express 8(2):679–694.

Chen MC, Ball RL, Yang L, Moradzadeh N, Chapman BE, Larson DB et al (2018) Deep learning to classify radiology free-text reports. Radiology 286(3):845–852.

Choy G, Khalilzadeh O, Michalski M, Do S, Samir AE, Pianykh OS et al (2018) Current applications and future impact of machine learning in radiology. Radiology 288(2):318–328.

Cicero M, Bilbily A, Colak E, Dowdell T, Gray B, Perampaladas K et al (2017) Training and validating a deep convolutional neural network for computer-aided detection and classification of abnormalities on frontal chest radiographs. Investig Radiol 52(5):281–287.

Ciompi F, Chung K, van Riel SJ, Setio AAA, Gerke PK, Jacobs C et al (2017) Towards automatic pulmonary nodule management in lung cancer screening with deep learning. Sci Rep 7:46479.

Collobert R, Weston J, Bottou L, Karlen M, Kavukcuoglu K, Kuksa P (2011a) Natural language processing from scratch. ArXiv11030398 Cs [Internet]. [cited 2017 April 18]. http://arxiv.org/abs/1103.0398.

Collobert R, Weston J, Bottou L, Karlen M, Kavukcuoglu K, Kuksa P (2011b) Natural language processing (almost) from scratch. J Mach Learn Res 12:2493–2537.

Current Edition – DICOM Standard (2019). https://www.dicomstandard.org/current/. Accessed 1 Sep 2019.

Deep-Learning Algorithms Need Real-World Testing [Internet] (2018) [cited 2019 February 27]. https://www.auntminnie.com/index.aspx?sec=rca&sub=rsna_2018&pag=dis&ItemID=123871.

Doyle TJ, Washko GR, Fernandez IE, Nishino M, Okajima Y, Yamashiro T et al (2012) Interstitial lung abnormalities and reduced exercise capacity. Am J Respir Crit Care Med 185(7):756–762.

Efrati E, Wang Z, Kolan A, Kadanoff LP (2014) Real-space renormalization in statistical mechanics. Rev Mod Phys 86(2):647–667.

Enfield KB, Truwit JD (2008) The purpose, composition, and function of an institutional review board: balancing priorities. Respir Care 53(10):1330–1336.

Esteva A, Kuprel B, Novoa RA, Ko J, Swetter SM, Blau HM et al (2017) Dermatologist-level classification of skin cancer with deep neural networks. Nature 542(7639):115–118.

Finigan JH, Kern JA (2013) Lung cancer screening: past, present and future. Clin Chest Med 34(3):365–371.

Gao M, Bagci U, Lu L, Wu A, Buty M, Shin HC et al (2018) Holistic classification of CT attenuation patterns for interstitial lung diseases via deep convolutional neural networks. Comput Methods Biomech Biomed Eng Imaging Vis 6(1):1–6.

Garla V, Lo Re V 3rd, Dorey-Stein Z, Kidwai F, Scotch M, Womack J et al (2011) The Yale cTAKES extensions for document classification: architecture and application. J Am Med Inform Assoc 18(5):614–620.

George K, Harrison AP, Jin D, Xu Z, Mollura DJ (2017) Pathological pulmonary lobe segmentation from ct images using progressive holistically nested neural networks and random walker. In: Cardoso MJ, Arbel T, Carneiro G, Syeda-Mahmood T, JMRS T, Moradi M et al (eds) Deep learning in medical image analysis and multimodal learning for clinical decision support DLMIA 2017, ML-CDS 2017 lecture notes in computer science. 10553. Springer, Cham, pp 195–203.

Gerstner W, Naud R (2009) Neuroscience. How good are neuron models? Science (New York, NY) 326(5951):379–380.

Goo JM (2005) Computer-aided detection of lung nodules on chest CT: issues to be solved before clinical use. Korean J Radiol 6(2):62–63.

Goodfellow I, Bengio Y, Courville A (2016) Deep learning. The MIT Press, Cambridge, MA.

Hamidian S, Sahiner B, Petrick N, Pezeshk A (2017) 3D convolutional neural network for automatic detection of lung nodules in chest CT. Proc SPIE Int Soc Opt Eng 10134.

Harrison AP, Xu Z, George K, Lu L, Summers RM, Mollur DJ (2017) Progressive and multi-path holistically nested neural networks for pathological lung segmentation from CT images. In: Descoteaux M, Maier-Hein L, Franz A, Jannin P, Collins DL, Duchesne S (eds) Medical image computing and computer assisted intervention − MICCAI 2017 MICCAI 2017 lecture notes in computer science. 10435. Springer, Cham, pp 621–629.

Hatabu H (2011) Lung volumes and emphysema in smokes with interstitial lung abnormalities Fleischner Society Meeting; Jun 27; Speyer, Germany.

Hatabu H (2015) Image-based phenotyping of lung disease. 7th International workshop for pulmonary functional imaging; Sep 29; Edinburgh, UK.

Hatabu H, Hunninghake GM, Lynch DA (2018) Interstitial lung abnormality: recognition and perspectives. Radiology 181684.

Hertz J, Palmer RG, Krogh A (1991) Introduction to the theory of neural computation, 1st edn. Perseus Publishing, New York.

Hinton GE (2007) To recognize shapes, first learn to generate images. Prog Brain Res 165:535–547.

Hodgkin AL, Huxley AF (1952) A quantitative description of membrane current and its application to conduction and excitation in nerve. J Physiol 117(4):500–544.

Hosny A, Parmar C, Quackenbush J, Schwartz LH, Aerts H (2018) Artificial intelligence in radiology. Nat Rev Cancer 18(8):500–510.

Hua KL, Hsu CH, Hidayati SC, Cheng WH, Chen YJ (2015) Computer-aided classification of lung nodules on computed tomography images via deep learning technique. Onco Targets Ther 8:2015–2022.

Humphries SM, Yagihashi K, Huckleberry J, Rho BH, Schroeder JD, Strand M et al (2017) Idiopathic pulmonary fibrosis: data-driven textural analysis of extent of fibrosis at baseline and 15-month follow-up. Radiology 285(1):270–278.

Hunninghake GM, Hatabu H, Okajima Y, Gao W, Dupuis J, Latourelle JC et al (2013) MUC5B promoter polymorphism and interstitial lung abnormalities. N Engl J Med 368(23):2192–2200.

Jacob J, Bartholmai BJ, Rajagopalan S, Kokosi M, Nair A, Karwoski R et al (2016) Automated quantitative computed tomography versus visual computed tomography scoring in idiopathic pulmonary fibrosis: validation against pulmonary function. J Thorac Imaging 31(5):304–311.

Jacob J, Bartholmai BJ, Rajagopalan S, Kokosi M, Nair A, Karwoski R et al (2017) Mortality prediction in idiopathic pulmonary fibrosis: evaluation of computer-based CT analysis with conventional severity measures. Eur Respir J 49(1).

Jiang H, Ma H, Qian W, Gao M, Li Y (2018) An automatic detection system of lung nodule based on multigroup patch-based deep learning network. IEEE J Biomed Health Inform 22(4):1227–1237.

Jin GY, Lynch D, Chawla A, Garg K, Tammemagi MC, Sahin H et al (2013) Interstitial lung abnormalities in a CT lung cancer screening population: prevalence and progression rate. Radiology 268(2):563–571.

Kang E, Min J, Ye JC (2017) A deep convolutional neural network using directional wavelets for low-dose X-ray CT reconstruction. Med Phys 44(10):ee60–ee75.

Karimi S, Dai X, Hassanzadeh H, Nguyen A (2017) Automatic diagnosis coding of radiology reports: a comparison of deep learning and conventional classification methods. BioNLP 2017. Association for Computational Linguistics, Vancouver, Canada, pp 328–332.

Khorasani R (2004) Integrating PACS into the virtual electronic medical record: the time is now. Acad Radiol 11(6):607–608.

Khorasani R (2008) Business continuity and disaster recovery: PACS as a case example. J Am Coll Radiol 5(2):144–145.

Kim Y. Convolutional neural networks for sentence classification. ArXiv14085882 Cs [Internet]. 2014 [cited 2019 February 27]. http://arxiv.org/abs/1408.5882.

Kim SY, Diggans J, Pankratz D, Huang J, Pagan M, Sindy N et al (2015) Classification of usual interstitial pneumonia in patients with interstitial lung disease: assessment of a machine learning approach using high-dimensional transcriptional data. Lancet Respir Med 3(6):473–482.

Kim B, Wattenberg M, Gilmer J, Cai C, Wexler J, Viegas F, et al. (2017) Interpretability beyond feature attribution: quantitative testing with concept activation vectors (TCAV). ArXiv171111279 Stat [Internet]. [cited 2019 February 26]. http://arxiv.org/abs/1711.11279.

Kim GB, Jung KH, Lee Y, Kim HJ, Kim N, Jun S et al (2018) Comparison of shallow and deep learning methods on classifying the regional pattern of diffuse lung disease. J Digit Imaging 31(4):415–424.

King TE Jr, Bradford WZ, Castro-Bernardini S, Fagan EA, Glaspole I, Glassberg MK et al (2014) A phase 3 trial of pirfenidone in patients with idiopathic pulmonary fibrosis. N Engl J Med 370(22):2083–2092.

Kohli M, Dreyer KJ, Geis JR (2015) Rethinking radiology informatics. AJR Am J Roentgenol 204(4):716–720.

Krizhevsky A, Sutskever I, Hinton GE (2012) ImageNet classification with deep convolutional neural networks. Proceedings of the 25th International Conference on Neural Information Processing Systems, vol 1. Curran Associates Inc., Lake Tahoe, Nevada, pp 1097–1105.

Lakhani P, Sundaram B (2017) Deep learning at chest radiography: automated classification of pulmonary tuberculosis by using convolutional neural networks. Radiology 284(2):574–582.

LeCun Y, Bottou L, Bengio Y, Haffner P (1998) Gradient-based learning applied to document recognition. Proc IEEE 86(11):2278–2324.

LeCun Y, Bengio Y, Hinton G (2015) Deep learning. Nature 521(7553):436–444.

Lee TS, Mumford D (2003) Hierarchical Bayesian inference in the visual cortex. J Opt Soc Am A Opt Image Sci Vis 20(7):1434–1448.

Lee TS, Mumford D, Romero R, Lamme VA (1998) The role of the primary visual cortex in higher level vision. Vis Res 38(15–16):2429–2454.

Lee H, Tajmir S, Lee J, Zissen M, Yeshiwas BA, Alkasab TK et al (2017) Fully automated deep learning system for bone age assessment. J Digit Imaging 30(4):427–441.

Lee H, Yune S, Mansouri M, Kim M, Tajmir SH, Guerrier CE et al (2019) An explainable deep-learning algorithm for the detection of acute intracranial haemorrhage from small datasets. Nat Biomed Eng 3:173–182.

Li F, Engelmann R, Armato SG 3rd, MacMahon H (2015) Computer-aided nodule detection system: results in an unselected series of consecutive chest radiographs. Acad Radiol 22(4):475–480.

Lo P, van Ginneken B, Reinhardt JM, Yavarna T, de Jong PA, Irving B et al (2012) Extraction of airways from CT (EXACT'09). IEEE Trans Med Imaging 31(11):2093–2107.

Lv J, Yang M, Zhang J, Wang X (2018) Respiratory motion correction for free-breathing 3D abdominal MRI using CNN-based image registration: a feasibility study. Br J Radiol 91(1083):20170788.

Masood A, Sheng B, Li P, Hou X, Wei X, Qin J et al (2018) Computer-assisted decision support system in pulmonary cancer detection and stage classification on CT images. J Biomed Inform 79:117–128.

Mazurowski MA, Buda M, Saha A, Bashir MR (2018) Deep learning in radiology: an overview of the concepts and a survey of the state of the art. [cited 2018 November 26]. https://arxiv.org/abs/1802.08717.

McAdams HP, Samei E, Dobbins J 3rd, Tourassi GD, Ravin CE (2006) Recent advances in chest radiography. Radiology 241(3):663–683.

Mehta P, Schwab DJ (2014) An exact mapping between the Variational Renormalization Group and Deep Learning. ArXiv14103831 Cond-Mat Stat [Internet]. [cited 2016 November 10]. http://arxiv.org/abs/1410.3831.

Melendez J, Sanchez CI, Philipsen RH, Maduskar P, Dawson R, Theron G et al (2016) An automated tuberculosis screening strategy combining X-ray-based computer-aided detection and clinical information. Sci Rep 6:25265.

Mikolov T, Deoras A, Povey D, Burget L, Černocký J (2011) Strategies for training large scale neural network language models. 2011 IEEE Workshop on Automatic Speech Recognition Understanding p. 196–201.

Mikolov T, Sutskever I, Chen K, Corrado G, Dean J (2013) Distributed representations of words and phrases and their compositionality. ArXiv13104546 Cs Stat [Internet]. [cited 2019 February 27]. http://arxiv.org/abs/1310.4546.

Miller ER, Putman RK, Vivero M, Hung Y, Araki T, Nishino M et al (2018) Histopathology of interstitial lung abnormalities in the context of lung nodule resections. Am J Respir Crit Care Med 197(7):955–958.

Mucin 5, Subtype B, Tracheobronchial: MUC5B (2019) OMIM no. 600770 [Internet]. Johns Hopkins University, Baltimore, MD. http://www.omim.org/entry/600770?search=600770&highlight=600770.

Nam JG, Park S, Hwang EJ, Lee JH, Jin KN, Lim KY et al (2019) Development and validation of deep learning-based automatic detection algorithm for malignant pulmonary nodules on chest radiographs. Radiology 290(1):218–228.

Nibali A, He Z, Wollersheim D (2017) Pulmonary nodule classification with deep residual networks. Int J Comput Assist Radiol Surg 12(10):1799–1808.

Nishino M, Cardarella S, Dahlberg SE, Araki T, Lydon C, Jackman DM et al (2015) Interstitial lung abnormalities in treatment-naive advanced non-small-cell lung cancer patients are associated with shorter survival. Eur J Radiol 84(5):998–1004.

Opinion: Rise of the Robot Radiologists [Internet] (2018) The Scientist Magazine®; [cited 2019 February 27]. https://www.the-scientist.com/news-opinion/opinion%2D%2Drise-of-the-robot-radiologists-64356.

Oudkerk M, Devaraj A, Vliegenthart R, Henzler T, Prosch H, Heussel CP et al (2017) European position statement on lung cancer screening. Lancet Oncol 18(12):ee54–ee66.

Pande T, Cohen C, Pai M, Ahmad KF (2016) Computer-aided detection of pulmonary tuberculosis on digital chest radiographs: a systematic review. Int J Tuberc Lung Dis 20(9):1226–1230.

Pankratz DG, Choi Y, Imtiaz U, Fedorowicz GM, Anderson JD, Colby TV et al (2017) Usual interstitial pneumonia can be detected in transbronchial biopsies using machine learning. Ann Am Thorac Soc 14(11):1646–1654.

Putman RK, Hatabu H, Araki T, Gudmundsson G, Gao W, Nishino M et al (2016) Association between interstitial lung abnormalities and all-cause mortality. JAMA 315(7):672–681.

Putman RK, Hunninghake GM, Dieffenbach PB, Barragan-Bradford D, Serhan K, Adams U et al (2017) Interstitial lung abnormalities are associated with acute respiratory distress syndrome. Am J Respir Crit Care Med 195(1):138–141.

Quekel LG, Kessels AG, Goei R, van Engelshoven JM (1999) Miss rate of lung cancer on the chest radiograph in clinical practice. Chest 115(3):720–724.

Raghu G, van den Blink B, Hamblin MJ, Brown AW, Golden JA, Ho LA et al (2018) Effect of recombinant human pentraxin 2 vs placebo on change in forced vital capacity in patients with idiopathic pulmonary fibrosis: a randomized clinical trial. JAMA 319(22):2299–2307.

Raina R, Madhavan A, Ng AY (2009) Large-scale deep unsupervised learning using graphics processors. Proceedings of the 26th Annual International Conference on Machine Learning; Montreal, Quebec, Canada; p. 873–880.

Rajpurkar P, Irvin J, Ball RL, Zhu K, Yang B, Mehta H et al (2018) Deep learning for chest radiograph diagnosis: a retrospective comparison of the CheXNeXt algorithm to practicing radiologists. PLoS Med 15(11):e1002686.

Richeldi L, du Bois RM, Raghu G, Azuma A, Brown KK, Costabel U et al (2014) Efficacy and safety of nintedanib in idiopathic pulmonary fibrosis. N Engl J Med 370(22):2071–2082.

Russakovsky O, Deng J, Su H, Krause J, Satheesh S, Ma S, et al. (2014) ImageNet large scale visual recognition challenge. ArXiv14090575 Cs [Internet]. [cited 2019 February 6]. http://arxiv.org/abs/1409.0575.

Salakhutdinov R, Hinton G (2012) An efficient learning procedure for deep Boltzmann machines. Neural Comput 24(8):1967–2006.

Savova GK, Masanz JJ, Ogren PV, Zheng J, Sohn S, Kipper-Schuler KC et al (2010) Mayo clinical text analysis and knowledge extraction system (cTAKES): architecture, component evaluation and applications. J Am Med Inform Assoc 17(5):507–513.

Schalekamp S, van Ginneken B, Koedam E, Snoeren MM, Tiehuis AM, Wittenberg R et al (2014) Computer-aided detection improves detection of pulmonary nodules in chest radiographs beyond the support by bone-suppressed images. Radiology 272(1):252–261.

Schmidhuber J (2015) Deep learning in neural networks: an overview. Neur Netw 61:85–117.

Seibold MA, Wise AL, Speer MC, Steele MP, Brown KK, Loyd JE et al (2011) A common MUC5B promoter polymorphism and pulmonary fibrosis. N Engl J Med 364(16):1503–1512.

Setio AA, Ciompi F, Litjens G, Gerke P, Jacobs C, van Riel SJ et al (2016) Pulmonary nodule detection in CT images: false positive reduction using multi-view convolutional networks. IEEE Trans Med Imaging 35(5):1160–1169.

Shen W, Zhou M, Yang F, Yu D, Dong D, Yang C et al (2017) Multi-crop convolutional neural networks for lung nodule malignancy suspiciousness classification. Pattern Recogn 61:663–673.

Sokooti H, Vos BD, Berendsen F, BPF L, Išgum I, Staring M (2017) Nonrigid image registration using multi-scale 3D convolutional neural networks. In: Descoteaux M, Maier-Hein L, Franz A, Jannin P, Collins DL, Duchesne S (eds) Medical image computing and computer assisted intervention - MICCAI 2017. Springer International, pp 232–239.

Syafiandini AF, Wasito I, Fitriawan A, Amien M, Yazid S (2017) Identification of gene expression linked to malignancy of human colorectal carcinoma using restricted boltzmann machines. In: ICBBB '17 Proceedings of the 7th International Conference on Bioscience, Biochemistry and Bioinformatics [Internet]. ACM.; [17-21], New York, NY. https://doi.org/10.1145/3051166.3051177.

de Vos BD, Berendsen FF, Viergever MA, Sokooti H, Staring M, Isgum I (2019) A deep learning framework for unsupervised affine and deformable image registration. Med Image Anal 52:128–143.

Wainrib G (2017) Transfer learning and the rise of collaborative artificial intelligence [Internet]. Medium; [cited 2019 February 10]. https://medium.com/owkin/transfer-learning-and-the-rise-of-collaborative-artificial-intelligence-41f9e2950657.

Wang X, Peng Y, Lu L, Lu Z, Bagheri M, Summers RM (2017) ChestX-ray8: hospital-scale chest X-ray database and benchmarks on weakly-supervised classification and localization of common thorax diseases. 2017 IEEE Conference on Computer Vision and Pattern Recognition (CVPR); 21–26 July 2017; Honolulu, HI: IEEE.

Washko GR, Lynch DA, Matsuoka S, Ross JC, Umeoka S, Diaz A et al (2010) Identification of early interstitial lung disease in smokers from the COPD Gene study. Acad Radiol 17(1):48–53.

Washko GR, Hunninghake GM, Fernandez IE, Nishino M, Okajima Y, Yamashiro T et al (2011) Lung volumes and emphysema in smokers with interstitial lung abnormalities. N Engl J Med 364(10):897–906.

Wong TY, Bressler NM (2016) Artificial intelligence with deep learning technology looks into diabetic retinopathy screening. JAMA 316(22):2366–2367.

Yun J, Park J, Yu D, Yi J, Lee M, Park HJ et al (2019) Improvement of fully automated airway segmentation on volumetric computed tomographic images using a 2.5 dimensional convolutional neural net. Med Image Anal 51:13–20.

Zbontar J, Knoll F, Sriram A, Muckley MJ, Bruno M, Defazio A, et al. (2018) fastMRI: an open dataset and benchmarks for accelerated MRI. ArXiv181108839 Phys Stat [Internet]. [cited 2019 February 27]. http://arxiv.org/abs/1811.08839.

Zhao X, Liu L, Qi S, Teng Y, Li J, Qian W (2018) Agile convolutional neural network for pulmonary nodule classification using CT images. Int J Comput Assist Radiol Surg 13(4):585–595.

第十六章
肺功能成像的未来

大野义治，波田津弘人
(Yoshiharu Ohno，Hiroto Hatabu)

摘　要

对肺部进行形态学评估在肺部疾病的临床评估中至关重要。然而，疾病过程可能主要导致肺功能的改变，而不会改变肺部结构，尤其是在疾病的早期阶段。在这种情况下，传统的肺部形态学成像方法可能无法揭示潜在的病理生理学。因此，我们尝试利用核医学、CT 和 MRI 等多种技术手段来评估肺部疾病和肺功能。此外，配备新型示踪剂的 PET 将在未来 10 年内投入使用，目前正在对其进行测试，以证实它在放射学及肺部医学领域的临床相关性。

在本章中，我们概述了以下领域的最新方法和未来方向：①通气成像；②灌注成像；③作为肺功能成像的生物力学评估。另外，我们还讨论了未来肺功能成像中可能面临的挑战。

1　引言

在评估肺部疾病患者时，形态学评估非常重要，因为肺部结构变化与疾病病理生理学之间有着密切的关系。这种肺部形态与功能之间的相关性构成了包括胸部 X 线片和 CT 在内的诊断成像模式的基础，这些模式在肺部疾病患者的诊断和管理中发挥了重要作用。然而，潜在的疾病过程可能主要导致肺功能的变化，而不会对肺部形态或结构产生显著的变化，尤其是在疾病的相对早期阶段。在这种情况下，传统的肺部成像方法可能无法充分显示潜在的疾病病理过程。因此，我们尝试从气体交换的角度出发，利用核医学、CT 和 MRI 以及各种技术方法来评估肺部疾病。

肺的主要功能是气体交换。为了使肺能够有效地完成气体交换，必须使空气流向肺泡（通气）和血液流向毛细血管（灌注）相互协调。因此，肺功能可以通过结合通气成像和灌注成像，并参考具有空间信息和时间信息的解剖学成像框架来评估。肺功能成像的一个巨大优势是能够对这些过程进行区域性检查，这与传统的肺功能测量方法（如肺活量测定）不同，后者将整个肺作为一个单一的整体进行评估。由于许多疾病是从局部开始的，它们的功能影响往往被其他部位的正常肺组织所掩盖，直到疾病进展到涉及大量肺实质的阶段。肺功能成像可显著提高我们在疾病导致全局性功能和形态变化之前评估疾病的能力。

除了对肺部疾病的评估外，功能成像还可能对我们理解肺部生理学产生重要影响。如前所述，许多传统的生理学评估方法缺乏空间或时间分辨率。因此，肺功能成像提供了新的、非侵入性的方法，以高空间和时间分辨率评估区域性生理过程。此外，自 2000 年以来，不仅 CT 和 MRI 成像技术有所进步，带有新型示踪剂的 PET 技术也已可用，并且正在测试其在放射学和肺脏医学中的临床相关性。

2　通气成像

2.1　核医学检查

在通气成像中，核医学研究长期以来一直是评估通气的唯一方法，使用 ^{81m}Kr、^{133}Xe 和 ^{99m}Tc 气体。通常，核医学通气研究被认为具有低空间分辨率和较少的解剖信息，直到加入了 SPECT 检查。因此，SPECT/CT 已被认为在评估各种肺部疾病中的通气和结构变化方面非常有用。然而，近年来 ^{133}Xe 的使用频率有所下降。

在这种情况下，建议使用镓 -68（^{68}Ga）碳纳米颗粒或气溶胶 "Galligas"（镓气）作为 PET 或 PET/CT 的新型通气研究技术（Hofman et al.，2011；Ament et al.，2013；Callahan et al.，2014；Oehme et al.，2014）。与目前应用的 ^{81m}Kr 通气显像、SPECT 或 SPECT/CT 相比，这项技术使得使用 ^{68}Ga 标记的示踪剂进行的 PET/CT 允许更具量化的程序来改进临床和研究评估中的通气成像。

2.2 超极化惰性气体 MRI

作为核医学通气扫描的替代方法，自 20 世纪 90 年代以来，超极化惰性气体 MRI 和氧增强 MRI 一直在研究中（Albert et al.，1994；Edelman et al.，1996；Kauczor et al.，1998；Ramirez et al.，2000）。超极化惰性气体 MRI 可以使用 ^{3}He 和 ^{129}Xe 进行。这些技术已广泛用于评估各种肺部疾病的严重程度和治疗效果（Fain et al.，2007；Kruger et al.，2016）。静态超极化惰性气体 MRI 可以显示出囊性纤维化、哮喘和慢性阻塞性肺疾病的区域通气差异（Altes et al.，2001；Altes and Salerno，2004；Fain et al.，2007；Sun et al.，2011；Svenningsen et al.，2013；Capaldi et al.，2016；Kruger et al.，2016）；通过动态梯度回波序列评估动态气体运动（Salerno et al.，2001；Altes and Salerno，2004；Fain et al.，2007；Kruger et al.，2016）；以及通过区域气体扩散来确定肺泡大小（Salerno et al.，2002；Fain et al.，2006，2007；van Beek et al.，2009；Kirby et al.，2012；Capaldi et al.，2016；Kruger et al.，2016），这些技术比核医学研究具有更高的空间分辨率或时间分辨率。此外，与超极化惰性气体 ^{3}He MRI 相比，超极化惰性气体 ^{129}Xe MRI 可以提供更多信息。例如，氙极化传递对比度（xenon polarization transfer contrast，XTC）和去极化图，这些信息反映了区域肺实质密度（Ruppert et al.，2000；Fain et al.，2007；Kruger et al.，2016）。因此，超极化惰性气体 MRI 不仅在通气成像方面有用，而且在某些肺部疾病中对肺结构变化的定量评估也非常有用。

然而，这些技术尚未在临床上得到确立。这些技术的缺陷在于它们依赖于起偏器以及多核技术，而这两者目前都还未得到广泛应用（Kruger et al.，2016）。此外，全球 ^{3}He 的数量非常有限，导致成本高昂（Cho，2009）。这一事实促使人们转向更广泛可用的 ^{129}Xe 核素。这一转变的技术挑战因 ^{129}Xe 自选交换光泵极化的进展而得到缓解（Kruger et al.，2016）。通常情况下，超极化惰性气体 ^{129}Xe MRI 使用从自然丰度的 26% 提高到 $\leqslant$ 85% 的富集 ^{129}Xe 同位素，以补偿与 ^{3}He 气体相比较低的回旋比和可实现的极化（Kruger et al.，2016）。因此，所有主要类型的超极化惰性气体 ^{3}He MRI 现在已经成功地通过富集的超极化惰性气体 ^{129}Xe MRI 进行复制，以适应未来的临床应用。考虑到全球范围内超极化惰性气体 MRI 在临床应用中的这些局限性，氟化气体 MRI 可能被认为是临床应用中具有吸引力的替代方案。因此，我们将在下文讨论氟化气体 MRI 的现状和未来方向。

2.3 氟化气体 MRI

在考虑未来除氧增强 MRI 之外的气体 MRI 时，氟化气体 MRI（即 ^{19}F MRI）可能是一种更有前景的方法。使用吸入的惰性氟化气体的 ^{19}F MRI 是一种目前正在开发中的肺部成像技术，可能为超极化惰性气体 MRI 提供一种更经济的替代方案（Adolphi and Kuethe，2008；Couch et al.，2013，2019；Gutberlet et al.，2018）。惰性氟化气体无毒、丰富且相对便宜，并且该技术可以在任何具有宽带多核成像功能的 MRI 扫描仪上进行（Adolphi and Kuethe，2008；Couch et al.，2013，2019；Gutberlet et al.，2018）。在人体肺部的可行性研究中，已报道了含有 79% SF_6 或 C_3F_8 和 21% O_2 的气体混合物的屏气图像（Couch et al.，2013；Halaweish et al.，2013）。SF_6 和 C_3F_8 无毒、丰富且相对便宜。一份报告对 ^{3}He、^{129}Xe 和 ^{19}F 气体的成本进行了估算（Kruger et al.，2016）。^{3}He 和富集 ^{129}Xe 的每升成本远高于 ^{19}F 气体，但天然存在的 ^{129}Xe 的成本与 SF_6 和 C_3F_8 相似。^{19}F MRI 的典型成像会使用几升 SF_6 或 C_3F_8，因此单次研究的总成本可能接近使用 ^{129}Xe 的富集超极化惰性气体 MRI 的成本；然而，^{19}F MRI 的优势在于这些气体使用的是热平衡极化，并且不需要极化器系统（Couch et al.，2019）。此外，^{19}F MRI 可以显示通气的区域差异以及气体滞留，并且可能提供类似于超极化惰性气体 MRI 所获得的功能信息（Adolphi and Kuethe，2008；Couch et al.，2013，2019；Halaweish et al.，2013；Gutberlet et al.，2018）。总体而言，^{19}F MRI 有望补充现有的基于质子的结构成像技术，结构与功能肺部 MRI 的结合将为未来的肺部疾病管理提供有效的结果评估。这不仅基于学术目的，也基于临床目的。因此，未来几十年内将进行进一步的广泛研究，以将其作为常规临床实践中肺功能成像的一部分。

2.4 氧增强 MRI

自1996年起，氧增强MRI被提出作为肺功能MRI的一种新方法 (Edelman et al., 1996；Hatabu et al., 2001；Tadamura et al., 1997；Ohno et al., 2001a，b，2002，2005，2008a，b，2011a，2012a，b，2014a，b；Jobst et al., 2015；Triphan et al., 2015，2017；Kruger et al., 2016；Fuseya et al., 2018)。氧分子具有弱顺磁性，其磁矩为 2.8 玻尔磁子。氧通过两种不同的机制调节血液和体液的 MRI 信号：去氧血红蛋白的顺磁性特性和氧分子本身的顺磁性 (Young et al., 1981；Brooks and Di Chiro，1987)。

由于去氧血红蛋白被隔离在红细胞中，组织水质子无法进入其配位位点，从而不能通过自旋 - 晶格相互作用引起 T1 缩短 (Young et al., 1981；Brooks and Di Chiro，1987)。因此，红细胞中的去氧血红蛋白对 T2* 有缩短效应，但对 T1 缩短的作用很小 (Young et al., 1981；Brooks and Di Chiro，1987)。因为氧分子具有顺磁性，溶解的分子氧会缩短肺静脉血的 T1 弛豫时间。

肺气肿区域病理特征表现为肺毛细血管床减少，终末细支气管远端的气腔异常永久性扩大，伴随其壁的破坏。氧气通过从肺泡到毛细血管床的扩散，以及基于通气和呼吸的氧气摄取均未增强。因此，氧增强 MRI 被认为对多种肺部疾病的评估具有潜在价值，这些疾病包括哮喘、慢性阻塞性肺疾病、囊性纤维化、间质性肺疾病和肺癌等 (Ohno et al., 2001b，2002，2005，2008a，b，2011a，2012a，b，2014a，b；Jobst et al., 2015；Triphan et al., 2015，2017；Fuseya et al., 2018)。此外，氧增强 MRI 是一种基于质子的技术，被认为是肺功能成像的关键技术之一，因为没有其他成像方法能够直接显示基于呼吸的氧气摄取 (尽管该技术无法直接可视化氧气本身)。

然而，氧增强 MRI 的缺点包括由于吸氧引起的信号强度变化较小，以及覆盖整个肺部需要较长的时间，因为以往研究中多采用 2D 序列而非 3D 序列。此外，许多研究为半定量评估，仅少数研究进行了定量评估 (Edelman et al., 1996；Ohno et al., 2001a，b，2002，2005，2008a，b，2011a，2012a，b，2014a，b；Jobst et al., 2015；Triphan et al., 2015，2017；Fuseya et al., 2018)。因此，需要进一步开发用于 3D 采集覆盖整个肺部以及氧摄取评估的定量分析方法，并且需要进一步研究上述新技术的应用，以增强氧增强 MRI 在未来几十年的临床相关性。

2.5 氙增强 CT

自 20 世纪 70 年代起，利用双 X 射线源、双层探测器或快速电压切换方法的双能量 CT (DE-CT) 技术被提出 (Genant and Boyd，1977；Chiro et al., 1979；Millner et al., 1979)，并自 2008 年起开始在临床中应用 (Flohr et al., 2006；Chae et al., 2008，2010a；Yanagita et al., 2013；Kong et al., 2014；Lee et al., 2017a，b)。尽管其 CT 系统和数据采集方法有所不同，这些技术均可显示氙的分布图并将其作为通气加权图像，用于各种肺部疾病的研究 (Flohr et al., 2006；Chae et al., 2008，2010a；Yanagita et al., 2013；Kong et al., 2014；Lee et al., 2017a，b)。

氙增强 CT 也可以通过减影 CT 方法获得 (Ohno et al., 2017a，2018a)。与使用双能量 CT 技术的氙增强 CT 相比，减影 CT 方法在可视化氙增强方面更有优势，不仅能够更清晰地显示氙增强 CT 的局部通气分布，还可以有效地与 ^{81m}Kr SPECT/CT 匹配 (Ohno et al., 2017a，2018a)。减影 CT 方法需要组织良好的非刚性配准软件，以在未增强 CT 和氙增强 CT 图像上可视化氙的分布，但不需要特殊设备，如双 X 射线源、快速电压切换和双层探测器系统。

使用双能量 CT 和减影 CT 技术的氙增强通气 CT，可以提供比核医学和所有 MRI 技术更高的空间分辨率的局部通气差异，其空间分辨率与薄层 CT 相当。尽管存在电离辐射暴露和健康保险不报销等缺点，氙增强通气 CT 可能是评估肺部疾病通气功能的最佳方法之一。目前，氙仅被允许用于脑灌注 CT 检查，并由健康保险报销。

另外，包括迭代重建技术在内的各种辐射剂量降低方法，目前已在常规临床实践中用于降低 CT 检查的辐射剂量。考虑到上述氙增强 CT 的情况，进一步证明其在肺部通气成像中的临床价值尤为重要，应努力推动其获得日本、韩国、美国和欧洲等地区食品药品监督管理局的批准，在未来 10 年内将其设为常规 CT 检查项目。

3 灌注成像

3.1 核医学检查

肺灌注扫描以及 SPECT 和 SPECT/CT 不仅已被临床应用于肺动脉栓塞及其他肺血管疾病，还用于肺癌和慢性阻塞性肺疾病。然而，灌注研究的空间分辨率和 ^{99m}Tc-MAA 的应用并未发生变化，目前临床医生仅在有限的临床情况下使用这种技术。

自 20 世纪 80 年代末以来，PET 被建议作为一种非侵入性、定量评估肺灌注和通气的体内方法。3 种方法被认为对 PET 的肺灌注评估有用。第一种是 ^{13}N$_2$ – 盐水推注法（Rhodes et al.，1989a，b；Sandiford et al.，1995；Mijailovich et al.，1997；Treppo et al.，1997；Musch et al.，2002；Musch and Venegas，2005；Vidal Melo et al.，2002，2010）。在 ^{13}N$_2$ – 盐水推注时，通过对 ^{13}N$_2$ – 盐水推注的肺动力学应用数学模型，可以得到区域灌注和区域分流的准确估计。呼吸恢复后，特定的肺泡通气可以通过示踪剂的清除率计算出来，因为 ^{13}N$_2$ 几乎完全通过通气排出体外。由于示踪剂的快速清除，^{13}N$_2$ 注射扫描可以通过 ^{13}N$_2$ 吸入扫描跟进，从而在急性肺损伤、肺栓塞和慢性阻塞性肺疾病中确定区域气体分数（Rhodes et al.，1989a，b；Sandiford et al.，1995；Mijailovich et al.，1997；Treppo et al.，1997；Musch et al.，2002；Musch and Venegas，2005；Vidal Melo et al.，2002，2010）。

第二种方法是基于静脉注射 H$_2$^{15}O，将 H$_2$^{15}O 作为放射性示踪剂（Mintun et al.，1986；Schuster et al.，1995；Musch and Venegas，2005）。该方法基于单一隔室模型的示踪剂分布，并依赖于两个基本假设：示踪剂在生物上是惰性的，并且示踪剂在肺内自由且快速扩散，因此从某一区域流出的肺静脉血中示踪剂的浓度等于组织中的示踪剂浓度除以组织 – 血液分配系数（即示踪剂在与肺组织平衡时离开肺）。已经证明即使在区域肺血流量非常高的情况下，假设也是成立的（Mintun et al.，1986；Schuster et al.，1995；Musch and Venegas，2005）。

第三种方法是使用 ^{68}Ga 标记的白蛋白微球（即 ^{68}Ga 标记微球），自 1975 年以来首次报告将 ^{68}Ga 标记微球用于肺灌注扫描（Chesler et al.，1975；Hnatowich，1976；Bailey et al.，2016）。与 ^{99m}Tc 成像的不同之处在于，^{68}Ga 的物理半衰期较短，这意味着通气研究后进行的灌注扫描中通气成分较少，这在使用 ^{99m}Tc 时是存在的。从上述研究中，可以推测使用 ≤ 20 MBq（0.5 mCi）的 ^{68}Ga 标记微球就可以在人体中获得可接受的肺灌注图像。其他研究人员简化了使用二乙烯三胺五乙酸螯合剂的白蛋白标记过程，并改进了标记技术（Wagner 和 Welch，1979；Even 和 Green，1989；Bailey et al.，2016）。除了灌注外，还将 ^{68}Ga 和 PET 成像应用于肺功能其他方面的检测。Mintun 和随后 Schuster 使用静脉注射 ^{68}Ga – 转铁蛋白来研究标记蛋白质在肺内皮中的通量（Mintun et al.，1987；Schuster et al.，1995，1998）。上述方法结合从 PET 图像中得出的肺血流量和体积，量化急性肺损伤和肺水肿、肺动脉栓塞、放射治疗中的肺癌等（Schuster et al.，2002；Hofman et al.，2011；Ament et al.，2013；Hardcastle et al.，2015；Bailey et al.，2016）。当前的 PET 成像用于肺灌注评估的所有技术仍在开发中，未被健康保险覆盖，且需要进一步研究以在未来的临床中应用。

3.2 非对比增强与对比增强 MRA 和灌注 MRI

自 20 世纪 90 年代以来，非对比增强和对比增强 MRA 和灌注 MRI 已被建议作为可通过多种方法可视化肺血管和血流的有用工具（Matsuoka et al.，2008a；Liszewski et al.，2013；Ohno et al.，2016a；Johns et al.，2017）。目前，有两种主要方法用于评估肺血管和血流：一种是将血液中的质子作为内源性示踪剂的非对比增强 MRI 检查，另一种是使用钆对比剂作为静脉注射示踪剂的对比增强 MRI 检查。对于 MRA，前一种方法包括 bSSFP 序列、3D 心电图门控新鲜血液成像（3D FBI）使用基于 3D 快速自旋回波的序列，以及使用自回旋波序列和梯度回波（GRE）型序列的动脉自旋标记技术，这些方法被认为对肺血管评估有用（Ohno et al.，2014c，2016a，2017b；Johns et al.，2017）。目前，所有 MR 供应商都在尝试将这些技术应用于各自的 MR 扫描仪，并且在常规临床实践中，这些技术更适合应用于肾功能低下或钆对比剂禁忌的肺血管疾病患者。

另外，在过去的几十年中对比增强 MRA 被建议为一种有用的方法，并已临床应用于不仅是肺血管疾病的诊断或评估，还包括肺癌等其他疾病的诊断或评估（Hatabu et al.，2000；Tadamura and Hatabu，2001；Ohno et al.，2014c，2016a，2017b）。在平行成像技术应用于临床后，这种方法通常被称为时间分辨对比增强 MRA 或 4D 对比增强 MRA（Ohno et al.，2014c，2016a，2017b，Johns et al.，2017），并在常规临床实践中广泛应用，相比之下，非对比增强 MRA 的应用较少。此外，时间分辨对比增强 MRA 在常规临床实践中也被作为对比增强 CTA 和灌注扫描、SPECT 或 SPECT/CT 的替代或补充，因为这种技术不仅可以清晰展示肺血管，还可以通过一次检查展示肺实质灌注。因此，这种检查在常规临床实践中被认为是临床设置的，并且更适合应用于心肺疾病患者。

自 20 世纪 90 年代末以来，除了非对比增强 MRA 和对比增强 MRA 外，研究人员对非对比增强 MRA 和动态对比增强灌注 MRI 也进行了广泛研究。作为非对比增强灌注 MRI 成像的一部分，研究人员测试了多种技术，包括信号靶向交替射频（signal targeting with alternating radiofrequency，STAR）技术结合 HFSSTSE 序列（Chen et al.，1997；Hatabu et al.，2000），动脉自旋标记成像（Roberts et al.，1999），诸如流动敏感交替反转恢复以及带有额外射频脉冲的流动敏感交替反转恢复成像这类动脉自旋标记成像（Mai and Berr，1999），以及通过收缩期和舒张期相减生成图像的心电门控快速自旋回波灌注 MRI（Ogasawara et al.，2004），不仅已在健康志愿者身上进行了测试，而且也在不同肺部疾病的患者身上进行了测试。然而，所有这些技术都是 2D 采集，且耗时较长。因此，这些技术尚未在临床上得到应用。自 2009 年以来，通过质子 MRI 的傅里叶分析技术对人类肺的非对比增强灌注和通气评估已在健康志愿者和肺部疾病患者中进行了测试（Bauman et al.，2009，2013a，b；Sommer et al.，2013；Schönfeld et al.，2015；Voskrebenzev et al.，2018）。尽管傅里叶分析技术是一种 2D 采集技术，但它可以同时提供灌注加权和通气加权图像，并在基于质子的 MR 技术上执行。因此，这种技术被认为是一种新的肺功能成像方法，已被少数研究人员广泛测试，并在未来更适合进行临床设置。

与上述 2D 非对比增强灌注 MRI 相反，3D 心电图和呼吸门控非对比增强灌注 MRI 已被引入，并展示了其在非小细胞肺癌患者术后肺功能预测中的实用性，其在区域灌注评估中具有与动态对比增强灌注 MRI 相似的潜力（Ohno et al.，2015a）。这种技术被认为是目前唯一的 3D 非对比增强灌注 MRI 方法，几位研究人员正试图将其临床设置，这种技术更适合应用于各种肺部疾病，并将在不久的将来基于这些研究结果展示其临床相关性。因此，与非对比增强 MRA 和对比增强 MRA 相比，非对比增强 MRA 灌注成像在考虑临床应用时更适合被认为是处于临床前或开发中的情况（Ohno et al.，2014c，2016a，2017b，Johns et al.，2017）。

通过半定量和定性评估肺循环，动态首过对比增强灌注 MRI 在过去几十年中被许多研究人员广泛应用于各种肺部疾病的患者（Hatabu et al.，1996a，b，1999；Levin et al.，2001；Ohno et al.，2004a，b，2007，2010，2012c，2015a，b；Johns et al.，2017）。通过应用指示剂稀释疗法和去卷积分析，在动态首过对比增强灌注 MRI 中可以测量定量评估的肺血流量、肺血容量和平均通行时间（Hatabu et al.，1999；Levin et al.，2001；Ohno et al.，2004a，b，2007，2010，2012c，2015a，b）。通过使用上述方法，定量评估的灌注参数可以作为影像学生物标志物应用于各种肺部疾病的诊断、疾病严重程度评估和患者管理。目前，各供应商生产的磁场强度等于或高于 1.5 特斯拉的所有 MR 扫描仪都可以进行动态首过对比增强灌注 MRI，无论是否使用平行成像技术。另外，目前没有商业化的软件可以用于定量评估肺灌注参数，所有之前报道的研究都使用了研究人员的专有软件。因此，我们有必要鼓励供应商提供适当的序列、推注协议和商业化的软件，以在未来 10 年内扩大该技术的临床应用。

3.3　使用对比增强多能量 CT 进行肺灌注评估

自 2008 年以来，对比增强多能量 CT（CE-multi-energy CT）已被提出具有在肺血管疾病患者中通过碘分布图来可视化灌注肺的潜力，尽管获取方法各不相同，如双源 CT 系统和具有超快速管电压切换或双层探测器系统的单源 CT（Lu et al.，2012）。使用这些技术，一些研究人员报告了其在评估急性或慢性肺血栓栓塞、急性或慢性肺动脉高压、肺结节和肺癌患者方面的效用（Chae et al.，2010b，c，2013；Hoey et al.，2011；Hong et al.，2013；Dournes et al.，2014；Meyer et al.，2015；Giordano et al.，2017；Masy et al.，2018）。尽管对比增强多能量 CT 在临床上易于实施，它但也存在一些缺点。首先，该技术无法定量评估区域灌注，而只能作为碘分布图对区域灌注肺的状况进行半定量评估，因为碘分布图受到碘注射方案、心输出量、支气管循环等的影响。因此，宜确定适当的推注方案（Fuld et al.，2013）。其次，该技术仅可在拥有双 X 射线源、具有超快速管电压切换的 X 射线管或由少数 CT 厂商提供的双层探测器的 CT 系统上执行，无法应用于所有 CT 系统。然而，配备具备超快管电压切换功能的 X 射线管以及双层探测器的 CT 系统，能够通过原始数据库域图像重建来提供多能量 CT 图像；而配备双源系统的 CT 系统则是通过非原始数据库域图像重建来提供双能量 CT 图像。因此，前者相比于后者，在通过单能量成像检测碘对比剂的微小差异以评估区域灌注相关信息方面更具潜力。此外，许多临床应用已进行了测试，并且在心肺疾病评估方面，与其他先进的成像方式（Kalisz et al.，2017）能够起到互补作用。所以，多能量 CT 技术相较于传统 CT 技术具有诸多优势，特别是在提高血管对比度、减少伪影、改善组织分辨能力以及降低辐射剂量负担方面。因此，在接下来的 10 年内，对这些技术的进一步研究将会进一步展现其在心肺疾病方面的临床相关性以及新的应用价值。

3.4　动态首过对比增强灌注 ADCT

通过电子束 CT 对动态首过对比增强灌注 CT 进行定量分析的研究首次在 2010 年报道于正常人群和肺血栓栓塞患者中（Schoepf et al.，2000）。然而，直到 ADCT 系统引入后，动态首过对比增强灌注 CT 才被临床应用（Ohno et al.，2011b，2013，2015b，2016a，b，2017c，d；Yabuuchi et al.，2018）。ADCT 是一种具有 320 排探测器的 CT 系统，配备宽体探测器，能够在 160 mm 的区域内，无须螺旋扫描，同时获取肺实质以及结节或肿块的各向同性容积数据。因此，通过连续动态扫描可以获得动态首过对比增强灌注 ADCT 数据，从而允许肺结节灌注的定性和定量评估（Ohno et al.，2011b，2013，2015b，2016a，b）。因此，ADCT 系统现已不仅应用于形态学检查，还用于功能评估，特别是通过使用不同的数学模型进行肺结节或肿块灌注的真实首过评估（Ohno et al.，2011b，2013，2015b，2016b，2017c，d；Yabuuchi et al.，2018）。此外，该技术已被认为比 PET/CT 更有助于肺结节诊断、N 阶段评估和非小细胞肺癌治疗效果预测（Ohno et al.，2011b，2013，2015b，2016a，b，2017c，d；Yabuuchi et al.，2018）。因此，该技术有潜力成为最可行的肺功能成像方法之一，并能以最高的空间分辨率和时间分辨率提供形态学和功能信息。缺点是电离辐射以及目前难以在单次检查中获得全肺灌注信息。然而，当应用新开发并已临床应用的迭代重建算法时，可以在保持每个灌注参数测量精度的同时实现该技术的辐射剂量减少（Ohno et al.，2016c）。此外，包含对比剂推注的适当灌注 CT 检查方案的专有软件被认为具有在单次检查中评估全肺灌注的潜力（Ohno et al.，2016a）。因此，进一步的发展不仅在于检查方案，还在于软件，这可能在未来几年内为动态首过对比增强灌注 ADCT 检查的临床应用提供机会。

3.5　使用相位对比 MRI 进行肺血流动力学评估

作为心脏超声的替代方法，相位对比 MRI 结合速度敏感梯度可用于定量绘制肺部主要血管的血流图，可采用 2D 或 3D 成像，并可帮助人们深入了解各种心肺疾病引起的肺动脉高压的肺血管阻力和非稳态湍流流动情况（Sanz et al.，2007；Reiter et al.，2015，2016；Johns et al.，2017；Nagao et al.，2017）。3D 视角共享相位对比方法的最新进展使得对肺动脉血流进行 3D 时间分辨成像成为可能，并能够获取肺动脉的 4D 血流信息（Reiter et al.，2015，2016；Barker et al.，2015；Nagao et al.，2017）。

在考虑临床应用时，相位对比 MRI 是当前最容易应用的 MR 技术之一，因为几乎所有 MR 供应商以及工作站供应商等都提供 MR 序列及商用分析软件。唯一的缺点可能在于其分析肺内外周血管的潜力有限，并且没有用于分析肺实质灌注情况的能力。因此，可能更适合将此技术与其他灌注 MRI 技术结合应用，以评估肺实质灌注及其与肺血管的关系。

4　生物力学评估作为肺功能成像的一部分

4.1　基于 CT 的生物力学评估

CT 是诊断胸部疾病的基本工具。为了评估基于 CT 的运动分析，吸气/呼气 CT 已在临床上用于评估某些肺部疾病的气滞现象，并用于肺容积定量评估、气道维度评估、肺气肿聚集评估等（Kauczor et al.，2000，2002；Arakawa et al.，2003；Zaporozhan et al.，2005；Matsuoka et al.，2007，2008b，c；Ley-Zaporozhan et al.，2008；Yamashiro et al.，2010；Nishio et al.，2014，2015；Lee et al.，2015；Koyama et al.，2016；Martinez et al.，2017）。另外，目前大多数 CT 设备的速度还不足以实时获取大量肺容积数据（Biederer et al.，2010）。为克服这一限制，有两种不同的方法可用。前瞻性 4DCT 使用呼吸门控图像采集，参考外部运动指示器，生成在所选呼吸相位下的单个"无运动"3D 图像。回顾性 4DCT 持续采集所有呼吸相位的图像，然后根据外部运动指示器的信号对这些图像进行相位分类。这导致在呼吸周期的不同相位下生成一组无运动的 3D 图像。外部运动指示器或替代物是必需的，用于标记图像投影的运动状态和时间戳，从而促进图像投影的分类。通过这些技术，4DCT 正在尝试应用于放射肿瘤学领域。ADCT 扫描仪最近才通过使用时间分辨的分步布采集技术实现真正的 4D 通气 CT。最近，真正的 4D 通气 CT 已被用于动物模型、吸烟者、慢性阻塞性肺疾病和肺癌患者的气道和肺实质定量评估（Yamashiro et al.，2015，2016，2017；Sakuma et al.，2017；Hashimoto et al.，2018）。该技术目前正在评估作为一种新的肺功能成像方法，并有望在不久的将来通过进一步研究证明其临床相关性。

4.2　基于 MR 的生物力学评估

MRI 是一种不依赖于电离辐射的工具，因此可以进行重复和长期的测量。近年来，MR 技术的进步使其能够评估膈肌和胸壁的运动、静态和动态肺容量以及区域肺功能。尽管现有研究在设计和应用方法上存在较大异质性，但显而易见的是，MRI 能够可视化肺功能以及膈肌和胸壁的运动，为肺部生理学提供了新的见解。

几项研究旨在通过矢状位和冠状位的静态胸部 MR 图像来解答有关膈肌形态与功能的基本生理问题（Paiva et al.，1992；Gauthier et al.，1994；Gierada et al.，1995；Cluzel et al.，2000）。通过对胸廓和膈肌轮廓的分析，计算出了肺容积，并且经判断其与肺容量测定法的测量结果吻合良好。然而，所有这些研究都存在一个局限性，即图像采集是在仰卧位进行的，这就使得相关研究结果是否能适用于正常的直立位这一问题仍悬而未决。有一项研究借助开放式 MRI 系统，对处于坐位以及仰卧位的受试者在缓慢最大呼吸期间进行动态成像，结果显示，坐位时膈肌的移动幅度明显大于仰卧位时，尤其是在后部区域（Takazakura et al.，2004）。然而，这种 MR 系统不仅在学术界，甚至在临床上也尚未普及。因此，其他方法已被尝试应用于临床设置。

对于静态肺容量评估，一些研究展示了在正常呼吸的非镇静婴儿喘息和支气管炎患者（Chapman et al.，1990）、计划进行肺容量缩小手术的肺气肿患者（Gierada et al.，1998）以及健康志愿者（Qanadli et al.，1999）中估算肺容量的方法。所有这些研究的限制在于受试者数量较少且缺乏对照组。总之，这些研究发现，通过使用复杂的重建算法，2D MR 图像可以进行满意的静态肺容量可视化和计算，但从这些研究中获得的功能信息有限。

与静态肺容量评估相比，动态肺容量评估则测试了应用平行成像和快速序列以实现肺部和胸壁运动的实时可视化（Suga et al.，1999，2000）。与健康对照组相比，肺气肿患者表现为膈肌扁平以及胸壁和膈肌的呼吸运动减少且不规则。肺容量缩小手术后的动态 MRI 重复测试显著改善了这些参数。其他研究使用动态 MRI 可视化胸壁和膈肌的运动，并结合瞬时肺活量计测量（Kondo et al.，2000，2005；Plathow et al.，2004a）。此外，将动态肺容量评估应用于肺癌和恶性胸膜间皮瘤时，肿瘤位置对局部胸壁和膈肌运动的影响也得到了评估，且这种影响是显而易见的（Plathow et al.，2004b，c，2006）。而且，动态 3D MRI 的引入——使用各向同性时间分辨 3D 梯度回波脉冲序列对呼吸周期的肺体积进行评估（Plathow et al.，2005），改善了肺活量计数据与 MR 体积数据之间的相关性。然而，该序列的较低时间分辨率仅允许在缓慢的最大吸气和呼气期间进行动态检查。因此，平行成像技术已与 3D 序列一同应用，旨在提高 MR 体积评估与肺功能测试结果之间的相关性（Kolb et al.，2016）。

肺实质应变和肺部运动特性可用于区域肺功能的评估，并且人们在成像研究这些方面上已经做了大量努力。胸壁和膈肌提供了良好的信号以便于跟踪胸壁运动。然而，对这些结构的运动分析仅是肺部运动和功能的替代指标。由于肺组织提供的信号有限，直接评估肺组织运动的尝试具有挑战性。尽管如此，有研究对以下两种有前景的技术进行了评估。第一种是网格标记技术，这是一种广泛应用于 MR 运动分析的技术，不仅用于心脏，还用于肺部。在肺部，组织/空气界面的大量敏感性伪影导致网格信号快速衰减，这是主要挑战。尽管存在这些挑战，但几项研究已经证明了这一技术的可行性（Chen et al.，2001；Napadow et al.，2001；Voorhees et al.，2005；Cai et al.，2007，2009；Cui et al.，2018）。总之，这一技术在直接评估组织运动的区域变化及其区域肺功能方面显得非常有前景。第二种方法是序列图像配准，它需要应对肺组织有限的信号和低信噪比，特别是在动态成像中。目前，这种技术仅在健康志愿者和小鼠中进行了评估（Gee et al.，2003；Sundaram and Gee，2005；Sundaram et al.，2005；Kiryu et al.，2008）。这种检测运动变化的能力在对患者进行序列成像以评估疾病进展方面具有前景。MRI 中配准方法的主要限制仍然是固体组织与血管的信号和对比度差。如果可以克服这一限制，则配准也可以应用于 3D 图像，这将消除平面内运动的问题。配准方法的另一个优点是它不依赖于特定的成像序列，因此应直接受益于 MR 序列的新发展。

目前，基于 MR 的生物力学评估主要面临辐射肿瘤学而非肺功能成像的挑战。缺乏电离辐射使得基于 MR 的生物力学评估可以用于健康受试者的实验性工作。因此，基于 MR 的生物力学评估正被逐步探索，并强烈鼓励优化专门的序列协议。此外，还需要进一步研究以证明其在辐射肿瘤学以及未来肺功能成像中的临床相关性。

5　未来肺功能成像的新方法挑战

尽管上述技术已被尝试应用于常规临床实践，一些研究人员和医疗行业仍在不断开发和测试新的功能成像方法。在本节中，我们将介绍其中一些方法及其对未来肺功能成像的潜在贡献。

关于 CT，自 2015 年以来引入了两种新的 CT 系统。一种是具有光子计数探测器（photon counting detector，PCD）的多能量 CT，另一种是具有比目前临床可用探测器更薄探测器的超高分辨率 CT（ultra high resolution CT，UHRCT）（Kakinuma et al.，2015；Leng et al.，2017；Symons et al.，2017；Bartlett et al.，2019；Hata et al.，2018；Honda et al.，2018；Kopp et al.，2018；Tanabe et al.，2018；Yanagawa et al.，2018）。在先前配备光子计数探测器的 CT 系统中（Leng et al.，2017；Symons et al.，2017），两种具备超高分辨率（UHR）且都能够分辨多能量信息的不同成像模式，已经在配备光子计数探测器的全身研究型 CT 上得以实现。目前，该系统已开始针对空间分辨率的提升进行测试（Leng et al.，2017；Bartlett et al.，2019；Kopp et al.，2018），辐射剂量减少（Symons et al.，2017），但其临床相关性和对肺功能成像的贡献尚未确定。另外，后者具有更薄的探测器系统（即 0.25 mm 探测器准直 ×160 探测器行＝40 mm），可以重建 3 种不同矩阵的 CT 图像，如 512×512、1024×1024 和 2048×2048。该系统下，

较大的矩阵尺寸维持了空间分辨率并改善了图像质量和肺部疾病的评估，尽管与 512 矩阵相比图像噪声增加（Kakinuma et al.，2015；Hata et al.，2018；Honda et al.，2018；Yanagawa et al.，2018）。此外，当 UHRCT 应用于慢性阻塞性肺疾病患者时，与 512×512 扫描相比，小气道的壁厚在 1024×1024 扫描下显示出较低的值（Tanabe et al.，2018）。因此，该系统可能对基于形态的慢性阻塞性肺疾病和气道疾病功能评估有用，尽管需要进一步研究以确定 UHRCT 的实际临床意义。

与 CT 相比，肺功能 MRI 正从功能评估转向代谢评估，并从 1.5 特斯拉 MR 系统转向 3 特斯拉 MR 系统。尽管 3 特斯拉 MR 系统存在严重的敏感性伪影和图像质量下降，但由于通过动脉自旋标记技术等增加了血液的 T1 弛豫时间，3 特斯拉 MR 能够改善非对比增强 MRA 和灌注成像的图像质量（Ohno et al.，2014c，2015a；Walker et al.，2015；Tibiletti et al.，2016；Sá et al.，2017），而且其通过 UTE < 200 μs 的肺部 MRI 以及薄层 CT 来显示肺实质（Ohno et al.，2016d，2017e；Wielpütz et al.，2018），并通过 UTE 的非增强 MRI 与增强 MRI 之间的差值以及灌注 SPECT 来确定基于区域灌注的信息（Ohno et al.，2019）。此外，3 特斯拉 MR 系统还可以通过化学交换饱和转移（chemical exchange saturation transfer，CEST）成像提供代谢信息（Ohno et al.，2016e，2018b）。CEST 成像作为一种新型方法，通过交换质子（–NH、–OH、–SH 等）在内源性或外源性分子上产生改变的组织对比度，吸引了大量关注。目前，酰胺质子转移（amide proton transfer，APT）加权的 CEST 成像已被用于鉴别胸部肿瘤及肺结节患者的恶性与良性病变（Ohno et al.，2016d，2018b）。此外，一些研究人员尝试开发钠（^{23}Na）MRI，以量化组织钠浓度，并能够在 7 特斯拉 MR 系统下研究组织活力，因为 ^{23}Na 在许多生理过程中发挥着关键作用（Platt et al.，2018）。然而，^{23}Na MRI 的临床结果及其临床相关性尚未确定。此外，7 特斯拉 MR 系统的临床应用尚未实现。因此，这些技术将在不久的将来为 MR 基础肺功能成像开辟各种信息的新途径。

关于核医学研究，有两个重要进展。一个是 PET 与 MRI（PET/MRI）的临床应用，另一个是新型示踪剂的开发。前者目前应用于包括非小细胞肺癌、胸腺上皮肿瘤和恶性胸膜间皮瘤在内的胸科肿瘤患者（Ohno et al.，2015c，2016f，2017f，2018c，d；Schaarschmidt et al.，2016，2017；Kirchner et al.，2019）。然而，这项技术尚未应用于肺功能成像；它在胸科肿瘤和肺功能成像中的潜力将在未来几十年中进行测试。后者在过去几十年中一直在基础研究中不断被尝试和测试。作为基础研究，一些研究人员已经测试了纳米颗粒以评估炎症（Pérez-Campaña et al.，2014），用于原发性和转移性肺肿瘤的纳米治疗（Key et al.，2014；Black et al.，2016）以及 ^{68}Ga- 螯合物和单克隆抗体 JF$_5$ 用于曲霉菌感染成像（Petrik et al.，2012；Thornton，2018）。此外，许多示踪剂也已在体内研究中针对肺部炎症或胸部肿瘤成像进行了测试，不过尚未开展人体研究（Locke et al.，2009；Lamare et al.，2011；Tsuji et al.，2012；Nishii et al.，2013；Ebenhan et al.，2014；Burger et al.，2014；Gao et al.，2015；Jørgensen et al.，2017；Zhang et al.，2017；Jiang et al.，2018；Li et al.，2018）。因此，这些示踪剂及其他新示踪剂将在未来几十年中进行测试，并确定其在肺功能成像中的临床意义。

6　结论

我们回顾了最先进的肺部通气成像、灌注成像和生物力学评估及其未来挑战。成像技术正逐渐且稳步地从核医学转向 CT 和 MRI，从定性评估转向定量评估。此外，它们仍处于研发阶段，并正在就临床相关性进行评估，不仅是在放射学领域，而且在肺病学、肺生理学、病理生理学、胸外科以及放射肿瘤学等多学科领域亦是如此。将成像方法与使用生物工程的各种图像分析相结合，对于未来的临床设置也至关重要。此外，正在开发和（或）测试的新成像技术将会在未来出现。尽管在许多研究人员和临床医生的努力下出现了许多不同的功能成像方法，但在具有重大影响的实际临床应用方面仍需要取得真正的突破。这些面临的障碍促使我们编写了这本书，以激励未来在肺功能成像领域的年轻人和挑战者。

译者：李强，许茂盛

参考文献

Adolphi NL, Kuethe DO (2008) Quantitative mapping of ventilation-perfusion ratios in lungs by 19F MR imaging of T1 of inert fluorinated gases. Magn Reson Med 59(4):739–746.

Albert MS, Cates GD, Driehuys B, Happer W, Saam B, Springer CS Jr, Wishnia A (1994) Biological magnetic resonance imaging using laser-polarized 129Xe. Nature. 370(6486):199–201.

Altes TA, Powers PL, Knight-Scott J, Rakes G, Platts-Mills TA, de Lange EE, Alford BA, Mugler JP 3rd, Brookeman JR (2001) Hyperpolarized 3He MR lung ventilation imaging in asthmatics: preliminary findings. J Magn Reson Imaging. 13(3):378–384.

Altes TA, Salerno M (2004) Hyperpolarized gas MR imaging of the lung. J Thorac Imaging. 19(4): 250–258.

Ament SJ, Maus S, Reber H, Buchholz HG, Bausbacher N, Brochhausen C, Graf F, Miederer M, Schreckenberger M (2013) PET lung ventilation/perfusion imaging using (68)Ga aerosol (Galligas) and (68)Ga-labeled macroaggregated albumin. Recent Results Cancer Res. 194:395–423.

Arakawa H, Stern EJ, Nakamoto T, Fujioka M, Kaneko N, Harasawa H (2003) Chronic pulmonary thromboembolism. Air trapping on computed tomography and correlation with pulmonary function tests. J Comput Assist Tomogr. 27(5):735–742.

Bailey DL, Eslick EM, Schembri GP, Roach PJ (2016) (68)Ga PET ventilation and perfusion lung imaging-current status and future challenges. Semin Nucl Med. 46(5):428–435.

Barker AJ, Roldán-Alzate A, Entezari P, Shah SJ, Chesler NC, Wieben O, Markl M, François CJ (2015) Four-dimensional flow assessment of pulmonary artery flow and wall shear stress in adult pulmonary arterial hypertension: results from two institutions. Magn Reson Med 73(5):1904–1913.

Bartlett DJ, Koo CW, Bartholmai BJ, Rajendran K, Weaver JM, Halaweish AF, Leng S, McCollough CH, Fletcher JG (2019) High-resolution chest computed tomography imaging of the lungs: impact of 1024 matrix reconstruction and photon-counting detector computed tomography. Invest Radiol. 54(3):129–137.

Bauman G, Puderbach M, Deimling M, Jellus V, Chefd'hotel C, Dinkel J, Hintze C, Kauczor HU, Schad LR (2009) Non-contrast-enhanced perfusion and ventilation assessment of the human lung by means of fourier decomposition in proton MRI. Magn Reson Med. 62(3):656–664.

Bauman G, Scholz A, Rivoire J, Terekhov M, Friedrich J, de Oliveira A, Semmler W, Schreiber LM, Puderbach M (2013a) Lung ventilation- and perfusion-weighted Fourier decomposition magnetic resonance imaging: in vivo validation with hyperpolarized 3He and dynamic contrast-enhanced MRI. Magn Reson Med. 69(1):229–237.

Bauman G, Puderbach M, Heimann T, Kopp-Schneider A, Fritzsching E, Mall MA, Eichinger M (2013b) Validation of Fourier decomposition MRI with dynamic contrast-enhanced MRI using visual and automated scoring of pulmonary perfusion in young cystic fibrosis patients. Eur J Radiol. 82(12):2317–2371.

Biederer J, Hintze C, Fabel M, Dinkel J (2010) Magnetic resonance imaging and computed tomography of respiratory mechanics. J Magn Reson Imaging. 32(6):1388–1397.

Black KC, Ibricevic A, Gunsten SP, Flores JA, Gustafson TP, Raymond JE, Samarajeewa S, Shrestha R, Felder SE, Cai T, Shen Y, Löbs AK, Zhegalova N, Sultan DH, Berezin M, Wooley KL, Liu Y, Brody SL (2016) In vivo fate tracking of degradable nanoparticles for lung gene transfer using PET and Ĉerenkov imaging. Biomaterials. 98:53–63.

Brooks RA, Di Chiro G (1987) Magnetic resonance imaging of stationary blood: a review. Med Phys. 14(6):903–913.

Burger IA, Zitzmann-Kolbe S, Pruim J, Friebe M, Graham K, Stephens A, Dinkelborg L, Kowal K, Schibli R, Luurtsema G, Maas B, Horn-Tutic M, Haerle SK, Wiegers J, Schaefer NG, Hany TF, von Schulthess GK (2014) First clinical results of (D)-18F-Fluoromethyltyrosine (BAY 86-9596) PET/CT in patients with non-small cell lung cancer and head and neck squamous cell carcinoma. J Nucl Med. 55(11):1778–1785.

Cai J, Altes TA, Miller GW, Sheng K, Read PW, Mata JF, Zhong X, Cates GD Jr, de Lange EE, Mugler JP 3rd, Brookeman JR (2007) MR grid-tagging using hyperpolarized helium-3 for regional quantitative assessment of pulmonary biomechanics and ventilation. Magn Reson Med. 58(2):373–380.

Cai J, Sheng K, Benedict SH, Read PW, Larner JM, Mugler JP 3rd, de Lange EE, Cates GD Jr, Miller GW (2009) Dynamic MRI of grid-tagged hyperpolarized helium-3 for the assessment of lung motion during breathing. Int J Radiat Oncol Biol Phys. 75(1):276–284.

Callahan J, Hofman MS, Siva S, Kron T, Schneider ME, Binns D, Eu P, Hicks RJ (2014) High-resolution imaging of pulmonary ventilation and perfusion with 68Ga-VQ respiratory gated (4-D) PET/CT. Eur J Nucl Med Mol Imaging. 41(2):343–349.

Capaldi DP, Zha N, Guo F, Pike D, McCormack DG, Kirby M, Parraga G (2016) Pulmonary imaging biomarkers of gas trapping and emphysema in COPD: (3)He MR imaging and CT parametric response maps. Radiology. 279(2):597–608.

Chae EJ, Seo JB, Goo HW, Kim N, Song KS, Lee SD, Hong SJ, Krauss B (2008) Xenon ventilation CT with a dual-energy technique of dual-source CT: initial experience. Radiology. 248(2):615–624.

Chae EJ, Seo JB, Lee J, Kim N, Goo HW, Lee HJ, Lee CW, Ra SW, Oh YM, Cho YS (2010a) Xenon ventilation imaging using dual-energy computed tomography in asthmatics: initial experience. Invest Radiol. 45(6):354–361.

Chae EJ, Seo JB, Jang YM, Krauss B, Lee CW, Lee HJ, Song KS (2010b) Dual-energy CT for assessment of the severity of acute pulmonary embolism: pulmonary perfusion defect score compared with CT angiographic obstruction score and right ventricular/left ventricular diameter ratio. AJR Am J Roentgenol. 194(3):604–610.

Chae EJ, Song JW, Krauss B, Song KS, Lee CW, Lee HJ, Seo JB (2010c) Dual-energy computed tomography characterization of solitary pulmonary nodules. J Thorac Imaging. 25(4):301–310.

Chae EJ, Kim N, Seo JB, Park JY, Song JW, Lee HJ, Hwang HJ, Lim C, Chang YJ, Kim YH (2013) Prediction of postoperative lung function in patients undergoing lung resection: dual-energy perfusion computed tomography versus perfusion scintigraphy. Invest Radiol. 48(8):622–627.

Chapman B, O'Callaghan C, Coxon R, Glover P, Jaroszkiewicz G, Howseman A, Mansfield P, Small P, Milner AD, Coupland RE (1990) Estimation of lung volume in infants by echo planar imaging and total body plethysmography. Arch Dis Child. 65(2):168–170.

Chen Q, Siewert B, Bly BM, Warach S, Edelman RR (1997) STAR-HASTE: perfusion imaging without magnetic susceptibility artifact. Magn Reson Med. 38(3):404–408.

Chen Q, Mai VM, Bankier AA, Napadow VJ, Gilbert RJ, Edelman RR (2001) Ultrafast MR grid-tagging sequence for assessment of local mechanical properties of the lungs. Magn Reson Med. 45(1):24–28.

Chesler DA, Hales C, Hnatowich DJ, Hoop B (1975) Three-dimensional reconstruction of lung perfusion image with positron detection. J Nucl Med. 16(1):80–82.

Chiro GD, Brooks RA, Kessler RM, Johnston GS, Jones AE, Herdt JR, Sheridan WT (1979) Tissue signatures with dual-energy computed tomography. Radiology. 131(2):521–523.

Cho A (2009) Physics. Helium-3 shortage could put freeze on low temperature research. Science 326:778–779.

Cluzel P, Similowski T, Chartrand-Lefebvre C, Zelter M, Derenne JP, Grenier PA (2000) Diaphragm and chestwall: assessment of the inspiratory pump with MR imaging-preliminary observations. Radiology 215(2):574–583.

Couch MJ, Ball IK, Li T, Fox MS, Littlefield SL, Biman B, Albert MS (2013) Pulmonary ultrashort echo time 19F MR imaging with inhaled fluorinated gas mixtures in healthy volunteers: feasibility. Radiology. 269(3):903–909.

Couch MJ, Ball IK, Li T, Fox MS, Biman B, Albert MS (2019) 19 F MRI of the lungs using inert fluorinated gases: challenges and new developments. J Magn Reson Imaging. 49(2):343–354.

Cui T, Miller GW, Mugler JP 3rd, Cates GD Jr, Mata JF, de Lange EE, Huang Q, Altes TA, Yin FF, Cai J (2018) An initial investigation of hyperpolarized gas tagging magnetic resonance imaging in evaluating deformable image registration-based lung ventilation. Med Phys. 45(12):5535–5542.

Dournes G, Verdier D, Montaudon M, Bullier E, Rivière A, Dromer C, Picard F, Billes MA, Corneloup O, Laurent F, Lederlin M (2014) Dual-energy CT perfusion and angiography in chronic thromboembolic pulmonary hypertension: diagnostic accuracy and concordance with radionuclide scintigraphy. Eur Radiol. 24(1):42–51.

Ebenhan T, Zeevaart JR, Venter JD, Govender T, Kruger GH, Jarvis NV, Sathekge MM (2014) Preclinical evaluation of 68Ga-labeled 1,4,7-triazacyclononane-1,4,7-triacetic acid-ubiquicidin as a radioligand for PET infection imaging. J Nucl Med. 55(2):308–314.

Edelman RR, Hatabu H, Tadamura E, Li W, Prasad PV (1996) Noninvasive assessment of regional ventilation in the human lung using oxygen-enhanced magnetic resonance imaging. Nat Med. 2(11):1236–1239.

Even GA, Green MA (1989) Gallium-68-labeled macroaggregated human serum albumin, 68Ga-MAA. Int J Rad Appl Instrum B. 16(3):319–321.

Fain SB, Panth SR, Evans MD, Wentland AL, Holmes JH, Korosec FR, O'Brien MJ, Fountaine H, Grist TM (2006) Early emphysematous changes in asymptomatic smokers: detection with 3He MR imaging. Radiology. 239(3):875–883.

Fain SB, Korosec FR, Holmes JH, O'Halloran R, Sorkness RL, Grist TM (2007) Functional lung imaging using hyperpolarized gas MRI. J Magn Reson Imaging. 25(5):910–923.

Flohr TG, McCollough CH, Bruder H, Petersilka M, Gruber K, Süss C, Grasruck M, Stierstorfer K, Krauss B, Raupach R, Primak AN, Küttner A, Achenbach S, Becker C, Kopp A, Ohnesorge BM (2006) First performance evaluation of a dual-source CT (DSCT) system. Eur Radiol. 16(2):256–268.

Fuld MK, Halaweish AF, Haynes SE, Divekar AA, Guo J, Hoffman EA (2013) Pulmonary perfused blood volume with dual-energy CT as surrogate for pulmonary perfusion assessed with dynamic multidetector CT. Radiology. 267(3):747–756.

Fuseya Y, Muro S, Sato S, Tanabe N, Sato A, Tanimura K, Hasegawa K, Uemasu K, Kubo T, Kido A, Fujimoto K, Fushimi Y, Kusahara H, Sakashita N, Ohno Y, Togashi K, Mishima M, Hirai T (2018) Complementary regional heterogeneity information from COPD patients obtained using oxygen-enhanced MRI and chest CT. PLoS One. 13(8):e0203273.

Gao S, Wu H, Li W, Zhao S, Teng X, Lu H, Hu X, Wang S, Yu J, Yuan S (2015) A pilot study imaging integrin αvβ3 with RGD PET/CT in suspected lung cancer patients. Eur J Nucl Med Mol Imaging. 42(13):2029–2037.

Gauthier AP, Verbanck S, Estenne M, Segebarth C, Macklem PT, Paiva M (1994) Three-dimensional reconstruction of the in vivo human diaphragm shape at different lung volumes. J Appl Physiol. 76(2):495–506.

Gee J, Sundaram T, Hasegawa I, Uematsu H, Hatabu H (2003) Characterization of regional pulmonary mechanics from serial magnetic resonance imaging data. Acad Radiol. 10(10):1147–1152.

Genant HK, Boyd D (1977) Quantitative bone mineral analysis using dual energy computed tomography. Invest Radiol. 12(6):545–551.

Gierada DS, Curtin JJ, Erickson SJ, Prost RW, Strandt JA, Goodman LR (1995) Diaphragmatic motion: fast gradient-recalled-echo MR imaging in healthy subjects. Radiology 194(3):879–884.

Gierada DS, Hakimian S, Slone RM, Yusen RD (1998) MR analysis of lung volume and thoracic dimensions in patients with emphysema before and after lung volume reduction surgery. AJR Am J Roentgenol. 170(3):707–714.

Giordano J, Khung S, Duhamel A, Hossein-Foucher C, Bellèvre D, Lamblin N, Remy J, Remy-Jardin M (2017) Lung perfusion characteristics in pulmonary arterial hypertension (PAH) and peripheral forms of chronic thromboembolic pulmonary hypertension (pCTEPH): Dual-energy CT experience in 31 patients. Eur Radiol. 27(4):1631–1639.

Gutberlet M, Kaireit TF, Voskrebenzev A, Lasch F, Freise J, Welte T, Wacker F, Hohlfeld JM, Vogel-Claussen J (2018) Free-breathing dynamic 19F gas MR imaging for mapping of regional lung ventilation in patients with COPD. Radiology. 286(3):1040–1051.

Halaweish AF, Moon RE, Foster WM, Soher BJ, McAdams HP, MacFall JR, Ainslie MD, MacIntyre NR, Charles HC (2013) Perfluoropropane gas as a magnetic resonance lung imaging contrast agent in humans. Chest. 144(4):1300–1310.

Hardcastle N, Hofman MS, Hicks RJ, Callahan J, Kron T, MacManus MP, Ball DL, Jackson P, Siva S (2015) Accuracy and Utility of Deformable Image Registration in (68)Ga 4D PET/CT assessment of pulmonary perfusion changes during and after lung radiation therapy. Int J Radiat Oncol Biol Phys. 93(1):196–204.

Hnatowich DJ (1976) Labeling of tin-soaked albumin microspheres with 68Ga. J Nucl Med. 17(1):57–60.

Hashimoto M, Nagatani Y, Oshio Y, Nitta N, Yamashiro T, Tsukagoshi S, Ushio N, Mayumi M, Kimoto T, Igarashi T, Yoshigoe M, Iwai K, Tanaka K, Sato S, Sonoda A, Otani H, Murata K, Hanaoka J, investigators of ACTIve study group (2018) Preoperative assessment of pleural adhesion by four-dimensional ultra-low-dose computed tomography (4D-ULDCT) with adaptive iterative dose reduction using three-dimensional processing (AIDR-3D). Eur J Radiol 98:179–186.

Hata A, Yanagawa M, Honda O, Kikuchi N, Miyata T, Tsukagoshi S, Uranishi A, Tomiyama N (2018) Effect of matrix size on the image quality of ultra-high-resolution CT of the lung: comparison of 512×512, 1024×1024, and 2048×2048. Acad Radiol. 25(7):869–876.

Hatabu H, Gaa J, Kim D, Li W, Prasad PV, Edelman RR (1996a) Pulmonary perfusion and angiography: evaluation with breath-hold enhanced three-dimensional fast imaging steady-state precession MR imaging with short TR and TE. AJR Am J Roentgenol. 167(3):635–653.

Hatabu H, Gaa J, Kim D, Li W, Prasad PV, Edelman RR (1996b) Pulmonary perfusion: qualitative assessment with dynamic contrast-enhanced MRI using ultra-short TE and inversion recovery turbo FLASH. Magn Reson Med. 36(4):503–508.

Hatabu H, Tadamura E, Levin DL, Chen Q, Li W, Kim D, Prasad PV, Edelman RR (1999) Quantitative assessment of pulmonary perfusion with dynamic contrast-enhanced MRI. Magn Reson Med. 42(6):1033–1038.

Hatabu H, Tadamura E, Prasad PV, Chen Q, Buxton R, Edelman RR (2000) Noninvasive pulmonary perfusion imaging by STAR-HASTE sequence. Magn Reson Med. 44(5):808–812.

Hatabu H, Tadamura E, Chen Q, Stock KW, Li W, Prasad PV, Edelman RR (2001) Pulmonary ventilation dynamic MRI with inhalation of molecular oxygen. Eur J Radiol 37:172–178.

Hoey ET, Mirsadraee S, Pepke-Zaba J, Jenkins DP, Gopalan D, Screaton NJ (2011) Dual-energy CT angiography for assessment of regional pulmonary perfusion in patients with chronic thromboembolic pulmonary hypertension: initial experience. AJR Am J Roentgenol. 196(3):524–532.

Hofman MS, Beauregard JM, Barber TW, Neels OC, Eu P, Hicks RJ (2011) 68Ga PET/CT ventilation-perfusion imaging for pulmonary embolism: a pilot study with comparison to conventional scintigraphy. J Nucl Med. 52(10):1513–1519.

Honda O, Yanagawa M, Hata A, Kikuchi N, Miyata T, Tsukagoshi S, Uranishi A, Tomiyama N (2018) Influence of gantry rotation time and scan mode on image quality in ultra-high-resolution CT system. Eur J Radiol. 103:71–75.

Hong YJ, Kim JY, Choe KO, Hur J, Lee HJ, Choi BW, Kim YJ (2013) Different perfusion pattern between acute and chronic pulmonary thromboembolism: evaluation with two-phase dual-energy perfusion CT. AJR Am J Roentgenol. 200(4):812–817.

Jiang L, Song D, Chen H, Zhang A, Wang H, Cheng Z (2018) Pilot study of 64CuCl2 for PET imaging of inflammation. Molecules 23(2):E502.

Jobst BJ, Triphan SM, Sedlaczek O, Anjorin A, Kauczor HU, Biederer J, Ley-Zaporozhan J, Ley S, Wielpütz MO (2015) Functional lung MRI in chronic obstructive pulmonary disease: comparison of T1 mapping, oxygen-enhanced T1 mapping and dynamic contrast enhanced perfusion. PLoS One. 10(3):e0121520.

Johns CS, Swift AJ, Hughes PJC, Ohno Y, Schiebler M, Wild JM (2017) Pulmonary MR angiography and perfusion imaging-A review of methods and applications. Eur J Radiol. 86:361–370.

Jørgensen NP, Alstrup AK, Mortensen FV, Knudsen K, Jakobsen S, Madsen LB, Bender D, Breining P, Petersen MS, Schleimann MH, Dagnæs-Hansen F, Gormsen LC, Borghammer P (2017) Cholinergic PET imaging in infections and inflammation using 11C-donepezil and 18F-FEOBV. Eur J Nucl Med Mol Imaging. 44(3):449–458.

Kakinuma R, Moriyama N, Muramatsu Y, Gomi S, Suzuki M, Nagasawa H, Kusumoto M, Aso T, Muramatsu Y, Tsuchida T, Tsuta K, Maeshima AM, Tochigi N, Watanabe S, Sugihara N, Tsukagoshi S, Saito Y, Kazama M, Ashizawa K, Awai K, Honda O, Ishikawa H, Koizumi N, Komoto D, Moriya H, Oda S, Oshiro Y, Yanagawa M, Tomiyama N, Asamura H (2015) Ultra-high-resolution computed tomography of the lung: image quality of a prototype scanner. PLoS One. 10(9):e0137165.

Kauczor H, Surkau R, Roberts T (1998) MRI using hyperpolarized noble gases. Eur Radiol. 8(5):820–827.

Kauczor HU, Hast J, Heussel CP, Schlegel J, Mildenberger P, Thelen M (2000) Focal airtrapping at expiratory high-resolution CT: comparison with pulmonary function tests. Eur Radiol. 10(10):1539–1546.

Kauczor HU, Hast J, Heussel CP, Schlegel J, Mildenberger P, Thelen M (2002) CT attenuation of paired HRCT scans obtained at full inspiratory/expiratory position: comparison with pulmonary function tests. Eur Radiol. 12(11):2757–2763.

Key J, Kim YS, Tatulli F, Palange AL, O'Neill B, Aryal S, Ramirez M, Liu X, Ferrari M, Munden R, Decuzzi P (2014) Opportunities for nano theranosis in lung cancer and pulmonary metastasis. Clin Transl Imaging. 2(5):427–437.

Kirby M, Svenningsen S, Owrangi A, Wheatley A, Farag A, Ouriadov A, Santyr GE, Etemad-Rezai R, Coxson HO, McCormack DG, Parraga G (2012) Hyperpolarized 3He and 129Xe MR imaging in healthy volunteers and patients with chronic obstructive pulmonary disease. Radiology. 265(2):600–610.

Kirchner J, Sawicki LM, Nensa F, Schaarschmidt BM, Reis H, Ingenwerth M, Bogner S, Aigner C, Buchbender C, Umutlu L, Antoch G, Herrmann K, Heusch P (2019) Prospective comparison of 18F-FDG PET/MRI and 18F-FDG PET/CT for thoracic staging of non-small cell lung cancer. Eur J Nucl Med Mol Imaging. 46(2):437–445.

Kiryu S, Sundaram T, Kubo S, Ohtomo K, Asakura T, Gee JC, Hatabu H, Takahashi M (2008) MRI assessment of lung parenchymal motion in normal mice and transgenic mice with sickle cell disease. J Magn Reson Imaging. 27(1):49–56.

Kalisz K, Halliburton S, Abbara S, Leipsic JA, Albrecht MH, Schoepf UJ, Rajiah P (2017) Update on Cardiovascular Applications of Multienergy CT. Radiographics. 37(7):1955–1974.

Kolb C, Wetscherek A, Buzan MT, Werner R, Rank CM, Kachelrie M, Kreuter M, Dinkel J, Heuel CP, Maier-Hein K (2016) Regional lung ventilation analysis using temporally resolved magnetic resonance imaging. J Comput Assist Tomogr. 40(6):899–906.

Kondo T, Kobayashi I, Taguchi Y, Ohta Y, Yanagimachi N (2000) A dynamic analysis of chest wall motions with MRI in healthy young subjects. Respirology. 5(1):19–25.

Kondo T, Kobayashi I, Taguchi Y, Hayama N, Tajiri S, Yanagimachi N (2005) An analysis of the chest wall motions using the dynamic MRI in healthy elder subjects. Tokai J Exp Clin Med. 30(1):15–20.

Kong X, Sheng HX, Lu GM, Meinel FG, Dyer KT, Schoepf UJ, Zhang LJ (2014) Xenon-enhanced dual-energy CT lung ventilation imaging: techniques and clinical applications. AJR Am J Roentgenol. 202(2):309–317.

Kopp FK, Daerr H, Si-Mohamed S, Sauter AP, Ehn S, Fingerle AA, Brendel B, Pfeiffer F, Roessl E, Rummeny EJ, Pfeiffer D, Proksa R, Douek P, Noël PB (2018) Evaluation of a preclinical photon-counting CT prototype for pulmonary imaging. Sci Rep. 8(1):17386.

Koyama H, Ohno Y, Fujisawa Y, Seki S, Negi N, Murakami T, Yoshikawa T, Sugihara N, Nishimura Y, Sugimura K (2016) 3D lung motion assessments on inspiratory/expiratory thin-section CT: Capability for pulmonary functional loss of smoking-related COPD in comparison with lung destruction and air trapping. Eur J Radiol. 85(2):352–359.

Kruger SJ, Nagle SK, Couch MJ, Ohno Y, Albert M, Fain SB (2016) Functional imaging of the lungs with gas agents. J Magn Reson Imaging. 43(2):295–315.

Lamare F, Hinz R, Gaemperli O, Pugliese F, Mason JC, Spinks T, Camici PG, Rimoldi OE (2011) Detection and quantification of large-vessel inflammation with 11C-(R)-PK11195 PET/CT. J Nucl Med. 52(1):33–39.

Lee E, Seo JB, Lee HJ, Chae EJ, Lee SM, Oh SY, Kim N (2015) Quantitative assessment of global and regional air trappings using non-rigid registration and regional specific volume change of inspiratory/expiratory CT scans: studies on healthy volunteers and asthmatics. Korean J Radiol. 16(3):632–640.

Lee SM, Seo JB, Hwang HJ, Kim N, Oh SY, Lee JS, Lee SW, Oh YM, Kim TH (2017a) Assessment of regional emphysema, air-trapping and Xenon-ventilation using dual-energy computed tomography in chronic obstructive pulmonary disease patients. Eur Radiol. 27(7):2818–2827.

Lee SW, Lee SM, Shin SY, Park TS, Oh SY, Kim N, Hong Y, Lee JS, Oh YM, Lee SD, Seo JB (2017b) Improvement in ventilation-perfusion mismatch after bronchoscopic lung volume reduction: quantitative image analysis. Radiology. 285(1):250–260.

Leng S, Gutjahr R, Ferrero A, Kappler S, Henning A, Halaweish A, Zhou W, Montoya J, McCollough C (2017) Ultra-high spatial resolution, multi-energy CT using photon counting detector technology. Proc SPIE Int Soc Opt Eng 10132:101320Y.

Levin DL, Chen Q, Zhang M, Edelman RR, Hatabu H (2001) Evaluation of regional pulmonary perfusion using ultrafast magnetic resonance imaging. Magn Reson Med. 46(1):166–171.

Ley-Zaporozhan J, Ley S, Unterhinninghofen R, Weinheimer O, Saito Y, Kauczor HU, Szabo G (2008) Quantification of lung volume at different tidal volumes and positive end-expiratory pressures in a porcine model by using retrospective respiratory gated 4D-computed tomography. Invest Radiol. 43(6):461–469.

Li J, Zheng H, Fodah R, Warawa JM, Ng CK (2018) Validation of 2-18F-fluorodeoxysorbitol as a potential radiopharmaceutical for imaging bacterial infection in the lung. J Nucl Med. 59(1):134–139.

Liszewski MC, Hersman FW, Altes TA, Ohno Y, Ciet P, Warfield SK, Lee EY (2013) Magnetic resonance imaging of pediatric lung parenchyma, airways, vasculature, ventilation, and perfusion: state of the art. Radiol Clin North Am. 51(4):555–582.

Locke LW, Chordia MD, Zhang Y, Kundu B, Kennedy D, Landseadel J, Xiao L, Fairchild KD, Berr SS, Linden J, Pan D (2009) A novel neutrophil-specific PET imaging agent: cFLFLFK-PEG-64Cu. J Nucl Med. 50(5):790–797.

Lu GM, Zhao Y, Zhang LJ, Schoepf UJ (2012) Dual-energy CT of the lung. AJR Am J Roentgenol. 199(5 Suppl):S40–S53.

Mai VM, Berr SS (1999) MR perfusion imaging of pulmonary parenchyma using pulsed arterial spin labeling techniques: FAIRER and FAIR. J Magn Reson Imaging. 9(3):483–487.

Martinez CH, Diaz AA, Meldrum C, Curtis JL, Cooper CB, Pirozzi C, Kanner RE, Paine R 3rd, Woodruff PG, Bleecker ER, Hansel NN, Barr RG, Marchetti N, Criner GJ, Kazerooni EA, Hoffman EA, Ross BD, Galban CJ, Cigolle CT, Martinez FJ (2017) Han MK; SPIROMICS Investigators. Age and small airway imaging abnormalities in subjects with and without airflow obstruction in SPIROMICS. Am J Respir Crit Care Med. 195(4):464–472.

Masy M, Giordano J, Petyt G, Hossein-Foucher C, Duhamel A, Kyheng M, De Groote P, Fertin M, Lamblin N, Bervar JF, Remy J, Remy-Jardin M (2018) Dual-energy CT (DECT) lung perfusion in.

pulmonary hypertension: concordance rate with V/Q scintigraphy in diagnosing chronic thromboembolic pulmonary hypertension (CTEPH). Eur Radiol. 28(12): 5100–5110.

Matsuoka S, Kurihara Y, Yagihashi K, Nakajima Y (2007) Quantitative assessment of peripheral airway obstruction on paired expiratory/inspiratory thin-section computed tomography in chronic obstructive pulmonary disease with emphysema. J Comput Assist Tomogr. 31(3):384–389.

Matsuoka S, Hunsaker AR, Gill RR, Jacobson FL, Ohno Y, Patz S, Hatabu H (2008a) Functional MR imaging of the lung. Magn Reson Imaging Clin N Am. 16(2):275–289.

Matsuoka S, Kurihara Y, Yagihashi K, Hoshino M, Watanabe N, Nakajima Y (2008b) Quantitative assessment of air trapping in chronic obstructive pulmonary disease using inspiratory and expiratory volumetric MDCT. AJR Am J Roentgenol. 190(3):762–769.

Matsuoka S, Kurihara Y, Yagihashi K, Hoshino M, Nakajima Y (2008c) Airway dimensions at inspiratory and expiratory multisection CT in chronic obstructive pulmonary disease: correlation with airflow limitation. Radiology. 248(3):1042–1049.

Mijailovich SM, Treppo S, Venegas JG (1997) Effects of lung motion and tracer kinetics corrections on PET imaging of pulmonary function. J Appl Physiol (1985) 82(4):1154–1162.

Millner MR, McDavid WD, Waggener RG, Dennis MJ, Payne WH, Sank VJ (1979) Extraction of information from CT scans at different energies. Med Phys. 6(1):70–71 Mintun MA, Ter-Pogossian MM, Green MA, Lich LL, Schuster DP (1986) Quantitative measurement of regional pulmonary blood flow with positron emission tomography. J Appl Physiol (1985) 60(1):317–326.

Mintun MA, Dennis DR, Welch MJ, Mathias CJ, Schuster DP (1987) Measurements of pulmonary vascular permeability with PET and gallium-68 transferrin. J Nucl Med. 28(11):1704–1716.

Musch G, Layfield JD, Harris RS, Melo MF, Winkler T, Callahan RJ, Fischman AJ, Venegas JG (2002) Topographical distribution of pulmonary perfusion and ventilation, assessed by PET in supine and prone humans. J Appl Physiol (1985) 93(5):1841–1851.

Musch G, Venegas JG (2005) Positron emission tomography imaging of regional pulmonary perfusion and ventilation. Proc Am Thorac Soc. 2(6):508–509, 522–527.

Meyer M, Haubenreisser H, Sudarski S, Doesch C, Ong MM, Borggrefe M, Schoenberg SO, Henzler T (2015) Where do we stand? Functional imaging in acute and chronic pulmonary embolism with state-of-the-art CT. Eur J Radiol. 84(12):2432–2437.

Nagao M, Yamasaki Y, Abe K, Hosokawa K, Kawanami S, Kamitani T, Yamanouchi T, Yabuuchi H, Fukushima K, Honda H (2017) Energy efficiency and pulmonary artery flow after balloon pulmonary angioplasty for inoperable, chronic thromboembolic pulmonary hypertension: analysis by phase-contrast MRI. Eur J Radiol. 87:99–104.

Napadow VJ, Mai V, Bankier A, Gilbert RJ, Edelman R, Chen Q (2001) Determination of regional pulmonary parenchymal strain during normal respiration using spin inversion tagged magnetization MRI. J Magn Reson Imaging. 13(3):467–474.

Nishii R, Higashi T, Kagawa S, Kishibe Y, Takahashi M, Yamauchi H, Motoyama H, Kawakami K, Nakaoku T, Nohara J, Okamura M, Watanabe T, Nakatani K, Nagamachi S, Tamura S, Kawai K, Kobayashi M (2013) Diagnostic usefulness of an amino acid tracer, α-[N-methyl-(11)C]-methylaminoisobutyric acid ((11)C-MeAIB), in the PET diagnosis of chest malignancies. Ann Nucl Med. 27(9):808–821.

Nishio M, Matsumoto S, Koyama H, Ohno Y, Sugimura K (2014) Airflow limitation in chronic obstructive pulmonary disease: ratio and difference of percentage of low-attenuation lung regions in paired inspiratory/ expiratory computed tomography. Acad Radiol. 21(10):1262–1267.

Nishio M, Matsumoto S, Tsubakimoto M, Nishii T, Koyama H, Ohno Y, Sugimura K (2015) Paired inspiratory/ expiratory volumetric CT and deformable image registration for quantitative and qualitative evaluation of airflow limitation in smokers with or without copd. Acad Radiol. 22(3):330–336.

Oehme L, Zöphel K, Golgor E, Andreeff M, Wunderlich G, Brogsitter C, de Abreu MG, Kotzerke J (2014) Quantitative analysis of regional lung ventilation and perfusion PET with (68)Ga-labelled tracers. Nucl Med Commun. 35(5):501–510.

Ogasawara N, Suga K, Zaki M, Okada M, Kawakami Y, Matsunaga N (2004) Assessment of lung perfusion impairment in patients with pulmonary artery-occlusive and chronic obstructive pulmonary diseases with noncontrast electrocardiogram-gated fast-spin-echo perfusion MR imaging. J Magn Reson Imaging. 20(4):601–611.

Ohno Y, Chen Q, Hatabu H (2001a) Oxygen-enhanced magnetic resonance ventilation imaging of lung. Eur J Radiol. 37(3):164–171.

Ohno Y, Hatabu H, Takenaka D, Adachi S, Van Cauteren M, Sugimura K (2001b) Oxygen-enhanced MR ventilation imaging of the lung: preliminary clinical experience in 25 subjects. AJR Am J Roentgenol. 177(1):185–194.

Ohno Y, Hatabu H, Takenaka D, Van Cauteren M, Fujii M, Sugimura K (2002) Dynamic oxygen-enhanced MRI reflects diffusing capacity of the lung. Magn Reson Med. 47(6):1139–1144.

Ohno Y, Hatabu H, Higashino T, Takenaka D, Watanabe H, Nishimura Y, Yoshimura M, Sugimura K (2004a) Dynamic perfusion MRI versus perfusion scintigraphy: prediction of postoperative lung function in patients with lung cancer. AJR Am J Roentgenol. 182(1):73–78.

Ohno Y, Hatabu H, Murase K, Higashino T, Kawamitsu H, Watanabe H, Takenaka D, Fujii M, Sugimura K (2004b) Quantitative assessment of regional pulmonary perfusion in the entire lung using three-dimensional ultrafast dynamic contrast-enhanced magnetic resonance imaging: Preliminary experience in 40 subjects. J Magn Reson Imaging. 20(3):353–365.

Ohno Y, Hatabu H, Higashino T, Nogami M, Takenaka D, Watanabe H, Van Cauteren M, Yoshimura M, Satouchi M, Nishimura Y, Sugimura K (2005) Oxygen-enhanced MR imaging: correlation with postsurgical lung function in patients with lung cancer. Radiology. 236(2):704–711.

Ohno Y, Hatabu H, Murase K, Higashino T, Nogami M, Yoshikawa T, Sugimura K (2007) Primary pulmonary hypertension: 3D dynamic perfusion MRI for quantitative analysis of regional pulmonary perfusion. AJR Am J Roentgenol. 188(1):48–56.

Ohno Y, Koyama H, Nogami M, Takenaka D, Matsumoto S, Obara M, Sugimura K (2008a) Dynamic oxygen-enhanced MRI versus quantitative CT: pulmonary functional loss assessment and clinical stage classification of smoking-related COPD. AJR Am J Roentgenol. 190(2):W93–W99.

Ohno Y, Iwasawa T, Seo JB, Koyama H, Takahashi H, Oh YM, Nishimura Y, Sugimura K (2008b) Oxygen-enhanced magnetic resonance imaging versus computed tomography: multicenter study for clinical stage classification of smoking-related chronic obstructive pulmonary disease. Am J Respir Crit Care Med. 177(10):1095–1102.

Ohno Y, Koyama H, Matsumoto K, Onishi Y, Nogami M, Takenaka D, Yoshikawa T, Matsumoto S, Sugimura K (2010) Dynamic MR perfusion imaging: capability for quantitative assessment of disease extent and prediction of outcome for patients with acute pulmonary thromboembolism. J Magn Reson Imaging. 31(5):1081–1090.

Ohno Y, Koyama H, Matsumoto K, Onishi Y, Nogami M, Takenaka D, Matsumoto S, Sugimura K (2011a) Oxygen-enhanced MRI vs. quantitatively assessed thin-section CT: pulmonary functional loss assessment and clinical stage classification of asthmatics. Eur J Radiol. 77(1):85–91.

Ohno Y, Koyama H, Matsumoto K, Onishi Y, Takenaka D, Fujisawa Y, Yoshikawa T, Konishi M, Maniwa Y, Nishimura Y, Ito T, Sugimura K (2011b) Differentiation of malignant and benign pulmonary nodules with quantitative first-pass 320-detector row perfusion CT versus FDG PET/CT. Radiology. 258(2):599–609.

Ohno Y, Koyama H, Yoshikawa T, Matsumoto K, Aoyama N, Onishi Y, Takenaka D, Matsumoto S, Nishimura Y, Sugimura K (2012a) Comparison of capability of dynamic O2-enhanced MRI and quantitative thin-section MDCT to assess COPD in smokers. Eur J Radiol. 81(5):1068–1075.

Ohno Y, Nishio M, Koyama H, Yoshikawa T, Matsumoto S, Takenaka D, Sugimura K (2012b) Oxygen-enhanced MRI, thin-section MDCT, and perfusion SPECT/CT: comparison of clinical implications to patient care for lung volume reduction surgery. AJR Am J Roentgenol. 199(4):794–802.

Ohno Y, Koyama H, Yoshikawa T, Nishio M, Matsumoto S, Matsumoto K, Aoyama N, Nogami M, Murase K, Sugimura K (2012c) Contrast-enhanced multidetector-row computed tomography vs. Time-resolved magnetic resonance angiography vs. contrast-enhanced perfusion MRI: assessment of treatment response by patients with inoperable chronic thromboembolic pulmonary hypertension. J Magn Reson Imaging. 36(3):612–623.

Ohno Y, Nishio M, Koyama H, Fujisawa Y, Yoshikawa T, Matsumoto S, Sugimura K (2013) Comparison of quantitatively analyzed dynamic area-detector CT using various mathematic methods with FDG PET/CT in management of solitary pulmonary nodules. AJR Am J Roentgenol. 200(6):W593–W602.

Ohno Y, Nishio M, Koyama H, Yoshikawa T, Matsumoto S, Seki S, Tsubakimoto M, Sugimura K (2014a) Oxygen-enhanced MRI for patients with connective tissue diseases: comparison with thin-section CT of capability for pulmonary functional and disease severity assessment. Eur J Radiol. 83(2):391–397.

Ohno Y, Nishio M, Koyama H, Seki S, Yoshikawa T, Matsumoto S, Obara M, van Cauteren M, Sugimura K (2014b) Asthma: comparison of dynamic oxygen-enhanced MR imaging and quantitative thin-section CT for evaluation of clinical treatment. Radiology. 273(3):907–916.

Ohno Y, Nishio M, Koyama H, Yoshikawa T, Matsumoto S, Seki S, Sugimura K (2014c) Journal Club: Comparison of assessment of preoperative pulmonary vasculature in patients with non-small cell lung cancer by non-contrast- and 4D contrast-enhanced 3-T MR angiography and contrast-enhanced 64-MDCT. AJR Am J Roentgenol. 202(3):493–506.

Ohno Y, Seki S, Koyama H, Yoshikawa T, Matsumoto S, Takenaka D, Kassai Y, Yui M, Sugimura K (2015a) 3D ECG- and respiratory-gated non-contrast-enhanced (CE) perfusion MRI for postoperative lung function prediction in non-small-cell lung cancer patients: A comparison with thin-section quantitative computed tomography, dynamic CE-perfusion MRI, and perfusion scan. J Magn Reson Imaging. 42(2): 340–353.

Ohno Y, Nishio M, Koyama H, Seki S, Tsubakimoto M, Fujisawa Y, Yoshikawa T, Matsumoto S, Sugimura K (2015b) Solitary pulmonary nodules: Comparison of dynamic first-pass contrast-enhanced perfusion area-detector CT, dynamic first-pass contrast-enhanced MR imaging, and FDG PET/CT. Radiology. 274(2):563–575.

Ohno Y, Koyama H, Yoshikawa T, Takenaka D, Seki S, Yui M, Yamagata H, Aoyagi K, Matsumoto S, Sugimura K (2015c) Three-way Comparison of Whole-Body MR, Coregistered whole-body FDG PET/MR, and integrated whole-body FDG PET/CT imaging: TNM and stage assessment capability for non-small cell lung cancer patients. Radiology. 275(3):849–861.

Ohno Y, Koyama H, Lee HY, Miura S, Yoshikawa T, Sugimura K (2016a) Contrast-enhanced CT- and MRI-based perfusion assessment for pulmonary diseases: basics and clinical applications. Diagn Interv Radiol. 22(5):407–421.

Ohno Y, Koyama H, Fujisawa Y, Yoshikawa T, Seki S, Sugihara N, Sugimura K (2016b) Dynamic contrast-enhanced perfusion area detector CT for non-small cell lung cancer patients: Influence of mathematical models on early prediction capabilities for treatment response and recurrence after chemoradiotherapy. Eur J Radiol. 85(1):176–186.

Ohno Y, Koyama H, Fujisawa Y, Yoshikawa T, Inokawa H, Sugihara N, Seki S, Sugimura K (2016c) Hybrid Type iterative reconstruction method vs. filter back projection method: Capability for radiation dose reduction and perfusion assessment on dynamic firstpass contrast-enhanced perfusion chest area-detector CT. Eur J Radiol. 85(1):164–175.

Ohno Y, Koyama H, Yoshikawa T, Seki S, Takenaka D, Yui M, Lu A, Miyazaki M, Sugimura K (2016d) Pulmonary high-resolution ultrashort TE MR imaging: Comparison with thin-section standard- and low-dose computed tomography for the assessment of pulmonary parenchyma diseases. J Magn Reson Imaging. 43(2):512–532.

Ohno Y, Yui M, Koyama H, Yoshikawa T, Seki S, Ueno Y, Miyazaki M, Ouyang C, Sugimura K (2016e) Chemical exchange saturation transfer mr imaging: preliminary results for differentiation of malignant and benign thoracic lesions. Radiology. 279(2):578–589.

Ohno Y, Koyama H, Lee HY, Yoshikawa T, Sugimura K (2016f) Magnetic resonance imaging (MRI) and positron emission tomography (PET)/MRI for lung cancer staging. J Thorac Imaging. 31(4):215–227.

Ohno Y, Yoshikawa T, Takenaka D, Fujisawa Y, Sugihara N, Kishida Y, Seki S, Koyama H, Sugimura K (2017a) Xenon-enhanced CT using subtraction CT: Basic and preliminary clinical studies for comparison of its efficacy with that of dual-energy CT and ventilation SPECT/CT to assess regional ventilation and pulmonary functional loss in smokers. Eur J Radiol. 86:41–51.

Ohno Y, Yoshikawa T, Kishida Y, Seki S, Karabulut N (2017b) Unenhanced and contrast-enhanced MR angiography and perfusion imaging for suspected pulmonary thromboembolism. AJR Am J Roentgenol. 208(3):517–530.

Ohno Y, Fujisawa Y, Koyama H, Kishida Y, Seki S, Sugihara N, Yoshikawa T (2017c) Dynamic contrast-enhanced perfusion area-detector CT assessed with various mathematical models: Its capability for therapeutic outcome prediction for non-small cell lung cancer patients with chemoradiotherapy as compared with that of FDG-PET/CT. Eur J Radiol. 86:83–91.

Ohno Y, Fujisawa Y, Sugihara N, Kishida Y, Seki S, Koyama H, Yoshikawa T (2017d) Dynamic contrast-enhanced perfusion area-detector CT: preliminary comparison of diagnostic performance for N stage assessment with FDG PET/CT in non-small cell lung cancer. AJR Am J Roentgenol. 209(5):W253–W262 Ohno Y, Koyama H, Yoshikawa T, Kishida Y, Seki S,.

Takenaka D, Yui M, Miyazaki M, Sugimura K (2017e) Standard-, reduced-, and no-dose thin-section radiologic examinations: comparison of capability for nodule detection and nodule type assessment in patients suspected of having pulmonary nodules. Radiology. 284(2):562–573.

Ohno Y, Yoshikawa T, Kishida Y, Seki S, Koyama H, Yui M, Kassai Y, Aoyagi K, Kaminaga S, Sugimura K (2017f) Diagnostic performance of different imaging modalities in the assessment of distant metastasis and local recurrence of tumor in patients with non-small cell lung cancer. J Magn Reson Imaging. 46(6):1707–1717.

Ohno Y, Fujisawa Y, Takenaka D, Kaminaga S, Seki S, Sugihara N, Yoshikawa T (2018a) Comparison of xenon-enhanced area-detector CT and krypton venti-lation SPECT/CT for assessment of pulmonary functional loss and disease severity in smokers. AJR Am J Roentgenol. 210(2):W45–W53.

Ohno Y, Kishida Y, Seki S, Yui M, Miyazaki M, Koyama H, Yoshikawa T (2018b) Amide proton transferweighted imaging to differentiate malignant from benign pulmonary lesions: Comparison with diffusion-weighted imaging and FDG-PET/CT. J Magn Reson Imaging. 47(4):1013–1021.

Ohno Y, Kishida Y, Seki S, Koyama H, Yui M, Aoyagi K, Yoshikawa T (2018c) Comparison of interobserver agreement and diagnostic accuracy for IASLC/ITMIG Thymic epithelial tumor staging among co-registered FDG-PET/MRI, Whole-body MRI, integrated FDG-PET/CT, and conventional imaging examination with and without contrast media administrations. Acad Radiol. S1076-6332(17)30542-1.

Ohno Y, Yui M, Aoyagi K, Kishida Y, Seki S, Koyama H, Yoshikawa T (2018d) Whole-body MRI: comparison of its capability for TNM staging of malignant pleural mesothelioma with that of coregistered PET/MRI, integrated FDG PET/CT, and conventional imaging. AJR Am J Roentgenol. 212(2):311–319.

Ohno Y, Yui M, Chen Y, Kishida Y, Seki S, Yoshikawa T (2019) Gadolinium-based blood volume mapping from MRI with ultrashort TE versus CT and SPECT for predicting postoperative lung function in patients with non-small cell lung cancer. AJR Am J Roentgenol. 212(1):57–66.

Paiva M, Verbanck S, Estenne M, Poncelet B, Segebarth C, Macklem PT (1992) Mechanical implications of in vivo human diaphragm shape. J Appl Physiol. 72(4):1407–1412.

Pérez-Campaña C, Gómez-Vallejo V, Puigivila M, Martin A, Calvo-Fernández T, Moya SE, Larsen ST, Gispert JD, Llop J (2014) Assessing lung inflammation after nanoparticle inhalation using 2-deoxy-2-[18F]fluoro-D-glucose positron emission tomography imaging. Mol Imaging Biol. 16(2):264–273.

Petrik M, Franssen GM, Haas H, Laverman P, Hörtnagl C, Schrettl M, Helbok A, Lass-Flörl C, Decristoforo C (2012) Preclinical evaluation of two 68Ga-siderophores as potential radiopharmaceuticals for Aspergillus fumigatus infection imaging. Eur J Nucl Med Mol Imaging. 39(7):1175–1183.

Plathow C, Ley S, Fink C, Puderbach M, Heilmann M, Zuna I, Kauczor HU (2004a) Evaluation of chest motion and volumetry during the breathing cycle by dynamic MRI in healthy subjects: comparison with pulmonary function tests. Invest Radiol. 39(4):202–209.

Plathow C, Fink C, Ley S, Puderbach M, Eichinger M, Schmähl A, Kauczor HU (2004b) Measurement of diaphragmatic length during the breathing cycle by dynamic MRI: comparison between healthy adults and patients with an intrathoracic tumor. Eur Radiol. 14(8):1392–1399.

Plathow C, Ley S, Fink C, Puderbach M, Hosch W, Schmähl A, Debus J, Kauczor HU (2004c) Analysis of intrathoracic tumor mobility during whole breathing cycle by dynamic MRI. Int J Radiat Oncol Biol Phys. 59(4):952–959.

Plathow C, Schoebinger M, Fink C, Ley S, Puderbach M, Eichinger M, Bock M, Meinzer HP, Kauczor HU (2005) Evaluation of lung volumetry using dynamic three-dimensional magnetic resonance imaging. Invest Radiol. 40(3):173–179.

Plathow C, Klopp M, Schoebinger M, Thieke C, Fink C, Puderbach M, Ley S, Weber MA, Sandner A, Claussen CD, Herth F, Tuengerthal S, Meinzer HP, Kauczor HU (2006) Monitoring of lung motion in patients with malignant pleural mesothelioma using two-dimensional and three-dimensional dynamic magnetic resonance imaging: comparison with spirometry. Invest Radiol. 41(5):443–448.

Platt T, Umathum R, Fiedler TM, Nagel AM, Bitz AK, Maier F, Bachert P, Ladd ME, Wielpütz MO, Kauczor HU, Behl NGR (2018) In vivo self-gated 23 Na MRI at 7 T using an oval-shaped body resonator. Magn Reson Med. 80(3):1005–1019.

Qanadli SD, Orvoen-Frija E, Lacombe P, Di Paola R, Bittoun J, Frija G (1999) Estimation of gas and tissue lung volumes by MRI: functional approach of lung imaging. J Comput Assist Tomogr. 23(5):743–748.

Ramirez MP, Sigaloff KC, Kubatina LV, Donahue MA, Venkatesh AK, Albert MS (2000) Physiological response of rats to delivery of helium and xenon: implications for hyperpolarized noble gas imaging. NMR Biomed. 13(4):253–264.

Rhodes CG, Valind SO, Brudin LH, Wollmer PE, Jones T, Hughes JM (1989a) Quantification of regional V/Q ratios in humans by use of PET. I. Theory. J Appl Physiol (1985) 66(4):1896–1904.

Reiter G, Reiter U, Kovacs G, Olschewski H, Fuchsjäger M (2015) Blood flow vortices along the main pulmonary artery measured with MR imaging for diagnosis of pulmonary hypertension. Radiology. 275(1):71–79.

Reiter U, Reiter G, Fuchsjäger M (2016) MR phase-contrast imaging in pulmonary hypertension. Br J Radiol. 89(1063):20150995.

Rhodes CG, Valind SO, Brudin LH, Wollmer PE, Jones T, Buckingham PD, Hughes JM (1989b) Quantification of regional V/Q ratios in humans by use of PET. II. Procedure and normal values. J Appl Physiol (1985) 66(4):1905–1913.

Roberts DA, Gefter WB, Hirsch JA, Rizi RR, Dougherty L, Lenkinski RE, Leigh JS Jr, Schnall MD (1999) Pulmonary perfusion: respiratory-triggered three-dimensional MR imaging with arterial spin tagging--preliminary results in healthy volunteers. Radiology. 212(3):890–895.

Ruppert K, Brookeman JR, Hagspiel KD, Mugler JP 3rd. (2000) Probing lung physiology with xenon polarization transfer contrast (XTC). Magn Reson Med. 44(3):349–357.

Sá RC, Henderson AC, Simonson T, Arai TJ, Wagner H, Theilmann RJ, Wagner PD, Prisk GK, Hopkins SR (2017) Measurement of the distribution of ventilation-perfusion ratios in the human lung with proton MRI: comparison with the multiple inert-gas elimination technique. J Appl Physiol (1985) 123(1):136–146.

Sakuma K, Yamashiro T, Moriya H, Murayama S, Ito H (2017) Parietal pleural invasion/adhesion of subpleural lung cancer: quantitative 4-dimensional CT analysis using dynamic-ventilatory scanning. Eur J Radiol. 87:36–44.

Salerno M, Altes TA, Brookeman JR, de Lange EE, Mugler JP 3rd. (2001) Dynamic spiral MRI of pulmonary gas flow using hyperpolarized (3)He: preliminary studies in healthy and diseased lungs. Magn Reson Med. 46(4):667–677.

Salerno M, de Lange EE, Altes TA, Truwit JD, Brookeman JR, Mugler JP 3rd. (2002) Emphysema: hyperpolarized helium 3 diffusion MR imaging of the lungs compared with spirometric indexes--initial experience. Radiology. 222(1):252–260.

Sandiford P, Province MA, Schuster DP (1995) Distribution of regional density and vascular permeability in the adult respiratory distress syndrome. Am J Respir Crit Care Med. 151(3 Pt 1):737–742.

Sanz J, Kuschnir P, Rius T, Salguero R, Sulica R, Einstein AJ, Dellegrottaglie S, Fuster V, Rajagopalan S, Poon M (2007) Pulmonary arterial hypertension: noninvasive detection with phase-contrast MR imaging. Radiology. 243(1):70–79.

Schaarschmidt BM, Sawicki LM, Gomez B, Grueneisen J, Hoiczyk M, Heusch P, Buchbender C (2016) Malignant pleural mesothelioma: initial experience in integrated (18)F-FDG PET/MR imaging. Clin Imaging. 40(5):956–960.

Schaarschmidt BM, Grueneisen J, Metzenmacher M, Gomez B, Gauler T, Roesel C, Heusch P, Ruhlmann V, Umutlu L, Antoch G, Buchbender C (2017) Thoracic staging with 18F-FDG PET/MR in non-small cell lung cancer - does it change therapeutic decisions in comparison to 18F-FDG PET/CT? Eur Radiol. 27(2):681–688.

Schoepf UJ, Bruening R, Konschitzky H, Becker CR, Knez A, Weber J, Muehling O, Herzog P, Huber A, Haberl R, Reiser MF (2000) Pulmonary embolism: comprehensive diagnosis by using electron-beam CT for detection of emboli and assessment of pulmonary blood flow. Radiology. 217(3):693–700.

Schönfeld C, Cebotari S, Voskrebenzev A, Gutberlet M, Hinrichs J, Renne J, Hoeper MM, Olsson KM, Welte T, Wacker F, Vogel-Claussen J (2015) Performance of perfusion-weighted Fourier decomposition MRI for detection of chronic pulmonary emboli. J Magn Reson Imaging. 42(1):72–79.

Schuster DP, Kaplan JD, Gauvain K, Welch MJ, Markham J (1995) Measurement of regional pulmonary blood flow with PET. J Nucl Med. 36(3):371–377.

Schuster DP, Markham J, Welch MJ (1998) Positron emission tomography measurements of pulmonary vascular permeability with Ga-68 transferrin or C-11 methylalbumin. Crit Care Med. 26(3):518–525.

Schuster DP, Stark T, Stephenson J, Royal H (2002) Detecting lung injury in patients with pulmonary edema. Intensive Care Med. 28(9):1246–1253.

Suga K, Tsukuda T, Awaya H, Takano K, Koike S, Matsunaga N, Sugi K, Esato K (1999) Impaired respiratory mechanics in pulmonary emphysema: evaluation with dynamic breathing MRI. J Magn Reson Imaging. 10(4):510–520.

Suga K, Tsukuda T, Awaya H, Matsunaga N, Sugi K, Esato K (2000) Interactions of regional respiratory mechanics and pulmonary ventilatory impairment in pulmonary emphysema: assessment with dynamic MRI and xenon-133 single-photon emission CT. Chest. 117(6):1646–1655.

Sun Y, O'Sullivan BP, Roche JP, Walvick R, Reno A, Baker D, Mansour JK, Albert MS (2011) Using hyperpolarized 3He MRI to evaluate treatment efficacy in cystic fibrosis patients. J Magn Reson Imaging. 34(5):1206–1211.

Sundaram TA, Gee JC (2005) Towards a model of lung biomechanics: pulmonary kinematics via registration of serial lung images. Med Image Anal. 9(6):524–537.

Sundaram TA, Avants BB, Gee JC (2005) Towards a dynamic model of pulmonary parenchymal deformation: evaluation of methods for temporal reparameterization of lung data. Med Image Comput Comput Assist Interv. 8:328–335.

Sommer G, Bauman G, Koenigkam-Santos M, Draenkow C, Heussel CP, Kauczor HU, Schlemmer HP, Puderbach M (2013) Non-contrast-enhanced preoperative assessment of lung perfusion in patients with non-small-cell lung cancer using Fourier decomposition magnetic resonance imaging. Eur J Radiol. 82(12):e879–e887.

Svenningsen S, Kirby M, Starr D, Leary D, Wheatley A, Maksym GN, McCormack DG, Parraga G (2013) Hyperpolarized (3) He and (129) Xe MRI: differences in asthma before bronchodilation. J Magn Reson Imaging. 38(6):1521–1530.

Symons R, Pourmorteza A, Sandfort V, Ahlman MA, Cropper T, Mallek M, Kappler S, Ulzheimer S, Mahesh M, Jones EC, Malayeri AA, Folio LR, Bluemke DA (2017) Feasibility of dose-reduced chest CT with photon-counting detectors: initial results in humans. Radiology. 285(3):980–989.

Tadamura E, Hatabu H, Li W, Prasad PV, Edelman RR (1997) Effect of oxygen inhalation on relaxation times in various tissue. JMRI 7:220–225.

Tadamura E, Hatabu H (2001) Assessment of pulmonary perfusion using a subtracted HASTE image between diastole and systole. Eur J Radiol 37:179–183.

Takazakura R, Takahashi M, Nitta N, Murata K (2004) Diaphragmatic motion in the sitting and supine positions: healthy subject study using a vertically open magnetic resonance system. J Magn Reson Imaging 19(5):605–659.

Tanabe N, Oguma T, Sato S, Kubo T, Kozawa S, Shima H, Koizumi K, Sato A, Muro S, Togashi K, Hirai T (2018) Quantitative measurement of airway dimensions using ultra-high resolution computed tomography. Respir Investig. 56(6):489–496.

Thornton CR (2018) Molecular imaging of invasive pulmonary aspergillosis using ImmunoPET/MRI: the future looks bright. Front Microbiol. 9:691.

Tibiletti M, Bianchi A, Stiller D, Rasche V (2016) Pulmonary perfusion quantification with flow-sensitive inversion recovery (FAIR) UTE MRI in small animal imaging. NMR Biomed. 29(12):1791–1799.

Treppo S, Mijailovich SM, Venegas JG (1997) Contributions of pulmonary perfusion and ventilation to heterogeneity in V(A)/Q measured by PET. J Appl Physiol (1985) 82(4):1163–1176.

Triphan SM, Breuer FA, Gensler D, Kauczor HU, Jakob PM (2015) Oxygen enhanced lung MRI by simultaneous measurement of T1 and T2 * during free breathing using ultrashort TE. J Magn Reson Imaging. 41(6):1708–1714.

Triphan SM, Jobst BJ, Anjorin A, Sedlaczek O, Wolf U, Terekhov M, Hoffmann C, Ley S, Düber C, Biederer J, Kauczor HU, Jakob PM, Wielpütz MO (2017) Reproducibility and comparison of oxygen-enhanced T1 quantification in COPD and asthma patients. PLoS One. 12(2):e0172479.

Tsuji AB, Kato K, Sugyo A, Okada M, Sudo H, Yoshida C, Wakizaka H, Zhang MR, Saga T (2012) Comparison of 2-amino-[3-11C]isobutyric acid and 2-deoxy-2-[18F]fluoro-D-glucose in nude mice with xenografted tumors and acute inflammation. Nucl Med Commun. 33(10):1058–1064.

van Beek EJ, Dahmen AM, Stavngaard T, Gast KK, Heussel CP, Krummenauer F, Schmiedeskamp J, Wild JM, Søgaard LV, Morbach AE, Schreiber LM, Kauczor HU (2009) Hyperpolarised 3He MRI versus HRCT in COPD and normal volunteers: PHIL trial. Eur Respir J. 34(6):1311–1321.

Vidal Melo MF, Harris RS, Layfield D, Musch G, Venegas JG (2002) Changes in regional ventilation after autologous blood clot pulmonary embolism. Anesthesiology. 97(3):671–681.

Vidal Melo MF, Winkler T, Harris RS, Musch G, Greene RE, Venegas JG (2010) Spatial heterogeneity of lung perfusion assessed with (13)N PET as a vascular biomarker in chronic obstructive pulmonary disease. J Nucl Med. 51(1):57–65.

Voorhees A, An J, Berger KI, Goldring RM, Chen Q (2005) Magnetic resonance imaging-based spirometry for regional assessment of pulmonary function. Magn Reson Med. 54(5):1146–1154.

Voskrebenzev A, Gutberlet M, Klimeš F, Kaireit TF, Schönfeld C, Rotärmel A, Wacker F, Vogel-Claussen J (2018) Feasibility of quantitative regional ventilation and perfusion mapping with phase-resolved functional lung (PREFUL) MRI in healthy volunteers and COPD, CTEPH, and CF patients. Magn Reson Med. 79(4):2306–2314.

Wagner SJ, Welch MJ (1979) Gallium-68 labeling of albumin and albumin microspheres. J Nucl Med. 20(5):428–433.

Walker SC, Asadi AK, Hopkins SR, Buxton RB, Prisk GK (2015) A statistical clustering approach to discriminating perfusion from conduit vessel signal contributions in a pulmonary ASL MR image. NMR Biomed. 28(9):1117–1124.

Wielpütz MO, Lee HY, Koyama H, Yoshikawa T, Seki S, Kishida Y, Sakai Y, Kauczor HU, Sugimura K, Ohno Y (2018) Morphologic characterization of pulmonary nodules with ultrashort TE MRI at 3T. AJR Am J Roentgenol. 210(6):1216–1225.

Yabuuchi H, Kawanami S, Iwama E, Okamoto I, Kamitani T, Sagiyama K, Yamasaki Y, Honda H (2018) Prediction of therapeutic effect of chemotherapy for NSCLC using dual-input perfusion CT analysis: comparison among bevacizumab treatment, two-agent platinum-based therapy without bevacizumab, and other non-bevacizumab treatment groups. Radiology. 286(2):685–695.

Yamashiro T, Matsuoka S, Bartholmai BJ, San José Estépar R, Ross JC, Diaz A, Murayama S, Silverman EK, Hatabu H, Washko GR (2010) Collapsibility of lung volume by paired inspiratory and expiratory CT scans: correlations with lung function and mean lung density. Acad Radiol. 17(4):489–495.

Yamashiro T, Tsubakimoto M, Nagatani Y, Moriya H, Sakuma K, Tsukagoshi S, Inokawa H, Kimoto T, Teramoto R, Murayama S (2015) Automated continuous quantitative measurement of proximal airways on dynamic ventilation CT: initial experience using an ex vivo porcine lung phantom. Int J Chron Obstruct Pulmon Dis. 10:2045–2054.

Yamashiro T, Moriya H, Tsubakimoto M, Matsuoka S, Murayama S (2016) Continuous quantitative measurement of the proximal airway dimensions and lung density on four-dimensional dynamic-ventilation CT in smokers. Int J Chron Obstruct Pulmon Dis. 11:755–764.

Yamashiro T, Moriya H, Matsuoka S, Nagatani Y, Tsubakimoto M, Tsuchiya N, Murayama S (2017) Asynchrony in respiratory movements between the pulmonary lobes in patients with COPD: continuous measurement of lung density by 4-dimensional dynamic-ventilation CT. Int J Chron Obstruct Pulmon Dis. 12:2101–2109.

Yanagawa M, Hata A, Honda O, Kikuchi N, Miyata T, Uranishi A, Tsukagoshi S, Tomiyama N (2018) Subjective and objective comparisons of image quality between ultra-high-resolution CT and conventional area detector CT in phantoms and cadaveric human lungs. Eur Radiol. 28(12):5060–5068.

Yanagita H, Honda N, Nakayama M, Watanabe W, Shimizu Y, Osada H, Nakada K, Okada T, Ohno H, Takahashi T, Otani K (2013) Prediction of postoperative pulmonary function: preliminary comparison of single-breath dual-energy xenon CT with three conventional methods. Jpn J Radiol. 31(6):377–385.

Young IR, Clarke GJ, Bailes DR, Pennock JM, Doyle FH, Bydder GM (1981) Enhancement of relaxation rate with paramagnetic contrast agents in NMR imaging. J Comput Tomogr. 5(6):543–547.

Zaporozhan J, Ley S, Eberhardt R, Weinheimer O, Iliyushenko S, Herth F, Kauczor HU (2005) Paired inspiratory/expiratory volumetric thin-slice CT scan for emphysema analysis: comparison of different quantitative evaluations and pulmonary function test. Chest. 128(5):3212–3220.

Zhang Z, Ordonez AA, Smith-Jones P, Wang H, Gogarty KR, Daryaee F, Bambarger LE, Chang YS, Jain SK, Tonge PJ (2017) The biodistribution of 5-[18F]fluoropyrazinamide in Mycobacterium tuberculosis-infected mice determined by positron emission tomography. PLoS One. 12(2):e0170871.